全国中医药行业高等职业教育"十四五"规划教材

全国高等医药职业院校规划教材（第六版）

中医内科学

（第三版）

（供中医学、针灸推拿、中医骨伤等专业用）

主编 王飞 刘菁

全国百佳图书出版单位

中国中医药出版社

·北京·

图书在版编目（CIP）数据

中医内科学 / 王飞，刘菁主编 . —— 3 版 . —— 北京：

中国中医药出版社，2024. 12.（2025.7重印）——（全国中医药行业高等

职业教育"十四五"规划教材）.

ISBN 978-7-5132-9059-3

Ⅰ . R25

中国国家版本馆 CIP 数据核字第 20244466S4 号

融合教材服务说明

全国中医药行业职业教育"十四五"规划教材为新形态融合教材，各教材配套数字教材和相关数字化教学资源（PPT 课件、视频、复习思考题答案等）仅在全国中医药行业教育云平台"医开讲"发布。

资源访问说明

到"医开讲"网站（jh.e-lesson.cn）或扫描教材内任意二维码注册登录后，输入封底"激活码"进行账号绑定后即可访问相关数字化资源（注意：激活码只可绑定一个账号，为避免不必要的损失，请您刮开序列号立即进行账号绑定激活）。

联系我们

如您在使用数字资源的过程中遇到问题，请扫描右侧二维码联系我们。

中国中医药出版社出版

北京经济技术开发区科创十三街 31 号院二区 8 号楼

邮政编码　100176

传真　010-64405721

保定市西城胶印有限公司印刷

各地新华书店经销

开本 850×1168　1/16　印张 21.25　字数 572 千字

2024 年 12 月第 3 版　2025 年 7 月第 2 次印刷

书号　ISBN 978 - 7 - 5132 - 9059 - 3

定价　86.00 元

网址　www.cptcm.com

服 务 热 线　**010-64405510**

购 书 热 线　**010-89535836**

维 权 打 假　**010-64405753**

微信服务号　**zgzyycbs**

微商城网址　**https://kdt.im/LIdUGr**

官 方 微 博　**http://e.weibo.com/cptcm**

天猫旗舰店网址　**https://zgzyycbs.tmall.com**

如有印装质量问题请与本社出版部联系（010-64405510）

全国中医药行业高等职业教育"十四五"规划教材
全国高等医药职业院校规划教材（第六版）

《中医内科学》编委会

全国中医药行业高等职业教育"十四五"规划教材
全国高等医药职业院校规划教材（第六版）

《中医内科学》
融合出版数字化资源编创委员会

主　编

王　飞（成都中医药大学）　　　　　刘　菁（山东中医药高等专科学校）

副主编

王怀健（毕节医学高等专科学校）　　吴建沙（邢台医学院）

杨　琪（四川中医药高等专科学校）　姜喜梅（山东中医药高等专科学校）

高　征（南阳医学高等专科学校）　　徐　慧（湖南中医药高等专科学校）

黄承伟（昆明卫生职业学院）　　　　张　静（成都中医药大学）

姜　昊（山东中医药高等专科学校）

编　委（以姓氏笔画为序）

王　岗（自贡市第一人民医院）　　　王江侠（渭南职业技术学院）

刘　阳（烟台市中医医院）　　　　　杜相宇（湖北中医药高等专科学校）

李雁泽（达州中医药职业学院）　　　杨　帆（海南医科大学）

杨　榕（保山中医药高等专科学校）　沈梦玥（重庆三峡医药高等专科学校）

张邦奎（广州卫生职业技术学院）　　茆春阳（宁夏医科大学）

周微红（江西中医药高等专科学校）　赵妍妍（大连医科大学）

赵斯静（重庆医药高等专科学校）　　黄敏娜（天津中医药大学）

韩裕璧（黑龙江护理高等专科学校）

前　言

"全国中医药行业高等职业教育'十四五'规划教材"是为贯彻党的二十大精神和习近平总书记关于职业教育工作和教材工作的重要指示批示精神，落实《中医药发展战略规划纲要（2016—2030年）》（以下简称《纲要》）等文件精神，在国家中医药管理局领导和全国中医药职业教育教学指导委员会指导下统一规划建设的，旨在提升中医药职业教育对全民健康和地方经济的贡献度，提高职业技术院校学生的实践操作能力，实现职业教育与产业需求、岗位胜任能力严密对接，突出新时代中医药职业教育的特色。鉴于由中医药行业主管部门主持编写的"全国高等医药职业院校规划教材"（三版以前称"统编教材"）在2006年后已陆续出版第三版、第四版、第五版，故本套"十四五"行业规划教材为第六版。

中国中医药出版社是全国中医药行业规划教材唯一出版基地，为国家中医、中西医结合执业（助理）医师资格考试大纲和细则、实践技能指导用书，全国中医药专业技术资格考试大纲和细则唯一授权出版单位，与国家中医药管理局中医师资格认证中心建立了良好的战略伙伴关系。

本套教材由50余所开展中医药高等职业教育的院校及相关医院、医药企业等单位，按照教育部公布的《高等职业学校专业教学标准》内容，并结合全国中医药行业高等职业教育"十三五"规划教材建设实际联合组织编写。本套教材供中医学、中药学、针灸推拿、中医骨伤、中医康复技术、中医养生保健、护理、康复治疗技术8个专业使用。

本套教材具有以下特点：

1. 坚持立德树人，融入课程思政内容和党的二十大精神。把立德树人贯穿教材建设全过程、各方面，体现课程思政建设新要求，发挥中医药文化的育人优势，推进课程思政与中医药人文的融合，大力培育和践行社会主义核心价值观，健全德技并修、工学结合的育人机制，努力培养德智体美劳全面发展的社会主义建设者和接班人。

2. 加强教材编写顶层设计，科学构建教材的主体框架，打造职业行动能力导向明确的金教材。教材编写落实"三个面向"，始终围绕中医药职业教育技术技能型、应用型中医药人才培养目标，以学生为中心，以岗位胜任力、产业需求为导向，内容设计符合职业院校学生认知特点和职业教育教学实际，体现了先进的职业教育理念，贴近学生、贴近岗位、贴近社会，注重科学性、先进性、针对性、适用性、实用性。

3. 突出理论与实践相结合，强调动手能力、实践能力的培养。鼓励专业课程教材融入中医药特色产业发展的新技术、新工艺、新规范、新标准，满足学生适应项目学习、案例学习、模块化学习等不同学习方式的要求，注重以典型工作任务、案例等为载体组织教学单元，有效地激发学生的学习兴趣和创新潜能。同时，编写队伍积极吸纳了职业教育"双师型"教师。

4. 强调质量意识，打造精品示范教材。将质量意识、精品意识贯穿教材编写全过程。教材围绕"十三五"行业规划教材评价调查报告中指出的问题，以问题为导向，有针对性地对上一版教材内容进行修订完善，力求打造适应中医药职业教育人才培养需求的精品示范教材。

5. 加强教材数字化建设。适应新形态教材建设需求，打造精品融合教材，探索新型数字教材。将新技术融入教材建设，丰富数字化教学资源，满足中医药职业教育教学需求。

6. 与考试接轨。编写内容科学、规范，突出职业教育技术技能人才培养目标，与执业助理医师、药师、护士等执业资格考试大纲一致，与考试接轨，提高学生的执业考试通过率。

本套教材的建设，得到国家中医药管理局领导的指导与大力支持，凝聚了全国中医药行业职业教育工作者的集体智慧，体现了全国中医药行业齐心协力、求真务实的工作作风，代表了全国中医药行业为"十四五"期间中医药事业发展和人才培养所做的共同努力，谨此向有关单位和个人致以衷心的感谢。希望本套教材的出版，能够对全国中医药行业职业教育教学发展和中医药人才培养产生积极的推动作用。需要说明的是，尽管所有组织者与编写者竭尽心智，精益求精，本套教材仍有一定的提升空间，敬请各教学单位、教学人员及广大学生多提宝贵意见和建议，以便修订时进一步提高。

国家中医药管理局教材办公室

全国中医药职业教育教学指导委员会

2024 年 12 月

编写说明

　　《中医内科学》是在国家中医药管理局宏观指导下，由国家中医药管理局教材办公室和中国中医药出版社组织编写的全国中医药行业高等职业教育"十四五"规划教材之一。供全国中医药高等职业教育中医学、针灸推拿、中医骨伤等专业教学使用。

　　中医内科学是运用中医学理论和中医临床辨证思维方法，研究内科疾病的病因病机、证治规律、诊断、辨证论治及预防调护的一门临床学科，是临床各科的基础。本教材在全国中医药行业高等职业教育"十三五"规划教材的基础上，充分借鉴历版教材的经验编写而成。编写过程中围绕中医药职业教育技术技能型、应用型中医药人才培养目标，以学生为中心，以岗位胜任力、产业需求为导向，以中医类专业设置与中医行业发展需求、课程内容与中医职业标准、教学过程与中医临床过程"三对接"为编写宗旨。坚持以"实际、实用、实践、实效"为原则，力求贴近中医临床实际、符合学生学习实际，进而使教学内容体现实用、实效。编写内容突出职业教育技术技能人才培养目标，与执业助理医师考试接轨，立德树人贯穿教材编写全过程，教材中适当融入课程思政内容和党的二十大精神。

　　教材内容共分九个模块。模块一为绪论，主要介绍中医内科学课程性质、明确中医内科学的任务；概要性地阐明中医内科学术理论的起源与发展；系统介绍中医内科学临证的诊察与识病、辨证、论治基本程序；明确中医内科学学习方法及要求。模块二至模块九依次为肺系病证、心系病证、脑系病证、脾胃系病证、肝胆系病证、肾系病证、气血津液病证、肢体经络病证。每个模块分列常见病证，全书共有49个常见病证，以中医助理执业医师资格考试中医内科学病证为重点内容。

　　中医内科常见病证项目是本教材的基本内容，教材各病证概述部分阐明病证的概念，简述病证的源流及与西医病名的关系。【病因病机】突出常见病因、病机概要两大内容，简明扼要阐明发病的主要病因、基本病机、病位、病理性质、病理因素与病机转化。【诊断与鉴别诊断】中诊断依据主要包括临床表现、病史特点及相关检查三大内容，病证鉴别列举主要相关病证的鉴别。【辨证论治】内容主要有辨证要点、治疗原则、分证论治、其他疗法四大部分。辨证要点突出临床辨证思路，内容简明扼要。治疗原则主要阐明治疗的基本原则。分证论治为教材的关键与核心，其内容有五个方面：一是证候，包括主症、兼症与舌脉三大主体内容；二是证候分析，阐明各证型的基本病机及辨证要点；三是治法，法从证立；四是方药，包括代表方剂及其常用药物；五是临床运用，突出方药的灵活使用，随症加减，方随证变，主要列出常用加减变化。其他疗法，列举常用的中成药及单方验方。【转归预后】简要总结病证的发展趋势、预后及结局。【预防调护】简明扼要介绍病证的预防措施和调护要点。【结语】概括说明病证的主要病因、基本病机、病证特征、临证要点等内容。

本教材的编写特点：一是编写体例突出实际、实效。在病因病机部分分为常见病因、病机概要两大层次，内容清晰，重点突出；在编写体例上，强化病机概要，明确列出基本病机、病位、病理性质、病理因素、病机转化，让学生清楚学习的核心和特色所在。二是教材内容突出适用、实用。聚焦职业院校学生认知特点和教师教学实际，在辨证论治栏目中，增加证候分析一项。对病因、病机、临床表现及其相互关系进行详细解释和分析，同时对各型明确点出其基本病机和辨证要点，帮助学生建立临床思维并能够准确辨证施治。各病证列举了少量的单方验方，增加了本教材在基层的实用性。增加转归与预后内容，有助于学生对病证全方位掌握，以制定更完善的临床决策，进行患者教育，帮助患者理解和接受疾病，提高患者的治疗依从性。三是教材栏目突出特色、创新。增加知识链接栏目，扩展学生视野，提高自主学习能力；增加思政栏目，筑基铸魂，弘毅励志，推进课程思政与中医药人文的融合。

本教材的编写分工：绪论由王飞编写；肺系病证概要、感冒由王飞编写，咳嗽、哮病由吴建沙编写，喘证、肺痈由赵斯静编写；肺痨、肺胀由沈梦玥编写；心系病证概要、心悸、胸痹由徐慧编写，不寐由杨帆编写；脑系病证概要、头痛、眩晕由杨琪编写，中风、癫狂由张邦奎编写，痫病、痴呆由赵妍妍编写；脾胃系病证概要、胃痛、腹痛由王怀健编写，痞满、呕吐由杨榕编写，噎膈、呃逆由刘阳编写，泄泻、痢疾由周微红编写，便秘由张静编写；肝胆系病证概要、胁痛、黄疸由姜喜梅编写，积聚由张静编写，鼓胀由杨帆编写；肾系病证概要、水肿、淋证由黄承伟编写，癃闭、阳痿由茆春阳编写，遗精、耳鸣耳聋由杜相宇编写；气血津液病证概要、郁证、血证由高征编写，痰饮、消渴由王岗编写，汗证、内伤发热由王江侠编写，虚劳、癌病由黄敏娜编写，肥胖、厥证由韩裕壁编写；肢体经络病证概要由刘菁编写，痹证、痿证由李雁泽编写，颤证、腰痛由刘菁编写。本书主编、副主编共同参与了审稿，张静、赵斯静协助完成。全书由主编成都中医药大学王飞和山东中医药高等专科学校刘菁负责统稿审修。此外，成都中医药大学罗成、陈晨、贾楠、吴宣谕、刘智豪、吴新辉、冯丝丝、潘晓川、何嘉仪、代雪梅、杨春等参与并协助完成统、审稿工作，在此一并感谢。

本教材在纸质版的基础上，附有融合出版数字化资源，用于纸质版教材内容的补充和延伸，向使用者提供更为丰富的教学资源。《中医内科学》融合出版数字化工作由教材编委会全体成员共同参与完成。

由于编者水平有限，如有疏漏不足之处，恳请各院校师生和读者提出宝贵意见，以便再版时修订完善。

《中医内科学》编委会

2024 年 11 月

目　录

模块一　绪论……………… **1**

项目一　中医内科学概论……… 1
　一、中医内科学的定义及性质 … 1
　二、中医内科疾病的范围及分类 ……… 1
　三、中医内科疾病的命名及特点 ……… 2
　四、中医内科学的发展简史 ……… 2
项目二　中医内科学辨证论治纲要 … 4
　一、中医内科的病、证、症的概念及其关系… 4
　二、中医内科疾病的辨治原则 … 5
　三、中医内科疾病的预防与调护 ……… 8
　四、中医内科临证的基本程序 … 11
项目三　中医内科学的学习方法与要求… 14
　一、筑基铸魂，大医精诚 … 14
　二、明晰定义，提纲挈领 … 15
　三、审证求机，融会贯通 … 15
　四、辨证论治，知常达变 … 16
　五、纵横串联，辨析异同 … 16
　六、研读医案，启迪思维 … 17
　七、理实一体，知行合一 … 17

模块二　肺系病证……………… **18**

项目一　感冒……………… 19
项目二　咳嗽……………… 24
项目三　哮病……………… 30
项目四　喘证……………… 36
项目五　肺痈……………… 42
项目六　肺痨……………… 47
项目七　肺胀……………… 52

模块三　心系病证……………… **58**

项目一　心悸……………… 58
项目二　胸痹……………… 64
　　附　真心痛……………… 71
项目三　不寐……………… 73

模块四　脑系病证……………… **78**

项目一　头痛……………… 79
项目二　眩晕……………… 86
项目三　中风……………… 91
项目四　癫狂……………… 98
项目五　痫病……………… 103
项目六　痴呆……………… 109

模块五　脾胃系病证…………… **115**

项目一　胃痛……………… 116
项目二　痞满……………… 122
项目三　呕吐……………… 127
项目四　噎膈……………… 133
项目五　呃逆……………… 138
项目六　腹痛……………… 143
项目七　泄泻……………… 149
项目八　痢疾……………… 155
项目九　便秘……………… 160

模块六　肝胆系病证…………… **167**

项目一　胁痛……………… 168
项目二　黄疸……………… 172

项目三　积聚 …………………………… 177
项目四　鼓胀 …………………………… 182

模块七　肾系病证……………… 189

项目一　水肿 …………………………… 189
项目二　淋证 …………………………… 196
项目三　癃闭 …………………………… 202
项目四　阳痿 …………………………… 208
项目五　遗精 …………………………… 212
项目六　耳鸣耳聋 ……………………… 217

模块八　气血津液病证………… 222

项目一　郁证 …………………………… 223
项目二　血证 …………………………… 228
项目三　痰饮 …………………………… 240
项目四　消渴 …………………………… 247

项目五　汗证 …………………………… 253
项目六　内伤发热 ……………………… 257
项目七　虚劳 …………………………… 263
项目八　肥胖 …………………………… 271
项目九　癌病 …………………………… 276
项目十　厥证 …………………………… 282

模块九　肢体经络病证………… 288

项目一　痹证 …………………………… 288
项目二　痿证 …………………………… 294
项目三　颤证 …………………………… 299
项目四　腰痛 …………………………… 304

附　中医内科常用方剂………… 309

主要参考书目……………………… 325

模块一　绪　论

【学习目标】

知识目标

1.能够陈述中医内科学的定义、性质和范围；能够简述中医内科临证的主要内容和基本要求。

2.能够列举中医内科学术流派历史沿革中重要的代表人物、学术成就及其主要著作。

3.能够阐述中医内科的病、证、症的概念及关系，以及中医内科疾病的辨治原则。

4.知晓中医内科疾病的命名及特点、中医内科学的发展简史、中医内科疾病的预防与调护。

技能目标

具有分析问题、解决问题及自主学习的能力。

素质目标

1.树立好以中医内科理论治疗内科疾病的信心。

2.以患者为中心，注重人文关怀，具有医者仁心。

绪论由概论、内科疾病的辨证论治纲要、学习方法与要求三部分内容组成。概论主要介绍中医内科学的课程性质、课程定位、研究范围，简要阐明中医内科学的发展简史；辨证论治纲要重点介绍了中医内科疾病的辨治原则、临证的基本程序、临证的思维方法、预防与调护等。在学习方法与要求上，从立志做中医传人着手，按照中医成才规律要求和中医内科学学科特点，对学习者提出了明确要求，以期提升学生的学习能力，达到该课程的学习目标。

项目一　中医内科学概论

一、中医内科学的定义及性质

中医内科学是运用中医学理论和中医临床辨证思维方法，研究内科疾病的病因病机、证治规律、诊断、辨证论治及预防调护的一门临床学科。

中医内科学以脏腑、经络、气血津液等理论为指导，系统地反映了中医辨证论治的特点，是中医类专业的核心课程，是临床其他各科的基础。同时也是中医执业（助理）医师考试的主要课程。中医内科学在很大程度上反映了中医临床医学的发展。

二、中医内科疾病的范围及分类

中医内科疾病病种多、范围广，一般将其研究的疾病分为外感病和内伤病两大类。

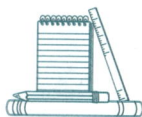

1. 外感热病　主要指《伤寒论》及《温病学》所说的伤寒、温病等热性病，主要由外感风、寒、暑、湿、燥、火六淫及疫疠之气所致，是以六经、卫气营血和三焦的生理、病理理论为指导，依据六经辨证、卫气营血辨证、三焦辨证，分别进行证候归类和辨证论治。

2. 内伤杂病　主要指《金匮要略》及后世内科专著所述的脏腑、经络、气血津液等杂病，主要由情志过极、饮食不节、劳倦等内伤因素所致，是以脏腑、经络、气血津液的生理、病理理论为指导，依据脏腑辨证、经络辨证、气血津液辨证，来进行证候归类和辨证论治。

随着时代的前进、学术的发展、学科的分化，原属于中医内科疾病范畴的外感病如伤寒、温病等热性病已另设专科，内科的部分急症则编入《中医急诊学》。

本版教材所述疾病主要是内伤杂病和部分外感热病，即按照脏腑、经络、气血津液疾病体系，分为肺系病证、心系病证、脑系病证、脾胃系病证、肝胆系病证、肾系病证、气血津液病证、肢体经络病证。

三、中医内科疾病的命名及特点

1. 中医内科疾病的命名　命名原则主要是以病因、病机、病理产物、病位、主症、体征为依据。以病因命名的如中风、中暑、虫证等；以病机命名的如郁证、痹证、厥证等；以主症命名的如咳嗽、喘证、呕吐、泄泻、眩晕等；以主要体征命名的如黄疸、积聚、水肿、鼓胀等；以病位与主症命名的如胃痛、腹痛、头痛等；以病位与病机命名的如胸痹、肝着、肾着、肺痈等；以病理产物命名的如痰饮等。

2. 中医内科疾病的特点　外感病病因为六淫、戾气等外邪。六淫发病常与季节有关，起病较急，病邪多由皮毛、口鼻而入，由表传里，多具有季节性、传变性。若兼夹戾气、疫毒，则具有传染性、流行性。内伤杂病病因多为饮食、劳倦、情志所伤，其特点是多因素相加、多脏腑相关、多病性复合、多病证杂见，其基本病机为脏腑气血阴阳失调。在病情演变过程中，往往脏病及脏、脏病及腑。因复感外邪，或多种病理因素的产生，而出现寒热虚实错杂的证候，可多证重叠。

四、中医内科学的发展简史

中医内科学的形成与发展源远流长，经历了漫长的历史过程。几千年来，在长期与疾病做斗争的探索实践中，积累了丰富的经验，使中医内科学术内容日渐丰富，理论逐渐完善，形成了相对独立的临床学科体系，为人类的卫生保健事业做出了重大贡献。

（一）萌芽时期（殷商时期）

早在原始社会，人们在生活和与疾病做斗争的同时，便开始了原始的医药活动，如《淮南子·修务训》所载"神农氏……尝百草……当此之时，一日而遇七十毒"，就生动地反映了我们的祖先发现药物的过程。随着与疾病做斗争经验的不断积累，人们对内科疾病有了初步的认识和相应治疗。在殷代甲骨文中，已有"疾首""疾身""疾足""风疾""疟疾""蛊"等内科疾病的记载。殷商时代已发明汤液、药酒治疗疾病。西周时期将医学进行分科，有了疾医、疡医、食医、兽医等分工不同的医师，其中的疾医可谓最早的内科医师。

（二）奠基时期（春秋战国至秦汉时期）

始于战国，成书于西汉的《黄帝内经》是一部划时代的医学巨著，全面总结了秦汉以前的医学成就，其显著特点是体现了整体观念和辨证论治，对内科疾病分别从脏腑、经络、气血津液等生理系统，风、寒、暑、湿、燥、火等病因，以及疾病的临床表现特点等方面来加以认识，

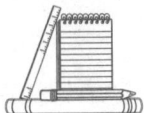

为后世内科疾病的分类与命名打下了基础，也成为中医内科学术理论发展的渊源。

东汉张仲景总结前人的经验，并结合自己的临床体会，著成《伤寒杂病论》，创立了包括理、法、方、药在内的六经辨证论治理论体系和脏腑辨证论治理论体系。辨证论治理论体系的确立为中医内科学的形成奠定了基础。

（三）形成时期（魏晋至金元时期）

1. 这段时期内，病因学、症状学、诊断学及治疗学等逐渐形成，成就显著。

在病因学方面，晋代葛洪《肘后备急方》记载有尸注、癞、沙虱；隋代巢元方编著的《诸病源候论》是最早的中医病因病理学专著，书中主要论述了各种疾病的病因和症状，并对许多内科病证的发病机理做了解释，为中医内科疾病的病因病机理论发展奠定了基础；南宋陈无择《三因极一病证方论》把病因分为内因、外因、不内外因三类。

在症状学方面，《诸病源候论》记述内科病候 852 种左右，对胸痹的症状如疼痛性质、部位与预后均有较为全面的论述；唐代孙思邈《千金要方》指出消渴病易发疮疡；王焘《外台秘要》指出消渴病"每发则小便至甜"的特征。

在诊断学方面，晋代王叔和《脉经》使脉学理论与方法系统化，并将相似的脉象进行排列比较，便于掌握，对内科疾病的诊断起了很大作用，成为我国第一部脉学专著。

在治疗学方面，晋代葛洪《肘后备急方》用青蒿治疗疟疾，用海藻治疗瘿病；唐代的《千金要方》肯定了《神农本草经》用常山、蜀漆治疗疟疾，继《伤寒杂病论》之后提出用白头翁、苦参治痢疾，用槟榔治疗寸白虫，用谷皮治脚气等。北宋由国家颁行的《太平圣惠方》《圣济总录》收载了大量内科方药。

2. 以金元四大家学说形成为代表的学术理论不断创新发展，影响深远。如刘完素倡火热病机学说，治疗主张用寒凉；张从正治病力主攻邪，邪去则正安，善用汗、吐、下三法；李东垣论内伤而重视脾胃，提出"内伤脾胃，百病由生"的论点，首创脾胃内伤学说，治疗多用补脾升阳法；朱丹溪创"阳常有余，阴常不足"之说，而主养阴。金元时期名医大家对中医的创新发展，极大地丰富了中医内科学的理论和实践。至此，中医内科学术体系已初步形成。

（四）发展时期（明清时期）

明清时期，中医内科学术日益充实、发展和完善。如明代薛己所著《内科摘要》是第一部以"内科"命名的著作。王纶在《明医杂著》中提出"外感法仲景，内伤法东垣，热病用完素，杂病用丹溪"，是对内科学术思想的一个很好的概括。王肯堂《证治准绳》、张介宾《景岳全书》、秦景明《症因脉治》等著作，对内科疾病都有深刻的认识。清代的内科著作特别丰富，如《古今图书集成·医部全录》《医宗金鉴》《临证指南医案》《张氏医通》《证治汇补》《医学心悟》《辨证录》《血证论》《医林改错》《湿热条辨》《温热论》《温病条辨》《温疫论》等。清代内科学术的最大成就是温病学说的发展，如叶天士的《温热论》，创立了温病卫气营血辨证论治理论体系；吴鞠通的《温病条辨》，创立了温病三焦辨证论治理论体系，进一步丰富了温病辨证论治的内容。温病学说的形成及实践，标志着温病学在中医内科学范围内，形成了一个与伤寒不同的又一个外感热病体系，也使中医内科理论体系更加成熟与完善。

（五）中华人民共和国成立后

中华人民共和国成立以来，在毛泽东主席"古为今用，洋为中用"思想指引下，继承发扬中医学的工作不断取得新进展，中医内科学也步入了蓬勃发展的新阶段。伴随高等中医院校与各级中医医院的广泛设立，中医内科学在教学、医疗及科研领域取得了显著成就，不仅培育了大量中医专业人才，更强有力地促进了学科的持续发展。

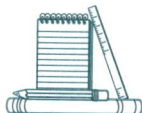

全国名老中医携手，系统搜集、整理历代古籍与内科文献，编纂并出版了多部中医内科学专著与教材。其中《中医内科学》统编教材经多次精心修订，被广泛用于教学，有效促进了中医内科学学科体系的日益完善。同时，由黄文东、方药中、邓铁涛、董建华等编著的《实用中医内科学》，以及临床专家结合循证医学编纂的《中医内科常见病诊疗指南》等专著，进一步规范了中医内科的诊疗流程，对中医临床实践产生了积极而深远的影响。

随着现代医学技术的发展，中医内科辨证体系在传承的同时，也在不断发展创新。例如，沈自尹院士结合现代医学技术提出中医临床"微观辨证"的体系；朱文锋教授创立"证素为核心"的辨证方法；王琦院士提出的"三辨理论"——辨体、辨病、辨证诊疗模式；仝小林院士兼顾中医宏观辨证与现代医学理化指标，提出"态靶辨治"新策略。诸家贡献，从不同维度拓展了中医理论，深化了认识，有效提升了临床诊疗效果。

同时，中医内科领域在治法与方药方面取得了创新性进展。陈可冀院士主持的活血化瘀治则研究，丰富了心脑血管病治疗方法，临床成效斐然；王永炎院士提出中风病病因证治，分风、火（热）、痰、瘀、虚，拓宽了中医中风治疗路径与方法；吴以岭院士则在叶天士治络方法的基础上，构建了"络病证治"体系与"气络学说"，为血管、神经、内分泌及免疫疾病防治开辟了新路径。近年来，张伯礼院士致力于挖掘中医药在疫病防控中的潜力，推进经典名方及重大中药新药的研发与推广。这一系列守正创新的举措，标志着中医内科学正迈入一个崭新的发展阶段。

随着科技发展进一步驱动中医现代化，中医内科学在秉承历代医家智慧与经验的同时，积极融合现代医学科技最新成果与技术手段，实现了快速发展，取得了显著的进展与成就，有效提升了中医内科临床服务能力，也为中医国际化进程奠定了坚实基础。

复习思考

1. 中医内科学的基本概念是什么？
2. 怎样理解中医内科学的学科属性、任务及地位？
3. 中医内科疾病如何进行分类？举例说明中医内科疾病的命名方法。
4. 简述"金元四大家"的代表人物及其学术思想。
5. 明清时期中医内科学术发展体现在哪些方面？

项目二　中医内科学辨证论治纲要

一、中医内科的病、证、症的概念及其关系

病，即疾病，是特定病因作用于人体后，正邪相争而引起阴阳失调、脏腑组织损伤或生理功能障碍的一个完整的病理过程。在这一过程中，始终存在着损伤、障碍与修复、调节的矛盾斗争，亦即邪正斗争。每种疾病一般都有一定的发病原因、病机、发展规律和转归，即都有其发生、发展和变化的基本规律，这是由疾病的基本矛盾决定的，均有较固定的临床症状和体征，有诊断要点和与相似疾病的鉴别点，如感冒、肺痈、肠痈、痢疾、消渴等。因此，疾病这一概念反映了某一种疾病全过程的总体属性、特征和规律，揭示了疾病全过程的基本矛盾。

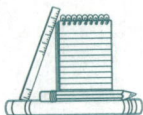

证，即证候，是对疾病发展过程中某一阶段或某一类型的病理概括。一般由一组相对固定的、有内在联系的、能揭示疾病某一阶段或某一类型病变本质的症状和体征构成。通过辨证分析，辨明病机，明晰病变部位、原因、性质、邪正盛衰变化，故证候能够揭示疾病过程中某一阶段的主要矛盾和病理变化本质，是确定治法、处方遣药的依据。如风寒感冒、肝阳上亢、心血亏虚、心脉痹阻等，都属证的概念。

症，即症状，包括症状（狭义）和体征。症状（狭义）是指患者出现的异常的主观感觉或不适，如恶寒怕冷、酸、麻、胀、痛、烦躁等；体征是指医生检查患者时所发现的一些异常的客观征象，如发热、浮肿、病理舌象、病理脉象等。症是判断疾病、辨识证候的主要依据。但因其仅是疾病的个别现象，故不能反映疾病或证候的本质，因而不能作为治疗的依据。同一个症状，可由不同的致病因素引起，其病理机制不尽相同，因此可见于不同的疾病和证候中。

病、证、症之间存在着密切关系。病与证，虽然都是对疾病本质的认识，但病的重点是全过程，揭示的是疾病全过程的基本矛盾；而证的重点在现阶段，揭示的是疾病现阶段的主要矛盾。症是构成病和证的基本要素，是诊病和辨证的主要依据。有内在联系的症状和体征组合在一起即构成证候；各阶段或类型的证候贯穿并叠合起来，便是疾病的全过程。一种疾病由不同的证候所组成，称为"同病异证"，如感冒一病，有风寒表证与风热表证的不同；而同一证候又可见于不同的疾病过程中，称为"异病同证"，如水肿、腰痛、癃闭等不同的病证，均可出现"肾阳虚弱"的相同证候。

总之，病、证、症三者既有区别又有联系，临诊时必须处理好它们之间的关系，一般是在分析症状的基础上认识疾病和辨别证候，在识病的同时辨证。辨证是对疾病当前阶段病理变化本质的探究或揭示，是论治的基础和依据，故辨证是中医理论指导临床治疗的核心和灵魂。

二、中医内科疾病的辨治原则

（一）辨证原则

1. 全面分析病情 首先要收集符合实际的"四诊"材料，参考相关检查结果，取得对疾病客观情况的完整认识，这是全面分析病情，确保辨证正确的前提。

全面分析病情，必须将中医的整体观运用到内科疾病的临床辨证中。在辨证时，既要诊察局部，也要审察全身；既要注重当前的病证，还要了解病史、体质、家庭、社会环境、自然环境对人体的影响。只有从整体观念出发，全面考虑问题、分析问题，才能取得比较符合实际的辨证结论。

2. 掌握病证病机特点 病机，就是疾病发生、发展变化的机理，是对证的病因、病位、病性、病势等方面的归纳、概括。证的本质就是病机。不同的证有各自不同的病机。掌握了证的病机，就抓住了疾病当前阶段的本质或主要矛盾，就有了确立治法的前提和依据，即所谓"据证立法"。证又有单一证、兼夹证、复合证。

不同的疾病，有各不相同的基本病机。掌握了疾病的基本病机，就掌握了疾病的基本本质，也就为疾病提供治疗的基本原则和方向。

内科每一病证均有自身的临床特点和病机变化规律，掌握其特点和病机，就有利于对内科各种病证进行辨证论治。

3. 辨证与辨病相结合 中医内科疾病既要辨证，又要辨病，即做到辨证与辨病相结合。辨证是对证候的辨析，以确定证候为目的，进而根据证候来确立治法，据法处方以治疗疾病。若单纯辨证，则仅能抓住疾病当前的主要矛盾。辨病是对疾病的辨析，以确定疾病的诊断为目的，

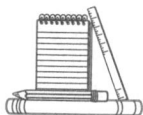

从而为治疗提供依据。若单纯辨病则只是抓住了疾病发生、发展过程中的基本矛盾。

只有做到辨证与辨病相结合，才能全面准确地认识疾病的本质特征，制定最为有效的治疗措施。因此，辨病与辨证是相辅相成、缺一不可的。辨证论治是认识和解决疾病过程中某一阶段主要矛盾的手段；辨病论治是认识和解决某一疾病过程中基本矛盾的手段。

在辨证的基础上辨病，在辨病的同时辨证，辨证与辨病相结合，有利于对疾病性质的全面准确认识。

（二）治疗原则

1.调节整体平衡　人体是以五脏为中心，配合六腑，通过经络系统，联络五体、五官、九窍、四肢百骸而组成的一个有机联系的整体系统。在病理情况下，机体任何局部的病变都是整体病理反应的一部分。因此，在治疗疾病、立法选方时，既要注重局部的病变特点，更要重视整体情况，应通过整体调节使阴阳达到相对平衡，最终促进局部病变的恢复，这就是调节整体平衡原则。

调节整体平衡，恢复和建立阴阳相对平衡状态，不外"去其有余""补其不足"两个方面。"去其有余"，即去其阴阳之偏盛。阴或阳的过盛或有余即指或为阴盛，或为阳盛。阴盛则寒，阳盛则热，阴盛还可转化为水湿、痰饮，阳盛也可转化为瘀滞、燥结。故去其有余，有温、清、利、下等各种具体治法。"补其不足"，即补其阴阳之偏衰，有补阴与补阳之不同。

调节整体平衡时，还要求对各种治疗措施和方药的运用应做到适可而止，不可矫枉过正，以防机体出现新的不平衡。如攻邪时须注意勿伤正，补虚时注意勿留邪，清热时注意不要伤阳，祛寒时注意不要伤阴，补脾时注意不要碍胃等。

2.审证求机论治　审证求机就是要从整体上动态分析疾病的各种复杂征象，综合归纳推论出疾病发生发展的原因、病变机理。证与病机，都是疾病本质的反映，是疾病的主要矛盾，审证求机论治，就等于找出了疾病本质、主要矛盾，从疾病的本质入手，从根本上加以治疗。只有解决了疾病的主要矛盾，一切复杂问题都会迎刃而解。故治疗疾病应遵从审证求机论治的原则。

"同病异治"与"异病同治"是审证求机论治在临证中的基本应用。"证同治亦同，证异治亦异"，说明"证"是决定治法、方药的最可靠依据。

（1）同病异治　是指同一种疾病，由于发病的原因、体质或病变阶段不同，所形成的病机不同，反映出的证候也就不同，因而治法也有所异。例如头痛，有外感头痛与内伤头痛的区分。外感头痛又有风寒头痛、风热头痛、风湿头痛的不同。内伤头痛亦有肝阳上亢头痛、痰浊头痛、血瘀头痛之差异。治疗时应分别予以辛温解表、辛凉解表、祛风胜湿、平肝潜阳、化痰息风、活血通窍等不同治法，才会有较好疗效。反之，若一见头痛，不究病机，不求其本，不识其"证"，概施川芎、白芷、吴茱萸、藁本等止头痛药物，则难有满意疗效。由此可知，"同病异治"是同中求异辨证思想的具体应用。

（2）异病同治　是指几种不同的疾病，在其发展变化过程中出现了相同的病机，即有了相同的证，因此就可采用相同的治法，选用相同的方药来治疗。如胃下垂、肾下垂、子宫脱垂、脱肛等不同病变，均可因"中气下陷"而引起，表现为相同的证候，故皆可用补益中气法来治疗。

因此，中医学诊治疾病的着眼点是对证候的辨析和因证候而施治。证同则治同，证异则治异，是辨证论治的精神实质。

3.明辨标本缓急　标和本是一对相对的概念，标是指事物的次要矛盾，本是指事物的主要

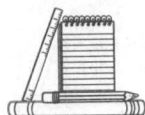

矛盾，标本主要用于说明病变过程中矛盾的主次关系。如正气与邪气，正气是本，邪气是标；病因与症状，病因为本，症状为标；病情缓急，急者为标，缓者为本；旧病与新病，旧病为本，新病为标；表证与里证，里证为本，表证为标。

疾病的发生、发展过程极其复杂，常常有邪正盛衰、病情缓急、旧病未愈而新病又起、表证与里证同在等标本现象，所以，在临证时必须分清疾病的标本主次、轻重缓急，而采取"甚者独行，间者并行"，即采取"急则治其标，缓则治其本"和"标本同治"的方法进行治疗，这就是明辨标本缓急的治疗原则。

（1）急则治其标　是指患者在疾病的发展过程中，如果出现了紧急危重的证候（即标病甚急），影响到患者的安危时，就必须先行解决标急，而后再治疗其本的原则。如鼓胀患者，出现重度腹水，致呼吸喘促，难以平卧，二便不利，此乃标病甚急，若正气可支，就应攻水利水，以治其标。待水消病缓，再予以补脾养肝，以治其本。

（2）缓则治其本　是指对慢性病，或处于疾病的恢复期，或患者病情缓和的情况下，应从根本上（即针对本质）进行治疗。疾病的本质被解决了，标象自然随之而解。如阴虚咳血，咳血为标，阴虚为本，在咳血量不多，标象不急的情况时，从根本上治疗当滋阴润燥，阴虚之本得治，则咳血之标自除。

（3）标本同治　是指在标本俱急的情况下，必须采取标本同治的原则。如水肿见咳喘、胸满、腰痛、小便不利、一身尽肿、恶寒等症，其本为肾虚水泛，其标为风寒束肺，乃标本均急之候，必须采用温肾助阳、发汗、利小便之法，即表里双解，标本同治。

4. 把握动态变化　疾病的过程是邪正斗争，此消彼长，此长彼消，不断变化发展的过程，疾病的每一个阶段都有不同的病理特点，因此必须把握其动态变化，分阶段进行治疗，不可一法一方固守到底。一般来说，外感病或内伤病均如此。如癥瘕病初起，其积未坚，治宜消散；进入中期，所积渐坚，治宜软化；转入后期，正气已虚，则宜攻补兼施。

5. 顺应异法方宜　疾病的发生、发展受多方面因素影响，如时令气候、地理环境等，尤其是患者的个体体质因素对疾病影响更大。因此，在治疗疾病时，必须根据季节气候、地域环境、患者体质、年龄等不同特点而选用适宜的治疗方案，具体包括因时制宜、因地制宜、因人制宜三个方面，这就是顺应异法方宜的治疗原则。

（1）因时制宜　即指根据不同季节的时令特点来考虑治法用药的原则。如春夏季节，气候由温渐热，阳气升发，人体腠理疏松开泄，即便此时外感风寒，治疗时一般也不可过用辛温发散之品，以防止开泄太过，耗气伤阴；而秋冬季节，气候由凉逐渐变寒，阴盛阳衰，腠理致密，阳气敛藏于内，此时外感风寒，治疗时辛温发散之品用量宜稍大，且慎用寒凉之品，以防苦寒之品伤阳。

（2）因地制宜　是指根据不同地域的地理环境特点来考虑治疗用药的原则。地域不同，环境的气候特点不同，患病亦异，治法应当有别。即使患有相同病证，治疗用药亦应考虑不同地域特点而区别对待。如西北高寒地区，因高寒少雨，气候燥寒，其病也多燥寒，治宜辛润，其药量也可以稍重；而东南温热多雨，治宜清化，其药量则宜稍轻。

（3）因人制宜　是指根据患者的年龄、体质、性别、生活习惯等不同特点来考虑治疗用药的原则。在体质方面，由于每个人的先天禀赋和后天调养不同，则个体素质有强有弱，还有偏寒偏热以及素有宿疾的不同，所以，虽患同一种疾病，但治疗用药亦应有所区别，如阳热体质慎用温补，阴寒体质慎用寒凉等。

6. 据证因势利导　因势利导要求医者在治疗疾病时，应顺其病势，就近祛邪，以获得最佳

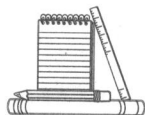

治疗效果，故应遵守据证因势利导的原则。如饮食积滞证，若食积尚在胃，则当选用探吐法或用消食药，才能取得理想的效果；若诊得食积已在膈下（亦即入肠），又当用泻法。又如表证，因邪在肌表，治当发汗解表之法。

三、中医内科疾病的预防与调护

（一）中医内科疾病的预防

中医内科学强调疾病的预防，以中医学"治未病"思想为指导，通过预先采取一定的措施，以防止疾病的发生、发展与复发。治未病包括未病先防和既病防变两大方面，其内容十分丰富，涉及各个方面的综合调摄，主要有以下四大内容。

1. 未病养生，防病于先　是指在未病之前，即采取一定的措施维护健康状态以预防疾病的发生。如《素问·上古天真论》曰："上古之人，其知道者，法于阴阳，和于术数，食饮有节，起居有常，不妄作劳，故能形与神俱，而尽终其天年，度百岁乃去……夫上古圣人之教下也，皆谓之虚邪贼风，避之有时，恬惔虚无，真气从之，精神内守，病安从来。"即通过顺应四时、调摄情志、食饮有节、起居有常、适度劳作等，来力求达到形与神俱而尽终其天年的健康状态及"正气存内，邪不可干"的疾病预防之目的。另外，在传染病流行季节，还可采用药物消毒防病，如用雄黄、艾叶、苍术等熏烟以防疫疾。这些都充分表明中医学对人类养生保健的高度重视。

2. 欲病救萌，防微杜渐　欲病是指患者有多种异常表现和体验，但通过理化检查、特殊检查后，却又无明显异常，难以做出疾病诊断的状态，与现代所谓的亚健康状态大体相同。中医提倡"消患于未兆"（高保衡、林亿《重广补注黄帝内经序》），其"未兆"即未有显著疾病的征兆，属于欲病状态。此阶段，若能引起重视，及时去除某些原因或诱因，经过调理，则可恢复健康；若不予重视，任其发展，便成疾病，故此时是"治未病"的最佳时期。欲病状态养生，要突出两个重点。

（1）**科学的生活方式**　预防和消除欲病状态，其重要前提是养成科学的生活方式，诸如饮食有节、起居有常、情志调畅、劳逸适度、运动锻炼，以及戒除不良嗜好等，但要持之以恒，方可收效。

（2）**适当调养干预**　针对不同体质，尤其结合四诊合参，以求辨证施"养"。主要采用针灸、推拿、刮痧、气功、食疗等非药物疗法进行调治。必要时也可遵循《内经》"寒者热之，热者寒之，虚者补之，实者泻之"的治疗原则，适当运用药物调理，以促使机体恢复到阴阳平衡的状态。

3. 已病早治，防其传变　是指人体在患病之后，要及时采取有效措施，做到早期诊断，早期治疗，以预防疾病的发展和传变。如《素问·阴阳应象大论》指出："故邪风之至，疾如风雨，故善治者治皮毛，其次治肌肤，其次治筋脉，其次治六腑，其次治五脏。治五脏者，半死半生也。"即强调了早期诊治的重要性。

（1）**早期诊治**　是指在患病之初，就要采取积极的措施，以防止疾病传变和进一步加重。如外感病，其传变规律多为由表入里、由浅入深。因此，在表证初期，就应发汗解表，祛邪外出，及早诊治，促使病体早日康复；否则，表邪就会传变，有可能转化为表里同病或里证，使病情复杂而较重。有些疾病在发作前，常有一些先兆症状，应及早诊治，即可收到事半功倍的效果，甚至能避免致残、致命的危险。如中风病，发作前常有眩晕、肢麻等先兆症状，如能据此做到早期诊治，则大多可避免中风的发生。

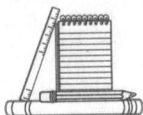

（2）预防传变　人体是一个完整统一的有机整体，因此，在病理情况下，当某一脏腑经络有病，往往会影响其他脏腑经络，而使病情复杂或加重。所以，要根据脏腑、经络的生理病理、五行生克制化、六经病证传变等理论，把握疾病的传变规律，采取"扭转截断"的治疗措施，同时注重保护人体正气和未受邪之地，从而达到阻止疾病进一步传变的目的。如《金匮要略·脏腑经络先后病脉证》曰"见肝之病，知肝传脾，当先实脾"，即指预防疾病的传变。

4. 瘥后调摄，防止复发　疾病初愈，往往正气尚虚，邪气留恋。此时若不注意调摄，每可使病情复发或加重。故应给予适当的善后调治，防止复发。

（1）祛邪务尽　病体初愈之时，往往正虚邪恋，此时若失于善后调治，不尽除余邪，则可使病程缠绵不已而难以迅速康复。如周学海《读书笔记》云："盖凡大寒大热病后，脉络之中，必有推荡不尽之瘀血，若不驱除，新生之血不能流畅，元气终不能复，甚有传为劳损者。又有久病气虚，痰涎结于肠胃，此宜加涤痰之品。"即明确指出，在病后或疾病初愈之时，邪气虽已去大半，但为了防止邪气留恋而病复，为了病体的彻底康复，祛邪当务尽。

（2）防止复发　病体初愈，若调养不当，又可使疾病在一定条件下复发。预防之法，应从以下几方面着手。

防食复：食复是指病体初愈之时，脾胃尚虚，因饮食失节而导致疾病复发者。食复轻者损谷自愈，重者消导方瘥。故饮食宜清淡而富有营养，忌肥腻炙煿、鱼虾腥荤、过饱、辛辣之物、寒凉之品，忌酗酒等。

防劳复：劳复是指病体初愈之时，正气尚虚，而余邪未清，因过度劳累而致疾病复发者。劳复一般分为劳力复、劳神复和房劳复三种。所以疾病初愈之际，宜充分休息、节欲惜精、保养精气，是病后调摄的重要原则。

防情志复：多为病体初愈之时，由于情志过激而致旧病复发者。预防之法，当注意调畅情志，保持精神恬静愉悦，戒郁怒。

防重感复：是指病后正虚，余邪未尽，又复感新邪，致旧病复发者。重感致复多发生于热病新瘥之后，即所谓"瘥后伏热未尽，复感新邪，其病复作"（《重订通俗伤寒论·伤寒复证》）。因此，应注重病后调护，防寒保暖，慎避外邪，对防止复发有着重要意义。

防药复：疾病瘥后，医者运用药物调理失当而致疾病复发者，称为"药复"。疾病新瘥，可辅之以药物适当调理，以便病体彻底康复，但用药不可急于求成，既不能迭进大补而壅滞助邪，更不能不加辨证而致药证相悖，否则，每致病情复发。故在病体初愈用药时，应遵循扶正宜平补勿助邪、祛邪宜缓图勿伤正的原则。

（二）中医内科疾病的调摄护理

所谓调摄护理，是指在对患者进行诊治尤其是用药治疗过程中，采取顺应四时、调摄情志、饮食调护、起居有常、合理给药、运动健身等综合调护原则，以促进病体顺利康复。调摄护理的内容十分丰富，择要举例如下。

1. 顺应四时　中医学强调养生要顺应四季寒暑变化等自然规律，即《内经》的"天人相应"观。正如《素问·四气调神大论》曰："故阴阳四时者，万物之终始也，死生之本也，逆之则灾害生，从之则苛疾不起，是谓得道。"由此可见，四时阴阳的变化规律，是万物由生而死、由始而终的根本法则，人亦如此。人类如果违背了自然规律，就会损害身体，导致疾病。因此，要遵循自然规律，顺应四时，避免外邪，使人体的内环境与外环境相统一，进而达到防病健身、促进健康之目的。要指导患者养成能顺应四时规律的科学的生活方式，如在一年之中，春防风、夏防暑热、长夏防湿、秋防燥、冬防寒等。

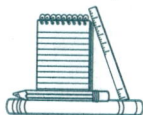

2.调摄情志　七情即指喜、怒、忧、思、悲、恐、惊七种不同精神情志活动。适度的情志活动有益于身心健康，过度或不良的情志活动可直接影响疾病的发生、发展及其转归。因此，要保持乐观的情绪、开朗的性格、良好的涵养、开阔的胸怀，从而达到情志畅达，避免七情失调。医护人员应鼓励患者表达自己的想法、观点和感受，同时表示理解、同情和乐于倾听，使患者感到自己是安全的、被人理解的，从而增强其继续交流的信心和兴趣。还应根据患者的性格特征观察其情绪变化，努力使患者保持良好的情绪状态，可综合应用移情、疏导、相制等矫正方法，改变患者的感受、认识、情绪、态度和行为，使其保持舒畅、宁静的心理环境，树立战胜疾病的信心。如《素问·阴阳应象大论》中的悲胜怒、恐胜喜、怒胜思、喜胜忧、思胜恐，就是一种"以情胜情"的心理疗法，可有效地治疗疾病。再如，中医学的"移情易性"疗法，将患者的注意力转移他处。如让患者放风筝，在风和日丽的天气踏青问柳、登山赏花、临溪戏水等，以陶冶性情，使其情志与大自然相适应，充满勃勃生机；也可以通过学习、娱乐、交谈等方式，排除内心的悲愤、忧愁等不良情绪，达到促进康复之目的。

3.饮食调护　饮食为人体气血生化之源，是维持人体生命活动不可缺少的物质基础。但若饮食不当，则可导致疾病的发生或病情恶化。饮食调护对提高疗效，促进病体康复具有重要意义。如《养老奉亲书》强调："凡老人有患，宜先食治；食治未愈，然后命药……是以善治病者，不如善慎疾；善治药者，不如善治食。"

饮食调护必须重视辨证，因证施膳。应根据病证的寒、热、虚、实及患者的年龄、体质等因素，结合中药的四气、五味、升降浮沉及药物归经等理论选择食物；并根据"寒者热之，热者寒之，虚则补之，实则泻之"的调护原则，注意不同疾病的饮食宜忌，做到因时、因地、因人、因证施膳。如春季是阳气升发、万物复苏的季节，宜养肝，饮食要增酸减甘，宜食一些辛散之品，以振奋阳气；夏季炎热，宜食苦寒清热之品；三伏天暑湿较重，宜食健脾化湿之品；秋季气候干燥，宜食甘润之品；冬季气候寒冷，宜予温补之品。同时地域不同，饮食也有差别。再如阴虚证，饮食宜甘凉、清淡，可多食蔬菜、瓜果，忌食辛辣；气虚证，饮食宜甘淡，忌食肥甘厚味；阳虚证，饮食宜甘温，忌食生冷。

4.运动健身　适当运动可以强筋骨、利关节、行气血、通经脉、调养脏腑，从而达到增强体质和机体正气、防病健身之目的。常用的运动健身项目很多，但对患者而言，要以运动强度较小的慢活动为宜，如散步、打太极拳、练五禽戏、练八段锦、练气功等。还应根据天气的冷、暖、晴、雨，掌握活动的时间和场所，如寒冷季节不宜在室外活动、炎热季节应避开烈日等。

5.合理给药　给药方法是否恰当，对疗效有一定的影响。给药方法包括服药时间、服药方法、服药次数、药后调护等，兹分述如下。

（1）服药时间　《灵枢·百病始生》云："有余不足，当补则补，当泻则泻，毋逆天时。"《灵枢·顺气分为四时》云："顺天之时，而病可与期。顺者为工，逆者为粗。"即要求医生在临床治疗时应顺应天时而调理血气，提示无论用针用药，都必须随时间的不同而采取不同的措施。否则，将会引起不良的后果。《神农本草经·序录》记载了不同病位的病证服药时间与饮食时间的关系："病在胸膈以上者，先食后服药；病在心腹以下者，先服药而后食；病在四肢血脉者，宜空腹而在旦；病在骨髓者，宜饱满而在夜。"一般说来，病在上焦，宜食后服；病在下焦，宜食前服；滋补药宜食后服；驱虫药和泻下药宜空腹服；安神药宜临卧服；对胃肠有刺激的，亦应食后服。急性病、重病则不拘时服，慢性病应按时服，治疟药宜在发作前2小时服。十枣汤服在平旦，鸡鸣散服在五更。这些服药时间，对提高疗效都有重要的临床意义。

（2）服药方法　服药方法因病位不同而异。《古今医统大全》曰："病在上者，不厌频而少；

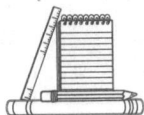

病在下者，不厌顿而多。少服则滋荣于上，多服则峻补于下。"治疗咽痛的方剂则多次少量服，如猪肤汤"温分六服，少少含咽"，苦酒汤"少少含咽之"。治疗危急病证，多采用大剂顿服以抑制病势，如攻逐水饮的十枣汤要"平旦服，若下少病不除者，明日更服"，大小承气汤"下，余勿服"，"若更衣者，勿服之"。葶苈大枣泻肺汤、大黄牡丹汤、大黄甘遂汤等的"顿服"，则都是突击给药，力求速去其邪而勿伤其正。还应根据病性和药物的特点来决定不同的服用方法。如治疗寒证药宜热服、温服；治疗热证药宜凉服。但若病情严重，又应寒药热服、热药冷服，以防邪药格拒；服药呕吐者，宜佐用少量姜汁，或先服姜汁，亦可采取冷服、小量频服的方法；服峻烈、毒性药物时，宜从小剂量开始，中病即止，以免中毒和损伤正气；危重患者宜少量频服，或取鼻饲给药法等。

（3）服药次数 一般而言，服用汤剂多为每日1剂，分2～3次温服。也可根据病情需要，每日只服1次，或每日服数次。《素问病机气宜保命集》根据《内经》"补上治上制以缓，补下治下制以急"及"气有多少，病有盛衰，治有缓急，方有大小"的制方原则，首先提出了不同病位的不同服药次数："肾肝位远，数多则其气缓，不能速达于下，必大剂而数少，取其迅急，可以走下也。心肺位近，数少则其气急，不能发散于上，必小剂而数多，取其气宜散，可以补上也。"《伤寒论》中每个方剂都有服药次数之嘱。如用治表证的方剂，多分三次服，强调一服汗出者，止后服，再服不汗者，可缩短给药时间。以上说明服药次数，须根据病情轻重、病位的不同和药力大小而定。

（4）药后调护 服药后的调养与护理不仅直接影响疗效，而且关系到疾病的康复。如《伤寒论》桂枝汤的服法为"服已须臾，啜热稀粥一升余，以助药力"。一般来说，服解表药应取微汗，不可大汗，亦不能汗出不彻；服泻下剂后，不宜进生冷、油腻食物，以免影响脾胃的健运。药后调护尚应注意饮食的宜忌，如水肿者宜少食盐、消渴者忌糖、肥胖者慎食油腻、阴虚证慎食辛辣等。此外，汗后避风及慎劳役、戒房事、调情志等，皆为药后调护的重要内容，应辨证调护。

四、中医内科临证的基本程序

中医内科临证的基本程序，是医者在中医内科疾病辨治原则指导下，运用中医药理论知识，对疾病进行诊断和治疗的方法，可概括为"诊察、辨病与辨证、论治"三大步骤。具体临证程序，首先是四诊、识病、辨证，且突出辨证候，这些方面属于辨证论治中"理"的部分。继而进行论治，包括了立法、选方、遣药、预防与调护等步骤。中医内科临证的基本程序，贯穿诊疗的全过程，务必贯彻落实四诊合参、病证结合、审证求机、审因论治的原则，充分体现辨证论治与理法方药的统一性，广大中医人应始终抓住临证基本程序和要求。

中医内科临证的基本程序，是中医药院校中医学专业学生必须具备的基本功。要在整体恒动观指导下，首先运用四诊收集临床资料，并根据"审证求因论治"原则，辨别发病的病因；再根据"审察病机，无失气宜"原则，结合地理环境、时令、气候，患者的体质、性别、职业等情况综合分析，从而辨识出疾病的病因、病机、病性、病位等，得出辨证结论；最后据证立法、选方、遣药、调护等。在临床实践中，要以所学的中医内科学理论为指导，分析、判断、解决每个具体疾病，同时要对所学的理论进行检验。经过实践、认识、再实践、再认识的过程，理论学习和临床实践的循环往复，从而达到临证视野开阔、思维活跃，学有所本、论有所据，辨证精细、治法严谨，处方简约、用药灵活，不断提高中医内科学的理论水平和内科疾病的临

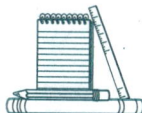

证诊治能力。

（一）诊察与识病、辨证

1. 四诊　运用四诊全面、系统地收集患者的临床资料，并要求四诊合参。既要全面系统，又要重点突出，做到详而有要，简而不漏。

四诊是医者获得患者第一手临床资料的主要手段。医生通过望、闻、问、切，可获得识病、辨证所需的全部资料。问诊时，首先要善抓主诉、主症。主诉是指患者就诊时最感痛苦的症状或体征及持续时间；主症是指全局中占主导地位的症状。中医的诊断与主诉、主症有着非常密切的关系。围绕主诉进行问诊，可全面、系统地了解疾病的发生、发展、变化全过程；掌握患者的主症特点、诱发及加重因素、兼（次）症为何，有助于识病、辨证。此外，还要注意了解起病及加重的诱因或原因、最初症状，以及诊治经过等。要注意结合望、闻、切诊，包括望舌、神、面色、形态、巩膜及分泌物、排泄物（痰、尿等）；闻与疾病有关的各种声音，如语声、咳嗽声、呼吸音、肠鸣音等；以及切脉、切腹、切肌肤等。只有做到四诊合参，才能全面、系统地掌握病情资料，有利于对病证做出正确的判断。因此，四诊合参是辨证论治的基本前提。

2. 识病　识病即辨识病种，也即辨病、诊病。即对疾病的病种做出判断，并得出病名诊断的思维过程。疾病的病名，是对该病全过程的特点与规律所做出的概括与抽象。一般可根据临床表现特点，结合发病特点、病史、辅助检查等进行分析、判断，尚应结合询问患者的既往史、家族病史、接触史、性别、年龄等方面进行全面考虑。临床上有显著表现特征的疾病，一般比较容易辨识，而有些疾病则需要通过对病因病机的分析才能识别。因此，要求医者应具备对内科疾病的辨识和鉴别能力。

中医内科疾病的诊断，主要以临床表现为依据；但各病各有其独特的临床表现，对此必须熟悉。中医内科疾病病名的诊断应以中医病名进行表述，这就要求医者认识或了解中医病名的命名原则。另外，在对疾病病名进行诊断时，对具有相同病因、病位或共同症状的类似疾病，必须加以鉴别分析，排除相类疾病，以达到准确诊断的目的。

诊断时常常以抓主症为线索，以兼症为佐证和鉴别，既条分缕析，又全面综合，以有利于重点突出、简明扼要地识别疾病的证候。以疼痛为例，要分析其部位、性质、程度、加重或缓解等因素。如痛在胃脘者，询知其既痛且胀、痛势隐隐、得食可缓，局部喜暖喜按等，即可得出"脾胃虚寒型胃痛"的初步印象。然后全面回顾四诊所得，扩大思路，寻求对初步印象的支持。出现不符合初步印象的证候也要认真推敲，或扩大内涵，或相互排除假象，为辨证论治提供可靠依据。尤其是在诊治疑难病或急重症过程中，常遇到症状繁多、病因复杂、病性交错、病位难分、虚实互见的情况，这就更要抓主症，解决主要矛盾。

3. 辨证　辨证就是医者对四诊所收集到的临床资料进行综合分析，进而揭示出疾病发生发展过程中某一阶段的病因、病位、病性、病机、病势等要素，最后概括、判断为某种类型的证，并写出证名的思维过程。要求医者具有分析、判断病因病机的能力。

中医学之所以更注重或更强调辨证，是因为通过辨证，不仅确定了证候名称，更重要的是求得了对疾病当前病理本质的认识，抓住了疾病当前的主要矛盾，能为疾病的治疗提供依据，为论治指出方向。

中医内科疾病的辨证，主要掌握以下几个环节，即辨病因、辨病性、辨病位、辨病势、辨病机。

（1）辨病因　即辨明导致疾病发生的原因，为辨证的重要内容。以疾病的临床表现为依据，通过分析疾病的症状、体征来推求病因、辨识病因，为治疗用药提供依据，称为"审证求因"。

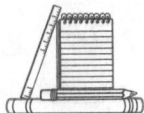

即以"审证求因"的方法来辨识病因。

如患者出现恶寒发热、头痛身痛、无汗、苔薄白、脉浮紧，伴鼻塞、流涕等表现，即可推断为外感风寒，辨为风寒表证。病因一旦辨出，证候随之确立，继而就可立法、处方、遣药。由此看来，辨病因，对临床辨证和治疗有着重要意义。

（2）辨病性 即指辨别疾病的寒热虚实属性。寒证与热证是机体阴阳偏胜偏衰的反映，阳盛则热，阴盛则寒；阴虚则内热，阳虚则外寒。尚有寒热错杂、寒热真假。虚证与实证，是患者机体邪正盛衰这一对矛盾的消长反映：虚证时，主要是正气不足，同时邪气也不盛的病理状态；实证时，主要是邪气亢盛有余，同时正气也未虚的病理状态。正如《素问·通评虚实论》所说："邪气盛则实，精气夺则虚。"虚证与实证，往往会形成正虚邪实，虚实错杂，甚则虚实真假的证候。

（3）辨病位 即辨明疾病发生后所涉及的病变部位，可为一个或多个。辨病位一般是运用以五脏为中心的整体观，分析综合临床资料后做出疾病的整体定位。疾病发生后，总是有一定的病变部位，如肌腠、经络、脏腑、气血等。不同的致病因素侵袭人体不同的部位，引起不同的病证。一般说来，外感病邪，多侵袭体表，引起表证，然后由表入里；情志内伤、饮食不节、劳逸失度，则易直接损伤脏腑气血，病变在里。病位是形成一系列临床症状、体征的根源所在。

内科疾病的病位，应首先辨明在表在里。在此基础上，再进一步辨识，以辨明更具体的病位。如表证应进一步辨明在肌腠（卫分），或肺卫同病；里证进一步辨明病在何脏何腑，或在气、在血、在津液。临床常用的定病位方法有脏腑定位、经络定位、表里定位、上下定位和气血定位等。

辨明病位，还可推知致病邪气的属性，了解病情轻重及疾病传变趋向，因此，对确立证候、辨识病种、治疗用药都非常重要。如水肿病，若腰部以上水肿，或全身水肿而以头面、眼睑明显者，乃外感风邪所致，病属表，称为风水，治当发汗；若腰部以下水肿，以两腿为重而头面不肿者，多为脾肾功能失调所致，病属里，称为石水，治当利尿。病变部位不同，致病原因不同，因而证候有别，治疗也就不一样。

病位在疾病发展过程中，不是一成不变的，会随着病邪的性质、邪正盛衰等方面情况的变化而发生动态变化。

由于病位与病因、病性、病势等密切相关，故辨病位在辨证中具有重要意义。

（4）辨病势 即预测疾病发生、发展、演变的趋势，辨识病情轻重、缓急的程度，推测疾病的预后与转归。病势主要取决于正邪交争的盛衰。具体而言，是对患者体质、病邪性质、受邪轻重、病位浅深、治疗及调养等因素综合辨识的结论。阳实证转化为虚寒证为病进，虚寒证转化为阳实证为病退。正盛邪退，疾病就渐趋好转、痊愈；正气大亏或邪气极盛，正不胜邪，则病情恶化，甚至预后不良。预测病势尚有规律可循，如外感病发展、演变的趋势，或具有卫气营血的传变规律，或具有三焦的传变规律，或具有六经的传变规律。辨病势还应结合病证的相关因素，具体情况具体分析。

临床上，医者常根据病情的发展趋势，进而判断疾病的预后与转归。

（5）辨病机 病机是指疾病发生、发展、变化的机理，包括病因、病位、病性、病势等内容。辨病机主要依据对证候的分析，有的单凭症状或体征即可反映部分病机，如盗汗为阴虚，舌质红绛、少苔或无苔亦为阴虚；但有的症状病机复杂，需结合其他伴随症状、体征等病情资料辨别、分析，如潮热，可由阳明腑实、湿温、阴虚等多种病机引起，因而仅凭潮热一症难以确定其病机。

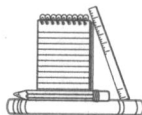

由于病机就是疾病之本质，因此，掌握了疾病的基本病机，就等于掌握了病证的本质，就能依据病机制定出论治疾病的原则和方法。

（6）辨体质　辨体质要以整体观念为指导，运用望、闻、问、切全面地收集体质资料，而不能只看到局部的体质状况，需因人、因时、因地制宜，以患者为中心，对人体体质状态进行全面分析，综合判断。辨识体质，可为患者制定个体化治疗方案提供较为重要的参考。

（二）论治

1. 立法　即指依据已辨明的某类型证候，确立相应的治疗原则和治疗方法。如辨明病属风寒表证，治法宜辛温解表；病属风热表证，治法宜辛凉解表。

2. 选方　即根据治疗原则和治疗方法，选择最贴切的治疗主方，即基础方剂。力求方合于法，药合于病。

3. 遣药　是指在选定方剂的基础上，根据患者的具体情况，随证加减药物，使用药更符合患者病情，这是对方剂的灵活运用。遣药时，不仅应知药味的治疗作用，更宜知药味的不良作用，同时还应了解药与病、药与人之间的利害关系。避其害，用其利。总之，应该根据药性的四气五味及升降沉浮特性，使之顺应病势、病性、病位，应依据病情与病证的初、中、末不同阶段，而选用适宜的药物。

4. 预防与调护　一是未病先防，包括加强体质锻炼、调摄精神情志、注意饮食起居和开展药物预防。二是既病防变，为了预防疾病的发展，要掌握疾病的传变规律，做到早期发现，有效治疗，以防止传变。

复习思考

1. 简述病、症、证的含义及其相互关系。
2. 辨证和辨病相结合有何临床意义？
3. 如何理解中医内科学常用的治则、治法？试举例说明。
4. 中医临证一般可分哪几个阶段？具体包括哪些步骤？

项目三　中医内科学的学习方法与要求

中医内科学是中医类专业的核心课程，前期与中医基础课程相衔接，后期又是临床各科的基础，因此本课程在中医学中占有十分重要的地位。学习掌握好中医内科学的方法和要求，可充分调动学生学习的主观能动性，将有利于提升分析问题和解决问题的能力。

一、筑基铸魂，大医精诚

我们要深入领会理解和认真贯彻落实"仁心立人，仁术立业，医道立世"的医学教育理念，知行合一，视传承中医药文化和中医药技艺为己任。培养学生学习和传承中医国粹的责任感、紧迫感和使命感，不断提高自身的道德修养和文化品位。以传承中医药文化为抓手，树立中医自信，以提升中医临床能力为根基，筑基铸魂，做中医传人。在学习中医内科学的过程中，尤其是通过医家典故的学习，不仅激励学生博读经典，熟记古籍精论名句，指导临床，跟师学习，更重要的是能弘毅励志。作为高等中医药院校的学生，应弘扬大医精神，勤学敏思，精业济世，把患者的利益放在第一位，对工作认真负责，严格遵守各项规章制度和操作规程，发扬中医学

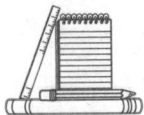

"仁心仁术"的优良传统。

中医学习应重基础、多临床，切忌急功近利。在中医学专业的毕业生中，常可听到学难致用、临床所见往往和教材对不上号，或一旦进入临床实习便手忙脚乱、无从下手等反映。究其原因，除了他们刚接触临床，还未形成系统的中医内科临床思维能力外，与中医"根基"不牢不无关系。中医内科学是一门实践性很强的临床学科，理论是实践的指导，在理论学习阶段，要紧密联系经典著作、中医基础理论、中医诊断学、中药学、方剂学等前期基础学科的理论，夯实基础。否则业医不懂脏腑经络，开口动手便错；诊断学基础不牢，面对复杂的临床表现就无从诊察、辨证；若方药学知识匮乏或掌握不牢，选方遣药时就会茫然。同时也要熟练掌握中医内科每一种疾病的病因病机要点、诊断依据、辨证论治原则、各证型的证候特征与代表方剂。此外，还应通过临床病例示教和临床见习的机会，增加感性认识，了解中医内科疾病诊治的过程和方法，理论知识与临床实践相结合，为临床实习和今后的临床工作打下坚实的基础。

二、明晰定义，提纲挈领

中医内科学是运用中医学理论阐述内科病证的一门临床学科，对病证的学习，应以各病证的定义为纲。病证的定义高度概括了该病证特有的、区别于其他病证的病因、病机和临床特征等。明确病证的定义，对学习该病证具有指南和提纲挈领的作用。

病名的定义非常严格，只有明确定义的内涵，才能对疾病做出正确诊断。如泄泻，是以排便次数增多，粪便稀溏，甚至泻出如水样为主症的病证，其中尤以粪便稀溏为重要特征。若便次虽增，但粪质成形者，则不属泄泻范畴。黄疸是以目黄、身黄、小便黄为主症的一种病证，其中目睛黄染是本病的重要特征。积聚是以腹内结块，或胀或痛为主要临床特征的一类病证，"结块"为诊断本病的着眼点。鼓胀临床以腹大胀满、绷急如鼓、皮色苍黄、脉络显露为特征。除腹大胀满这一基本特征外，肤色只能是苍黄，而不能是萎黄或苍白，因苍主肝气盛、黄为脾土衰，本病系肝脾为患，故令苍黄。显然，"皮色苍黄"对本病的定位诊断具有重要意义。虚劳是以脏腑亏损、气血阴阳虚衰、久虚不复成劳为主要病机，其中久虚不复、由虚成劳系诊断本病的关键，多见于慢性虚弱性疾病的严重阶段。

三、审证求机，融会贯通

中医内科疾病的病机复杂，病种较多、范围甚广，任何脏腑功能的失常和气血阴阳的失调，均可导致内科病证的发生。病机既是临床辨证的依据，又是论治用药的指南。中医内科病证各有其临床特点和病机变化规律，只有掌握不同病证的临床表现特点和病机，才能找出疾病的本质，进而准确辨证，才能从整体上把握疾病的发展、转归及鉴别不同病证。相同的病因可引起不同疾病，关键是因其病机不同，致使临床出现各种证候表现不同的病证。如感冒、咳嗽、哮病皆可因外感引起。其中感冒以风邪为主因，常夹寒、热之邪，故以风寒、风热之证多见，病机则以卫表不和为主；咳嗽以风寒居多，其病机以肺气上逆为主；哮病其痰伏于肺为发病"夙根"，每因外邪等病因的引动而触发，故其病机则以痰气交阻，肺气不宣，引动伏痰为主。同时，还应视邪气的盛衰和患者体质的强弱等具体情况，权衡病机的主次，明确病位、病性及病机转归。如痹证初期，邪在经脉，累及筋骨、肌肉、关节，经脉闭阻，不通则痛是其基本病机。日久不愈，既可耗伤气血，损及肝肾，而虚实相兼；也可由经络累及脏腑，出现相应的脏腑病变，其中以心痹为多见。其病理性质虽有虚实之分，但虚实之间常相互夹杂或转化，故当明辨之。

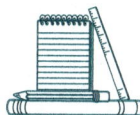

四、辨证论治，知常达变

辨证和论治是诊治疾病密切联系、不可分割的两部分。辨证论治既是理、法、方、药在临床上的具体运用，也是中医内科临证中须遵循的基本原则。因此，在学习中医内科学时，不仅要牢牢掌握每个病证的辨证要点、治疗原则和治法，关键是要熟练掌握每个病证各证型的证候与病机特点，以及治法、方药的灵活运用，使理、法、方、药环环相扣，以提高辨证论治的准确性与灵活性，做到知常达变。

知常就是要善于把握辨证论治的基本规律，从而执简驭繁。如对各证型证候的学习，由于中医内科学涉及证型多达200余个，死记硬背是很难掌握的，这就需要从病证的分型规律入手。中医内科学所述病证以内伤杂病为主，其分型规律则以脏腑辨证为主要依据，故掌握脏腑辨证的基本证候，结合内科病证中该证型的证候特点，辨证即可化难为易。以脾气虚弱证为例，不论何病证中的该证型，一般应具备面色萎黄、少气懒言、肢体倦怠、脘闷纳呆、便溏、肌肉瘦削、舌质淡、脉濡弱等基本证候，再根据内科疾病的证候特点即可诊断病证。如大便时溏时泻，反复发作，稍有饮食不慎大便次数即增多，则辨证为脾气虚弱型泄泻；如大便干或不干，虽有便意，但排出困难，便后乏力，则辨证为脾气虚弱型便秘；如头痛隐隐，时发时止，遇劳加重，则辨证为脾胃虚弱型头痛等。只要把握了脾胃虚弱的共性表现，就抓住了这一病证的辨治核心。根据每个病证的主症特征即可进行病证诊断。

达变即要"观其脉证，知犯何逆，随证治之"（《伤寒论》）。中医内科病证往往复杂多变，或多个病证、病机并存，或涉及多个脏腑经络。"证"的可变性，决定了辨证论治的灵活性。因此，要视具体病情做具体分析，根据实际病情进行具体治疗。如标本兼顾、同病异治、异病同治，以及因时、因地、因人制宜等。

五、纵横串联，辨析异同

运用比较、归纳的学习方法，对相关内容进行纵向、横向比较分析，不仅有利于掌握病证间的区别与联系，使疑似问题豁然开朗，并能使所学知识条理化。如能持之以恒，对提高学生归纳、总结问题的能力大有裨益。

在纵向方面，每学完一个病证后，要自觉地对临床表现特点、病因、基本病机、辨证要点、治法要点、方药等予以归纳总结，尤其要注意比较同一病证中不同证型的异同。如外感泄泻，多以表证兼湿为共性，应进一步比较寒湿、湿热、暑湿之异同；感冒中的风寒证与风热证，应对病因、临床表现的异同进行比较等。

在横向方面，需要比较、归纳的内容较多，可从类病机、类病位、类病证、类证候、类治法、类方药等方面进行串联比较，总结其异同。如同为饮食停滞证，可分别见于呕吐、泄泻、腹痛等病证，其病机特点却不完全相同。呕吐为食积胃脘，胃气上逆；泄泻为食滞肠胃，脾胃纳化失司，清浊不分，肠道功能失调；腹痛为食滞胃肠，腑气壅滞，不通则痛。对于相似的病证，如中风与痫病、厥证，吐血与咳血，眩晕与中风，尿血与血淋等，要比较其异同。在类治法方面，如湿热泄泻治以清热利湿，含"利小便以实大便"之义；而湿热痢疾治以清热化湿解毒、调气行血导滞，禁利小便。在方药的选择上，如心悸、不寐、郁证、血证都有心脾两虚证，治疗均用归脾汤，归脾汤在血证中的运用尤为广泛；黄连温胆汤既可治疗心悸、不寐之痰火扰心证，又可治疗眩晕之痰热上扰证；五磨饮子既可治疗肺气郁闭之喘证，也可治疗气厥实证等。如此串联比较、分析归纳，就能将前后学习的内容融会贯通，从而辨析异同，把握规律，并且

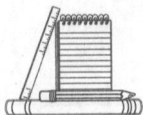

便于记忆，加深理解。

六、研读医案，启迪思维

中医医案不仅是中医理论的有力验证和真实记录，也是中医理论与临床实践紧密结合的生动范例，贯穿医生临床思维活动和理、法、方、药综合应用的具体过程，反映了医家的临床经验和学术特色。病证关系、方证关系、药证关系、临证思维等无不在医案中充分体现。由此可见，学习医案对借鉴前人经验，启迪思维，汲取精华，进而提高临床疗效，升华中医理论，都是十分重要的。可以说，学习医案是每一位中医医师成长的必由之路，也是中医素养提升的必要手段。

对于中医医案的学习，古今医家都十分重视。清代医家周学海在《读医随笔》中说："宋以后医书，唯医案最好看，不似注释古书之多穿凿也。每部医案中，必有一生最得力处，潜心研究，最能汲取众家之所长。"因此，对医案的学习，重在揣摩名医的临证思维规律，感悟医家的学术特色，借鉴医家的诊疗思路，观察复诊转方变化，总结独特用药经验，掌握药物剂型、剂量等，从而提高辨证论治的技能和培养知常达变的能力。学习医案，要由易到难，可以先从学习通俗易懂的当代名医医案入手，如《当代名老中医典型医案集》《蒲辅周医案》《岳美中医案医话集》等。待有一定基础，再选择一些有一定难度和重要价值的医案来学习，如《清代名医医案精华》《名医类案》《临证指南医案》等。学习医案还要注意各个不同历史时期的学术特色、叙述风格，了解医案的大体优势、侧重，才能汲取其精华，避其不足。

七、理实一体，知行合一

中医内科学是一门实践性很强的临床学科，最好的学习方法是理论联系实际，做到"早临床，多临床，反复临床"。中医从用到学，从学到用，学中做，做中学，其实就是一个由理论到实践，又由实践到理论的反复提高的过程。通过临床实践，巩固和加深理解已学到的理论知识，从而奠定良好的中医内科临证基本能力。临床学习前认真做好准备工作，临床实践中重点学习通过四诊收集资料并对资料进行分析判断，从而确定诊断，学习立法、处方、用药的思维过程和动手能力。

中医内科的实习分为视诊、侍诊、助诊、试诊四种方式，视诊即观看老师接诊患者，了解诊治疾病的过程与方法；侍诊即在老师接诊过程中，由老师口述，学生记录病案及处方等；助诊即协助老师接诊患者及书写病案等；试诊即在老师指导下独立接诊学生及书写病案。在实习中，要选用多种方式方法，逐步掌握中医临床基本功，培养正确的临床思维，增强处理内科常见病、多发病的能力。

复习思考

1. "大医"精神对医学生有何指导作用？
2. 研读中医医案，具有哪些重要意义？简述之。
3. 为什么学习中医要"早临床，多临床，反复临床"？请谈谈你的认识。

扫一扫，查阅
复习思考题答案

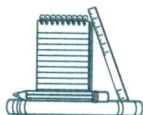

模块二　肺系病证

【学习目标】

知识目标

1. 能够陈述感冒、咳嗽、哮病、喘证、肺痈、肺痨、肺胀的概念、病因病机、诊断与鉴别诊断、辨证要点、治疗原则、分证论治。

2. 能够阐述哮病与喘证的鉴别要点。

3. 知晓肺系病证的预防调护。

技能目标

1. 能够对感冒、咳嗽、哮病、喘证、肺痈、肺痨、肺胀等肺系病证者进行辨治处置。

2. 具有分析问题、解决问题及自主学习的能力。

素质目标

1. 树立以中医内科理论治疗肺系病证的信心。

2. 以患者为中心，注重人文关怀，具有医者仁心。

　　肺位于胸腔，左右各一，覆盖于五脏六腑之上，其位最高，故有"华盖"之称。肺的主要生理功能是主气司呼吸，主行水，朝百脉，主治节。肺气以宣发肃降为基本运行形式，肺气宣发，浊气得以呼出；肺气肃降，清气得以吸入。

　　肺开窍于鼻，外合皮毛，故风、寒、湿、燥、热等外感六淫之邪易从口鼻或皮毛而入，首先犯肺。此外，内伤或其他脏腑病变，亦可病及于肺。其主要病理变化为肺气宣降失常。如六淫侵袭，肺卫受邪则为感冒；内外之邪干肺，肺气上逆、宣降失常则病为咳嗽或喘证；伏痰遇感引触，痰壅气道，肺气宣降失常则为哮；邪热郁肺，肺叶生疮则成肺痈；正气虚弱，感染痨虫则病肺痨；肺虚久病，肺气胀满，不能敛降则为肺胀；肺叶痿弱不用则成肺痿。

　　肺主一身之气，宗气是由肺吸入的自然界清气，与脾胃运化的水谷之精所化生的谷气相结合而生成，能贯注心脉以助心推动血液运行，还可沿三焦下行脐下丹田以资先天元气。肺为水之上源，具有通调水道的功能，与大肠相表里，肺失宣发肃降，可致水液不能下输其他脏腑，浊液不能下行至肾或膀胱；肺气行水功能失常，可引起脾气转输到肺的水液不能正常布散，聚而为痰饮水湿；肝肺气机升降相因；肺肾金水相生。因此，肺系病证可涉及心、脾、肝、肾、膀胱、大肠等多个脏腑，临证时需谨慎辨证。

　　肺系病证的治疗，须分清标本缓急，遵循"急则治其标，缓则治其本"的原则，灵活应用扶正祛邪的治则。肺居上焦，肺系病证治疗应遵循"治上焦如羽，非轻不举"的原则，用药宜轻清而忌重浊。肺为娇脏，不耐寒热，喜润勿燥，用药宜甘润，润则肺得清肃，肺气自降。治肺不唯肺，需注意五脏的相互联系，灵活应用培土生金、滋肾补肺、佐金平木、通腑泻肺及益

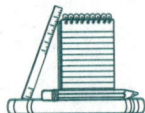

气活血等治法。此外，肺系上连喉咙，开窍于鼻，因此重视肺之门户的调治，对肺系病证的康复与预后亦至关重要。

项目一 感 冒

感冒是感受触冒风邪，邪犯卫表而导致的常见外感疾病，临床表现以鼻塞、流涕、打喷嚏、咳嗽、头痛、恶寒、发热、全身不适、脉浮为特征。本病四季均可发生，尤以春冬两季为多。病情轻者多为感受当令之气，称为伤风、冒风、冒寒；病情重者多为感受非时之邪，称为重伤风。若在一个时期内广泛流行、证候相类似者，称为时行感冒。

《内经》中已有外感风邪引起感冒的论述，如《素问·骨空论》说："风者百病之始也……风从外入，令人振寒，汗出头痛，身重恶寒。"汉代张仲景《伤寒论》论述太阳病时，以桂枝汤治表虚证，以麻黄汤治表实证，提示感冒风寒有轻重之分，这为感冒的辨证治疗奠定了基础。感冒病名则出自北宋《仁斋直指方·诸风》，该书在"伤风方论"论及参苏饮时谓其"治感冒风邪，发热头痛，咳嗽声重，涕唾稠黏"。元代朱丹溪《丹溪心法·中寒二》提出本病病位在肺，治疗分辛温、辛凉两大法则。及至明清，多将感冒与伤风互称，并对虚人感冒也有进一步的认识，提出扶正达邪的治疗原则。至清代，随着温热病学说的兴起与发展，不少医家逐渐认识到本病之发生与感受时行之气相关，林珮琴在《类证治裁·伤风》中明确提出了"时行感冒"之名。

西医学中普通感冒、流行性感冒及其他上呼吸道感染而表现感冒证候者，均可参照本病辨证论治。

知识链接

流行性感冒

流行性感冒，简称流感，是由流感病毒引起的、具有高度传染性的急性呼吸道疾病，每年都会在全球范围内引起季节性疫情，并常引发不可预测的大流行。我国高纬度地区特点是每年冬季流行，而中低纬度地区呈现半年或全年周期性流行。呼吸道分泌物飞沫传播、直接或间接接触传播和微小颗粒传播是流感病毒的传播途径。人群普遍易感，患病后短期内有一定免疫力。流感病毒常发生变异，故可反复感染。

流感患者常有发热、肌肉疼痛、头痛、倦怠等全身症状，而咽痛、流涕和鼻塞等局部症状轻微。流感病毒感染可引发多种并发症，并加重慢性基础疾病。如患者出现肺部影像学表现，往往提示病情危重，需住院治疗或监护病房救治。

流感一旦诊断，应尽早治疗，重视重症及危重症患者的病情评估。中医药治疗流感疗效不逊于西药，在缓解流感症状、缩短住院时间及不良反应和经济负担等方面具有一定优势。

[《成人流行性感冒诊疗规范急诊专家共识》（2022 版）]

【病因病机】

感冒是因感受六淫、时邪疫毒，侵犯肺卫，以致卫表不和，肺失宣肃为病。

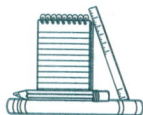

（一）病因

1. 风邪　风邪是引起本病的主要外因。"风为百病之长"，"风者，百病之始也"，风为外感病致病之先导。气候骤变，淋雨受凉，出汗后伤风易致风邪侵袭患病。风邪常兼夹当令之气相合为病，冬季多夹寒（风寒），春季多夹热（风热），夏季多感暑，梅雨多为湿邪，秋季多燥。

2. 时行疫毒　时行疫毒是一种具有强烈传染性的外在致病因素，其特点是致病性强，从口鼻而入，有传染性，易于流行。多由四时六气失常，非其时而有其气伤人致病。在这种情况下，人体抗御外邪的能力相对减弱，造成在同一时间、同一地区大面积发病，且无季节性。时行疫毒也可兼夹寒、热、暑、湿、燥邪，但以风寒、风热居多。

（二）病机

1. 基本病机　邪犯肺卫，卫表不和。

2. 病位　肺卫。

3. 病理性质　属表实证，但有寒热之分。若感受风寒湿邪，则皮毛闭塞，邪郁于肺，肺气失宣；感受风热暑燥，则皮毛疏泄不畅，邪热犯肺，肺失清肃。

4. 病理因素　风寒、风热、暑湿、秋燥、时行病毒、气虚、阴虚。

5. 病机转化　由于感邪不同及体质的强弱差异，在病程中可见寒与热的转化或错杂。初起外邪袭表，肺卫功能失调，风热不解，或寒郁化热，则可转为肺热证；病邪传里化热而表寒未解，以致内外俱实，发为表寒里热证；或感受时行病毒，病邪入里化热迅速，里热充斥内外而成热毒炽盛，病情急且重；若反复感邪，正气耗损，由实转虚，或体虚感邪，正气愈亏，则转为本虚标实证。

【诊断与鉴别诊断】

（一）诊断依据

1. 临床表现　以恶风或恶寒、发热、鼻塞、流涕、打喷嚏、咽痛、咽痒、周身酸楚不适等为主症，或伴有胸闷、脘痞、纳呆、便溏等。

2. 病史　可有气候骤变、淋雨受凉、劳倦、汗出当风等诱因，四季皆可发病，而以冬、春两季为多。

3. 相关检查　可配合血常规、病毒和病毒抗原的测定、细菌培养、胸部 X 线等检查协助诊断。

（二）病证鉴别

普通感冒与时行感冒　普通感冒病情较轻，全身症状不重，少有传变。在气候变化时发病率可以升高，但无明显流行特点。若感冒 1 周以上不愈，发热不退或反见加重，应考虑感冒继发他病，传变入里。时行感冒病情较重，发病急，全身症状显著，可以发生传变，化热入里，继发或合并他病，具有广泛的传染性、流行性。

【辨证论治】

（一）辨证要点

1. 辨风寒与风热　辨证首先分清风寒与风热感冒。风寒感冒恶寒重，发热轻，无汗，头身疼痛明显，口不渴，鼻塞流清涕，舌淡红苔薄白，脉浮或浮紧。风热感冒发热重，恶寒轻，汗出，口渴，鼻塞流浊涕，咽痛或红肿，舌边尖红，苔薄黄，脉浮数。其中咽喉肿痛与否常为风寒和风热辨证的重要依据。也有初起属风寒感冒，数日后出现咽喉疼痛，鼻涕由清稀转为黄稠者，此为寒邪化热，可按风热论治。

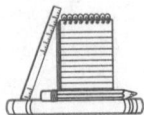

2. 辨常人感冒与虚人感冒　普通人感冒后，症状较明显，但易康复。平素体虚之人感冒之后，缠绵不已，经久不愈或反复感冒。在临床上还应区分是气虚还是阴虚。气虚感冒者，兼有倦怠乏力，气短懒言，身痛无汗，或恶寒甚，咳嗽无力，脉浮弱等症。阴虚感冒者，兼有身微热，手足心发热，心烦口干，少汗，干咳少痰，舌红，脉细数。

3. 辨兼夹证　夹湿者多见于梅雨季节，表现为身热不扬，头重如裹，肢体酸痛，胸闷脘痞，苔腻等。夹暑者多见于夏季，表现为身热有汗，心烦口渴，小便短赤，舌苔黄腻。夹燥者多见于秋季，表现为身热头痛，咽干鼻燥，干咳无痰或黏痰，口渴欲饮，舌质红。夹食者多发于饱食之后，表现为身热，脘痞纳呆，恶心欲呕，大便或溏，苔腻，脉滑。

感冒以实证多见，一般青壮年、体实者，在气候突变之时偶患感冒，多为实证。年老体弱、大病久病之后、反复感冒不愈，多为本虚标实证。

（二）治疗原则

感冒的病位在卫表肺系，治疗应因势利导，从表而解，采用解表达邪的治疗原则。风寒证治以辛温发汗；风热证治以辛凉清解；暑湿杂感者，又当清暑祛湿解表；虚体感冒则当扶正解表。

（三）分证论治

1. 风寒束表

证候：恶寒重，发热轻，无汗，头痛，肢节酸疼，鼻塞声重，时流清涕，喉痒，咳嗽，痰吐稀薄色白，舌苔薄白，脉浮或浮紧。

证候分析：本证以风寒外袭肺卫肌表为基本病机。寒邪外束肌表，卫阳被遏，故恶寒重，发热轻，无汗；寒邪阻滞经络，阳气不能外达肌腠则肢体酸痛，不能上达头则头痛；风寒袭肺，窍道不利则鼻塞声重，或鼻痒喷嚏，流清涕，喉痒；肺失宣降则咳嗽，痰白清稀；风寒客表则苔薄白，脉浮，寒甚则浮紧。本证以恶寒重，发热轻，无汗，肢体酸痛为辨证要点。

治法：辛温解表。

方药：荆防败毒散加减。方中荆芥、防风、羌活、独活为解散风寒的要药；配伍柴胡、前胡助其解表，川芎治疗头痛；枳壳、桔梗、茯苓、甘草宣肺化痰止咳，使表邪散，肺气宣则诸症皆愈。

若表寒重，头身痛，憎寒发热，无汗者，配麻黄、桂枝以增强发表散寒之功；表湿较重，肢体酸痛，头重头胀，身热不扬者，加羌活、独活祛风除湿，或用羌活胜湿汤加减。

2. 风热犯表

证候：身热较重，微恶风，汗泄不畅，头胀痛，面赤，咳嗽，痰黏或黄，咽燥，或咽喉乳蛾红肿疼痛，鼻塞，流黄浊涕，口干欲饮，舌苔薄白微黄，舌边尖红，脉浮数。

证候分析：本证以风热邪气侵犯人体肺卫肌表为基本病机。风、热均属阳邪，其性开泄。风热郁于肌表，故发热重，恶寒轻，或有汗出；风热上扰清空故头痛，且多胀痛；风热犯肺，肺失宣降故鼻塞浊涕，咳嗽，痰黄稠或黏涎难出，甚或咽痛或红肿；口渴为里热之象；舌边尖红，苔薄白或薄黄，脉浮数均为风热郁于肌表之征。本证以发热重，恶寒轻，有汗，咽痛为辨证要点。

治法：辛凉解表。

方药：银翘散加减。方中金银花、连翘辛凉解表，清热解毒为主药，用量宜重；配荆芥穗、薄荷、淡豆豉助银翘解表达邪；桔梗、牛蒡、甘草清热宣肺，化痰利咽；针对口渴，用淡竹叶、芦根清热生津。

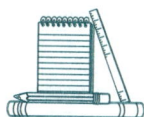

若风热上壅，头胀痛较甚者，加桑叶、菊花以清利头目；时行感冒热毒较甚，壮热恶寒，头痛身痛，咽喉肿痛，咳嗽气促者，配大青叶、蒲公英、重楼等清热解毒；风寒外束，入里化热，热为寒遏，烦热恶寒，少汗，咳嗽气急，痰稠，声哑，苔黄白相兼者，可用石膏合麻黄内清肺热，外散表寒。

3. 暑湿伤表

证候：发生于夏季，面垢身热汗出，但汗出不畅，身热不扬，身重倦怠，头昏重痛，或有鼻塞流涕，咳嗽痰黄，胸闷欲呕，小便短赤，舌苔黄腻，脉濡数。

证候分析：本证以风暑夹湿侵袭人体肺卫肌表为基本病机。暑热熏蒸，故身热壮甚，汗出而热不解，心烦口渴，小便短赤；暑湿郁于肌表，卫表不和故肢体酸重疼痛；风暑夹湿上扰清空，故头昏重胀痛；暑邪犯肺，肺气失宣故咳嗽痰黏，鼻流浊涕；湿邪内阻则胸闷泛恶。苔黄腻，脉濡数为暑热夹湿之征。本证以夏令感冒，身热而汗出不解，烦渴，苔黄腻为辨证要点。

治法：清暑祛湿解表。

方药：新加香薷饮加减。方中金银花、连翘清解暑热；香薷发汗解表；白扁豆、厚朴化湿和中。

若暑热偏盛者，可加黄连、栀子、黄芩、青蒿清暑泄热；湿困卫表，肢体酸重疼痛较甚者，加大豆黄卷、藿香、佩兰等芳化宣表。

4. 气虚感冒

证候：恶寒较甚，或并发热，鼻塞，流涕，气短，乏力，自汗，咳嗽，痰白，咳痰无力，平素神疲体弱，或易感冒，舌淡苔薄白，脉浮无力。

证候分析：本证以气虚之体，卫外不固，风邪侵犯人体肺卫肌表为基本病机。气虚之体，易感风寒邪气。风寒外袭，卫表不和，故恶寒甚，发热轻，无汗，头身疼痛；气虚甚者，不能固摄津液，故虽感寒邪，亦时时自汗；肺气失宣故鼻塞，咳嗽，痰白；肺脾气虚故声低息短，倦怠乏力；苔白，脉浮无力均为气虚感受风邪之征。本证以风寒表证伴肺脾气虚证为辨证要点。

治法：益气解表。

方药：参苏饮加减。方中紫苏叶、前胡宣肺解表，葛根解肌退热，以治卫表不和之证；桔梗、半夏、前胡止咳祛痰；陈皮、枳壳、木香理气祛痰；人参、茯苓、甘草益气扶正。

若表虚自汗，易伤风者，常服玉屏风散益气固表，以防感冒；恶寒重，发热轻，四肢欠温，语音低微，舌质淡胖，脉沉细无力，面色㿠白者，为阳虚感冒，当助阳解表，用再造散加减。

5. 阴虚感冒

证候：身热，微恶风寒，无汗或微汗或盗汗，干咳少痰，头昏，心烦，口干，甚则口渴，舌红少苔，脉细数。

证候分析：本证以素体阴虚，易感风热，风热侵袭人体肺卫肌表为基本病机。阴虚之体，多生内热，复感风邪，邪从热化。风热外袭，卫表不和则身热，微恶风寒；阴虚之体汗源不充则无汗或少汗；肺气失宣则咳嗽，阴液亏损则干咳少痰；热伤血络则痰中带血丝；口干咽燥，头晕心烦，手足心热，舌质红，苔少，脉细数均为阴虚内热之象。本证以风热表证伴阴虚内热，阴津受伤表现为辨证要点。

治法：滋阴解表。

方药：加减葳蕤汤加减。方中以玉竹滋阴润燥为主药；豆豉、桔梗、薄荷、葱白疏表达邪；白薇清解虚热；大枣、甘草甘润滋液。

若阴伤较重，口渴、咽干明显者，加沙参、麦冬以养阴生津；血虚，面色无华，唇甲色淡，

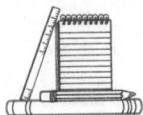

脉细者，加生地黄、当归滋阴养血。

（四）其他疗法

1. 中成药　风寒感冒，选感冒软胶囊；风热感冒，可服用银翘解毒片、桑菊感冒片、柴黄片、抗病毒胶囊；风热感冒咽喉肿痛明显者，服用银黄口服液、双黄连口服液、板蓝根颗粒；正气不足，易患感冒者，用玉屏风颗粒；风寒暑湿外感用藿香正气丸（水、液、软胶囊）；时行感冒，可服用抗病毒颗粒、板蓝根颗粒等。

2. 单方验方　①治疗风寒感冒方：连须葱白 3 段，生姜 5 片，橘皮 6g，加红糖 30g，水煎服，日 1 剂。②治疗风热感冒方：野菊花 10g，四季青 10g，鱼腥草 30g，淡竹叶 10g，水煎服，日 1 剂。

【转归预后】

感冒病程中，可出现寒热等不同证候之间的转化错杂。一般而言，感冒预后良好，病程较短而易愈，反复感冒，则易伤正气。少数可因感冒诱发其他宿疾而使病情恶化。对老年、婴幼儿、体弱患者以及时行感冒重症，必须加以重视，防止发生传变，或同时夹杂其他疾病。

【预防调护】

加强身体锻炼，增强卫外功能，是预防感冒的根本方法。多做户外活动，保持室内空气清新，保证充足的阳光照射，注意环境卫生及个人卫生。防寒保暖，防止过劳。流行季节应尽量少去公共场所，防止感染。对时行感冒患者注意隔离。

【结语】

感冒是以感受风邪为代表的六淫、时邪病毒，侵犯肺卫，引起肺卫功能失调，以恶寒发热、头身疼痛、鼻塞流涕、喷嚏咳嗽、全身不适为临床特征的常见外感病证，以冬春季为多。病机为卫表不和，肺失宣肃。治疗以解表达邪为原则，但应分清风寒、风热与暑湿及兼夹病邪的不同，而分别采用辛温解表、辛凉解表和解表清暑祛湿等治法祛除表邪。时邪疫毒又当以清热解毒为治疗重点。感冒的治疗一般禁用补法，以免敛邪，但若体虚外感，又当在解表剂中佐以益气、助阳、滋阴、养血等补益之品，以扶正祛邪。正确的煎药、饮食等调护，有助感冒的迅速康复。感冒的预防很重要，尤其是对时行感冒流行趋势的地区、单位，更应尽早采取措施，以免蔓延。

复习思考

1. 如何区分感冒与时行感冒？

2. 感冒的辨证要点有哪些？感冒应如何区分风寒证与风热证？

3. 治疗感冒方剂的煎服法有何特点？

临证验案

张某，女，16 岁，住院号 10988。

症状：病经五六天，始觉恶寒，继则身热不寒，微恶风，汗出不多，午后热甚，头晕痛，咳嗽，痰吐黏白，胸部闷痛，呼吸不畅，咽部微红，口渴欲饮，尿黄，舌苔薄白，边尖红，脉浮数。经西药注射数天，身热不退。

辨证施治：风热袭表，肺卫失和。治予辛凉解表、轻宣肺气。仿银翘散合桑菊饮意。

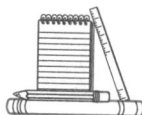

处方：淡豆豉四钱，薄荷八分（后下），冬桑叶二钱，菊花一钱五分，炒牛蒡子三钱，银花三钱，连翘二钱，前胡二钱，桔梗一钱，光杏仁二钱，甘草八分，枇杷叶三钱，芦根一两（去节）。

药后身热渐退，翌晨正常。至午睡时，风雨交加，室温骤降，因仅盖单被而致复感，醒来即感微恶寒，发热，体温39.5℃，汗少，头痛，身楚，加服上方一帖，得汗热降。第三日续投原方巩固。继因咳嗽不净，右侧胸胁闷痛，口中微干，表证罢解，而肺气未清，转予清肺化痰法，上方去豆豉、薄荷、菊花，加贝母、瓜蒌皮各三钱，炒黄芩一钱五分，继服，药后咳止，痊愈出院。

（周仲瑛. 中医内科学. 南京：江苏人民出版社，1977）

项目二　咳　嗽

咳嗽是指肺失宣降，肺气上逆作声，或伴咯吐痰液的病证。分别言之，有声无痰为咳，有痰无声为嗽，一般多为痰声并见，难以截然分开，故以咳嗽并称，咳嗽既是独立的病证，又是肺系疾病的常见症状。

咳嗽病名首见于《内经》，《素问·咳论》指出咳嗽是"皮毛先受邪气"，"五脏六腑皆令人咳，非独肺也"，强调外邪犯肺或脏腑功能失调，病及于肺，皆能致咳。隋代巢元方《诸病源候论·咳嗽候》有十咳之称，即"五脏咳、风咳、寒咳、久咳、胆咳、厥阴咳"。明代张介宾将咳嗽分为外感、内伤两大类，《景岳全书》指出："咳嗽之要，止惟二证。何为二证？一曰外感，一曰内伤而尽之矣。"至此，咳嗽的辨证分类渐趋完善，切合临床实用。

西医学中的上呼吸道感染、支气管炎、支气管扩张、肺脓肿、胸膜炎、肺炎等以咳嗽为主症者，可参照本病辨证论治。

知识链接

咳嗽的分类及常见原因

咳嗽按时间可分为三类，即急性咳嗽、亚急性咳嗽和慢性咳嗽。急性咳嗽持续时间一般小于3周，亚急性咳嗽持续时间一般为3～8周，慢性咳嗽持续时间一般在8周以上。

普通感冒是引起急性咳嗽最常见的原因，其他病因包括急性支气管炎、慢性支气管炎、急性鼻窦炎、过敏性鼻炎、支气管哮喘等。引起亚急性咳嗽最常见的原因是感冒后咳嗽（即感染后咳嗽）、细菌性鼻窦炎、哮喘。慢性咳嗽病因较多，通常可分为两类：一类为初查胸部X线片有明确病变者，如肺炎、肺结核、肺癌等；另一类为胸部X线片无明显异常，以咳嗽为主症或唯一症状者，也就是通常所说的不明原因慢性咳嗽。

【病因病机】

外感六淫，内伤饮食、情志等导致脏腑功能失调，内生病邪，可引起肺失宣降，肺气上逆而发生咳嗽。

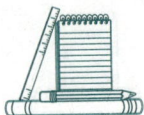

（一）病因

1. 外邪袭肺 六淫之邪，侵袭肺系。常以风为先导，根据四时主气的不同，所兼邪气不同，或夹寒，或夹热，或夹燥，表现为风寒、风热、风燥相合为病。

2. 内邪干肺 脏腑功能失调，病及于肺，引起咳嗽。

（二）病机

1. 基本病机 邪犯于肺，肺气上逆。

2. 病位 在肺，与肝、脾有关，久则及肾。

3. 病理性质 外感咳嗽属于邪实，有风寒袭肺、风热犯肺、风燥伤肺之分，且可发生演变转化，如风寒化热、风热灼津化燥、肺热蒸液成痰等。内伤咳嗽，属邪实与正虚并见，病理因素主要为"痰"与"火"，他脏及肺者，多因实致虚，如肝火犯肺，气火炼液为痰，灼伤肺津；痰湿犯肺者，久延则肺脾气虚，气不化津，痰浊更易滋生，甚则病于肾，不能主气、纳气。肺脏自病者，多因虚致实，如肺阴不足，阴虚火炎，灼津为痰；肺气亏虚，气不化津，津聚成痰。

4. 病理因素 外感病理因素为风、寒、暑、湿、燥、火（以风寒为多见）。内伤因素为痰与火，痰分寒痰、热痰，火分实火、虚火，痰与火可互为因果，相互转化，痰浊郁而化热、化火，火邪炼液为痰。

5. 病机转化 外感咳嗽如迁延失治，邪伤肺气，更易反复感邪，而致咳嗽屡作，肺气益伤，逐渐转为内伤咳嗽；内伤咳嗽，肺脏有病，卫外不强，易受外邪引发或加重，特别在气候骤变时尤为明显。外感咳嗽与内伤咳嗽可相互转化，互为因果。

【诊断与鉴别诊断】

（一）诊断依据

1. 主症 以咳嗽、咯痰，或伴咽痒为主要表现。

2. 次症 新病可伴有恶寒发热等肺卫症状；久咳者，多伴其他脏腑兼症。

3. 病史 发病前多有明显的诱因，如天气变化、恼怒、劳累、辛辣饮食、饥饿、烟尘等。

4. 相关检查 血常规、胸部 X 线或 CT、肺功能检查等有助于诊断。

（二）病证鉴别

1. 咳嗽与喘证 咳嗽与喘证均为肺气上逆之病证，临床上也常咳喘并见。但咳嗽以气逆有声、咯吐痰液为主；喘证以呼吸困难，甚则不能平卧为临床特征。

2. 咳嗽与肺痨 咳嗽与肺痨均可有咳嗽、咯痰症状，但后者为感染"痨虫"所致，有传染性，同时兼见潮热、盗汗、咳血、消瘦等症，可资鉴别。

【辨证论治】

（一）辨证要点

1. 辨外感与内伤 外感咳嗽多是新病，起病急，病程短，病情较轻，常伴恶寒、发热、头痛等肺卫表证，属邪实；内伤咳嗽多为久病，起病缓，常反复发作，病程长，病情较重，多伴他脏见症，属邪实正虚。

2. 辨咳嗽的特征

（1）发作时间 咳嗽发于白昼，鼻塞声重者，多为外感咳嗽；晨起咳嗽，阵发加剧，咳声重浊，多为痰浊咳嗽；夜卧较剧，持续难已，短气乏力者，多为气虚或阳虚咳嗽；午后或黄昏

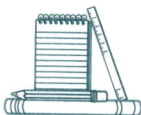

咳嗽加重，多属肺燥阴虚。

（2）性质　干性咳嗽见于风燥、气火、阴虚等咳嗽；湿性咳嗽见于痰湿等咳嗽。

（3）声音　咳嗽声低气怯属虚，洪亮有力属实。

3. 辨痰的性状

（1）辨色　痰色白属风、寒、湿；色黄属热；色灰为痰浊；血性痰（脓痰、铁锈色痰）为肺脏风热或痰热；粉红色泡沫痰属心肺气虚，气不主血。

（2）辨质　痰液稀薄属风寒、虚寒；痰稠属热、燥、阴虚；痰稠厚属湿热。

（3）辨量　痰量偏少属干性咳嗽；痰量偏多属湿性咳嗽。

（4）辨味　热腥为痰热；腥臭为肺痈之候；味甜者属痰湿；味咸为肾虚。

（二）治疗原则

咳嗽的治疗应分清邪正虚实。

外感咳嗽，多为实证，应祛邪利肺，按病邪性质分风寒、风热、风燥论治。

内伤咳嗽，多属邪实正虚。标实为主者，治以祛邪止咳；本虚为主者，治以扶正补虚。并按本虚标实的主次酌情兼顾。

对于咳嗽的治疗，除直接治肺外，还应从整体出发，注意治脾、治肝、治肾等。

（三）分证论治

1. 外感咳嗽

（1）风寒袭肺

证候：咳嗽声重，气急，咽痒，咳白稀痰，常伴有鼻塞，流清涕，头痛，肢体酸痛，恶寒发热，无汗，舌苔薄白，脉浮或浮紧。

证候分析：本证以风寒外束，内郁肺气为基本病机。风寒袭肺，肺气闭郁不宣，故咳嗽、咳痰稀薄色白、鼻塞流涕；风寒束表，皮毛闭塞，卫阳阻遏，故恶寒无汗，头痛，肢体酸痛；舌苔薄白，脉浮或浮紧为风寒之邪束表之征。本证以咳嗽声重有力、咳痰稀薄色白、恶寒无汗为辨证要点。

治法：疏风散寒，宣肺止咳。

方药：三拗汤合止嗽散加减。方中麻黄宣肺散寒止咳；杏仁利肺降气；荆芥疏风解表；紫菀、百部温润止咳；桔梗、白前、陈皮化痰利咽；甘草调和诸药。

若夹痰湿，咳而痰黏，胸闷，苔腻者，可加半夏、厚朴、茯苓以燥湿化痰；若咽痒咳嗽较甚者，加细辛、五味子。

（2）风热犯肺

证候：咳嗽频剧，气粗或咳声嘶哑，喉燥咽痛，咳痰不爽，痰黏稠或色黄，常伴有鼻流黄涕，口渴，头痛，汗出恶风，身热，舌红，苔薄黄，脉浮数或浮滑。

证候分析：本证以风热犯肺，肺失清肃，卫表失和为基本病机。风热犯肺，热灼肺津，故咳嗽，痰黄稠，咳痰不爽，喉燥咽痛，鼻塞流黄涕；卫表失和，故头痛，发热，汗出恶风；舌苔薄黄，脉浮数为风热之征。本证以咳嗽痰黏或黄稠，口干咽痛，汗出恶风为辨证要点。

治法：疏风清热，宣肺止咳。

方药：桑菊饮加减。方中桑叶、菊花、连翘、薄荷疏风清热；桔梗、杏仁、甘草宣肺止咳化痰；芦根清热生津。

若肺热内盛，身热较著，恶风不显，口渴喜饮者，加黄芩、知母清肺泄热；热邪上壅，咽痛者，加射干、山豆根、赤芍清热利咽；夏令夹暑者加六一散、鲜荷叶清解暑热。

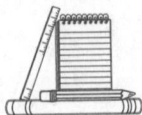

（3）风燥伤肺

证候：干咳无痰，或痰少而黏，不易咳出，或痰中带有血丝，咽喉干痛，口鼻干燥，初起或伴有少许恶寒，身热头痛，舌尖红，苔薄白或薄黄而干，脉浮数或小数。

证候分析：本证以风燥伤肺，肺津耗伤，肺失清润为基本病机。燥热犯肺，耗伤肺津，故咳嗽少痰而黏，不易咯出，口干咽痛，唇鼻干燥；热伤肺络则痰中带血；风热燥邪犯肺，营卫不和，则头痛身热微寒；舌苔薄黄而干，舌质红，脉浮数，均属燥热之征。本证以咳嗽少痰而黏、口鼻干燥、头痛身热微恶寒为辨证要点。

治法：疏风清肺，润燥止咳。

方药：桑杏汤加减。方中桑叶、淡豆豉疏风解表；山栀清泄肺热；杏仁、浙贝母宣肺化痰止咳；沙参、梨皮润燥生津。

若热重不恶寒，心烦口渴者，酌加石膏、知母清肺泄热；肺络受损，痰中夹血者，配白茅根清热止血；凉燥证乃燥证与风寒并见，表现为干咳少痰或无痰，咽干鼻燥，兼有恶寒发热，头痛无汗，舌苔薄白而干等症者，用药当温而不燥、润而不凉，方取杏苏散加减。

2. 内伤咳嗽

（1）痰湿蕴肺

证候：咳嗽反复发作，咳声重浊，因痰而嗽，痰出则咳缓，痰多色白，黏腻或稠厚成块，每于晨起或食后咳甚痰多，胸闷脘痞，纳差乏力，大便时溏，舌苔白腻，脉濡滑。

证候分析：本证以脾虚生痰，阻遏肺气为基本病机。痰浊阻肺，壅遏肺气，则咳嗽痰多，咳声重浊，痰白而黏腻或稠厚；痰浊中阻，气机不利，则胸闷脘痞；脾虚失运则纳差乏力，大便时溏；苔白腻，脉濡滑为痰湿内盛之征。本证以咳嗽反复发作，痰多，色白而黏腻或稠厚为辨证要点。

治法：燥湿化痰，理气止咳。

方药：二陈平胃散合三子养亲汤加减。方中半夏燥湿化痰；陈皮理气化痰，使气顺痰降，气行痰化；因痰由湿生，脾健则湿自化，湿去则痰自消，故配以茯苓健脾利湿；甘草健脾和中；白芥子温肺利气化痰；紫苏子、莱菔子化痰降气消食。

若寒痰较重，痰黏白如沫，怯寒背冷者，加干姜、细辛温肺化痰；久病脾虚，神疲者，加党参、白术、炙甘草；症状平稳后可服六君子丸以资调理，或合杏苏二陈丸标本兼顾。

（2）痰热郁肺

证候：咳嗽气粗，喉中可闻及痰声，痰多黄稠或黏厚，咳吐不爽，或有热腥味，或夹有血丝，胸胁胀满，咳时引痛，常伴有面赤，或有身热，口干欲饮，舌红，苔薄黄腻，脉滑数。

证候分析：本证以痰热郁肺，壅阻肺气，肺失清肃为基本病机。痰热壅肺，肺失清肃，气逆于上则咳嗽气粗痰多，咯痰不爽，质黏稠而黄；痰热化火，灼伤肺络，故见痰中带血；痰热壅盛，气机不利，故胸胁胀满；热甚伤津，故口干欲饮；舌红苔黄，脉滑数均为痰热之征。本证以咳嗽气粗痰多、质黏稠而黄为辨证要点。

治法：清热化痰，肃肺止咳。

方药：清金化痰汤加减。方中黄芩、栀子、知母、桑白皮清热肃肺；陈皮、桔梗、瓜蒌理气化痰；麦冬、贝母、甘草润肺止咳；茯苓健脾渗湿。共奏清热肃肺、化痰止咳之功效。

若痰热郁蒸，痰黄如脓或有热腥味者，加鱼腥草、金荞麦根、冬瓜仁、薏苡仁等清热化痰；痰热壅盛，腑气不通，胸满咳逆，痰涌，便秘者，配葶苈子、大黄泻肺通腑逐痰；痰热伤津，口干，舌红少津者，配北沙参、天冬、花粉养阴生津。

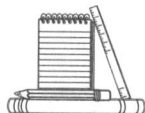

（3）肝火犯肺

证候：上气咳逆阵作，咳时面红目赤，引胸胁作痛，咽干口苦，常感痰滞咽喉而咳之难出，量少质黏，或痰如絮条，症状可随情绪波动而增减，舌红，苔薄黄少津，脉弦数。

证候分析：本证以肝郁气滞化火，上逆犯肺为基本病机。肝郁化火，上逆侮肺，肺失肃降，故咳嗽气逆，咳则连声；肝火上炎，故性急易怒，咳时面红目赤，口苦咽干；肝肺络气不和，故胸胁作痛；苔薄黄少津，脉弦数为肝郁肺津亏耗之征。本证以咳嗽气逆，胸胁窜痛，咳时面红目赤、性急易怒为辨证要点。

治法：清肺泻肝，降气止咳。

方药：黛蛤散合泻白散加减。青黛、海蛤壳清肝化痰热；桑白皮、地骨皮、黄芩清肺热。

若肺气郁滞，胸闷气逆者，加瓜蒌、桔梗、枳壳、旋覆花利气降逆；痰黏难咳者，加海浮石、知母、贝母清热豁痰；火郁伤津，咽燥口干，咳嗽日久不减者，酌加北沙参、麦冬、天花粉、诃子养阴生津敛肺。

（4）肺阴亏虚

证候：干咳，咳声短促，痰少质黏色白，或痰中带血丝，或声音逐渐嘶哑，口干咽燥，午后潮热，颧红盗汗，常伴有日渐消瘦，神疲乏力，舌红少苔，脉细数。

证候分析：本证以阴虚肺燥，肺失润降为基本病机。肺阴亏虚，肺失滋润而生燥热，肺气上逆，故干咳无痰或痰少而黏，口干咽燥。阴虚肺燥，肺络受损，故痰中带血；阴虚火旺，故午后潮热，两颧红赤，五心烦热；火热之邪，迫液外泄，故盗汗；阴虚形体失于充养，故消瘦，神疲乏力；舌红少苔，脉细数均为阴虚火旺之征。本证以干咳痰少而黏，颧红，盗汗，五心烦热为辨证要点。

治法：养阴清热，润肺止咳。

方药：沙参麦冬汤加减。方中沙参、麦冬、玉竹、天花粉滋养肺阴，生津润燥；桑叶清泄肺热；扁豆、甘草甘缓养胃和中。

若肺气不敛，咳而气促者，加五味子、诃子以敛肺气；阴虚潮热者，酌加银柴胡、青蒿、鳖甲、胡黄连以清虚热；热伤血络，痰中带血者，加牡丹皮、栀子、藕节清热止血。

（四）其他疗法

1.中成药　风热犯肺及肺热咳嗽，选川贝枇杷露；痰热咳嗽，可服用牛黄蛇胆川贝液；肺热外感风寒所致咳嗽，选泻白糖浆；肺肾阴虚咳嗽，选人参固本丸；外感风寒咳嗽，选川贝精片。

2.单方验方　①虎耳草15g，紫苏叶、莱菔子各6g，水煎服，日1剂，治疗慢性痰湿咳嗽；②千年红15g，虎耳草、四季青、平地木各12g，水煎服，日1剂，治疗痰湿化热的慢性咳嗽。

【转归预后】

外感咳嗽如迁延失治，邪伤肺气，更易反复感邪，而致咳嗽屡作，肺脏益伤，逐渐转为内伤咳嗽。一般而言，外感咳嗽其病尚浅而易治，但燥与湿二者较为缠绵。因湿邪困脾，久则脾虚生痰，转为内伤之痰湿咳嗽；燥伤肺津，久则肺阴亏耗，成为内伤阴虚肺燥之咳嗽。内伤咳嗽多呈慢性反复发作，其病较深，治疗难取速效。如痰湿咳嗽之部分老年患者，由于反复病久，肺脾两伤，可出现痰从寒化为饮，病延及肾的转归，表现为寒饮伏肺或肺气虚寒证候，成为痰饮咳喘。

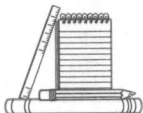

【预防调护】

锻炼身体，增强体质，提高抗病能力；注意起居有节，劳逸结合；清淡饮食；积极预防上呼吸道感染，防止病原体进一步蔓延；改善环境卫生，加强劳动保护；吸烟者戒烟；保持心情舒畅。

【结语】

咳嗽是肺系疾病中的一个主要病证，有外感、内伤之分。外感咳嗽为六淫外邪犯肺，有风寒、风热、风燥等的不同；内伤咳嗽为脏腑功能失调，累及于肺或肺脏自病所致，有痰湿、痰热、肝火、肺虚等的区别。其共同病机为肺失宣肃，肺气上逆，发为咳嗽。病位在肺，涉及肝、脾、肾等脏腑。辨证重在辨清外感、内伤，外感新病多属邪实，治当祛邪宣肺，肺气宣通，其咳自止，忌用收涩敛邪之品；内伤久咳多属邪实正虚，治当祛邪止咳、扶正补虚，分清虚实主次处理，禁用宣散伤正之剂。咳嗽的治疗，除直接治肺外，还应注意治脾、治肝、治肾等整体疗法，不能单纯见咳止咳。正确的调护，如预防感冒、戒烟等对巩固疗效、预防复发等有重要意义。

复习思考

1. 外感咳嗽与内伤咳嗽如何鉴别？

2. 如何根据咳嗽和咳痰的特点对咳嗽进行辨证论治？

3. 治疗咳嗽为何不可见咳止咳？

临证验案

李某，女，28岁，职工。

初诊：1965年10月25日，咳嗽阵作，痰少，已经1个月。曾服散寒止咳方药10余剂，效果不显。形寒，饮食减少，口燥不欲饮，舌苔薄白，脉象小滑。时当秋令，由于肺燥感寒，气失清肃。治宜散寒清肺，顺气化痰之法。

处方：炙麻黄2.4g，杏仁9g，生甘草4.5g，苏子9g，炙紫菀12g，蒸百部9g，炙白前6g，炙款冬6g，海蛤壳12g，炙枇杷叶9g，4剂。

二诊：11月1日。服上方咳嗽曾消失，近日因感冒，昨夜有阵咳，余时尚轻。前方加前胡9g，去蛤壳，3剂。

三诊：11月9日。咳嗽甚少，夜间偶有阵咳。舌苔薄，脉濡细。再予顺气治咳。处方：苏子9g，杏仁9g，生甘草3g，前胡9g，炙紫菀9g，炙白前6g，南沙参6g，3剂。

四诊：11月19日。咳嗽已愈，停药多日。近日复感风寒，咳嗽又作。肺气失于宣降，再予宣肺散寒、顺气止咳。处方：炙麻黄2.4g，前胡9g，炙苏子9g，杏仁9g，生甘草4.5g，炙紫菀12g，炙款冬15g，炙白前9g，当归9g，海蛤壳15g，3剂。

11月30日随访。咳嗽已愈，药已停服。

（张向渠. 现代著名老中医临床诊治荟萃·黄文东医案. 北京：科学技术文献出版社，1986）

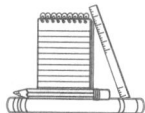

项目三 哮 病

哮病是一种发作性的痰鸣气喘疾患。临床以喉中哮鸣有声、呼吸急促困难，甚则喘息不能平卧为特征。哮以声响名，喘以气息言，由于哮必兼喘，故哮病又称哮喘。

《内经》虽无哮病，但有"喘鸣""鼾鼾"之类的记载。《金匮要略》称为"上气"，指出"咳而上气，喉中水鸡声，射干麻黄汤主之"，并从病理上将其归属于痰饮病中的"伏饮"证。汉代张仲景所创方剂如桂枝加厚朴杏子汤、麻杏石甘汤、射干麻黄汤、葶苈大枣泻肺汤等，为后世治疗哮病所常用。元代朱丹溪首创"哮喘"病名，《丹溪心法》有专篇论述，认为"哮喘专主于痰"，提出"未发以扶正气为主，既发以攻邪气为急"的治疗原则。明代虞抟《医学正传》进一步对哮与喘做了明确的区别，指出"哮以声响言，喘以气息言"。张介宾认为哮有"夙根"，遇寒即发，或遇劳即发，并增补了哮病的治疗措施。

西医学中的支气管哮喘、喘息性支气管炎、嗜酸性细胞增多症（或其他急性肺部过敏性疾患）引起的哮喘可参照本病辨证论治。

【病因病机】

哮病发生的主因为宿痰（伏痰）内伏于肺，复加外感、饮食、情志、劳倦，以及海腥发物、花粉烟尘等诱因引动触发，以致痰随气升，气因痰阻，壅塞气道，肺管挛急狭窄，通畅不利，痰气相击，肺失宣肃，肺气上逆而见痰鸣如吼，气息喘促。正如《证治汇补·哮病》所说："哮即痰喘之久而常发者，因内有壅塞之气，外有非时之感，膈有胶固之痰，三者相合，闭拒气道，搏击有声，发为哮病。"

（一）病因

1.外邪侵袭 风寒、风热壅阻肺气，气不布津，聚液生痰，成为"夙根"；吸入花粉、烟尘、异味气体、动物毛屑，阻塞气道，肺失宣发，津液凝聚，痰浊内蕴。

2.饮食不当 过食生冷，津液凝聚，寒饮内停；嗜食酸咸、甘肥、甜腻，积痰生热，痰浊内生，上干于肺，成为"夙根"；进食鱼虾蟹等发物，脾失健运，内生痰湿，古有"食哮""鱼腥哮""卤哮""醋哮""糖哮"。

3.体虚病后 先天不足，肾气虚弱，易受外邪侵袭，即"幼稚天哮"；病后体弱，幼年患麻疹、顿咳或反复感冒、咳嗽日久，肺气亏虚，气不布津，痰饮内生；或阴虚火旺，蒸液为痰，痰热胶结。

（二）病机

1.基本病机 宿痰伏肺，遇诱因引触，痰随气升，气因痰阻，痰气搏击，壅塞气道，肺管狭窄，通畅不利，肺失宣降。

2.病位 主要在肺，与脾、肾关系密切。

3.病理性质 发作时为痰阻气闭，病理性质以邪实为主，有寒痰、痰热之分。若长期反复发作，寒痰伤及脾肾之阳，痰热耗灼肺肾之阴，则可从实转虚。在平时表现为肺、脾、肾等脏气虚弱之候。大发作时邪实与正虚错杂并见。

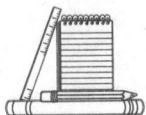

4.病理因素 以痰为主（伏痰）。

5. 病机转化　若哮病反复发作，寒痰伤及脾肾之阳，痰热伤及肺肾之阴，则可从实转虚。肺虚不能主气，气不布津，则痰浊内蕴，并因肺不主皮毛，卫外不固，而更易受外邪的侵袭诱发；脾虚不能转输水津上归于肺，反而积湿生痰；肾虚精气亏乏，摄纳失常，则阳虚水泛为痰，或阴虚虚火灼津生痰，因肺、脾、肾虚所生之痰上贮于肺，影响肺之宣发肃降功能。可见，哮病为本虚标实之病，标实为痰浊，本虚为肺、脾、肾虚。因痰浊而导致肺、脾、肾虚衰；肺、脾、肾虚衰又促使痰浊生成，使伏痰益固，且正虚降低了机体抗御诱因的能力。本虚与标实互为因果，相互影响，故本病难以速愈和根治。若哮病大发作，或发作呈持续状态，邪实与正虚错综并见，肺肾两虚，痰浊壅盛，严重者肺不能治理调节心血的运行，命门火衰不能上济于心，心阳虚衰，甚至发生"喘脱"危象。

【诊断与鉴别诊断】

（一）诊断依据

1. 主症　发作突然，发作时喉中哮鸣有声，呼吸困难，甚则张口抬肩，不能平卧。

2. 次症　发病前多有鼻痒、打喷嚏、咳嗽、胸闷等先兆。常伴有或口唇指甲发绀、汗出、烦躁、乏力，约数分钟至数小时后缓解。

3. 病史　多有过敏史或家族史。可因饮食不当、情志失调、劳累、花粉烟尘、海腥发物等诱发。

4. 相关检查　痰嗜酸性粒细胞计数、胸部 X 线或 CT、肺功能检查、特异性变应原检测等有助于诊断。

（二）病证鉴别

哮病与喘证　两者都有呼吸急促、困难的表现。哮必兼喘，但喘未必兼哮。哮指声响言，喉中哮鸣有声，是一种反复发作的独立性疾病；喘指气息言，为呼吸气促困难，是多种肺系急慢性疾病的一个症状。

【辨证论治】

（一）辨证要点

1. 辨虚实　本病属邪实正虚，发作期以邪实为主，缓解期以正虚为主。实证者病程短，气粗声高，呼吸深长、呼出为快，体质不虚，脉象有力；虚证者病程久，喘哮气怯声低，呼吸短促难续、吸气不利，体质虚，脉沉细或细数。

2. 辨寒热　实证需辨寒痰、热痰以及有无表证。寒痰者，痰液稀白，面色晦滞，兼有恶寒、发热、身痛等症，苔白滑，脉浮紧；热痰者，痰液黄稠，面红，兼有发热、心烦、口渴等症，舌质红、苔黄腻，脉滑数。

3. 辨脏腑　虚证有肺虚、脾虚、肾虚之异。肺气虚者，症见自汗畏风、少气乏力；脾气虚者，症见食少便溏、痰多；肾气虚者，症见腰酸耳鸣、动则喘甚。此外，还应审其阴阳气血之偏虚，详细辨别，分清主次。

（二）治疗原则

治疗本病以"发时治标，平时治本"为基本原则。发时攻邪治标，祛痰利气，寒痰宜温化宣肺，热痰当清化肃肺，寒热错杂者，当温清并施；表证明显者兼以解表，属风痰为患者又当祛风涤痰；反复日久，正虚邪实者，又当兼顾，不可单纯祛邪。若发生喘脱危候，当急予扶正

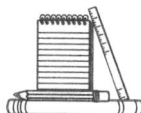

救脱。平时应扶正治本，阳虚者应予温补，阴虚者则予滋养，分别采取补肺、健脾、益肾等法，以减轻、减少或控制其发作。

（三）分证论治

1. 发作期

（1）寒哮

证候：喉中哮鸣如水鸡声，呼吸急促，胸膈满闷如塞，咳不甚，痰稀薄色白，咳吐不爽，面色晦滞带青，口不渴或渴喜热饮，天冷或受寒易发，形寒畏冷，初起多兼恶寒、发热、头痛等表证，舌苔白滑，脉弦紧或浮紧。

证候分析：本证以寒痰伏肺，阻遏气道，肺失宣降为基本病机。寒痰伏肺，遇感触发，痰升气阻，致呼吸急促，喉中哮鸣；肺气郁闭，则胸膈满闷，咳不甚，咯痰不爽；阴盛于内，阳气不能宣达，故面色晦滞带青，形寒怕冷；病因于寒，内无郁热，故口不渴或渴喜热饮；外寒每易引动伏痰，故天冷或受寒则发；舌苔白滑，脉弦紧或浮紧皆为寒盛之象。本证以喉中哮鸣如有水鸡声，口不渴，喜热饮为辨证要点。

治法：宣肺散寒，化痰平喘。

方药：射干麻黄汤或小青龙汤加减。方中麻黄、细辛、生姜温肺散邪，开宣肺气，合射干、五味子降逆平喘；半夏降逆祛痰；紫菀、款冬花、甘草止咳化痰；大枣和中。

若表寒明显，寒热身疼者，配桂枝辛散风寒；痰涌气逆，不得平卧者，加葶苈子、紫苏子泻肺降逆，并酌加杏仁、白前、橘皮等化痰利气；咳逆上气，汗多者，加白芍以敛肺。

（2）热哮

证候：喉中痰鸣如吼，喘而气粗息涌，咳呛阵作，胸高胁胀，咳痰色黄或色白，黏浊稠厚，咳吐不利，汗出，口渴喜饮，面赤口苦，舌质红，苔黄腻，脉滑数或弦滑。

证候分析：本证以痰热壅肺，肺失清肃为基本病机。痰热壅肺，肺气上逆，故喘而气粗息涌，胸高胁胀，咳呛阵作，咯痰黏稠不利，色黄；痰火壅盛，则汗出，面赤口苦，口渴喜饮；舌红苔黄腻，脉滑数，均为痰热内盛之征。本证以喘而气粗息涌，咯痰黏浊稠厚，面赤口苦为辨证要点。

治法：清热宣肺，化痰定喘。

方药：定喘汤或越婢加半夏汤加减。方中麻黄宣肺定喘；黄芩、桑白皮清泻肺热；紫苏子、款冬花、杏仁、半夏化痰降逆；白果敛肺气；甘草和中。

若肺气壅实，痰鸣息涌，不得平卧者，加葶苈子、地龙泻肺平喘；肺热壅盛，痰吐稠黄者，加海蛤壳、射干、知母、鱼腥草以清热化痰；兼有大便秘结者，可用大黄、芒硝、全瓜蒌、枳实通腑以利肺。

（3）寒包热哮

证候：喉中鸣息有声，胸膈烦闷，呼吸急促，喘咳气逆，咳痰不爽，痰黏色黄，或黄白相兼，烦躁，发热，恶寒，无汗，身痛，口干欲饮，大便偏干，舌苔白腻罩黄，舌尖边红，脉弦紧。

证候分析：本证以痰热壅肺，复感风寒，客寒包火，肺失宣降为基本病机。肺有郁热，引动伏痰，痰热壅肺，故胸膈烦闷，呼吸急促，喘咳气逆，咳痰不爽，痰黏色黄；痰火壅盛，热伤津液则烦躁，口干欲饮，大便偏干；复感风寒，则发热，恶寒，无汗，身痛；舌苔白腻罩黄，舌边尖红，脉弦紧均为外寒内热之征。本证以喉中哮鸣，痰黏色黄，胸膈烦闷，恶寒、无汗、头身痛为辨证要点。

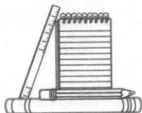

治法：解表散寒，清化痰热。

方药：小青龙加石膏汤或厚朴麻黄汤加减。方中麻黄散寒解表，宣肺平喘；石膏清泄肺热；厚朴、杏仁平喘止咳；生姜、半夏化痰降逆；甘草、大枣调和诸药。

若表寒重者，加桂枝、细辛；喘哮痰鸣气逆，加射干、葶苈子、紫苏子祛痰降气平喘；痰吐稠黄胶黏者，加黄芩、前胡、瓜蒌皮等清化痰热。

（4）风痰哮

证候：喉中痰涎壅盛，声如拽锯，或鸣声如吹哨笛，喘急胸满，但坐不得卧，咳痰黏腻难出，或为白色泡沫痰液，无明显寒热倾向，面色青黯，起病多急，常倏忽来去，发前自觉鼻、咽、眼、耳发痒，打喷嚏，鼻塞，流涕，胸部憋塞，随之迅即发作，舌苔厚浊，脉滑实。

证候分析：本证以痰浊伏肺，风邪引触，肺气郁闭，升降失司为基本病机。素有痰浊伏肺，又风邪犯肺，致风盛痰阻，气道挛急，故喉中痰涎壅盛，声如拽锯，或鸣声如吹哨笛，喘急胸满，但坐不得卧；痰浊伏肺，肺失宣降，则咳嗽，咳痰黏腻难出；正邪交蒸，风胜则痒，故打喷嚏，鼻、咽、眼、耳发痒；风善行数变，故起病多急，发作迅速；风邪侵袭肺卫，故鼻塞，流涕；舌苔厚浊，脉滑实均为风痰内阻之征。本证以喉中痰涎壅盛，声如拽锯，无明显寒热倾向，起病急为辨证要点。

治法：祛风涤痰，降气平喘。

方药：三子养亲汤加减。方中白芥子温肺利气涤痰；紫苏子降气化痰，止咳平喘；莱菔子行气祛痰；麻黄宣肺平喘；僵蚕祛风化痰；杏仁、厚朴、半夏、陈皮降气化痰；茯苓健脾化痰。

若痰壅喘急，不能平卧者，加用葶苈子泻肺涤痰；感受风邪而发作者，加紫苏叶、防风、蝉蜕、地龙等祛风化痰。

（5）虚哮

证候：喉中哮鸣如鼾，声低，气短息促，动则喘甚，发作频繁，甚则持续哮喘，口唇爪甲青紫，咳痰无力，痰涎清稀或质黏起沫，面色苍白或颧红唇紫，口不渴或咽干口渴，形寒肢冷或烦热，舌质淡或偏红，或紫黯，脉沉细或细数。

证候分析：本证以哮病久发，痰气瘀阻，肺肾两虚，摄纳失常为基本病机。哮证反复发作，痰气瘀阻，故喉中哮鸣如鼾；肺肾两虚，摄纳失常，故声低，气短息促，咳痰无力，动则喘甚，甚则持续哮喘；肾阳虚则面色苍白，形寒肢冷；真阴竭则烦热，颧红唇紫。本证以喉中哮鸣如鼾，声低，气短息促，动则喘甚，咯痰无力为辨证要点。

治法：补肺纳肾，降气化痰。

方药：平喘固本汤加减。方中党参、黄芪补益肺气；胡桃肉、沉香、脐带、冬虫夏草、五味子补肾纳气；紫苏子、半夏、款冬花、橘皮降气化痰。

若有肾阳虚表现者，加附子、鹿角片、补骨脂；肺肾阴虚者，配沙参、麦冬、生地黄、当归；痰气瘀阻，口唇青紫者，加桃仁、苏木；气逆于上，动则气喘者，加紫石英、磁石镇纳肾气。

（6）哮喘脱证

证候：哮病反复久发，喘息鼻扇，张口抬肩，气短息促，烦躁，神志昏蒙，面青，四肢厥冷，汗出如油，舌质青黯，苔腻或滑，脉细数不清，或浮大无根。

证候分析：本证以痰浊壅盛，上蒙清窍，肺肾两亏，气阴耗伤，心肾阳衰为基本病机。痰浊上蒙清窍，故烦躁，神志昏蒙；心肾阳衰则面青舌黯，四肢厥冷，汗出如油；舌质青黯，苔腻或滑，脉细数不清，或浮大无根均为阳气欲脱之征。本证以喘哮鼻扇，神志昏蒙，面青，四肢厥冷，汗出如油为辨证要点。

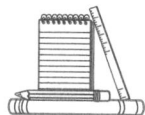

治法：补肺纳肾，扶正固脱。

方药：回阳急救汤合生脉饮加减。方中人参、附子、甘草益气回阳；山茱萸、五味子、麦冬固阴救脱；龙骨、牡蛎敛汗固脱；冬虫夏草、蛤蚧纳气归肾。

若阳虚甚，气息微弱，汗出肢冷，舌淡，脉沉细者，加肉桂、干姜回阳固脱；气息急促，心烦内热，汗出黏手，口干舌红，脉沉细数者，加生地黄、玉竹养阴救脱，人参改用西洋参。

2. 缓解期

（1）肺脾气虚

证候：气短声低，喉中时有轻度哮鸣，痰多质稀色白，自汗，怕风，常易感冒，倦怠无力，食少便溏，舌质淡，苔白，脉细弱。

证候分析：本证以哮病日久，肺脾气虚，气不化津，痰饮蕴肺，肺气上逆为基本病机。久病肺虚不能主气故气短声低；脾虚则运化失职，故食少纳呆便溏，头面四肢浮肿；咳喘耗伤肺气，加之脾虚土不生金，肺气更虚，皮毛不固，故咳嗽短气，痰液清稀，自汗畏风，常易感冒。本证以气短声低，自汗畏风，食少便溏为辨证要点。

治法：健脾益气，补土生金。

方药：六君子汤加减。方中党参、白术健脾益气；山药、薏苡仁、茯苓甘淡补脾；半夏、橘皮燥湿化痰；五味子敛肺气；甘草补气调中。

若表虚自汗者，加炙黄芪、浮小麦、大枣；怕冷，畏风，易感冒者，加桂枝、白芍、附片；痰多者，加前胡、杏仁。

（2）肺肾两虚

证候：短气喘息，动则为甚，吸气不利，咯痰质黏起沫，脑转耳鸣，腰酸腿软，心慌不耐劳累，或五心烦热，颧红，口干，舌质红少苔，脉细数，或畏寒肢冷，面色苍白，舌苔淡白、质胖，脉沉细。

证候分析：本证以哮病久发，精气亏乏，肺肾摄纳失常，气不归原，津凝为痰为基本病机。久病肾虚，气不归原，故短气喘息，动则为甚，吸气不利；肾中精气亏乏，不能充养脑髓、腰腿，故脑转耳鸣，腰酸腿软；劳则伤肾，故不耐劳累；畏寒肢冷，面色苍白，舌淡苔白质胖，脉沉细，为肾阳虚生外寒之征；五心烦热，颧红，口干，舌红少苔，脉细数为肾阴虚生内热之候。本证以短气喘息，动则为甚，吸气不利，脑转耳鸣，腰酸腿软为辨证要点。

治法：补肺益肾。

方药：生脉地黄汤合金水六君煎加减。方中熟地黄、山茱萸、胡桃肉补肾纳气；人参、麦冬补益肺之气阴；泽泻、茯苓利水渗湿，防地黄之滋腻；牡丹皮调血分之滞；五味子敛肺补肾纳气。

肺气阴两虚为主者，加黄芪、沙参、百合；肾阳虚为主者，酌加补骨脂、淫羊藿、鹿角片、附片、肉桂；肾阴虚为主者，加生地黄、冬虫夏草。另可常服紫河车粉补益肾精。

（四）其他疗法

1. 中成药　热哮可选哮喘冲剂；老年肺虚哮喘可选定喘丸；平时治本，减少发作可选紫河车粉。

2. 单方验方　治疗热哮方：地龙焙干研粉，装胶囊，每次 3g，每日 2 次。

【转归预后】

哮病是一种反复发作的肺系疾病。遇诱因，可致哮喘反复发作，平时亦觉短气、疲乏，并

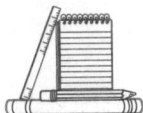

有轻度喘哮，难以全部消失。哮喘长期不愈，反复发作，病由肺脏影响及脾、肾、心，可导致肺气胀满，不能敛降之肺胀重症。

【预防调护】

饮食宜清淡且富营养，忌生冷肥甘厚味、海腥发物等食物，并戒烟酒，避免接触刺激性气体、灰尘、花粉等；保持良好情绪，避免精神紧张；注意气候变化，做好防寒保暖工作。

【结语】

哮病是一种发作性的痰鸣气喘疾患，以喉中哮鸣有声、呼吸急促困难，甚则不能平卧为特征。哮病的发病内因以痰伏于肺为关键，每因外感、饮食、情志、劳倦而诱发。哮病发作的基本病理变化为"伏痰"遇感引触，痰随气升，气因痰阻，相互搏结，壅塞气道，肺管挛急狭窄，调畅不利，肺气宣降失常，引动停积之痰所致。病位初起在肺，日久渐及脾、肾、心；病性有寒热虚实之不同，发时以邪实为主，治当攻邪治标，祛痰利气，属寒者，温化宣肺，属热者，清化肃肺，寒热夹杂，虚实并见者，治当分清主次兼顾以治之；未发时以正虚为主，治当扶正固本，采用补肺、健脾、益肾等法，尤以补肾为要，因肾为先天之本，五脏之根，精气充足则根本得固；补肺可加强卫外功能，防止外邪入侵；补脾可杜绝生痰之源。如此可减轻、减少或控制其发作。

哮病是一种反复发作、缠绵难愈、病程较长、难以根除的疾病。部分青少年患者，随着年龄的增长，肾气渐充，正气日盛，再辅以药物治疗，可以终止发作。而中老年及体弱患者，肾气渐衰，发作频繁，则不易根除；或在平时有轻度哮鸣气喘，若大发作时持续不已，甚则出现喘脱危候。如长期不愈，病由肺脏影响及脾、肾、心，可转为肺气胀满，不能敛降之肺胀。

复习思考

1. 何谓哮病？哮与喘的关系如何？

2. 哮病的发病因素有哪些？为什么说"祛除宿疾伏痰是预防哮病发作之首务"？

3. 寒哮与热哮如何区别？怎样辨识和救治喘脱？

临证验案

刘某，男，34岁，工人。初诊：1990年11月7日。

哮喘反复发作4年余，近1个月来持续频繁发作，喉中作水鸡声，痰鸣喘咳，气急，咯黄色黏痰，排吐不利，胸部闷痛，咳则尤甚，咽干作痒，口干，烦热，面赤自汗，口唇、指端微绀，舌苔黄腻，质红，脉滑数。证属痰热壅肺，肺失清肃。治宜清热宣肺、化痰平喘。

处方：蜜炙麻黄6g，炒黄芩10g，知母10g，桑白皮10g，光杏仁10g，法半夏10g，海浮石10g，芦根20g，射干6g，广地龙10g，金荞麦根15g，南沙参10g。7剂，水煎服。

二诊：11月14日。药服3日哮喘即告减轻，痰易咯出，连服1周，喘平，咽痒、面赤自汗、胸部闷痛俱见消失。但有干咳，咯痰质黏，咽部干燥，唇红。痰热郁蒸，耗伤阴津。治宜清化痰热、养阴生津。

处方：蜜炙麻黄5g，炒黄芩10g，知母10g，桑白皮10g，光杏仁10g，海浮石10g，芦根30g，金荞麦根15g，天冬、麦冬各10g，南沙参10g，生甘草3g，地龙10g。7剂，水煎服。药后症状消失，继续调治巩固半月。

（周仲瑛.周仲瑛临床经验辑要.北京：中国医药科技出版社，1998）

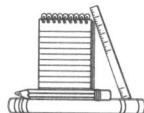

项目四　喘　证

喘证是以呼吸困难，甚至张口抬肩，鼻翼扇动，不能平卧为临床特征的病证。

喘证的记载最早见于《内经》，如《灵枢·五阅五使》曰："肺病者，喘息鼻张。"《灵枢·本脏》曰："肺高则上气，肩息咳。"汉代张仲景《金匮要略》中所言"上气"即是指气喘、肩息、不能平卧的证候，并列方治疗。明代张介宾将喘证归纳成虚实两类，《景岳全书》曰："实喘者有邪，邪气实也；虚喘者无邪，元气虚也。"清代叶天士《临证指南医案》曰："在肺为实，在肾为虚。"清代林珮琴《类证治裁》认为："喘由外感者治肺，由内伤者治肾。"

西医学如肺炎、喘息性支气管炎、肺气肿、肺源性心脏病、心源性哮喘以及癔症等疾病以呼吸困难为主要临床表现时，可参照本病辨证施治。

知识链接

朱丹溪论喘

肺以清阳上升之气，居五脏之上，通荣卫，合阴阳，升降往来，无过不及，六淫七情之所感伤，饱食动作，脏气不和，呼吸之息，不得宣畅而为喘急。亦有脾肾俱虚，体弱之人，皆能发喘。又或调摄失宜，为风寒暑湿邪气相干，则肺气胀满，发而为喘。又因痰气皆能令人发喘。治疗之法，当究其源。如感邪气则驱散之，气郁即调顺之，脾肾虚者温理之，又当于各类而求。

（《丹溪心法·喘》）

【病因病机】

喘证常由多种疾患引起，病因复杂，可概括为外感与内伤两大类。外感为六淫侵袭肺系；内伤为饮食不当、情志失调、劳欲久病等导致肺气上逆，宣降失职；或气无所主，肾失摄纳而成。

（一）病因

1. 外邪侵袭　外感风寒、风热，侵袭于肺，壅阻肺气，肺气不得宣畅，升降失常，肺气上逆作喘。

2. 饮食不当　恣食生冷、肥甘厚味，嗜酒，脾失健运，聚湿生痰，上渍于肺，壅阻气道，肺失肃降而作喘。如复加外感诱发，可见痰浊与风寒、邪热等内外合邪的错杂证候。此外，痰浊又有从寒化、热化之不同。若痰湿久郁化热，或肺火素盛，痰受热蒸，则痰火交阻于肺，痰壅火迫，肺气不降，上逆为喘。若湿痰转从寒化，可见寒饮伏肺，常因外邪袭表犯肺，引动伏饮，壅阻气道，发为喘促。

3. 情志所伤　忧思气结，肺气痹阻，气机不利，肺气不得肃降而发为喘；或恼怒伤肝，肝气上逆乘肺，肃降失常，升多降少发为喘。

4. 劳欲久病　久病，如慢性咳嗽、哮病、肺胀、肺痨损伤于肺，肺气肺阴不足，气失所主则短气而喘；久病不已，由肺及肾，肾元亏虚，肾不纳气而致喘；房劳过度，精气内夺，肾元受损，

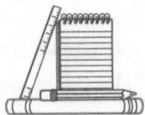

失于摄纳，逆气上奔而作喘；肾阳亏虚，寒水不化，上凌心肺，心阳不振，肺气上逆致喘。

（二）病机

1. 基本病机　肺气上逆，宣降失职，或气无所主，肾失摄纳。

2. 病位　在肺和肾，与肝、脾有关。

3. 病理性质　其病性有虚实之不同。实喘在肺，为外邪、痰浊、肝郁气逆，邪壅肺气，宣降不利所致；虚喘责之肺、肾，因阳气不足、阴精亏耗，而致肺肾出纳失常，且尤以气虚为主。

4. 病机转化　实喘因外邪所致者，若失于表散，则可由表及里；因痰浊、肝郁所致者，则可化热化火；虚喘因肺虚所致者，反复发作，可累及脾肾二脏；因肾虚所致者，复感外邪，可转化为上盛下虚之证。若长期迁延，反复发作，可造成肺、脾、肾虚损严重，最后可累及心阳，导致心气、心阳衰惫，血行瘀滞，甚至出现面青唇绀、指甲青紫，喘汗至脱，亡阴、亡阳危证。

【诊断与鉴别诊断】

（一）诊断依据

1. 临床表现　呼吸困难，短促急迫，甚至张口抬肩，鼻翼扇动，不能平卧，口唇发绀等。

2. 病史　多有慢性咳嗽、哮病、肺痨、心悸等病史，每遇外感及劳累而诱发。

3. 相关检查　血常规、胸部 X 线或 CT、心电图、肺功能检查、动脉血气分析等有助于诊断。

（二）病证鉴别

喘证与气短　喘证以呼吸困难，张口抬肩，甚至不能平卧为特征；气短即少气，为呼吸微弱而浅促，或短气不足以息，似喘而无声，亦不抬肩，尚可平卧。

【辨证论治】

（一）辨证要点

1. 辨虚实　实喘者呼吸深长有余，呼出为快，气粗声高，伴有痰鸣咳嗽，脉数有力，常见于新病，病势多急；虚喘者呼吸短促难续，深吸为快，气怯声低，少有痰鸣咳嗽，脉象微弱或浮大中空，多见于久病，病势徐缓，时轻时重，遇劳则甚。

2. 辨外感内伤　外感起病急，病程短，多有表证；内伤病程久，反复发作，无表证。

3. 辨病位　凡因外邪、痰浊、肝郁气逆所致邪壅肺气而喘者，病位在肺；因久病劳欲，肺肾出纳失常，呼多吸少者，病位在肺肾。

（二）治疗原则

喘证的治疗应分清虚实邪正。实喘治肺，以祛邪利气为主，区别寒、热、痰、气的不同，分别采用温化宣肺、清化肃肺、化痰理气的方法；虚喘以培补摄纳为主，或补肺，或健脾，或补肾，阳虚则温补之，阴虚则滋养之。至于虚实夹杂，寒热互见者，又当根据具体情况分清主次，权衡标本，辨证选方用药。

此外，由于喘证多继发于各种急、慢性疾病，所以还应当注意积极治疗原发病，不能见喘仅治喘。

（三）分证论治

1. 实喘

（1）风寒壅肺

证候：喘息咳逆，呼吸急促，胸部胀闷，痰多稀薄而带泡沫，常有头痛，恶寒，或有发热，

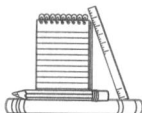

口不渴，无汗，舌苔薄白而滑，脉浮紧。

证候分析：本证以风寒上受，内舍于肺，邪实气壅，肺气不宣为基本病机。风寒侵袭肌表，外伤皮毛，内壅肺气，肺气失宣，肺气上逆，故咳喘气促；肺气被郁，气机不利，故胸部胀闷；寒邪伤肺，气不布津，凝津成痰，故咳痰清稀色白；风寒袭表，卫表不和，则见恶寒发热等风寒表证；舌苔薄白，脉浮紧，皆为表寒之征。本证以咳喘、痰液清稀色白，兼风寒表证为辨证要点。

治法：宣肺散寒。

方药：麻黄汤合华盖散加减。方中麻黄、桂枝宣肺平喘，散寒解表；杏仁、紫苏子、桑白皮降气化痰；陈皮、茯苓健脾化痰；甘草调和诸药。

寒痰较重，痰白清稀，量多起沫者，加细辛、生姜增强温肺化痰之力；咳喘重，胸满气逆者，加射干、前胡、厚朴宣肺降气化痰；表证不显，用三拗汤宣肺平喘；发汗后喘促难平者，用桂枝加厚朴杏子汤调和营卫，开宣肺气；寒饮伏肺，复感外寒而喘咳，痰多泡沫清稀者，用小青龙汤外散表寒，内化痰饮。

（2）表寒肺热

证候：喘逆上气，胸胀或痛，息粗，鼻扇，咳而不爽，吐痰稠黏，伴恶寒，发热，烦闷，身痛，有汗或无汗，口渴，舌边红，舌苔薄白或黄，脉浮数或滑。

证候分析：本证以寒邪束表，热郁于肺，肺气上逆为基本病机。邪热郁肺，肺失宣降，气逆于上，故见喘逆上气，息粗，鼻扇；痰热内壅，肺气不利，故吐痰稠黏，咳而不爽；热伤肺络，故见胸胀或痛；风寒在表，故见恶寒，发热，无汗，苔薄；肺热伤津，故见口渴；里热炽盛，则见身热，汗出，烦闷，苔黄，脉浮数或滑。本证以喘逆上气，痰黄黏稠，口渴，恶寒、发热为辨证要点。

治法：解表清里，化痰平喘。

方药：麻杏石甘汤加减。方中麻黄宣肺解表；石膏清泄肺热；杏仁降气化痰；甘草调和诸药。

若表寒甚者，加桂枝解表散寒；痰热重，痰黄黏稠量多者，加瓜蒌、贝母清化痰热；痰鸣息涌者，加葶苈子、射干泻肺消痰。

（3）痰热郁肺

证候：喘促气涌，胸部胀痛，痰多质黏色黄，或夹血痰，伴胸中烦闷，身热有汗，面赤咽干，小便赤涩，或大便秘结，舌质红，舌苔黄腻，脉滑数。

证候分析：本证以邪热蕴肺，蒸液成痰，痰热壅滞，肺失清肃为基本病机。邪热壅肺，炼津成痰，阻遏肺气，肃降无权，故喘咳气涌而胸闷胀痛，痰黄黏稠不易咯出；热伤肺络，则痰中夹血；痰热郁蒸于肺，故胸中烦闷，身热，汗出，面赤；痰热伤津，面赤咽干，小便赤涩，大便秘结；舌红，苔黄腻，脉滑数皆为痰热之征。本证以喘咳气涌、痰黄黏稠，兼里热证为辨证要点。

治法：清热化痰，宣肺平喘。

方药：桑白皮汤加减。方中桑白皮、黄芩、黄连、栀子清泄肺热；贝母、杏仁、紫苏子、半夏降气化痰。

若痰多黏稠者，加瓜蒌、海蛤粉、冬瓜仁、薏苡仁、鱼腥草清热化痰泄浊；身热甚者，加石膏、知母、金银花清气退热；喘不得卧，痰涌便秘者，加大黄、葶苈子通腑泻肺；痰中带血者，加白茅根、侧柏叶、茜草凉血止血；痰有腥味者，加鱼腥草、金荞麦根、芦根、蒲公英清热解毒排痰。

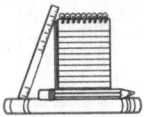

（4）痰浊阻肺

证候：喘咳痰鸣，胸中满闷，甚则胸盈仰息，痰多黏腻色白，咳吐不利，呕恶纳呆，口黏不渴，舌质淡，舌苔白腻，脉象滑或濡。

证候分析：本证以中阳不运，积湿生痰，痰浊壅肺，肺失宣降为基本病机。饮食伤脾，脾失健运，聚湿生痰，上壅于肺，肺气上逆，则喘咳痰多，咯吐不利；痰阻于肺，气机不畅，故喘而胸中满闷，甚则胸盈仰息；痰浊中阻，胃失和降，则呕恶食少；苔腻、脉滑均为痰湿之征。本证以咳喘痰多，舌苔白腻为辨证要点。

治法：祛痰降逆，宣肺平喘。

方药：二陈汤合三子养亲汤加减。方中半夏、陈皮化痰降气；茯苓健脾利湿，紫苏子降气化痰，止咳定喘；白芥子利气豁痰；莱菔子消食化痰；甘草和中。

若痰湿壅盛，舌苔厚腻者，加苍术、厚朴燥湿理气，以助化痰定喘；痰多喘甚者，加胆南星、竹沥、天竺黄、葶苈子泻肺涤痰；脾虚，纳少，神疲，便溏者，加党参、白术健脾益气；痰从寒化，色白清稀，畏寒者，加干姜、细辛温化寒痰；痰从热化，痰转黄稠，咽干，便秘者，加黄芩、桑白皮、竹茹清热化痰，或按痰热郁肺论治。

（5）肺气郁痹

证候：每遇情志刺激而诱发，突然呼吸短促，息粗气憋，胸闷胸痛，咽中如窒，喉中痰鸣不著，或无痰声，平素多忧思抑郁，失眠，心悸，或心烦易怒，面红目赤，舌质红，苔薄白或黄，脉弦。

证候分析：本证以肝气郁结，上逆犯肺，肺气郁闭，肺失肃降为基本病机。情志过极伤肝，肝郁气逆犯肺，肺失肃降，故突然呼吸短促，息粗气憋；因病位在肝，气郁为主，无痰湿之患，故咳嗽痰鸣不著；肝肺气机不畅，络脉不和，则胸胁胀闷，咽中如窒；气郁则心肝失调，故见精神抑郁，失眠，心悸；肝郁化火则急躁易怒，面红目赤；舌质红，苔薄白或黄，脉弦为肝郁之征。本证以每因情志刺激而诱发气喘，突发呼吸短促，息粗气憋，胸胁胀闷为辨证要点。

治法：开郁降气平喘。

方药：五磨饮子加减。方中沉香降气平喘；枳实、木香、乌药疏肝理气；槟榔破气降逆。

若肝气郁滞重者，加柴胡、郁金、青皮等以增强疏肝理气之功；气滞腹胀，便秘者，加大黄以降气通腑；心悸失眠者，加百合、酸枣仁、合欢花、远志宁心安神；精神恍惚，悲伤欲哭者，合甘麦大枣汤以宁心缓急。

2. 虚喘

（1）肺气虚耗

证候：喘促短气，气怯声低，喉有鼾声，咳声低弱，痰吐稀薄，自汗畏风，或呛咳，痰少质黏，烦热口干，咽喉不利，面颧潮红，舌质淡红或有剥苔，脉软弱或细数。

证候分析：本证以肺气亏虚，气失所主，或肺阴亦虚，虚火上炎，肺失清肃为基本病机。肺虚不能主气则喘促短气，气怯声低，咳声低弱；气不化津，津停成痰，则痰吐清稀；肺虚卫外不固，则自汗畏风；肺阴虚津液亏虚，则痰少质黏；阴虚火旺，则烦热，两颧潮红；肺阴亏耗，气道失润则咽喉不利；舌质淡红或有剥苔，脉软弱或细数，亦是肺阴虚之征。本证以喘促气短，气怯声低为辨证要点。

治法：补肺益气养阴。

方药：生脉散合补肺汤加减。方中人参、黄芪补肺益气；麦冬养阴生津，润肺止咳；熟地黄、五味子补肾敛肺纳气；桑白皮、紫菀化痰止咳平喘。

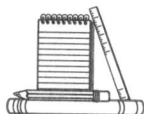

若咳逆，咳痰稀薄者，加紫菀、款冬花、紫苏子、钟乳石等温肺止咳定喘；阴虚者，加沙参、玉竹、百合滋养肺阴；咳痰稠黏，加川贝母、百部化痰肃肺；肾虚，喘促不已，动则尤甚者，加山茱萸、胡桃肉、蛤蚧等补肾纳气；肺脾两虚，中气下陷者，合补中益气汤加减。

（2）肾虚不纳

证候：喘促日久，动则喘甚，呼多吸少，呼则难升，吸则难降，气不得续，形瘦神疲，跗肿，汗出肢冷，面青唇紫，舌淡苔白或黑而润滑，脉微细或沉弱，或见喘咳，面红烦躁，口咽干燥，足冷，汗出如油，舌红少津，脉细数。

证候分析：本证以肺病及肾，肺肾俱虚，气失摄纳为基本病机。久病肺虚及肾，肾虚气失摄纳，故呼多吸少，气不得续，动则气耗而喘甚；肾虚精气耗损，故形瘦神疲；肾阳虚衰，卫外不固，津液外泄，故汗出；阳虚不能温养四肢、肌肤，故肢冷，面唇青紫；舌淡，脉微细或沉弱，均为肾气（阳）虚之征。本证以喘促，动则尤甚，呼多吸少，腰膝酸软为辨证要点。

治法：补肾纳气。

方药：金匮肾气丸合参蛤散加减。方中熟地黄、山药、山茱萸滋补肾精；茯苓、泽泻健脾利水渗湿；牡丹皮清泻肝火；配少量桂枝、附子温补肾中之阳，意在微微生少火以生肾气，体现了阴中求阳的法则；配合蛤蚧、人参补肺益肾，止咳定喘。

若肾阴虚，口燥咽干，喘则面红足冷者，用七味都气丸合生脉散滋阴纳气，药用生地黄、天冬、麦冬、龟甲胶、当归养阴，五味子、诃子敛肺纳气；肾阳不足，心失温养，血脉瘀滞，症见面唇、舌质青紫者，加桃仁、红花、川芎、水蛭、僵蚕；肾虚于下，痰浊壅盛于上，喘咳痰多，气急胸闷，苔腻者，为上盛下虚之候，用苏子降气汤。

（3）正虚喘脱

证候：喘逆剧甚，张口抬肩，鼻扇气促，端坐不能平卧，稍动则咳喘欲绝，或有痰鸣，心慌动悸，烦躁不安，面青唇紫，汗出如珠，肢冷，脉浮大无根，或见歇止，或模糊不清。

证候分析：本证以肺气欲绝，心肾阳衰为基本病机。肺肾衰竭，气失所主，气不归根，则喘逆剧甚，张口抬肩，鼻翼扇动，端坐不能平卧，稍动则咳喘欲绝；心阳欲脱，虚阳躁动，则心慌动悸，烦躁不安；阳脱血脉失于温运，则肢冷，面唇青紫；阳脱阴液外泄，则汗出如珠；舌质淡而无华或干瘦枯萎，少苔或者无苔，脉浮大无根，或见歇止，或模糊不清，皆为阳脱阴竭之征。本证以喘逆剧甚、鼻扇气促、端坐不能平卧，汗出如珠，肢冷，脉浮大无根，或见歇止为辨证要点。

治法：扶阳固脱，镇摄肾气。

方药：参附汤送服黑锡丹，配合蛤蚧粉。方中人参、附子扶助阳气，回阳固脱；黑锡丹镇摄肾气；蛤蚧温肾阳，散阴寒，降气逆，定虚喘。

若阳虚甚，气息微弱，汗出肢冷，舌淡，脉沉细者，重用附子，加干姜以温阳固脱；阴虚甚，气息急促，心烦内热，汗出黏手，口干舌红，脉沉细数者，加麦冬、玉竹，人参改用西洋参救阴固脱；神识不清者，加丹参、远志、石菖蒲安神祛痰开窍；浮肿者，加茯苓、蟾皮、万年青根强心利水。

（四）其他疗法

1. 中成药 痰热郁肺者可用鱼腥草注射液、痰热清注射液；虚喘肾不纳气偏于肾阴虚者，可选六味地黄丸，偏于肾阳虚者，可选桂附地黄丸；喘脱病情危重，可用参附注射液、生脉注射液静脉滴注急救。

2. 单方验方 桑白皮、葶苈子各10g，炒黄，捣为粗末，水煎，去渣，食后温服，日1剂，

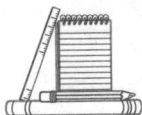

适用于痰喘、热喘。

【转归预后】

一般而论，实喘易治，虚喘难疗。实喘由于邪气壅阻，祛邪利肺则愈，故治疗较易；虚喘为气失摄纳，根本不固，补之未必即效，且每因体虚易感外邪，诱致反复发作，往往喘甚而致脱，故难治。

【预防调护】

喘证的预防要点在于慎风寒，适寒温，节饮食，少食生冷肥甘厚腻和辛热刺激之品，以免助湿生痰动火。

已患喘证，则应注意早期治疗，力求根治，尤需防寒保暖，不宜过度疲劳，防止受邪而诱发，忌烟酒，适房事，调情志，饮食清淡且富有营养，适当锻炼，增强体质。

【结语】

喘证是以气息急促，呼吸困难，甚至张口抬肩，鼻翼扇动，不能平卧为临床特征的一种病证，严重者可致喘脱。外感六淫，内伤饮食、情志以及久病体虚所致。其病主要在肺、肾，亦与肝、脾等脏有关。病理性质有虚实之分。实喘为邪气壅肺，气失宣降，治予祛邪利气。祛邪指祛风寒、清肺热、化痰浊（痰饮）等，利气宣肺平喘，亦包括降气解郁等法。虚喘为精气不足，肺不主气，肾不纳气所致，治予培补摄纳，但应分阴阳，培肺气、益肺阴、补肾阳、滋肾阴等，并佐摄纳固脱等法。治虚喘很难速效，应持之以恒地调治方可治愈。正如《医宗必读·喘》所说："治实者攻之即效，无所难也。治虚者补之未必即效，须悠久成功，其间转折进退，良非易也。"若见"上盛下虚"者，又当疏泄其上，补益其下，权衡轻重主次治疗。若见喘脱者，急当扶正固脱，镇摄潜纳，及时救治。

复习思考

1.试述喘证的辨证要点。如何辨别喘证的虚、实？

2.喘证的治疗原则是什么？

3.虚喘与哪些脏腑密切相关？应当怎样论治？

临证验案

夏某，58岁，女。

喘证已历多年，既往每届冬令发作加甚。今年自冬至夏，发作持续不已，呼吸困难，动则喘甚，稍有咳嗽，痰少，喉中少有痰鸣、心慌，舌质淡，脉沉细。证属肺肾两虚，痰浊阻气。治拟苏子降气汤加减：肉桂2.5g，炙黄芪12g，当归10g，钟乳石10g，炒苏子10g，法半夏10g，胡桃肉10g，橘皮5g，沉香2.5g，生姜2片，7剂。

二诊：补肺纳肾，降气化痰，气喘减轻，但动则仍甚，咳少无痰，舌苔白，脉沉细，面色无华，仍当从肾虚水泛为痰作喘进治。处方：肉桂2.5g，炙黄芪12g，当归10g，钟乳石10g，炒苏子10g，法半夏10g，胡桃肉10g，紫石英12g，熟地黄12g，诃子5g，沉香2.5g，生姜2片，14剂。

三诊：补肺纳肾，降气平喘。气喘减轻，咳少，痰不多，唯头昏不适，舌脉如前。原法再

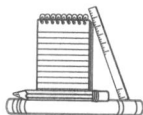

进，原方去钟乳石，加枸杞子 10g。

患者服上方后，病情缓解，持续 4 个月气喘未作，是年冬季轻度发作 2 次，经用上方迅速控制。

分析：本病属喘证，患者呼吸困难，动则喘甚，稍有咳嗽，痰少，喉中少有痰鸣、心慌，舌质淡，脉沉细。证属肺肾两虚，痰浊阻气。治法：补肺益肾、降气化痰。方中肉桂、熟地黄、胡桃肉、黄芪补肺益肾，半夏、苏子降气平喘，沉香纳气平喘。

（周仲瑛.周仲瑛临床经验辑要.北京：中国医药科技出版社，1998）

项目五　肺　痈

肺痈是肺叶生疮，形成脓疡的一种病证，属内痈之一。临床以咳嗽、胸痛、发热、咳吐腥臭浊痰甚则脓血相兼为主要特征。

肺痈病名首见于《金匮要略·肺痿肺痈咳嗽上气病脉证治》，指出"咳而胸满振寒，脉数，咽干不渴，时出浊唾腥臭，久久吐脓如米粥"，认为未成脓时，治以泻肺去壅，方用葶苈大枣泻肺汤；已成脓时，应排脓解毒，方用桔梗汤，并指出了预后"始萌可救，脓成则死"。唐代孙思邈《备急千金要方》创用苇茎汤以清肺排脓、活血消痈，为后世治疗本病的要方。明代陈实功在《外科正宗·肺痈论》中将肺痈分为初起、已成、溃后三个阶段，提出初起在表者宣散风清肺，已有里热者宜降火抑阴，成脓者宜平肺排脓，脓溃正虚者宜补肺健脾等治疗原则。

西医学中肺脓肿、化脓性肺炎、肺坏疽及支气管扩张、支气管囊肿、肺结核空洞等伴化脓感染而表现出肺痈临床特征者，均可参照本病进行辨证论治。

知识链接

肺脓肿

肺脓肿是由多种病原体所引起的肺组织化脓性病变，早期为化脓性肺炎，继而坏死、液化、脓肿形成。临床特征为高热、咳嗽和咳大量脓臭痰，胸部 X 线或 CT 显示肺实质内厚壁空洞或伴有液平面，如多个直径小于 2cm 的空洞，也称为坏死性肺炎。根据感染途径，主要可分为吸入性肺脓肿、继发性肺脓肿及血源性肺脓肿。原发性肺脓肿多因全身免疫力与气道防御清除功能降低，经口、鼻、咽腔吸入到气道和肺组织的病原菌致病。继发性肺脓肿多因肺部新生物引起的气道堵塞或免疫抑制（如 AIDS、器官移植）所致。血源性肺脓肿多与皮肤外伤感染导致脓毒血症，血液循环将其菌栓播散至肺部有关。此病多发生于壮年，男性多于女性。病原体主要是厌氧菌和兼性厌氧菌，近年来需氧菌感染比例增高。

【病因病机】

肺痈的外因为感受风热，或风寒袭肺，内郁化热；内因为嗜酒太过或恣食辛辣煎炸厚味，痰热素盛；如宿有痰热蕴肺，复加外感风热，内外合邪，则更易引发本病。病为邪热蕴肺，热壅血瘀成痈，血败肉腐而化脓所致。

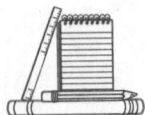

（一）病因

1. 外邪犯肺 感受风热，或风寒袭肺，内郁化热，肺受邪热熏灼而成。

2. 痰热伤肺 嗜酒太过或恣食辛辣煎炸厚味，酿湿生痰化热，灼扰于肺；或宿有痰热蕴肺，复加外感风热，内外合邪，则更易引发本病。

3. 他脏转移 其他脏腑痰浊瘀热蕴结，日久上灼于肺，始成肺痈。

（二）病机

1. 基本病机 邪热郁肺，蒸液成痰，邪阻肺络，血滞为瘀，痰热与瘀血互结，蕴酿成痈，血败肉腐化脓，肺损络伤，脓疡溃破外泄。

2. 病位 在肺。

3. 病理性质 属实、属热，主要表现为邪盛的实热证候，痰热、瘀血郁结，血败肉腐，成痈化脓，脓疡溃后方见阴伤气耗之象。

4. 病机转化 初期风热侵袭肺卫；成痈期为热壅血瘀；溃脓期肉腐血败；恢复期邪毒渐尽，邪去正虚，阴伤气耗或见脓毒不净，邪恋正虚。

【诊断与鉴别诊断】

（一）诊断依据

1. 临床表现 发病急骤，常突然寒战高热，咳嗽胸痛，呼吸气粗，咳吐黏浊痰，继之咳吐大量腥臭脓痰，或脓血相兼，身热遂降，病情好转，经数周逐渐恢复。如脓毒不净，持续咳嗽，咳吐脓血臭痰，低热，消瘦，则转成慢性。

2. 病史 多有感受外邪或原肺系其他痼疾。

3. 相关检查 血常规、胸部 X 线或 CT 检查有助于诊断。

（二）病证鉴别

1. 肺痈与咳嗽 肺痈应与咳嗽病的痰热蕴肺证相鉴别，两者均可见发热、咳嗽、咳吐脓痰、胸痛等症状。但咳嗽痰热蕴肺证一般为气分邪热动血伤络，病情较轻；肺痈则为瘀热蕴结成痈，酿脓溃破，病情较重。在病理表现上有血热与血瘀的区别，临床特征亦有不同。咳嗽痰热蕴肺证咳吐黄稠脓痰量多，夹有血色，痰无腥臭味；肺痈则咳吐大量腥臭脓血浊痰。若咳嗽痰热蕴肺证迁延进展，邪热进一步瘀阻肺络，也可发展形成肺痈。

2. 肺痈与风温 肺痈初期与风温相似。风温起病多急，以发热、咳嗽、烦渴或伴气急胸痛为特征，与肺痈初期颇难鉴别。但肺痈之振寒、咳吐浊痰明显、喉中有腥味是其特点，特别是风温经正确及时治疗后，多在气分而解，如经一周身热不退，或退而复升，咳吐浊痰，应进一步考虑肺痈之可能。

【辨证论治】

（一）辨证要点

1. 辨病期 初期（表证期）出现恶寒，发热，咳嗽，痰多等肺卫表证；成痈期表现为高热，振寒，咳嗽，气急，胸痛，咳痰黄稠量多、带有腥味等痰瘀热毒蕴肺的证候；溃脓期见排出大量腥臭脓痰或脓血痰等肉腐脓溃的证候；恢复期症见身热渐退，咳嗽减轻，咳吐脓痰渐少，臭味亦淡，气短，口燥咽干，面色无华，形体消瘦，阴伤气耗的病理过程。

2. 辨虚实 本病为热毒痰瘀蕴肺，成痈酿脓，属于邪盛的实热证。初起及成痈阶段，为热毒瘀结在肺，邪盛证实。溃脓期，大量腥臭脓痰排出后，因痰热久蕴，肺之气阴耗伤，表现虚

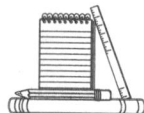

实夹杂之候。恢复期，则以阴伤气耗为主，兼有余毒未尽。

3. 辨顺逆　溃脓期是病情顺和逆的转折点。顺证见溃后声音清朗，脓血稀而渐少，臭味转淡，饮食知味，胸胁少痛，身体不热，脉象缓滑。逆证见溃后音哑无力，脓血如败卤，腥味异常，气喘鼻扇，胸痛，食少，身热不退，颧红，指甲青紫，脉弦涩或弦急，此为肺叶腐败之恶候。

（二）治疗原则

肺痈以祛邪为治疗原则，采用清热解毒、化瘀排脓的治法，脓未成应着重清肺消痈，脓已成需排脓解毒。按照有脓必排的原则，尤以排脓为首要措施。具体处理可根据病程，分阶段施治。初期风热侵犯肺卫，宜清肺散邪；成痈期热壅血瘀，宜清热解毒，化瘀消痈；溃脓期血败肉腐，宜排脓解毒；恢复期阴伤气耗，宜养阴益气；若久病邪恋正虚者，则应扶正祛邪。

（三）分证论治

1. 初期

证候：恶寒发热，咳嗽，咯白色黏痰，痰量日渐增多，胸痛，咳则痛甚，呼吸不利，口干鼻燥，舌苔薄黄，或薄白少津，脉浮数而滑。

证候分析：本期以风热袭表犯肺，卫表失和，肺失宣降为基本病机。肺卫受邪，正邪交争，则恶寒发热；邪热壅肺，肺气失于宣降，则咳嗽，呼吸不利；肺络阻滞则致胸痛；邪热煎熬津液成痰，故咯白色黏沫痰，痰量日渐增多；舌苔薄黄，脉浮数而滑，均为风热表证之象。本期以恶寒发热，咳嗽胸痛，呼吸不利，痰量增多为辨证要点。

治法：疏风散热，清肺化痰。

方药：银翘散加减。方中金银花、连翘、芦根、竹叶疏风清热解毒；薄荷、荆芥、淡豆豉、牛蒡子疏风散热宣肺；桔梗、甘草利肺化痰。

若热势较甚者，加鱼腥草、黄芩清肺泄热；咳甚痰多者，加杏仁、桑白皮、冬瓜子肃肺化痰；胸痛者，加郁金、桃仁活血通络。

2. 成痈期

证候：身热转甚，时时振寒，继则壮热，汗出烦躁，咳嗽气急，胸满作痛，转侧不利，咳吐浊痰，呈黄绿色，自觉喉间有腥味，口干咽燥，舌苔黄腻，脉滑数。

证候分析：本期以邪热壅肺，血脉瘀阻，瘀热内结成痈为基本病机。热毒炽盛，壅阻肺气，瘀阻肺络，故见壮热不退，咳嗽气急，胸胁疼痛，转侧不利；瘀热内结成痈，故咳吐黄绿色痰，喉间有腥味；热邪耗津，故口干咽燥；苔黄腻，脉滑数或洪数，均属热邪内盛之征。本期以壮热不退，吐黄绿色痰，喉间腥臭为辨证要点。

治法：清肺解毒，化瘀消痈。

方药：《千金》苇茎汤合如金解毒散加减。方中薏苡仁、冬瓜仁、桃仁化浊行瘀，散结消痈；天花粉、黄柏、大黄清热泻火，凉血解毒，消肿排脓；姜黄活血消肿止痛；白芷解表止痛，消肿排脓；苍术、厚朴、陈皮燥湿健脾，理气化痰；天南星散结消肿；甘草清热解毒，调和诸药，缓和药物毒烈之性。

若肺热壅盛者，配石膏、知母、黄连、栀子清火泄热；热壅络瘀，胸痛，加乳香、没药、郁金、赤芍以通瘀和络；痰热郁肺，咳痰黄稠者，配桑白皮、瓜蒌、射干、海蛤壳以清化痰热；痰浊阻肺，咳而喘满、咯痰脓浊量多、不得平卧者，配葶苈子、大黄泻肺通腑泄浊；热毒瘀结，咳脓浊痰，有腥臭味，可合用犀黄丸，以解毒化瘀。

3. 溃脓期

证候：咳吐大量脓痰，或如米粥状，或痰血相兼，腥臭异常，有时咳血，胸中烦满而痛，

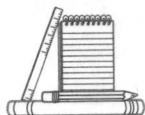

甚则气喘不能卧，身热，面赤，烦渴喜饮，舌质红，苔黄腻，脉滑数或实数。

证候分析：本期以热壅血瘀，血败肉腐为基本病机。痈肿内溃，故排出大量腥臭脓血痰；肺中蓄脓，肺气不利，肺脉瘀阻，故胸中烦满而痛；热毒内蒸，故身热面赤；热耗津液，故口渴喜饮；脓毒内盛，热瘀营血，故舌红，苔黄腻，脉滑数。本期以咳吐大量脓痰，腥臭异常，胸中烦满而痛为辨证要点。

治法：排脓解毒。

方药：加味桔梗汤加减。方中桔梗、薏苡仁排脓解毒；陈皮、贝母、甘草化痰止咳；金银花清热解毒；葶苈子泻肺逐痰；白及凉血止血。

若络伤血溢，咳血者，加牡丹皮、栀子、藕节、白茅根，另服三七、白及粉以凉血止血；痰热内盛，烦渴，痰黄稠者，加石膏、知母、天花粉清热化痰；津伤明显，口干，舌质红者，加沙参、麦冬养阴生津；气虚不能托脓，气短，自汗，脓出不爽者，加生黄芪益气托毒排脓；脓液溃泄不畅，量少难出者，加皂角刺，但咳血者禁用。

4. 恢复期

证候：身热渐退，咳嗽减轻，咳吐脓痰渐少，臭味亦减，痰液转为清稀，精神渐振，食纳好转，或见胸胁隐痛，难以久卧，气短自汗，盗汗低热，午后潮热，心烦，口燥咽干，面色不华，形体消瘦，精神萎靡，舌质红或淡红，舌苔薄，脉细或细数无力，或见咳嗽，咳吐脓血痰日久不净，或痰液一度清稀而复转臭浊，病情时轻时重，迁延不愈。

证候分析：本期以正虚邪恋，阴伤气耗为基本病机。由于大量脓痰排出，邪毒渐去，故发热、咳嗽、咳痰、胸痛等症逐渐减轻；肺损络伤，溃处未敛，故胸胁隐痛，难以久卧；肺气亏虚故短气自汗；肺阴亏虚故盗汗，潮热，心烦，口燥咽干；舌红，苔黄，脉细数均属气阴两伤之征。本期以身热渐退，咳嗽、胸痛减轻，脓痰日渐减少为辨证要点。

治法：清热养阴，益气补肺。

方药：沙参清肺汤或桔梗杏仁煎加减。方中沙参、生黄芪、太子参益气养阴生肌；桔梗、薏苡仁、冬瓜子、合欢皮化痰泄浊，排脓消痈；杏仁降气止咳平喘；金银花、连翘、大血藤、夏枯草以清肺解毒，消散痈肿；贝母、枳壳利肺化痰，散结排脓；阿胶、麦冬、百合、白及养阴润肺，清热止血；甘草祛痰止咳，解毒和中。

若阴虚发热，低热不退者，加功劳叶、青蒿、白薇、地骨皮以清虚热；脾虚，食纳不佳、便溏者，配白术、山药、茯苓以培土生金；肺络损伤，咳吐血痰者，加白及、合欢皮、阿胶以敛补疮口；若正虚邪恋，咯吐腥臭脓浊痰者，当扶正祛邪，治以益气养阴，排脓解毒，加鱼腥草、金荞麦根、败酱草、桔梗等。

（四）其他疗法

1. 中成药　双黄连注射液、鱼腥草注射液可用于肺痈各期。

2. 单方验方　①鲜薏苡根50g，捣汁，炖热服，日1剂，分3次服，或加红枣煨服，适于溃脓期，能下臭痰浊脓；②丝瓜水方：丝瓜藤尖（取夏秋间正在生长的），折去一小段，以小瓶在断处接汁，一夜得汁若干，饮服，适用于溃脓期；③白及50g，生蛤壳75g，怀山药50g，共研细末，一日2次，每次3～6g，开水送下，常服，适于肺痈恢复期。

【转归预后】

本病若早期确诊，及时治疗，初期即可阻断病情发展，不致成痈；若成痈期能使痈肿部分

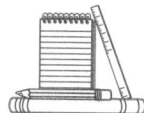

消散，则病情较轻，疗程较短。老人、儿童、体弱和饮酒成癖者患之，因正气虚弱，或肺有郁热，须防其病情迁延不愈或发生变化。

【预防调护】

肺痈的预防，素有肺虚或原有其他慢性疾患、肺卫不固易感外邪者，当注意寒温适度，起居有节，以防受邪致病，并禁烟酒及辛辣炙煿食物，以免燥热伤肺，一旦发病，当及早治疗，力求在未成脓前得到消散，或减轻病情。护理方面，应卧床休息，每天观察体温、脉象及咳嗽咯痰有无变化。溃脓期应注意体位引流。如见大量咳血，应警惕血块阻塞气道，或出现气随血脱的危证，当按"咳血"采取相应的护理措施。

【结语】

肺痈的临床特征是发热、咳嗽、胸痛、咳吐大量脓血痰。其形成由外感风热或风寒化热，或痰热素盛，或内外合邪，总之为热壅于肺不得泄，以致蒸液成痰，热壅血瘀，肉腐血败，成痈化脓。一般要经历初期、成痈期、溃脓期和恢复期四个阶段，每期的病理又各有重点，故辨证重点在分清病期。病理性质属实属热，治疗以清热散结、解毒排脓为原则。力争将病变控制在成脓以前，以大剂清肺消痈之品消散之；若已成脓又当解毒排脓，使脓疡易溃，脓血易引流；在恢复期应清养并举，既不能继续大剂清热解毒以伤正，又不能单纯补益而敛邪；若邪敛正虚，则应扶正祛邪。而清热法要贯穿治疗的全过程，务求邪去正复为要。若见恶候或慢性迁延，应请西医外科会诊治疗。

复习思考

1. 肺痈的证候特征有哪些？如何通过辨痰来辨别肺痈的不同病期？
2. 肺痈病理演化过程的影响因素是什么？为什么说肺痈溃脓期是病情顺逆的转折点？
3. 谈谈你对肺痈治疗原则及用药规律的认识。

临证验案

左某，女，21岁。

间歇性寒热，咳嗽已1个月。开始突发寒热，无汗，鼻塞，咳嗽，痰吐黏白，此后寒热断续不清，入暮为甚，至晨热平，延至两旬左右，左胸剧痛如刺，咳嗽及呼吸动作时加剧，语言不利，舌苔薄白，质偏红，脉象细滑。

处方：桃仁9g，生薏苡仁15g，冬瓜子15g，芦根30g，鱼腥草18g，合欢皮12g，桔梗6g，甘草3g，金银花12g，连翘9g，天花粉9g，知母6g。

治疗结果：上药日服1剂，3天后热平，吐出脓血痰10多日，咳嗽渐止，胸痛缓解，继续服药巩固，住院15天后出院。

分析：本病属肺痈，患者寒热断续不清，入暮为甚，至晨热平，延至两旬左右，左胸剧痛如刺，咳嗽及呼吸动作时加剧，语言不利，舌苔薄白，本病病机为风寒袭肺，郁而化热，蒸液成痰，热壅血瘀，势趋成痈之候。治拟清热解毒、散结消痈，故以苇茎汤合桔梗汤，方中桔梗、薏苡仁、冬瓜子、桃仁排脓散结化瘀，芦根、鱼腥草、金银花、连翘清肺解毒消痈。

（周仲瑛.周仲瑛临床经验辑要.北京：中国医药科技出版社，1998）

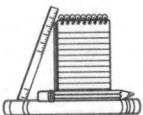

项目六　肺　痨

肺痨是具有传染性的慢性虚损性疾患，以咳嗽、咯血、潮热、盗汗及身体逐渐消瘦为主要临床特征。

早在《内经》中就已记载了本病的临床特点，如《灵枢·玉版》说："咳，脱形，身热，脉小以疾。"汉代张仲景《金匮要略·血痹虚劳病脉证并治》指出："若肠鸣，马刀侠瘿者，皆为劳得之。"华佗《中藏经·传尸》及葛洪《肘后备急方·治尸痊鬼注方》已认识到本病具传染性，指出"死后传之旁人，乃至灭门"。唐代孙思邈《千金要方》把"尸痊""鬼注"列入肺脏病篇，明确了本病的病位在肺。宋代许叔微《普济本事方·诸虫尸鬼注》提出本病是由"肺虫"引起："肺虫居肺叶之内，蚀人肺系，故成瘵疾，咯血声嘶。"元代葛可久《十药神书》是我国现存第一部治疗肺痨的专著。明代龚居中《红炉点雪》也是一部治疗肺痨的专著。《丹溪心法》强调"痨瘵主乎阴虚"，确立了滋阴降火的治疗大法。《寿世保元·痨瘵》指出本病病机的实质是"由相火上乘肺金"。《医学入门》指出本病有六大主症，即"潮、汗、咳嗽，或见血，或遗精、泄"，并提出"杀虫""补虚"两大治疗原则。

西医学中的肺结核、肺外结核病可参考本病辨证论治。

知识链接

肺结核

肺结核是指发生在肺组织、气管、支气管和胸膜的结核，包含肺实质的结核、气管支气管结核和结核性胸膜炎，占各器官结核病总数的 80% ～ 90%。肺结核可分为原发性肺结核、血行播散性肺结核、继发性肺结核、气管支气管结核、结核性胸膜炎五类。

诊断需具备危险因素，即有痰涂片阳性肺结核患者密切接触史。具备发热、乏力、食欲不振、盗汗等结核中毒症状，累及胸膜时可表现随呼吸运动和咳嗽加重的胸痛。体征多寡不一，可无任何体征。辅助检查采用 X 线胸片检查、直接涂片抗酸杆菌镜检、核菌素皮肤试验、病原学检查、胸水检查等。

肺结核的治疗包括化学治疗、对症治疗以及手术治疗等，其中化学治疗是核心。中医药治疗耐药性肺结核的效果好，中药具有较强的抑制结核杆菌作用，如百部、黄芩、白及、白芍、虫草、射干、夏枯草、黄连、黄柏、地榆、鱼腥草、地骨皮、白果、银花、连翘、款冬花、石榴皮等，配合抗痨药物治疗能增加疗效。

（《肺结核基层诊疗指南》2018 版）

【病因病机】

肺痨的外因为感染"痨虫"；内因为禀赋不足、酒色过度、病后失调、营养不良，导致肺虚，则"痨虫"极易犯肺，侵蚀肺体，而致发病。

（一）病因

1. 感染痨虫　直接接触，或感受病者之气，致痨虫由口鼻侵入人体而发病。

2. 禀赋不足　先天体质不强，小儿发育未充，痨虫入侵。明代皇甫中《明医指掌》曰："小

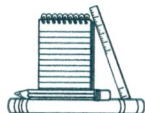

儿之病，得之母胎。"

3. 酒色劳倦　酒色过度，耗损脾肾，精血不足，正虚受感；忧思劳倦，伤脾，脾虚肺弱，痨虫入侵。

4. 病后失调　大病、久病后，失于调治（如麻疹、哮喘等），或外感咳嗽，经久不愈，正虚感邪，或胎产之后，失于调养。

5. 营养不良　生活贫困，营养不足，体虚不能抗邪，易感痨虫。

（二）病机

1. 基本病机　正气虚弱，感染痨虫，侵蚀肺体，耗损肺阴。以肺阴亏虚为主，发展则致阴虚火旺、气阴两虚，甚则阴损及阳，阴阳两虚。

2. 病位　在肺，可累及脾、肾、心、肝等脏。

3. 病理性质　病理性质以本虚为主，也可见标实。本虚以阴虚火旺为主，可兼见气虚、阳虚，甚则阴阳两虚；标实为痰浊、瘀血。

4. 病理因素　外在因素是痨虫感染，内在因素是正气亏虚，内外因素互为因果。

5. 病机转化　初起肺体受损，肺阴耗伤，肺失滋润，故见肺阴亏损之候；继则阴虚生内热，而致阴虚火旺；或因阴伤气耗，阴虚不能化气，导致气阴两虚，甚则阴损及阳，而见阴阳两虚之候。

【诊断与鉴别诊断】

（一）诊断依据

1. 主症　咳嗽、咳血、潮热、盗汗、形体逐渐消瘦。

2. 次症　常伴有疲劳乏力、食欲不振、口渴心烦、午后手足心热，男子可见遗精，女子见月经不调等症。

3. 病史　多有肺痨患者密切接触史。

4. 相关检查　胸部 X 线或 CT、血沉、痰结核分枝杆菌检查、结核菌素试验、γ – 干扰素释放试验、纤维支气管镜检查等有助于诊断。

（二）病证鉴别

1. 肺痨与虚劳　二者均为慢性虚损性疾患。肺痨是一种慢性传染性疾病，虚劳源于内伤亏损，是多种慢性疾病虚损证候的总称，并无传染性；肺痨病位在肺，不同于虚劳的五脏并重，以肾为主；肺痨的病机主在阴虚，不同于虚劳的五脏气血阴阳俱虚。

2. 肺痨与肺痿　二者均为病位在肺的慢性虚损性疾患。但肺痿是肺痈、肺痨、咳嗽日久等多种肺部慢性疾患后期导致肺叶痿弱不用，出现咳吐浊唾涎沫的症状特征。肺痨是因正气虚弱，感染痨虫所致，以咳嗽、咳血、潮热、盗汗、形体逐渐消瘦等虚热特征为主。

【辨证论治】

（一）辨证要点

1. 辨主症

（1）咳嗽　干咳少痰，咳声轻微短促，或痰少质黏，多为阴虚；咳而气短声低，痰清稀，多为气虚。

（2）咳血　多为痰中带血，少数为血痰，提示阴虚肺燥，血络受伤；亦有大量咳血者，血色鲜红，常夹泡沫痰者，多为虚火炽盛，损伤肺络，需防止气随血脱。

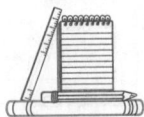

（3）潮热　多为低热，有时但觉手心灼热。发热每在午后开始，暮夜为盛，晨起热退。热势的增减，提示阴津耗损与来复，是病情恶化与好转的征象。

（4）盗汗　本病盗汗乃是虚热逼蒸，津液外泄所致。因此，观察盗汗的多少、有无，可了解病势进退的情况。

2. 辨病性　肺痨病理性质以本虚为主，亦可见标实。本虚以阴虚为主，可兼气虚、阳虚；标实为痰浊、瘀血。干咳，口干咽燥，骨蒸盗汗，手足心热，舌红、少苔，病性属阴虚；咳而气短，发热不著，恶风自汗，神疲乏力，活动后诸症加剧，舌淡，脉虚，则属气虚；面白无华，唇舌色淡，肢冷便溏，五更泄泻，阳痿精冷，属阳虚；咳喘胸闷，咳声不扬，痰色黄或白，舌苔白腻或黄腻，脉滑，属痰浊；胸痛如针刺，咳血色紫黯，面色黧黑，肌肤甲错，舌质紫黯或见瘀斑，则属瘀血。

（二）治疗原则

治疗当以补虚培元和抗痨杀虫为原则。根据体质强弱分别主次，但尤需重视补虚培元，增强正气，以提高抗病能力。调补脏器重点在肺，并应注意脏腑整体关系，同时补益脾肾。治疗大法应根据"痨瘵主乎阴虚"的病理特点，以滋阴为主，火旺的兼以降火，如合并气虚、阳虚见症者则当同时兼顾。杀虫主要是针对病因治疗。

（三）分证论治

1. 肺阴亏损

证候：干咳，咳声短促，少痰，或痰中有时带血，如丝如点，色鲜红，兼午后手足心热，皮肤干灼，或少量盗汗，口干咽燥，胸闷隐痛，舌质红，苔薄少津，脉细数。

证候分析：本证以痨虫蚀肺，损耗肺阴为基本病机。阴虚肺燥，肺失滋润，故干咳，咳声短促，少痰；肺损络伤，故痰中带血丝，如丝如点，胸闷隐痛；阴虚则生内热，故午后手足心热；肺阴耗伤，津不上承，故口咽干燥；阴虚阳盛，迫液外泄，故有少量盗汗，皮肤干灼；舌质红，苔薄少津，脉细数为阴虚之征。本证以干咳，咳声短促，痰中带血丝，午后手足心热为辨证要点。

治法：滋阴润肺。

方药：月华丸加减。方中天冬、麦冬、生地黄、熟地黄、沙参滋阴清热润肺；川贝母润肺化痰止咳；阿胶、三七止血；百部抗痨杀虫，润肺止咳；茯苓、山药补脾助肺；桑叶、菊花疏风清热。

若咳嗽频而痰少质黏者，加杏仁以润肺化痰止咳，并配合琼玉膏以滋阴润肺；痰中带血丝较多者，加蛤蚧粉、炒阿胶、仙鹤草、白茅根等以润肺和络止血；低热不退者，配银柴胡、青蒿、胡黄连、地骨皮、功劳叶等以清热除蒸。

2. 虚火灼肺

证候：咳呛气急，痰少质黏，或吐痰黄稠量多，或时时咳血，血色鲜红，午后潮热，骨蒸颧红，五心烦热，盗汗量多，心烦口渴，性格急躁易怒，失眠多梦，或胸胁掣痛，男子遗精，女子月经不调，身体日瘦，舌质红绛而干，舌苔薄黄或剥，脉细数。

证候分析：本证以肺肾阴伤，虚火内灼为基本病机。肺病及肾，肺肾阴伤，虚火上炎，灼津成痰，故呛咳气急，痰少黏稠或黄稠；虚火灼伤肺络，故时时咳血，血色鲜红；水亏火旺，故五心烦热，骨蒸颧红，心烦失眠；火盛迫津外泄，故盗汗量多；肺络不和，故胸胁掣痛；相火偏亢，冲任失养，故男子遗精，女子月经不调；阴精耗伤，形体失于充养，故身体日瘦；舌红而干，苔薄黄或光剥，脉细数，均为阴虚燥热内盛之征。本证以呛咳气急，时时咳血，血色

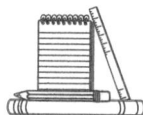

鲜红，性格急躁易怒为辨证要点。

治法：滋阴降火。

方药：百合固金汤合秦艽鳖甲散加减。方中生地黄、熟地黄、玄参滋肾水；百合、麦冬养肺阴；当归、芍药养血润燥；川贝母、桔梗、甘草清金润肺，化痰止咳；鳖甲、知母滋阴清热；秦艽、柴胡、地骨皮、青蒿清热除蒸；乌梅敛阴止汗。

若盗汗多者，加煅龙骨、煅牡蛎、浮小麦敛营止汗；痰热蕴肺，咳嗽痰黏色黄者，酌加桑白皮、天花粉、海蛤粉以清热化痰；咳血较著者，加牡丹皮、栀子、紫珠草、大黄等，或配合十灰丸以凉血止血。

3. 气阴耗伤

证候：咳嗽无力，气短声低，痰中偶夹有血，血色淡红，午后潮热，热势不高，恶风怕冷，面色㿠白，颧红，少量盗汗或自汗，神疲倦怠，纳少便溏，舌质嫩红，边有齿印，苔薄，脉细弱而数。

证候分析：本证以肺脾同伤，阴伤气耗为基本病机。肺之气阴耗伤，主气无权，故咳嗽无力，气短声低；肺虚络损，故咳痰偶夹淡红血丝；气虚不能卫外，阳陷于阴，故午后潮热，伴有恶风怕冷；气虚而卫外不固，阴虚内热而迫液外泄，故自汗盗汗并见；脾虚不运，故纳少神疲，便溏；舌质光淡，边有齿痕，苔薄，脉细数无力，均为气阴两伤之征。本证以咳嗽无力，气短声低，自汗盗汗并见，食少，便溏为辨证要点。

治法：益气养阴。

方药：保真汤或参苓白术散加减。方中人参、黄芪、白术、茯苓、甘草、大枣益气健脾；山药、白扁豆、莲子、砂仁、薏苡仁健脾化湿止泻；天冬、麦冬、生地黄养阴退热；当归、白芍滋阴养血；银柴胡、地骨皮、黄柏、知母清热除蒸；莲须配熟地黄又可滋肾固精；陈皮、生姜助运化；五味子敛肺滋肾。

若夹有湿痰者，可加姜半夏等燥湿化痰；咳血量多者，可加山茱萸、仙鹤草、煅龙骨、煅牡蛎、三七等，配合补气药，共奏补气摄血之功；见劳热、自汗、恶风者，可宗甘温除热之意，取桂枝、白芍、红枣，配合党参、黄芪、炙甘草等和营气而固卫表。

4. 阴阳两虚

证候：咳逆喘息少气，痰中或见夹血，血色黯淡，形体羸弱，劳热骨蒸，面浮肢肿，兼潮热，形寒，自汗，盗汗，声嘶失音，心慌，唇紫肢冷，五更泻，口舌生糜，男子滑精、阳痿，女子经少、经闭，舌光质红少津，或舌质淡体胖，边有齿痕，脉细而数，或虚大无力。

证候分析：本证以肺肾阴虚，脾肾阳虚为基本病机。肺气虚气失所主，肾气虚不能纳气，气逆于上，故咳逆喘息少气，动则更甚；肺阴亏损，声道不润，故声嘶或失音；肺络损伤，治节无权，脾虚不能摄血，故咯痰色白而有泡沫，血色黯淡；虚火上炎则口舌生糜；卫气虚弱则形寒自汗；阴虚内热则潮热盗汗；脾肾两虚，火不暖土，脾运不健，气不化水，则面浮肢肿；肺病及心，心脉不畅，故心悸唇紫；精气虚竭无以充养形体，故大肉尽脱；精气俱亏，而冲任生化乏源，故在男子则精关不固，而阳痿滑精，女子则经闭；舌质光淡隐紫，少津，脉微细而数，或虚大无力，俱为阴阳两虚之征。本证以咳逆喘息少气，动则更甚，潮热，自汗盗汗，形寒肢冷，面浮肢肿为辨证要点。

治法：滋阴补阳。

方药：补天大造丸加减。方中人参、黄芪、白术、山药、茯苓补肺脾之气；当归、白芍、

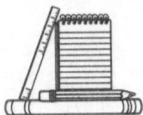

熟地黄、枸杞子培育阴精；紫河车、龟甲、鹿角阴阳并补；远志、酸枣仁宁心安神。

若肾虚气逆喘息者，配冬虫夏草、诃子、钟乳石摄纳肾气；心慌者，加紫石英、琥珀镇心安神；五更泄泻者，配肉豆蔻、补骨脂补火暖土，并去熟地黄、阿胶等滋腻碍脾药物。

（四）其他疗法

1. 中成药　阴虚痰热者可用肺痨康胶囊，阴虚肺燥者可用养阴清肺糖浆，肺肾阴虚者可服用知柏地黄丸。

2. 单方验方　①壁虎放瓦上焙干研细，装胶囊，每日服 3 ～ 4 丸（每丸含生药 1g）。适用于肺、肺门淋巴结核及胸、腰椎结核。②大蒜对于肺痨颇有效验，内服外用均可，或每次以 30g 佐餐，日 3 次，或以鲜大蒜泥，置纱布上贴双涌泉穴 20 ～ 30 分钟，局部疼痛时取下。

【转归预后】

肺痨的预后与转归，主要取决于体质的强弱与治疗的早迟。一般说来，元气未衰，胃气未伤，无短气不续，无大热或低热，无痰壅咳血，脉来有根，此为顺证，及时治疗可渐康复。若见大肉脱陷，骨枯发焦，潮热持续不解，反复大量咯血，短气不续，动则大汗，声音低微，脉浮大无根，或细而数疾等，为逆证，预后不良。

【预防调护】

对于本病应注意防重于治，接触患者时，应戴口罩。饮食适宜，不可饥饱失常。若体虚者，可服补药。既病之后，不但要耐心治疗，还应重视摄生，禁烟酒，慎房事，怡情志，适当进行体育锻炼，加强食养，忌食辛辣刺激动火燥液之物。

【结语】

肺痨是具有传染性的慢性消耗性疾患。其病因为感染痨虫，但发病与否与正气强弱有很大关系。病位主要在肺，但可损及其他脏腑。病理特点主在阴虚，进而阴虚火旺，或气阴两虚，病久阴损及阳，可见阴阳两虚。其治疗原则为补虚培元和抗痨杀虫。补虚之大法以滋阴为主，气虚者予以补气，若阴阳两虚者，则当滋阴补阳。补虚重点在肺，同时予以补脾和补肾，尤须重视补脾，因脾为肺之母，补脾可畅气血生化之源而养肺金。但应注意补脾不宜壅滞，不宜辛燥，以免壅滞气机，伤阴动血。一般以甘淡补脾法为宜。本病虽以虚为主，但往往可见虚中夹实，如阴虚常夹痰热，肺脾气虚常夹痰浊，咳血者常夹血瘀。故在补虚的同时，要结合应用清化痰热，或清化痰浊，及化瘀止血等法。阴虚火旺者宜清火，因其为虚火，故用药当以甘寒养阴为主，酌配苦寒降火之品，谨防苦寒太过，注意中病即止，以免伤脾败胃。抗痨杀虫，是肺痨病的重要治法，在辨证论治的基础上应十分重视配合西药抗痨杀菌药物的使用。另外，很多中药也有不同程度的抗痨杀虫作用，如白及、百部、黄连、黄芩、大蒜、冬虫夏草、功劳叶、葎草等，均可在辨证的基础上结合辨病，适当选用。

复习思考

1. 肺痨是怎样形成的？其病机特点如何？

2. 肺痨临床表现有何特点？怎样诊断肺痨？

3. 肺痨的治疗原则是什么？治疗肺痨在辨证论治的基础上需要加入哪些抗痨杀虫中药？

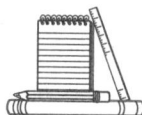

临证验案

杨某，女，36岁。

病史：肺痨病史已8年，长期服异烟肼治疗，病未见好。X线胸透：两上肺第二前肋间可见片状阴影，左肺病灶边缘清晰。意见：浸润型肺结核。症状：咳嗽痰黏，潮热，盗汗，胸痛，口干，月经延期，舌苔薄白，质红，脉象细数。

辨证施治：肺阴不足，营血日耗，虚热内生，治以滋阴清热。药用：沙参12g，麦冬10g，百部9g，银柴胡3g，青蒿、贝母各6g，橘皮4.5g，橘络3g，牡蛎18g，甘草3g。

连服6剂，咳嗽、潮热、盗汗诸症明显改善。乃用枇杷膏、养血膏、加味白及丸续服。5个月后胸透复查，结核病灶硬结，病情已愈。

分析：本病属肺痨，患者咳嗽痰黏、潮热、盗汗、胸痛、口干、月经延期、舌苔薄白、质红、脉象细数，辨为肺阴不足，治法：滋阴润肺，清热杀虫，方药：月华丸加减，沙参、麦冬滋阴润肺，百部、贝母润肺止嗽，青蒿、银柴胡退热。

（江苏新医学院.中医内科学.南京：江苏人民出版社，1977）

项目七　肺　胀

肺胀是多种慢性肺系疾患反复发作，迁延不愈，脏腑亏损，导致肺气胀满，不能敛降，以胸部膨满，憋闷如塞，喘息气促，咳嗽咯痰，或唇甲紫绀，心悸浮肿，甚至出现昏迷，喘脱为临床特征的病证。

《灵枢·经脉》首先提出肺胀病名，并指出病因病机及证候表现，认识到本病是一虚实夹杂的复杂证候，如《灵枢·胀论》："肺胀者，虚满而喘咳。"《灵枢·经脉》："肺手太阴之脉……是动则病肺胀满膨膨而喘咳。"《金匮要略·肺痿肺痈咳嗽上气病脉证治》指出本病的主症是"咳而上气，此为肺胀，其人喘，目如脱状"。《金匮要略·痰饮咳嗽病脉证并治》曰："咳逆倚息，短气不得卧，其形如肿。"并提出以越婢加半夏汤、小青龙加石膏汤治疗。《丹溪心法·咳嗽》曰："肺胀而咳，或左或右不得眠，此痰夹瘀血碍气而病。"提示肺胀的发生与痰瘀互结阻碍肺气有关，提出用四物汤加桃仁等治疗，开创活血化瘀治疗肺胀之先例。

西医学中慢性支气管炎、支气管哮喘、支气管扩张、硅沉着病、肺结核等合并肺气肿、慢性肺源性心脏病等病均可参照本病辨证施治。

【病因病机】

肺胀为久病肺虚，痰浊潴留，壅阻肺气，气之出纳失常，气还肺间，肺气胀满，每因六淫外邪乘袭，诱使本病发作或加剧。

（一）病因

1.久病肺虚　内伤久咳、久喘、久哮、支饮、肺痨，迁延失治，痰浊潴留，壅阻肺气，出纳失常，日久气阴耗伤，成为发病基础。

2.感受外邪　肺虚久病，卫外不固，六淫外邪（生物、气候、刺激性理化因子）反复乘袭，诱使本病发作，病情呈进行性加重。

3.痰夹血瘀　病久肺虚，内有郁结之痰，反复感邪，肺气郁闭，血行无力，痰瘀互结于肺，滞留于心，肺气失于敛降。

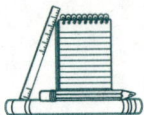

（二）病机

1. 基本病机　久病肺虚，痰浊潴留，壅阻肺气，出纳失常，气还肺间，肺气胀满。

2. 病位　病变首先在肺，继则影响脾、肾，后期病及于心。

3. 病理性质　病理性质多属标实本虚，虚实夹杂。但有偏实、偏虚的不同，且多以标实为急。感邪则偏于邪实，平时偏于本虚。早期由肺而及脾、肾，多属气虚、气阴两虚；晚期以肺、肾、心为主，气虚及阳，或阴阳两虚，纯属阴虚者罕见。正虚与邪实每多互为因果，故虚实诸候常夹杂出现，每致愈发愈频，甚则持续不已。

4. 病理因素　痰浊、水饮、瘀血，互为影响，相兼为病。

5. 病机转化　痰浊、水饮、瘀血三者可相互转化。痰浊久蕴，若痰从寒化则成饮；饮溢肌表则为水；痰浊久留，肺气郁滞，则心脉不畅而为瘀；瘀阻血脉，又可导致水饮内生，即"血不利则为水"。早期以痰浊为主；渐而痰瘀互见；终至痰、瘀、水错杂为患。

知识链接

慢性阻塞性肺疾病

慢性阻塞性肺疾病是一种具有气流阻塞特征的慢性支气管炎和（或）肺气肿，可进一步发展为肺源性心脏病和呼吸衰竭的常见慢性疾病。

慢性阻塞性肺疾病早期识别和诊断至关重要。凡有危险因素如年龄 ≥ 40 岁、早产、出生低体质量、儿童时期反复发生下呼吸道感染、中重度吸烟、长期粉尘接触史，并存在以下临床症状：慢性咳嗽、咳痰、呼吸困难，临床医师均应考虑其罹患慢性阻塞性肺疾病的可能。高风险人群应进行肺功能检查，即使用支气管舒张剂（如吸入沙丁胺醇 400 μg）后第 1 秒用力呼气容积（FEV1）/ 用力肺活量（FVC）<0.7，结合患者具备相应的危险因素、症状、体征，排除其他疾病（如支气管哮喘、心功能不全、支气管舒张、肺结核、闭塞性细支气管炎、弥漫性泛细支气管炎等），即可诊断为慢性阻塞性肺疾病。

慢性阻塞性肺疾病稳定期现代医学主要治疗药物有支气管舒张剂和吸入性糖皮质激素，发作期主要以抗菌治疗为主，同时辨证使用中医药。

（《慢性阻塞性肺疾病中西医结合管理专家共识》2023 版）

【诊断与鉴别诊断】

（一）诊断依据

1. 临床表现　以咳、喘、痰、胀、瘀为主症，表现为咳逆上气，痰多，胸中憋闷如塞，胸部膨满，喘息，动则加剧，甚则鼻扇气促，张口抬肩，目胀如脱，烦躁不安等。

2. 病史　有慢性肺系疾患病史，反复发作，时轻时重，经久难愈。常因外感而诱发加重，其中以寒邪为主，过劳、暴怒、炎热也可诱发本病。多见于老年人。

3. 相关检查　肺功能检查、胸部 X 线或 CT、心电图、超声心动图、动脉血气分析等有助于诊断。

（二）病证鉴别

肺胀与哮病、喘证　三者均以咳而上气、喘满为临床特征。但哮病是反复发作性的一个独立病种，以喉中哮鸣有声为主症，有时发时止的特点。喘是多种急慢性疾病的一个症状，以呼

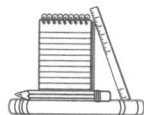

吸急促困难为主要表现，疾病治愈后不复发。肺胀是多种肺系疾病反复发作，迁延难愈而成，具有胸部膨满、憋闷如塞、喘息气促、咳嗽、咳痰，或唇甲紫绀、心悸浮肿等特征。三种疾病关系密切，哮病、喘证久病不愈可转为肺胀。

【辨证论治】

（一）辨证要点

1. 辨虚实　肺胀是本虚标实之证，但有偏实与偏虚的不同。一般感邪时偏于邪实，平时偏于本虚，偏虚者有气（阳）虚、阴阳两虚等不同，为肺、脾、肾、心亏虚所致；偏实者为水停、痰凝、气滞、血瘀为患。早期以痰浊为主，渐而痰瘀并重，并可兼见气滞、水饮；后期痰瘀水壅盛，正气虚衰，本虚标实并重。

2. 辨脏腑　咳嗽喘息，胸闷胀满，气短怕风，稍劳即著，病位在肺；哮喘胸满，脘痞痰多，倦怠乏力，病位在脾；哮喘气短，动则喘甚，呼多吸少，病位在肾；咳逆上气，心慌气短，口唇发绀，病位在心。

3. 辨痰饮气血　咳逆上气，面浮肢肿，心悸，尿少，属水饮；咳逆上气，痰涎壅盛，属痰浊；咳逆上气，胸中膨膨胀满，不能平卧，属气滞；咳逆上气，面色晦黯，唇舌发绀，为瘀血。

4. 辨主症　咳、喘、痰、胀、瘀为本病之主症。

（二）治疗原则

总的治则是祛邪扶正。但在急性发作期，一般以标实为多，故以祛邪为主；在缓解期，一般以正虚为主，故以扶正为主。标实者，根据病邪性质，分别采取祛邪宣肺、降气化痰、温阳利水、活血化瘀，甚或开窍、息风、止血等法。本虚者，当补养心肺、益肾健脾为主，或气阴兼调，或阴阳兼顾，正气欲脱时则应扶正固脱、救阴回阳。

（三）分证论治

1. 外寒里饮

证候：咳逆喘满不得卧，气短气急，咳痰白稀量多，呈泡沫状，胸部膨满，口干不欲饮，面色青黯，周身酸楚，头痛，恶寒，无汗，舌质黯淡，舌苔白滑，脉浮紧。

证候分析：本证以寒邪束表，引动内饮为基本病机。痰饮阻遏，肺气壅滞，肺气上逆，则胸部膨满，咳喘不得卧，气短气急，咳痰稀白量多，呈泡沫状；气机郁遏，津液不布，故口干不饮；阳郁不伸，血行瘀滞，则面色青黯；寒邪束表，故周身酸楚，头痛，恶寒，无汗。本证以咳逆喘满不得卧，咳痰白稀量多，呈泡沫状，恶寒无汗，脉浮紧为辨证要点。

治法：温肺散寒，化痰降逆。

方药：小青龙汤加减。方中麻黄、桂枝发汗散寒，宣肺平喘，温阳化饮；干姜、细辛温肺化饮，助麻黄、桂枝解表祛邪；五味子敛肺止咳；白芍和养营血；半夏燥湿化痰，和胃降逆；炙甘草益气和中。

若咳而上气，喉中水鸡声，表寒不著者，用射干麻黄汤；饮郁化热，烦躁而喘，脉浮者，用小青龙加石膏汤。

2. 痰浊壅肺

证候：胸膺满闷，咳嗽痰多，色白黏腻或呈泡沫，短气喘息，稍劳即著，怕风汗多，脘痞纳少，倦怠乏力，舌黯，苔薄腻或浊腻，脉滑。

证候分析：本证以肺脾虚弱，痰浊内生，肺失宣降为基本病机。肺气虚弱，肺不敛降，故胸膺满闷，卫表不固，故畏风易汗；肺虚脾弱，痰浊内生，故咳嗽痰多，色白黏腻或呈泡沫；脾气虚弱，健运失司，故脘痞纳少，倦怠乏力，短气喘息，稍劳即著。舌苔薄腻或浊腻，脉滑

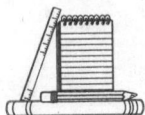

均为痰浊内蕴之征。本证以胸膺满闷，短气喘息，咳嗽痰多，色白黏腻，苔薄腻或浊腻，脉滑为辨证要点。

治法：化痰降气，健脾益肺。

方药：苏子降气汤合三子养亲汤加减。方中紫苏子、前胡、白芥子化痰降逆平喘；半夏、厚朴、陈皮燥湿化痰，行气降逆；白术、茯苓、甘草运脾和中。

若痰多，胸满不能平卧者，加葶苈子泻肺平喘；痰浊夹瘀，唇甲紫黯，舌苔浊腻者，改用涤痰汤加丹参、地龙、桃仁、红花、赤芍、水蛭等；畏风自汗明显者，治宜补肺固表，合用玉屏风散；病情稳定时可用六君子汤调理。

3. 痰热郁肺

证候：咳逆喘息气粗，痰黄或白，黏稠难咳，胸满烦躁，目胀睛突，或发热汗出，或微恶寒，溲黄便干，口渴欲饮，舌质黯红，苔黄或黄腻，脉滑数。

证候分析：本证以痰热蕴肺，肺失清肃为基本病机。肺热内郁，清肃失司，肺气上逆，故咳逆喘息气粗，胸满，烦躁；痰热内盛，热上冲于目，故痰黄黏稠，不易咯出，目胀睛突；外邪与痰热相合，郁遏肺气，故发热微恶寒；热郁津伤，故口渴欲饮，溲赤便干；舌边尖红，舌苔黄或黄腻，脉数或滑数，均为痰热内蕴之征。本证以喘息气粗，胸满，烦躁，痰黄黏稠，苔黄腻，脉滑数为辨证要点。

治法：清肺化痰，降逆平喘。

方药：越婢加半夏汤或桑白皮汤加减。方中麻黄宣肺平喘；黄芩、石膏、桑白皮清泄肺中郁热；杏仁、半夏、紫苏子化痰降气平喘。

若痰热内盛，胸满气逆，痰质黏稠不易咯出者，加鱼腥草、瓜蒌皮、贝母、金荞麦、海蛤粉清热化痰；痰热壅结，便秘腹满者，加大黄、芒硝通腑泄热；痰热伤津，口干舌燥者，加天花粉、沙参、麦冬生津润燥。

4. 痰蒙神窍

证候：神志恍惚，表情淡漠，谵妄，烦躁不安，撮空理线，嗜睡，甚则昏迷，或伴肢体眴动，抽搐，咳逆喘促，咳痰不爽，舌苔白腻或黄腻，舌质黯红或淡紫，脉细滑数。

证候分析：本证以痰蒙神窍，引动肝风为基本病机。痰迷心窍，蒙蔽神机，故神志恍惚，烦躁不安，撮空理线，表情淡漠，嗜睡或昏迷；肝风内动，则肢体眴动，抽搐；肺虚痰蕴，故咳逆喘促，咯痰不爽；苔白腻或黄腻，脉细滑数为痰浊（热）内蕴之象，舌黯红或淡紫乃心血瘀阻之征。本证以神志恍惚，嗜睡，烦躁不安，苔白腻或黄腻为辨证要点。

治法：涤痰，开窍，息风。

方药：涤痰汤加减。方中半夏、茯苓、橘红、胆南星涤痰息风；竹茹、枳实清热化痰利膈；石菖蒲、远志、郁金开窍化痰降浊。

若痰浊蒙窍者，加至宝丹芳香辟秽；痰热闭窍者，加安宫牛黄丸清热解毒，清心开窍；伴肝风内动，肢体眴动抽搐者，用紫雪丹，加钩藤、全蝎、羚羊角粉凉肝开窍息风。

5. 阳虚水泛

证候：心悸，喘咳，咳痰清稀，面浮，下肢浮肿，甚则全身肿，腹胀有水，脘痞，纳差，尿少，怕冷，面唇青紫，舌胖质黯，舌苔白滑，脉沉细或结代。

证候分析：本证以脾肾阳虚，水饮内停，气化失司为基本病机。阳气虚衰，气不化水，水饮凌心射肺，则心悸，喘咳，咳痰清稀；水邪泛溢，则面浮，下肢浮肿，甚则全身肿，腹胀有水；脾阳虚衰，健运失司，则脘痞纳差；寒水内盛，阳虚气化不利则尿少，肌肤失于温煦则怕

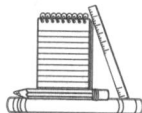

冷；面唇青紫，舌胖质黯，苔白滑，脉沉细，为阳虚血瘀水停之征。本证以面浮肢肿，尿少怕冷，心悸喘咳，面唇青紫，舌胖质黯，苔白滑为辨证要点。

治法：温肾健脾，化饮利水。

方药：真武汤合五苓散加减。方中附子、桂枝温肾通阳；茯苓、白术、猪苓、泽泻、生姜健脾利水；赤芍活血化瘀。

若水肿势剧，上凌心肺，心悸喘满，倚息不得卧者，加沉香、牵牛子、川椒目、葶苈子、万年青根行气逐水；血瘀甚，紫绀明显者，加泽兰、红花、丹参、益母草、北五加皮化瘀行水。待水饮消除后，可参照肺肾气虚论治。

6.肺肾气虚

证候：呼吸浅短难续，声低气怯，甚则张口抬肩，倚息不能平卧，咳嗽，痰白如沫，咯吐不利，胸闷心慌，形寒汗出，或腰膝酸软，小便清长，或尿有余沥，舌淡或黯紫，脉沉细数无力，或有结代。

证候分析：本证以肺肾气虚，摄纳失常为基本病机。肺气虚不能主气，肾气虚不能纳气，故呼吸浅短难续，声低气怯，张口抬肩，不能平卧；寒饮伏肺，肾虚水泛，故胸闷咳嗽，痰白如沫；肺病及心，心肺气虚，阳不外达，故心悸，汗出，形寒；肾气亏虚，腰为肾府，则腰膝酸软；肾气不固，则小便清长，尿有余沥；肺失治节，气不帅血，气滞血瘀，故见舌淡或黯紫，脉沉细虚数，或有结代。本证以呼吸浅短难续，声低气怯，腰膝酸软，小便清长为辨证要点。

治法：补肺纳肾，降气平喘。

方药：平喘固本汤合补肺汤加减。方中党参（人参）、黄芪、炙甘草补肺；冬虫夏草、熟地黄、胡桃肉、脐带益肾；五味子收敛肺气；灵磁石、沉香纳气归原；紫菀、款冬花、紫苏子、半夏、橘红化痰降气。

若肺虚有寒，怕冷，舌质淡，加桂枝、细辛温阳散寒；兼阴伤，低热，舌红苔少者，加麦冬、玉竹、知母养阴清热；气虚瘀阻，颈脉动甚，面唇紫绀明显者，加当归、丹参、苏木活血通脉。见喘脱危象者，急用参附汤送服蛤蚧粉或黑锡丹补气纳肾，回阳固脱。病情稳定者，可常服皱肺丸。

（四）其他疗法

1.中成药　肺肾不足，痰浊阻肺之肺胀，选用肺气肿片；肺肾气虚之肺胀，选用补肺丸；长期易感冒，可合用玉屏风散；急性期痰热咳喘，用喘嗽宁片或肺力咳胶囊等。

2.单方验方　①葶苈子粉，适用于肺胀痰浊壅肺证，装胶囊，每次1～3g，每日3次食后分服；②杏仁、胡桃肉各60g，适于肺胀肺肾气虚证，共研细末，加生蜂蜜少许调服，每次用药末3g，每日3次。

【转归预后】

肺胀的预后与年龄、体质、病程、治疗是否及时有关。一般来说，因本病多属积渐而成，病程缠绵，经常反复发作，难以根治。尤其是老年患者，发病后若不及时控制，极易发生变端，出现由肺及心的恶性后果，可见心悸、紫绀、水肿、舌质黯紫等症。心阳根于命门真火，肾阳不振，心肾阳微可呈现喘脱、神昧、汗出、肢冷、脉微欲绝的阴阳消亡危重之候。

【预防调护】

预防本病，重在先期防治原发病，避免迁延不愈，发展为本病。加强体育锻炼，加强肺脏

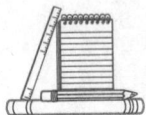

的通气功能，平时常服扶正固本方药，提高抗病能力。同时宜适寒温，预防感冒，避免接触烟尘等刺激物，以免诱发加重本病。对有呼吸困难者，遵医嘱给予低流量持续吸氧。如因外感诱发，应立即治疗，以免加重。可根据体质情况调饮食，保持乐观开朗的情绪。

【结语】

肺胀是由多种慢性肺系疾病后期转归而成。喘、咳、痰、胀，即喘息气促、咳嗽、咯痰、胸部膨满、胀闷如塞等是肺胀的证候特征；病久可见唇甲发绀、心悸、浮肿（瘀、悸、肿）等症；外邪或调治不当，其变证坏病可见昏迷、抽搐甚至喘脱等。病理性质属本虚标实。本虚多为气虚、气阴两虚，甚可发展为阳虚；标实为气滞、痰浊、水饮、瘀血。气虚、血瘀、痰阻则贯穿肺胀之始终。由于标本虚实常相兼夹，又互为影响，故成为迁延难愈，日渐加重的病证。本病严重危害患者健康与生命，应积极防治。预防上重视治疗原发疾病，控制其迁延发展是关键。治疗上应祛邪扶正、标本兼顾。感邪时偏于邪实，急者祛邪治标为主；平时偏于正虚，缓者以扶正治本为主。常在祛邪宣肺、降气化痰、温阳行水、活血化瘀、补益肺气、健脾化痰、补肾纳气、滋补阴阳诸法中灵活施治，病危时还须采用开窍、息风、止血、扶正固脱、救阴回阳等法以救急。但急则治标，缓则治本，标本兼顾应贯穿本病治疗的全过程。

复习思考

1. 如何区别肺胀与哮病、喘证？

2. 试述肺胀的辨证要点。

3. 肺胀的治疗原则是什么？怎样理解肺胀治疗原则中的"治标"与"治本"？

扫一扫，查阅复习思考题答案

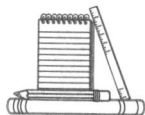

临证验案

邓某，女，48 岁。

入院日期：1963 年 6 月 15 日。

主诉：浮肿已半年，1 周来加重而入院。患者于 1961 年 1 月感冒后，开始咳嗽气喘、下肢浮肿，经治疗后好转，但常心悸。2 个月前症状又加重，动则心悸、气喘，下肢逐渐浮肿，心下痞满，咳嗽，吐白痰，尿少。经西医检查，诊断为慢性支气管炎、阻塞性肺气肿、慢性肺源性心脏病、心力衰竭 3 度。

辨证：心肾阳虚，痰湿阻遏，肺气壅塞。

治法：温阳宣肺、豁痰利湿，真武汤加开鬼门法治之。

处方：附子 6g，杭芍 9g，白术 9g，云苓 12g，甘草 9g，麻黄 3g，生石膏 12g，生姜 9g，杏仁 9g，白茅根 30g，车前子（包）15g，大枣（擘）5 枚。

上方服药 3 剂后，尿量显著增加，每日达 1500～1900mL，下肢浮肿明显减退。用药至第 5 剂后肿退，仅小腿略肿，咳嗽减轻。故上方加入宽胸理气之品：厚朴 6g，陈皮 6g。服药至第 6 剂后浮肿消失，心率减慢，两肺底可闻及湿啰音，考虑还有胸闷、咳嗽、气短等症，上方去白茅根、厚朴、车前子，加入止咳降气之苏子 9g。再服药 5 剂后咳嗽已止，仅微有气喘，心下稍有痞满，又予厚朴麻黄汤清肺泄热、豁痰平喘之剂。服药 1 周后，诸症均消失，心率 83 次 / 分，食纳正常，二便自调，故出院返家。

（董建华.中国现代名中医医案精华·赵锡武医案.北京：北京出版社，1990）

模块三　心系病证

【学习目标】

知识目标

1. 能够陈述心悸、胸痹、不寐的概念、病因病机、诊断与鉴别诊断、辨证要点、治疗原则、分证论治。

2. 能够阐述惊悸与怔忡、胸痹与胃脘痛的鉴别要点。

3. 能够识别真心痛。

4. 知晓心系病证的转归预后、预防调护。

技能目标

1. 能够对心悸、胸痹、不寐等心系病证者进行辨治处置。

2. 具有分析问题、解决问题及自主学习的能力。

素质目标

传承大医精神、高尚医德，尊重生命，重视医学伦理问题，注重人文关怀。

心为君主之官，位于胸中，两肺之间，膈膜之上。心是人体生命活动的主宰，为五脏六腑之大主，在五脏六腑中居于首要地位，统摄、协调其他脏腑的生理活动。

心主血脉，主神明，在体合脉，其华在面，开窍于舌，在液为汗，在志为喜，其经脉属心络小肠。心的主要生理功能：一是主血脉，具有推动血液在脉道中运行不息的作用；二是主神明，主司人体精神意识思维活动。

心的病理表现主要是血脉运行的障碍和情志思维活动的异常。心系病证的病因主要有年老体虚、情志失调、饮食劳倦、外邪侵袭等，心的病理性质主要有虚、实两方面，虚证为气血阴阳的亏损，实证为瘀、痰、饮、火、寒等阻滞。气血阴阳亏虚，心失所养，或痰饮、瘀血阻滞心脉，邪扰心神，心神不宁，则为心悸；心脉痹阻，胸阳不展，则为胸痹；阳盛阴衰，阴阳失交，阳不入阴，则为不寐。

心系病证的辨治当分清虚实、标本、缓急，应根据不同的原因，分别采用不同的治法。实证，当损其有余，活血化瘀、理气通络、化痰涤饮、辛温散寒、宣痹通阳、清热泻火、清化痰热，使邪去正安，心神得宁，血脉通畅；虚证，应补其不足，益气、养血、滋阴、温阳，或补益心脾，或气血双补，或滋补心肾，或补益脾肾，冀其气血得充，心有所养，阴阳和调，心脉通畅；虚实夹杂者治当补虚泻实。

项目一　心　悸

心悸是患者自觉心中悸动、惊惕不安，甚则不能自主的一种病证。临床一般多呈反复发作，

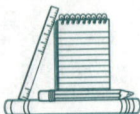

每因情志波动或劳累过度而诱发，且常伴胸闷、气短、失眠、健忘、眩晕、耳鸣等症。病情较轻者为惊悸，多为阵发性；病情较重者为怔忡，可呈持续性。

《内经》虽无心悸或惊悸、怔忡之病名，但有类似的记载，如"心下鼓""心怵惕"等，并认识到宗气外泄，心脉不通，突受惊恐，复感外邪可致心悸。心悸的病名，首见于汉代张仲景的《伤寒杂病论》，称为"心动悸""心下悸""心中悸""惊悸"等，并认为其主要病因有惊扰、水饮、虚劳及汗后受邪等。宋代严用和在《济生方》中首次提出"怔忡"之病名。

西医学中由于各种原因引起的心律失常，如心动过速、心动过缓、早搏、心房颤动或扑动、病态窦房结综合征、预激综合征及心功能不全、神经官能症等，以心悸为主要临床表现的，均可参照本病辨证论治。

【病因病机】

心悸可由体虚劳倦、七情所伤、感受外邪及药食不当导致气血阴阳亏虚，心神失养；或痰饮、瘀血阻滞心脉，邪扰心神，心神不宁。

（一）病因

1. 体虚劳倦　禀赋不足，素体虚弱，或久病失养；或劳倦太过，气血阴阳亏虚，脏腑功能失调，心失所养，发为心悸。

2. 七情所伤　平素心虚胆怯，突遇惊恐，忤犯心神，心神动摇，不能自主而心悸。长期忧思不解，心气郁结，郁久化火生痰，痰火扰心，心神不宁而致心悸。此外，大怒伤肝，大恐伤肾，怒则气逆，恐则精却，阴虚于下，火逆于上，亦可导致惊悸。

3. 感受外邪　风、寒、湿三气杂至，合而为痹。痹证日久，复感外邪，内舍于心，痹阻心脉，血行受阻而致心悸；或风寒湿热之邪，由血脉内侵于心，耗伤心气心阴而致心悸。

4. 药食不当　嗜食醇酒厚味、煎炸炙煿，蕴热化火生痰，痰火上扰心神引起心悸；或因药物过量或毒性较剧，耗伤心气，损伤心阴，引起心悸。

（二）病机

1. 基本病机　气血阴阳亏虚，心失所养；或痰饮、瘀血阻滞心脉，邪扰心神，心神不宁。

2. 病位　在心，与肝、脾、肾、肺四脏密切相关。

3. 病理性质　有虚实两个方面，虚者为气、血、阴、阳亏损，使心失所养，而致心悸；实者多由痰火扰心，水饮上凌或心血瘀阻，气血运行不畅所致。

4. 病理因素　常有痰、饮、气、火、瘀。

5. 病机转化　虚实之间可以相互转化，多为虚实夹杂。如实证日久，耗伤正气，可分别兼见气、血、阴、阳之亏损，而虚证也可因虚致实，而兼有实证表现，如临床上阴虚生内热者常兼火亢或夹痰热，阳虚不能蒸腾水湿而易夹水饮、痰湿，气血不足、气血运行滞涩而易出现气血瘀滞，瘀血与痰浊又常常互结为患。病情恶化，心阳暴脱，可出现厥脱危候。

【诊断与鉴别诊断】

（一）诊断依据

1. 主症　自觉心中悸动，心跳异常，或快或慢，或跳动过重，或忽跳忽止，呈阵发性或持续不解，神情紧张，心慌不安，不能自主。

2. 次症　胸闷不舒，易激动，心烦寐差，乏力，头晕等症。中老年患者，可伴有心胸疼痛，甚则喘促，汗出肢冷。严重者可发生晕厥、猝死。

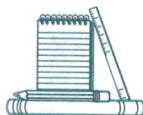

3.病史　常由情志刺激如惊恐、紧张，以及劳倦、饮酒、饱食等因素而诱发。多见于中老年，可反复发作或持续发作。

4.相关检查　心电图、动态心电图、超声心动图等检查有助于诊断。

（二）病证鉴别

惊悸与怔忡　惊悸发病，多与情绪因素有关，可由骤遇惊恐、忧思恼怒、悲哀过极或过度紧张而诱发，多为阵发性，病来虽速，病情较轻，实证居多，病势轻浅，可自行缓解，不发时如常人。怔忡多由久病体虚，心脏受损所致，无精神等因素亦可发生，常持续心悸，心中惕惕不能自控，活动后加重，多属虚证，或虚中夹实，病来虽渐，病情较重，不发时亦可兼见脏腑虚损症状。惊悸日久不愈，亦可形成怔忡。

【辨证论治】

（一）辨证要点

1.辨虚实　虚证应辨气血阴阳，心悸气短，神疲乏力，自汗者属气虚；心悸头晕，面色不华者属血虚；心悸盗汗，潮热口干者属阴虚；心悸肢冷，畏寒气喘者属阳虚。实证须分水饮、瘀血与痰火，心悸面浮，尿少肢肿者为水饮；心悸心痛，唇黯舌紫者为瘀血；心悸烦躁，口苦便秘者为痰火。虚实夹杂者还要分清孰虚孰实。

2.辨脉象　心悸常伴有脉律失常，临床应仔细体会结、代、促、数、缓、迟等脉。一息六至为数脉，一息四至为缓脉，一息三至为迟脉；脉象见数来一止，止无定数为促脉；脉象见缓时一止，止无定数为结脉；脉来更代，几至一止，止有定数为代脉。一般认为阳盛则促，数脉、促脉多为热象，但若脉虽数、促而沉细、微细，伴有面浮肢肿，动则气短，形寒肢冷，舌淡者，为虚寒之象。阴盛则结，迟而无力为虚寒，脉象迟、结、代者，一般多属虚寒，其中结脉表示气血凝滞，代脉表示元气虚衰、脏气衰微。但若脉象呈迟、结、代而按之有力，伴有口干舌红者为阳损及阴所致阴阳两虚。

知识链接

重视相关病理因素"虚、痰、饮、瘀、毒"对心悸的影响

《黄帝内经》提到心悸的病因有宗气外泄、突受惊恐，复感外邪等。《伤寒论》《金匮要略》认识到本病病因有惊扰、水饮、虚损及汗后受邪等。《诸病源候论》提出"风邪搏于心"可致惊悸。《济生方》认为惊悸乃"心虚胆怯之所致"。《丹溪心法》提出"责之虚与痰"理论。《医林改错》则补充了瘀血亦可导致心悸。近代医家经过努力，在传统理论基础上，对病理因素又有了进一步的认识，概括为虚、痰、饮、瘀、毒。虚主要是指脏腑亏损，包括气虚、血虚、阴虚、阳虚；痰饮所致心悸是由水液代谢失调引起的；瘀致心悸是由脉络瘀阻引起的；毒致心悸是因邪毒、药毒等（邪毒不单指风寒湿，还应包括春温、风温、暑湿、白喉、梅毒等病）内扰心神而发为心悸。近年认为，药物过量或毒性较剧，损及于心，可致心悸，如附子、乌头，或西药洋地黄、奎尼丁、肾上腺素、阿托品等用药过量或不当，均可致心动悸、脉结代一类证候。

（金实.中医内伤杂病临床研究.北京：人民卫生出版社，2009）

（二）治疗原则

心悸的治疗应分虚实。虚证治当补气、养血、滋阴、温阳，配合养心安神之品，促进脏腑

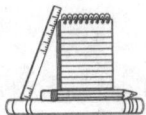

功能的恢复，使心神得养；实证则宜化痰、涤饮、清火、行瘀，配合重镇安神之品，以求邪去正安，心神得宁。但本病以虚实错杂为多见，且虚实的主次、缓急各有不同，故治当相互兼顾，灵活应用。

（三）分证论治

1. 心虚胆怯

证候：心悸不宁，善惊易恐，坐卧不安，少寐多梦而易惊醒，恶闻声响，苔薄白，脉细略数或细弦。

证候分析：本证以心虚胆怯，心神不宁为基本病机。心虚则神明失主，胆虚则决断无权，故遇惊恐之变则心悸，善惊易恐；心神失藏，魂不守舍，则少寐多梦而易惊醒，坐卧不安；脉细略数或细弦，为心神不安，气血逆乱之象。本证以心悸，善惊易怒，坐卧不安为辨证要点。

治法：镇惊定志，养心安神。

方药：安神定志丸加减。方中人参补益心气；龙齿镇惊安神；茯苓、茯神健脾养心安神；石菖蒲化痰开窍，醒神健脑；远志交通心肾。

若心阳不振者，加肉桂、附子以温通心阳；兼心血不足者，加阿胶、何首乌、龙眼肉以滋养心血；兼心气郁结者，加柴胡、郁金、合欢皮、绿萼梅以疏肝解郁。

2. 心血不足

证候：心悸气短，头晕目眩，面色无华，失眠健忘，倦怠乏力，舌淡红，脉细弱。

证候分析：本证以心血亏虚，心神失养为基本病机。心血不足，不能养心，故心悸，失眠健忘；心血亏损不能上荣，故头晕目眩；心主血，血不荣面，故面色无华；气虚不能振奋精神，故倦怠乏力，气短；舌为心苗，心血不足，血脉不充，故舌淡红，脉象细弱。本证以心悸，失眠多梦及血虚表现为辨证要点。

治法：补血养心，益气安神。

方药：归脾汤加减。方中当归、龙眼肉补养心血；黄芪、人参、白术、炙甘草益气以生血；茯神、远志、酸枣仁宁心安神；生姜、大枣和胃健脾；木香理气醒脾，使补而不滞。

若五心烦热，自汗盗汗，胸闷心烦，舌红少苔，脉细数或结代者，为气阴两虚，治以益气养血，滋阴安神，用炙甘草汤加减；失眠多梦者，加合欢皮、夜交藤、五味子、柏子仁、莲子心等养心安神；热病后期损及心阴而心悸者，以生脉散益气养阴。

3. 阴虚火旺

证候：心悸易惊，心烦失眠，五心烦热，口干，盗汗，思虑劳心则症状加重，伴耳鸣腰酸，头晕目眩，急躁易怒，舌红少津，苔少或无苔，脉细数。

证候分析：本证以心肾阴虚，虚火妄动，心神不宁为基本病机。心肾阴不足，阴虚火旺，火扰心神，故见心悸易惊，心烦失眠；思虑劳心则耗阴动火，故而心悸症状加重；肾阴不足，髓海失充，则眩晕耳鸣；肾精不足，腰府失养，故见腰酸；五心烦热，口干，盗汗，舌红少津，苔少或无苔，脉细数为阴虚火旺之征象。本证以心悸而烦，失眠多梦及阴虚表现为辨证要点。

治法：滋阴清火，养心安神。

方药：天王补心丹合朱砂安神丸加减。前方生地黄、玄参、麦冬、天冬滋阴清热；当归、丹参补血养心；茯苓、人参益心气；朱砂、远志、酸枣仁、柏子仁养心安神；五味子收敛心气；桔梗载药上行，以通心气。后方朱砂重镇安神；生地黄、当归补血滋阴；黄连清心泻火除烦；甘草调和诸药。

若肾阴亏虚，虚火妄动，遗精腰酸者，加龟甲、熟地黄、知母、黄柏，或加服知柏地黄丸；

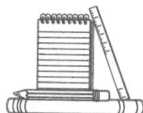

阴虚而火热不明显者，单用天王补心丹。

4. 心阳不振

证候：心悸不安，胸闷气短，动则尤甚，面色苍白，形寒肢冷，舌淡苔白，脉虚弱或沉细无力。

证候分析：本证以心阳虚衰，心神失于温养为基本病机。久病体虚，损伤心阳，心阳不足，心失温养，故心悸不安；心阳虚弱，胸阳不振，则胸闷气短；动则阳气耗散，故心悸加重；心阳虚衰，血液运行迟缓，不能上荣，则见面色苍白；阳虚则外寒，肢体失于温煦，故形寒肢冷；舌淡苔白，脉虚弱或沉细无力，均为心阳不足，鼓动无力之征。本证以心悸不安，胸闷气短及阳虚表现为辨证要点。

治法：温补心阳，安神定悸。

方药：桂枝甘草龙骨牡蛎汤合参附汤加减。前方用桂枝、炙甘草温补心阳；龙骨、牡蛎安神定悸。后方人参大补元气，益气助阳；附子温振心阳。

若形寒肢冷者，重用人参、附子，加黄芪、肉桂温阳散寒；大汗出者，重用人参、龙骨、牡蛎，加黄芪、山茱萸益气敛汗，或用独参汤煎服；兼见水饮内停者，加葶苈子、五加皮、车前子、泽泻利水化饮；夹瘀血者，加丹参、赤芍、川芎、桃仁、红花；心阳不振，以致心动过缓者，酌加炙麻黄、补骨脂，重用桂枝以温通心阳。

5. 水饮凌心

证候：心悸眩晕，胸闷痞满，渴不欲饮，小便短少，或下肢浮肿，形寒肢冷，伴恶心吐涎，舌淡胖，苔白滑，脉弦滑或沉细而滑。

证候分析：本证以脾肾阳虚，水饮内停，上凌于心为基本病机。水饮为阴邪，赖阳气所化，如阳虚不能化水，水邪内停，上凌于心，故见心悸；饮阻于中，清阳不升，则见眩晕；气机不利，故胸闷痞满；气化不利，水液内停，则渴不欲饮，小便短少或下肢浮肿；阳气不能达于四肢，充于肌表，故形寒肢冷；饮邪上逆，则恶心吐涎；舌淡胖，苔白滑，脉弦滑或沉细而滑，均为水饮内停之象。本证以心悸眩晕，恶心吐涎，舌苔白滑及虚寒之象为辨证要点。

治法：振奋心阳，化气利水。

方药：苓桂术甘汤加减。方中茯苓淡渗利水；桂枝、炙甘草通阳化气；白术健脾祛湿。

若兼见肺失宣肃，痰湿蕴肺，咳喘胸闷者，加杏仁、前胡、桔梗以宣肺，葶苈子、五加皮、防己以泻肺利水；兼见瘀血者，加当归、川芎、刘寄奴、泽兰、益母草；心肾阳虚而致浮肿尿少、阵发性夜间咳喘或端坐呼吸者，用真武汤温阳利水。

6. 瘀阻心脉

证候：心悸不安，胸闷不舒，心痛时作，痛如针刺，唇甲青紫，舌质紫黯或有瘀斑，脉涩或结或代。

证候分析：本证以气血瘀滞，心脉痹阻为基本病机。心主血脉，心脉瘀阻，血行不畅，心失所养，故心悸不安；血瘀气滞，心阳被遏，心络挛急，则胸闷不舒，心痛时作；唇甲青紫，舌质紫黯或有瘀斑，脉涩或结或代，皆为瘀血内阻，血脉运行不畅之征。本证以心悸不安，心痛时作，舌脉瘀象为辨证要点。

治法：活血化瘀，理气通络。

方药：桃仁红花煎加减。方中桃仁、红花、丹参、赤芍、川芎活血化瘀；延胡索、香附、青皮理气通脉；生地黄、当归养血活血。

若因虚致瘀者去理气之品，气虚加黄芪、党参、黄精；络脉痹阻，胸部窒闷者，加沉香、

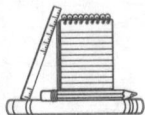

檀香、降香；夹痰浊，胸满闷痛，苔浊腻者，加瓜蒌、薤白、半夏、陈皮；胸痛甚者，加乳香、没药、五灵脂、蒲黄、三七粉等祛瘀止痛。

7. 痰火扰心

证候：心悸时发时止，受惊易作，胸闷烦躁，失眠多梦，口干口苦，大便秘结，小便短赤，舌红，苔黄腻，脉弦滑。

证候分析：本证以痰火上扰，心神不宁为基本病机。痰火扰心，心神不宁，故心悸时发时止，受惊易作，烦躁，失眠多梦；痰浊阻滞胸阳，则胸闷；口干苦，大便秘结，小便短赤，为痰火灼伤津液之象；痰多黏稠，舌红，苔黄腻，脉弦滑，均为痰热内蕴之征。本证以心悸，受惊易作，胸闷烦躁，痰多黏稠，舌苔黄腻为辨证要点。

治法：清热化痰，宁心安神。

方药：黄连温胆汤加减。方中黄连苦寒泻火，清心除烦；半夏辛温，和胃降逆，燥湿化痰；陈皮理气和胃，化湿祛痰；茯苓健脾利湿；生姜祛痰和胃；竹茹甘寒，涤痰开郁，清热化痰；枳实下气行痰；甘草、大枣和中。

若痰热互结，大便秘结者，加生大黄泻火通便；心悸甚者，加珍珠母、石决明、磁石重镇安神；火郁伤阴者，加麦冬、玉竹、天冬、生地黄养阴清热；兼脾虚者，加党参、白术、谷麦芽、砂仁益气醒脾。

（四）其他疗法

1. 中成药　丹参片、丹七片、银杏叶片适用于心悸瘀阻心脉证；补心气口服液适用于心悸心气不足证；生脉胶囊适用于心悸气阴两虚证；滋心阴口服液适用于心悸心阴虚证；参松养心胶囊适用于心悸气阴两虚、心络瘀阻证；心宝丸适用于心悸心肾阳虚、心脉瘀阻证；参附注射液适用于心悸心阳虚、心阳暴脱证。

2. 单方验方　①酸枣仁粥：酸枣仁末 15g，粳米 100g，先将粳米熬粥，在将熟之时放入酸枣仁末，继续煮至米熟粥成，宜趁温热时食用。本方具有宁心安神的功效，可用于心虚胆怯的心悸。②小麦红枣粥：小麦 60g，粳米 100g，大枣 6 枚，龙眼肉 15g，先将上述四物洗净，放入砂锅煮成粥，起锅时放入 20g 白糖，搅匀趁温热时食之。本方具有养心安神、健脾益气的功效，用于心气不足的心悸。③苦参：每日 20 ～ 30g，水煎服，10 天为 1 个疗程，对房性及室性早搏疗效较好，对窦性心动过速、房颤有一定疗效。

【转归预后】

心悸的预后转归主要取决于本虚的程度，邪实的轻重，治疗是否及时、得当，以及脉象变化等情况。心悸如为偶发、短暂者，一般易治；反复发作或长时间持续发作者，较为难治。如患者气血阴阳虚损程度较轻，无瘀血、痰饮之标证，病变脏腑单一，治疗得当，脉象变化不大者，病证多能痊愈。反之，脉象过数、过迟、频繁结代或乍疏乍数者，加之失治、误治，预后较差，甚至出现喘促、水肿、胸痹心痛、厥证、脱证等变证、坏病，若不及时抢救，预后极差，甚至导致死亡。

【预防调护】

保持精神乐观，情绪稳定，避免情志刺激。宜食用营养丰富而易消化吸收的食物，忌过饥、过饱，戒烟酒、浓茶、浓咖啡，宜低脂、低盐饮食；心阳虚者忌食生冷，心阴虚者忌辛辣炙煿，

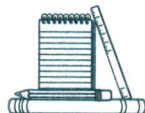

痰浊、瘀血者忌过食肥甘，水饮凌心者宜少食盐。注意劳逸结合，避免剧烈活动及体力劳动；重症应卧床休息。

【结语】

心悸多因体虚劳倦、情志内伤、外邪侵袭、药食不当等，导致气血阴阳亏虚，心失所养，或痰饮、瘀血阻滞，邪扰心神而发病。其病位在心，常与肝、脾、肺、肾相关。心悸的辨证治疗以虚实为纲，虚者为气、血、阴、阳亏损，使心失所养，治当补气、养血、滋阴、温阳，配合养心安神之品，促进脏腑功能的恢复，使心神得养；实者多由水饮凌心，瘀阻心脉，痰火扰心，气血运行不畅所致，治宜化痰、涤饮、清火、行瘀，配合重镇安神之品，以求邪去正安，心神得宁。

复习思考

1. 试述心悸的辨证要点。惊悸和怔忡如何鉴别？
2. 心悸的治疗原则是什么？简述心悸的分证论治。

临证验案

杨某，男，33 岁。1993 年 9 月 15 日初诊。

患者 1 年前因连续加班，过于劳累，忽觉心悸不安，少寐，周身乏力，做心电图，提示"频发性室性早搏"，经服用倍他乐克、肌苷等药物，心悸减轻，但停药后其症复作。现心悸频发，胸中发空，气短而不接续，动则汗出，倦怠乏力，睡眠不佳，观其舌质淡嫩，脉弦细且有结象。刘老辨为心胸阳气不足，导致水气上冲的"水心病"之证。

治法：通阳化饮，补益心气。

方药：桂枝 14g，茯苓 20g，白术 10g，炙甘草 10g，丹参 15g，党参 15g，沙参 12g。

服至 7 剂后，心悸明显减轻，胸中已不觉发空，守方又续进 10 余剂而病愈。

分析：本案加入"三参"之意义，因兼宗气虚弱之故。《灵枢·邪客》曰："宗气积于胸中，出于喉咙，以贯心脉，而行呼吸焉。"如果宗气虚弱，无力推动血脉运行，心脉迟缓，则必然加重"水心病"的病情。故在用苓桂术甘汤的同时，加上党参、沙参、丹参以补益心脏之气，并通心脏之脉，临床疗效佳。

（陈明，刘燕华，李方. 刘渡舟验案精选. 北京：学苑出版社，2007）

项目二　胸　痹

胸痹是以胸部闷痛，甚则胸痛彻背，喘息不得卧为主症的一种病证。轻者仅感胸闷如窒，呼吸欠畅，重者则有胸痛，严重者胸痛彻背、背痛彻胸。

《内经》记载有"心痛""卒心痛""厥心痛"病名，并有"真心痛"的记载，如《灵枢·厥病》说："真心痛，手足青至节，心痛甚，旦发夕死，夕发旦死。"胸痹心痛病名首见于汉代张仲景的《金匮要略》，并列专篇论述，将其病机归结为"阳微阴弦"，即上焦阳气不足，下焦阴寒内盛。根据不同证候，创制瓜蒌薤白白酒汤等九首方剂，以温通散寒，宣痹止痛。此后，各代医家对本病的病因病机认识不断深入，积累了丰富的治疗经验，如明代王肯堂《证治准绳·诸

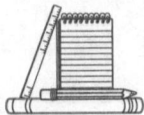

痛门》提出用失笑散及大剂量桃仁、红花、降香等治疗死血心痛；清代陈修园《时方歌括》载丹参饮治疗心腹诸痛；清代王清任《医林改错》中用血府逐瘀汤治疗胸痹，为活血化瘀法治疗本病奠定了基础。

西医学中的冠状动脉粥样硬化性心脏病之心绞痛可参照本病辨证论治。其他如心包炎、心肌病、心脏神经症等表现胸痹临床特征者，亦可参照本病辨证论治。

【病因病机】

胸痹的发生多与年老体虚、饮食不节、情志失调、寒邪内侵、劳倦内伤等因素有关。其关键病机是心脉痹阻。

（一）病因

1. 年老体虚 本病多见于中老年人，年过半百，肾气渐亏，精血渐衰。若肾阳虚衰则不能鼓动五脏之阳，导致心气不足或心阳不振，血脉失于温煦，鼓动无力而痹阻不通；若肾阴亏虚，则不能滋养五脏之阴，导致心阴亏虚，心脉失于濡养而致胸痹；或因阴虚火旺，灼津成痰，痰浊痹阻心脉，发为胸痹。

2. 饮食不节 过食肥甘厚味或嗜烟酒成癖，损伤脾胃，运化失健，聚湿生痰，上犯心胸，阻遏心阳，胸阳不展，气机不畅，心脉痹阻，而成胸痹；或痰浊久留，痰瘀交阻，而致胸痹。

3. 情志失调 忧思伤脾，脾失健运，津液不布，遂聚为痰；或郁怒伤肝，肝失疏泄，肝郁气滞，气郁化火，灼津为痰，气滞痰阻，痹阻心脉，而成胸痹；或痰瘀交阻，胸阳不运，心脉痹阻，不通则痛而成胸痹。

4. 寒邪内侵 素体阳虚，胸阳不振，阴寒之邪乘虚而入，寒凝气滞，气滞血瘀，心脉痹阻，不通则痛发为胸痹。

5. 劳倦内伤 劳倦耗气，积劳伤阳，心肾阳虚，鼓动无力，胸阳不展，阴寒凝滞，心脉痹阻而发胸痹。或由于劳倦伤脾，脾虚运化失司，气血生化乏源，无以濡养心脉，拘急而痛。

（二）病机

1. 基本病机 心脉痹阻。

2. 病位 在心，涉及肝、脾、肺、肾等脏。

3. 病理性质 本虚标实，虚实夹杂。

4. 病理因素 本虚为气虚、阳虚、气阴两虚；标实为瘀血、寒凝、痰浊、气滞；且可相兼为病，如气滞血瘀、寒凝血瘀、痰瘀交阻等。

5. 病机转化 可因实致虚或因虚致实。痰瘀踞于心胸，胸阳痹阻，病延日久，每可耗气伤阳，可转为心气不足或阴阳并损；阴寒凝结，气失温煦，伤及阳气，可致心阳虚衰；瘀阻脉络，留瘀日久，瘀血不去，新血不生，可导致心气、心血不足，此属因实致虚。心气不足，鼓动不力，易致气滞血瘀，瘀血阻络；心肾阴虚，水亏火炎，炼液为痰，痰浊阻于心脉；心阳虚衰，阳虚生寒，寒痰凝络，此为因虚致实；本病进一步发展，瘀血闭阻心脉，可见心胸猝然大痛，而发为真心痛；若心肾阳虚，水邪泛滥，水饮凌心射肺，可出现喘咳、肢肿等严重并发症。

【诊断与鉴别诊断】

（一）诊断依据

1. 主症 左侧胸膺或膻中处突发憋闷疼痛，疼痛性质为闷痛、胀痛、刺痛、绞痛、灼痛。

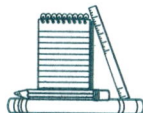

疼痛常放射至左肩背、咽喉、胃脘部、左上臂内侧等部位；常呈反复发作性，一般3～5分钟，休息或服药后可缓解。

2. 次症　常伴有心悸、气短、自汗，甚至喘息不得卧。

3. 病史　多因劳累过度、情志波动、感受寒冷、暴饮暴食等诱发，亦有无明显诱因或安静时发病者。多见于中年及以上人群。

4. 相关检查　心电图、动态心电图、超声心动图、心电图运动试验、放射性核素心脏检查、心肌损伤标志物、多层螺旋CT冠状动脉成像、冠状动脉造影等有助于诊断。

（二）病证鉴别

1. 胸痹与胃脘痛　心在脘上，脘在心下，以其部位相近，故有胃脘当心而痛之称；胸痹不典型者，其疼痛可在胃脘，极易混淆。鉴别点：两者在疼痛部位、疼痛性质、疼痛持续时间及兼症方面均有所不同。胸痹以闷痛为主，疼痛为时短暂，虽与饮食有关，但经休息、服药后常可缓解。胃脘痛以胀痛为主，局部有压痛，持续时间较长，多与饮食有关，常伴有泛酸、嘈杂、嗳气、呃逆等胃部症状。真心痛有时亦表现为持续性胃脘部疼痛，应予警惕。

2. 胸痹与悬饮　悬饮为胸胁胀痛，持续不解，多伴有咳唾引痛，转侧、呼吸时疼痛加重，肋间饱满，并有咳嗽、咳痰、发热等肺系证候。

3. 胸痹与真心痛　真心痛乃胸痹的进一步发展。症见心痛剧烈，持续不解，伴有汗出、肢冷、面白、唇紫、手足青至节，脉微或结代等。正如《素问·厥论》中所说："真心痛，手足青至节，心痛甚，旦发夕死，夕发旦死。"

知识链接

稳定型心绞痛的疼痛特点

心绞痛为冠心病最常见的临床类型，属于中医学"胸痹"范畴。稳定型心绞痛以发作性胸痛为主要临床表现，疼痛的特点如下。

1. 诱因　发作常由体力劳动或情绪激动（如愤怒、焦急、过度兴奋等）所诱发，饱食、寒冷、吸烟、心动过速、休克等亦可诱发。疼痛多发生于劳力或激动的当时，而不是在劳累之后。典型的稳定型心绞痛常在相似的条件下重复发生。

2. 部位　主要在胸骨体之后，可波及心前区，手掌大小范围，也可横贯前胸，界限不清。常放射至左肩、左臂内侧达无名指和小指，或至颈、咽或下颌部。

3. 性质　胸痛常为压迫、发闷或紧缩性，也可有烧灼感，但不像针刺或刀扎样锐性痛，偶伴濒死感。有些患者仅觉胸闷不适而非胸痛。发作时患者往往被迫停止正在进行的活动，直至症状缓解。

4. 持续时间　心绞痛一般持续数分钟至十余分钟，多为3～5分钟，一般不超过半小时。

5. 缓解方式　一般在停止原来诱发症状的活动后即可缓解，舌下含服硝酸甘油等硝酸酯类药物也能在几分钟内使之缓解。

（葛均波，徐永健，王辰．内科学．9版．北京：人民卫生出版社，2018）

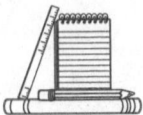

【辨证论治】

（一）辨证要点

1. 辨标本虚实 胸痹总属本虚标实之证，故需辨别虚实，分清标本。标实应区别气滞、痰浊、血瘀、寒凝的不同。标实者：闷重而痛轻，兼见胸胁胀满，善太息，憋气，苔薄白，脉弦者，多属气滞；胸闷窒而痛，伴唾吐痰涎，苔腻，脉弦滑或弦数者，多属痰浊；胸痛如绞，遇寒则发，或得冷加剧，伴畏寒肢冷，舌淡苔白，脉沉紧，多属寒凝；胸中刺痛，痛有定处，固定不移，入夜尤甚，舌质紫黯，或有瘀点、瘀斑，脉涩，多属血瘀。本虚者：胸闷隐痛，劳后易发，伴心慌气短，神疲乏力，舌淡胖嫩，边有齿痕，脉沉细或结代者，多属心气不足；心胸绞痛，兼见胸闷气短，四肢厥冷，神倦自汗，脉沉细者，多属心阳不振；胸中隐痛，时作时止，缠绵不休，动则多发，伴头晕耳鸣，舌淡红而少苔，脉沉细而数，多属气阴两虚。

2. 辨病势轻重 疼痛持续时间短暂，瞬间即逝者，病情较轻；疼痛持续时间长，反复发作者，病情较重。疼痛部位走窜不定者，病情较轻；疼痛部位固定不移者，病情较重。休息或服药后即能缓解者为顺证，服药后难以缓解者常为危候。

（二）治疗原则

治疗原则应先治其标，后治其本，必要时可根据虚实标本主次，兼顾同治。发作期以标实为主，缓解期以本虚为主。标实当以祛邪为主，针对气滞、血瘀、寒凝、痰浊，采取疏理气机、活血化瘀、辛温通阳、泄浊豁痰等治法，尤其重视活血通脉；本虚以扶正为主，采取益气养阴、益气温阳、滋阴益肾等治法，尤其重视补益心气。虚实夹杂者，分清主次，适当兼顾。

思政主题：求真务实，勇于创新

倡导求真务实精神，创制活血逐瘀类方

王清任（1768—1831），清代医学家，河北省玉田县人。王清任治学严谨，敢于质疑，求真务实，立足临床，1830 年著《医林改错》一书，大胆创新，创制了通窍活血汤、血府逐瘀汤、膈下逐瘀汤、少腹逐瘀汤、身痛逐瘀汤、通经逐瘀汤、会厌逐瘀汤、补阳还五汤等一系列活血逐瘀类方，根据瘀血所在部位的不同选用相应的活血化瘀方剂，"立通窍活血汤，治头面四肢、周身血管血瘀之症；立血府逐瘀汤，治胸中血瘀之症；立膈下逐瘀汤，治肚腹血瘀之症"。

王清任认为做一名苍生大医，既要有"活人之心"，还须有"济世之手"，"必须亲治其证，屡验方法，万无一失，方可传与后人"，只有这样才不致"轻忽人命"。王清任及《医林改错》在中国医学史上占有极高地位，其气血同治的逐瘀思想、分部辨治的治疗思路及所创制的活血逐瘀名方，对后世临床应用活血化瘀法均有所裨益和启发，其贡献巨大，值得肯定。梁启超称王清任"诚中国医界极大胆革命论者，其人之学术，亦饶有科学的精神"。

（三）分证论治

1. 心血瘀阻

证候：心胸疼痛，如刺如绞，痛有定处，入夜尤甚，甚则心痛彻背，背痛彻心，或痛引肩背，伴有胸闷，日久不愈，常因劳累或恼怒而加重，舌质紫黯，或有瘀斑，苔薄，脉弦涩。

证候分析：本证以心脉瘀阻，胸阳不展，心脉不畅为基本病机。瘀血阻于心脉，络脉不通，

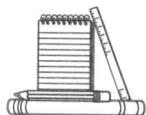

不通则痛，故见心胸疼痛，如刺如绞，痛有定处；血属阴，夜亦属阴，故入夜尤甚；心脉瘀阻，胸阳不展，故胸闷；劳则气耗，气耗则运血无力加重血瘀，恼怒则肝气郁结，气滞则加重血瘀，故常因劳累或恼怒而疼痛加重；舌质紫黯，或有瘀斑，苔薄，脉弦涩，皆为瘀血内停之征。本证以心胸疼痛，如刺如绞，痛有定处，入夜尤甚，舌质紫黯，脉涩为辨证要点。

治法：活血化瘀，通脉止痛。

方药：血府逐瘀汤加减。方中当归、川芎、桃仁、红花、赤芍活血祛瘀而通血脉；柴胡、桔梗与枳壳、牛膝配伍，一升一降，调畅气机，行气活血；生地黄养阴而润血燥；甘草调和诸药和中。

若血瘀轻者，用丹参饮；胸痛剧烈，瘀血痹阻重者，加乳香、没药、郁金、降香、丹参等，加强活血理气之功；血瘀气滞并重，胸闷痛甚者，加沉香、檀香、荜茇等辛香理气止痛之药。

2. 气滞心胸

证候：心胸满闷，隐痛阵发，时欲太息，遇情志不遂时容易诱发或加重，或兼有胃脘胀闷，得嗳气或矢气则舒，苔薄或薄腻，脉细弦。

证候分析：本证以肝失疏泄，气机郁滞，心脉不和为基本病机。肝失疏泄，气机郁滞，胸阳不展，心脉不畅，故心胸满闷，隐痛阵发；肝郁气滞，情志不舒，故时欲太息；情志不遂时肝郁更重，则容易诱发或加重；肝气郁结，横逆犯胃，则胃脘胀闷，得嗳气或矢气则肝气暂得疏解，证候稍缓；苔薄或薄腻，脉细弦，为气滞之征。本证以心胸满闷，隐痛阵发，遇情志不遂时易诱发或加重为辨证要点。

治法：疏肝理气，活血通络。

方药：柴胡疏肝散加减。方中柴胡、枳壳一升一降，调理气机；白芍、甘草缓急舒脉止痛；香附、陈皮增强理气解郁之功，香附为气中血药，川芎为血中气药，故可活血且能调畅气机。

若胸闷心痛明显，为气滞血瘀之象，合用失笑散，以增强活血行瘀、散结止痛之功；气郁日久化热，心烦易怒，口干便秘，舌红苔黄，脉弦数者，用丹栀逍遥散疏肝清热。

3. 痰浊闭阻

证候：胸闷重而心痛微，痰多气短，肢体沉重，形体肥胖，遇阴雨天易发作或加重，伴有纳呆便溏，咯吐痰涎，舌体胖大且边有齿痕，苔浊腻或白滑，脉滑。

证候分析：本证以痰浊闭阻，胸阳失展，气机不畅为基本病机。痰为阴邪，重浊黏滞，阻于心脉，胸阳失展，气机不畅，故胸闷重而痛；痰浊困脾，脾失健运，痰浊水湿浸渍四肢、肌肉，故肥胖体沉；痰浊属阴，阴雨天痰浊痹阻更甚，故引起发作或加重病情；痰浊困脾，脾不能振奋阳气，则倦怠乏力；脾受痰阻，纳运失司，则纳呆便溏；痰浊阻胃，胃失和降，则咳吐痰涎；舌体胖大边有齿痕，苔浊腻或白滑，脉滑为痰浊闭阻之征。本证以胸闷心痛，痰多，苔浊腻为辨证要点。

治法：通阳泄浊，豁痰宣痹。

方药：瓜蒌薤白半夏汤合涤痰汤加减。方中瓜蒌豁痰下气宽胸；薤白通阳散结止痛；半夏化痰开结；以石菖蒲化浊开窍；陈皮、枳实行气滞而破痰结；半夏、胆南星、竹茹化痰；人参、甘草、茯苓健脾化饮；生姜辛散通阳。

若痰浊郁而化热者，用黄连温胆汤加郁金，以清化痰热而理气活血；痰热郁火者，加海浮石、海蛤壳、栀子、天竺黄、竹沥化痰火之胶结；大便干结者，加桃仁、大黄。

4. 寒凝心脉

证候：猝然心痛如绞，心痛彻背，喘不得卧，多因气候骤冷或骤感风寒而发病或加重，伴

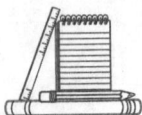

形寒，甚则手足不温，冷汗自出，胸闷气短，心悸，面色苍白，苔薄白，脉沉紧或沉细。

证候分析：本证以阴寒凝滞，痹阻胸阳为基本病机。素体阳虚，寒从中生，阴寒凝滞，胸阳阻遏，复感寒邪，使心脉痹阻，可突发心痛如绞；诸阳受气于胸中而转行于背，寒邪内侵致使阳气不运，气机阻滞，故见心痛彻背，感寒痛甚；阳虚生寒，不达四肢末端，故形寒，手足不温；胸阳痹阻，气机不畅，故见胸闷气短，心悸；阳气不足，故面色苍白；苔薄白，脉沉紧或沉细均为阴寒凝滞，阳气不运之候。本证以猝然心痛如绞，形寒，手足不温，遇寒加重为辨证要点。

治法：辛温散寒，宣通心阳。

方药：枳实薤白桂枝汤合当归四逆汤加减。方中瓜蒌豁痰下气宽胸；薤白通阳散结止痛；半夏化痰开结；石菖蒲化浊开窍；陈皮、枳实行气滞而破痰结；半夏、胆南星、竹茹化痰；人参、甘草、茯苓健脾化饮；生姜辛散通阳。

若胸痛剧烈，心痛彻背，背痛彻心，痛无休止，伴身寒肢冷，气短喘息，脉沉紧或沉微者，属阴寒极盛之胸痹重症，当用温通散寒之法，用乌头赤石脂丸加荜茇、高良姜、细辛等温阳逐寒、通络止痛；痛剧而四肢不温，冷汗自出者，即刻舌下含化苏合香丸或冠心苏合丸，芳香化浊，理气温通开窍。

5. 气阴两虚

证候：心胸隐痛，时作时止，心悸气短，动则益甚，伴倦怠乏力，声息低微，易汗出，心烦，手足心热，舌质淡红，舌体胖大边有齿痕，少苔或无苔，脉虚细缓或结代。

证候分析：本证以气阴两虚，血行瘀滞为基本病机。心痛日久，气阴耗伤，气虚无以运血，阴虚则络脉不利，均可使血行不畅，心脉痹阻，故心胸隐痛，时作时止；气虚则气短，倦怠乏力，声息低微，易汗出；动则耗气，故动则益甚；阴血亏虚，虚火内扰，则手足心热，心悸心烦；舌质淡红，舌体胖大边有齿痕，少苔或无苔，脉虚细缓或结代均为气阴两虚之象。本证以心胸隐痛，心悸心烦气短，伴有气阴两虚的表现为辨证要点。

治法：益气养阴，活血通脉。

方药：生脉散合人参养荣汤加减。方中人参、黄芪、白术、茯苓、甘草健脾益气，以助生化之源；熟地黄、麦冬、当归、白芍滋阴养血；远志、五味子养心安神；陈皮、生姜理气醒脾。

若兼气滞血瘀者，加川芎、郁金以行气活血；兼痰浊者，加豆蔻以健脾化痰。

6. 心肾阴虚

证候：心痛憋闷，心悸盗汗，虚烦不寐，腰膝酸软，头晕耳鸣，口干便秘，舌红少津，苔少或剥，脉细数或促代。

证候分析：本证以心肾阴虚，脉道失濡，瘀血阻络，心脉不畅为基本病机。病延日久，阴虚血滞，心脉痹阻，故心痛憋闷；肾阴虚，心失所养，神不安宁，故见心悸虚烦不寐；心肾阴虚，阴虚生内热，虚热蒸津外泄，则盗汗；肾阴亏虚，腰府失养，故腰膝酸软；阴液亏虚，不能上荣，则头晕耳鸣，口干；阴虚肠道失于濡养，故便秘；舌红少津，苔少或剥，脉细数，或促代，均为阴虚内热，瘀血阻络之征。本证以心痛憋闷，心悸虚烦不寐及心肾阴虚表现为辨证要点。

治法：滋阴清火，养心和络。

方药：天王补心丹合炙甘草汤加减。前方以生地黄、玄参、天冬、麦冬、丹参、当归滋阴养血而泻虚火，人参、茯苓、柏子仁、酸枣仁、五味子、远志补心气，养心神，朱砂重镇安神，

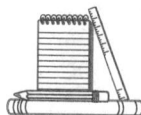

桔梗载药上行，直达病所；后方重用生地黄，配以阿胶、麦冬、火麻仁滋阴补血，以养心阴，人参、大枣补气益胃，资脉之本源，桂枝、生姜以行心阳。诸药同用，使阴血得充，阴阳调和，心脉通畅。

若阴不敛阳，虚火扰神，虚烦不寐，舌尖红少津者，用酸枣仁汤，清热除烦以养血安神。

7. 心肾阳虚

证候：胸闷而痛，心悸气短，动则更甚，自汗乏力，面色㿠白，神倦怯寒，四肢欠温或肿胀，腰膝酸冷，舌质淡胖，边有齿痕，苔白或腻，脉沉细迟。

证候分析：本证以心肾阳虚，胸阳不振，心脉不利为基本病机。心肾阳虚，胸阳不运，气血不畅，心脉痹阻，心神不宁，故胸闷而痛，心悸气短；动则耗气，阳气更伤，故动则更甚；汗为心液，心阳虚，不能收敛心液，则自汗出；心肾阳虚，不能振奋精神，温运肢体，故乏力，神倦怯寒，四肢欠温；肾阳虚，不能温运腰府，则腰膝酸冷；面色㿠白，舌质淡胖，边有齿痕，苔白或腻，脉沉细迟，为心肾阳虚，胸阳不振之征。本证以胸闷痛、气短，心悸及心肾阳虚表现为辨证要点。

治法：温补阳气，振奋心阳。

方药：参附汤合右归饮加减。方中人参大补元气；附子、桂枝温心肾之阳；熟地黄、山茱萸、枸杞子、杜仲、山药补益肾精。

若肾阳虚衰，水饮上凌心肺，症见水肿、喘促、心悸者，用真武汤加黄芪、汉防己、猪苓、车前子温肾阳而化水饮。

（四）其他疗法

1. 中成药　速效救心丸，每日 3 次，每次 4～6 粒含服，急性发作时每次 10～15 粒，治疗冠心病胸闷憋气、心前区疼痛；苏合香丸，每次 1～4 丸，疼痛时用，治疗寒凝气滞胸痹；地奥心血康、复方丹参滴丸、复方丹参注射液、血栓心脉宁、心通口服液用于心血瘀阻胸痹；补心气口服液用于心气虚胸痹；滋心阴口服液用于心阴虚胸痹。

2. 单方验方　①丹参山楂饮：丹参、山楂各 15～20g，水煎或开水冲泡，每日 1 剂，代茶饮用，用于心血瘀阻之胸痹。②人参三七饮：生晒参 5～10g，三七粉 3g，用生晒参煎汁，取汁送服三七粉，每日 3 次，用于气虚血瘀之胸痹。

【转归预后】

本病多在中年以后发生，如治疗及时得当，可获较长时间稳定缓解，如反复发作，则病情较为顽固。病情进一步发展，可见心胸猝然大痛，出现真心痛证候，甚则可"旦发夕死，夕发旦死"。

【预防调护】

注意调摄精神，避免情绪波动。注意生活起居，寒温适宜。注意饮食调节，饮食宜清淡低盐，食勿过饱，勿过食肥甘，应戒烟限酒。注意劳逸结合，坚持适当活动。发作期应立即卧床休息，缓解期要适当休息，保证充足的睡眠，坚持力所能及的活动，做到动中有静，动而有节。

【结语】

胸痹是因年老体虚、饮食不节、情志失调、寒邪内侵、劳倦内伤，导致瘀血、痰浊、寒凝、

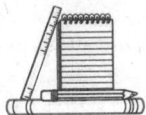

气滞痹阻心脉。表现以胸部闷痛，甚则胸痛彻背，喘息不得平卧为主症的一种病证。病位在心，与肝、脾、肾关系密切，其病机总属本虚标实，发作期以标实为主，常见瘀阻、气滞、痰浊、寒凝、闭阻心脉；缓解期以本虚为主，常见气阴两虚、心肾阴虚或心肾阳虚，心脉失于滋养、温煦而痹阻不通。治疗原则为先治其标，后治其本。实证宜根据证候应用活血化瘀、理气通阳、豁痰泄浊、辛温散寒等法，虚证宜用益气养阴、滋阴益肾、益气温阳等法。但临证所见，多虚实夹杂，故必须严密观察病情，灵活掌握，辨证论治，按虚实主次缓急而兼顾同治，并配合运用有效的中成药，可取得较好的疗效。

附　真心痛

真心痛亦称心厥，是胸痹进一步发展的严重病证。其特点为剧烈而持久的胸骨后疼痛，伴心悸、喘促、水肿、汗出、面色苍白等症状，甚至猝死。

西医学中的冠心病急性心肌梗死可参照本病辨证论治。

《诸病源候论·心病诸候》曰："心为诸脏主而藏神，其正经不可伤，伤之而痛为真心痛。"《灵枢·厥病》曰："真心痛，手足青至节，心痛甚，旦发夕死，夕发旦死。"指出该病证在当时死亡风险甚高。明代《医学入门·心痛》说："真心痛，因内外邪犯心君，一日即死。"

真心痛其病机责之于"本虚标实"。本虚是发病基础，标实是发病条件。如寒凝气滞，血瘀痰浊，痹阻心脉，心脉不通，出现心胸疼痛，严重者心脉突然闭塞，气血运行中断，可见心胸猝然大痛，而发为真心痛。若心气不足，运血无力，心脉瘀阻，心血亏虚，气血运行不利，可见心动悸、脉结代；若心肾阳虚，水邪泛滥，水饮凌心射肺，可出现心悸、水肿、喘促，或亡阳厥脱，或阴阳俱脱，最后导致阴阳离决。总之，本病病位在心，总的病机为本虚标实，而在急性期则以标实为主，在发作期必须选用有速效止痛作用之药物，以迅速缓解心痛症状，发作时应用宽胸气雾剂口腔喷雾给药，或舌下含化复方丹参滴丸，或速效救心丸，或麝香保心丸缓解疼痛。疼痛缓解后予以辨证施治，常以补气活血、温阳通脉为法，可与胸痹辨证互参。注意给予患者合理护理，令其卧床休息，低流量吸氧，保持情绪稳定和大便通畅等，必要时采用中西医结合治疗。

1. 气虚血瘀

证候：突发持续性心胸闷痛，动则加重，伴短气乏力，汗出，心悸，舌体胖大，边有齿痕，舌质黯淡或有瘀点瘀斑，舌苔薄白，脉弦细无力。

治法：益气活血，通脉止痛。

方药：保元汤合血府逐瘀汤加减：人参、黄芪、桃仁、红花、川芎、赤芍、当归、丹参、柴胡、枳壳、桔梗、甘草。

瘀血刺痛明显者，加莪术、延胡索，另吞三七粉；口干、舌红者，加麦冬、生地黄；舌淡肢冷者，加肉桂、淫羊藿；痰热内蕴者，加黄连、瓜蒌、半夏。

2. 痰瘀互结

证候：突发持续性胸痛如窒，堵闷疼痛，倦怠气短，脘腹痞满，纳呆，恶心呕吐，舌质淡胖有齿印，舌苔滑腻，脉弦滑。

治法：涤痰宽胸，活血止痛。

方药：瓜蒌薤白半夏汤合桃红四物汤：瓜蒌、薤白、法半夏、桃仁、红花、川芎、丹参、赤芍。

瘀血重证者，可加乳香、没药；痰浊重证者，可加胆南星。

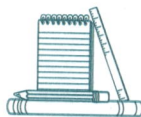

3. 寒凝心脉

证候：突发持续性胸痛彻背，胸闷气短，心悸不宁，神疲乏力，形寒肢冷，舌质淡黯，舌苔白腻，脉沉无力，迟缓或结代。

治法：散寒宣痹，活血通脉。

方药：当归四逆汤加味：当归、芍药、桂枝、附子、细辛、人参、甘草、通草、三七、丹参。

寒象明显者，加干姜、蜀椒、荜茇、高良姜；气滞者，加白檀香；痛剧急予苏合香丸之类。

4. 正虚阳脱

证候：突发持续性心胸绞痛，或有窒息感，喘促不宁，心慌，面色苍白，大汗淋漓，烦躁不安或表情淡漠，重则神识昏迷，四肢厥冷，口开目合，手撒遗尿，脉疾数无力或脉微欲绝。

治法：回阳救逆，益气固脱。

方药：四逆加人参汤加减：红参、附子、肉桂、山茱萸、龙骨、牡蛎、玉竹、炙甘草等。

阴竭者，加五味子并可急用独参汤灌服或鼻饲，或参附汤注射液。亦可选用蝮蛇抗酸酶、蚓激酶、三七总苷、毛冬青甲素、川芎嗪等活血药物，具有一定程度的抗凝和溶栓作用，并可扩张冠状动脉。

复习思考

1. 胸痹心痛的辨证要点有哪些？试述之。
2. 胸痹心痛的治疗原则是什么？"通"与"补"两大原则如何理解？
3. 真心痛的主要临床表现是什么？

临证验案

韩某，男，54岁。

有冠心病病史5年，1981年因急性心肌梗死住院治疗半年。出院后常因受寒、劳累或情绪变动诱发心绞痛，痛时以左胸为主，甚则牵引左胁左背作痛。心电图示：V4～V6 T波倒置、avL T波双相。诊时痛苦面容，面色晦滞，左胸刺痛，夜间尤甚，心悸气短，舌紫黯边尖略红，苔薄，脉细涩。证系心脉瘀阻，不通则痛。拟活血化瘀，行气止痛。药用：桃仁12g，红花6g，赤芍、川芎各9g，当归12g，炙乳没各6g，失笑散（包煎）12g，桂枝4.5g，枳壳、桔梗各9g。4剂。

二诊：药后，胸痛昼日已减少，夜间仍发作，心悸胸闷，脉舌如前，再议原法续治。原方去失笑散，改为生蒲黄（包煎）12g，炒枣仁12g。7剂。

三诊：投用化瘀通脉法，4日来胸痛未发作，但胸闷心悸、神疲乏力，面仍晦滞，舌黯红，脉细。脉络渐通，虚象显露。再予养心通络法。药用：桃仁、赤白芍各9g，炙生地黄、当归各12g，丹参、黄芪各15g，甘草6g，桂枝3g，炒枣仁12g，桔梗9g。10剂。后再按上方增损，又服10余剂，心痛基本消失，心电图复查：除前壁陈旧性心肌梗死外，其余无异常。

分析：本案病情凶险，因疼痛剧烈，初诊时加入失笑散，乳没重在化瘀止痛。三诊时心络渐通，心痛明显缓解时出现邪衰正亏，故稍减攻伐而加用黄芪、甘草补益心气而助血行，病体渐得康复。

[张菊生.张伯臾治疗心痹验案二则.辽宁中医，1997（6）：279]

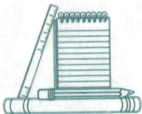

项目三　不　寐

不寐是以经常不能获得正常睡眠为特征的病证，主要表现为睡眠时间、深度的不足。轻者入睡困难，或寐而不酣，时寐时醒，或醒后不能再寐，重者彻夜不寐。

《内经》称不寐为"不得卧""目不瞑"等，认为是由邪气客于脏腑，卫气行于阳，不能入阴所致。《素问·逆调论》提出"胃不和则卧不安"，对后世影响较大。《灵枢·邪客》云："补其不足，泻其有余，调其虚实，以通其道，而去其邪，饮以半夏汤一剂，阴阳已通，其卧立至。"《难经·四十六难》最早提出"不寐"病名，认为"老人血气衰，肌肉不滑荣卫之道涩，故昼日不能精，夜不得寐也。故知老人不得寐也"。东汉张仲景《伤寒论·辨少阴病脉证并治》云："少阴病，得之二三日以上，心中烦，不得卧，黄连阿胶汤主之。"指出少阴病热化伤阴后可致阴虚火旺之不寐证。《金匮要略·血痹虚劳病脉证并治》云："虚劳虚烦不得眠，酸枣仁汤主之。"提出肝血不足虚热烦躁的不寐证，开创辨证论治不寐的先河。宋代许叔微《普济本事方》提出肝经血虚，魂不守舍，心神不安而出现不寐。明代张景岳《景岳全书·不寐》将不寐病机概括为有邪、无邪两种类型。李中梓《医宗必读》指出不寐的病因有气虚、阴虚、痰滞、水停、胃不和五种。戴思恭《证治要诀》提出"年高人阳衰不寐"的论点，提示不寐病因与阳虚有关。秦景明《症因脉治》详述了心血虚与心气虚所致不得卧的辨证论治。王清任《医林改错·血府逐瘀汤所治之症目》提出瘀血可致不寐，以血府逐瘀汤辨治。唐容川《血证论·卧寐证》谓："不寐之证有二，一是心病，一是肝病。"

本节讨论以失眠为主症的疾病，因其他病证而影响睡眠者，不属本节的范围。西医学的神经官能症、高血压病、脑动脉硬化、更年期综合征、贫血等，凡以失眠为主者，均可参照本节辨证论治。

知识链接

多寐

多寐是以不分昼夜，时时欲睡，呼之即醒，醒后复睡为主要表现的疾病，亦称"嗜睡""多卧嗜眠""多眠"等。西医学中的发作性嗜睡病、神经官能症及某些精神病，其临床症状以多寐为主，可参照本节辨证论治。

多寐病位在心、脾，与肾关系密切，多属本虚标实。本虚主要为心、脾、肾阳气虚弱，心窍失荣；标实则为湿邪、痰浊、瘀血等阻滞脉络，蒙塞心窍。多寐的辨证，主要是区分虚实。治疗上以补虚泻实为原则。湿困者当宜祛湿，瘀阻者当宜活血，气虚者当从健脾入手，阳虚者当以温肾为法。

【病因病机】

不寐的主要病因有情志失常、饮食不节、劳逸失调、久病体虚，其主要病机是脏腑阴阳失调，气血失和，以致心神失养或心神受扰，神不守舍，心神不宁。

（一）病因

1.情志失常　情志不遂，暴怒伤肝，肝气郁结，肝郁化火，邪火扰动心神，心神不宁而不

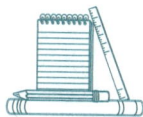

寐；或五志过极，心火炽盛，扰动心神而不寐；或因喜笑无度，过于激动，心神涣散，神魂不安；或由暴受惊恐，心虚胆怯，神魂不安而不寐；或因思虑太过，损伤心脾，心血暗耗，神不守舍；或脾伤无以化生精微，营血亏虚，心神失养而不寐。

2.饮食不节　嗜食肥甘厚味，或暴饮暴食，宿食停滞，脾胃受损，酿生痰热，壅滞中焦，胃气失和而夹痰热上冲，扰动心神而不寐；或饮食伤脾致气血生化乏源，气血不足，心神失养而不寐；长期饮酒、浓茶、咖啡等兴奋之品，也是造成不寐的因素。

3.劳逸失调　劳倦太过而伤脾，或过逸少动，致使脾虚气弱，运化失职，气血生化乏源，不能上奉于心，心神失养，发为不寐。

4.久病年老　久病血虚，或年迈血少，或产后失血，心血不足，以致心神失养，心神不安而不寐；年迈体虚，阴液亏虚，阴虚生内热，虚热扰动心神而不寐；素体阴虚，或房劳过度，肾阴耗伤，不能上奉于心，心肾不交，心火独亢，扰动心神，心神不宁而不寐。

（二）病机

1.基本病机　总属阳盛阴衰，阴阳失交，阴虚不能纳阳，或阳盛不得入阴，以致心神失养，心神不宁。

2.病位　在心，与肝（胆）、脾（胃）、肾密切相关。

3.病理性质　有虚实之分，实证多为肝火、心火、痰热、瘀血等；虚证多为气虚、阴虚、虚火等。

4.病理因素　实证常由肝火、心火、痰热等引起阳盛不得入阴以致心神不安；虚证多由心脾两虚，阴虚火旺，心虚胆怯引起阴不能纳阳以致心神失养。

5.病机转化　不寐虽有虚实不同的证候，但各证候之间常互相转化，如肝郁化火证、心火炽盛证、火盛伤阴证，可致阴虚火旺；心脾两虚证，由于脾虚不能运化水湿，湿聚成痰，痰郁化热，可致痰热上扰等。久病可出现虚实夹杂，实火、湿、痰等病邪与气血阴阳亏虚互相联系，互相转化，临床以虚证多见。

【诊断与鉴别诊断】

（一）诊断依据

1.主症　轻者入寐困难，或寐而不酣，时寐时醒，或醒后不能再寐，连续3周以上，严重者彻夜难寐。

2.次症　头昏头痛、心悸健忘、神疲乏力、多梦等。

3.病史　常因精神紧张、思虑过度、情绪波动而诱发或加重。

4.相关检查　实验室检查无相关指标异常。

（二）病证鉴别

不寐与暂时性失眠　不寐是指单纯以失眠为主症，表现为持续的、严重的睡眠困难。若因一时性情志影响或生活环境改变引起的暂时性失眠不属病态。老年人少寐早醒，亦多属生理状态。若因其他疾病痛苦引起失眠者，则会有相关病因存在。

【辨证论治】

（一）辨证要点

1.辨虚实　一般来说，起病急，病程较短，症见心烦易怒，口苦咽干，便秘溲赤，舌苔腻，

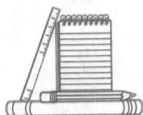

脉弦、滑、数者多以实为主；而起病较缓，病程较长，反复发作，症见体质瘦弱，面色无华，神疲懒言，心悸健忘，舌苔较薄，脉细、沉、弱或数而无力者多以虚为主。

2. 辨脏腑 急躁易怒而不寐，多为肝火内扰；脘闷苔腻而不寐，多为胃腑宿食，痰热内盛；心烦心悸，头晕健忘而不寐，多为阴虚火旺，心肾不交；面色少华、肢倦神疲而不寐，多属心脾两虚，心神失养；心烦不寐，触事易惊，多属心胆气虚。

（二）治疗原则

治疗本病是以补虚泻实，调整脏腑气血阴阳为原则。实证泻其有余，如疏肝泻火、清化痰热；虚证补其不足，如益气养血、健脾补肝益肾。在此基础上配合安神定志，如养血安神、镇惊安神、清心安神等。

（三）分证论治

1. 肝火扰心

证候：不寐多梦，甚则彻夜不眠，急躁易怒，伴头晕头胀，目赤耳鸣，口干而苦，不思饮食，便秘溲赤，舌红苔黄，脉弦而数。

证候分析：本证以肝郁化火，上扰心神为基本病机。情绪过激或情志不畅使肝气运行不畅，郁而化火，上扰心神，心神扰动则不寐，多梦，甚则彻夜不眠；肝郁化火则急躁易怒；肝经气火上逆，上犯清窍则头晕头胀；肝气犯胃则不思饮食；火热上扰，故目赤耳鸣，口干而苦，便秘溲赤。本证以不寐多梦、彻夜不眠、急躁易怒及便秘溲赤、舌红苔黄等肝火表现为辨证要点。

治法：疏肝泻火，镇心安神。

方药：龙胆泻肝汤加减。方中龙胆草上清肝胆实火，下泻肝胆湿热，泻火除湿；黄芩、栀子泻火解毒，燥湿清热；车前子、木通、泽泻导湿热下行，渗湿泄热；柴胡疏肝利胆。

若胸闷胁胀、善太息者，加香附、郁金、佛手以疏肝解郁；头晕目眩、头痛欲裂、不寐躁怒、大便秘结者，用当归龙荟丸。

2. 痰热扰心

证候：心烦不寐，胸闷脘痞，泛恶嗳气，伴口苦，头重，目眩，舌偏红，苔黄腻，脉滑数。

证候分析：本证以痰热内阻、上扰心神为基本病机。痰热内扰，心神不宁，故见心烦不寐；痰热内阻，胃气失和，则胸脘痞闷，泛恶嗳气；口苦，舌苔黄腻，脉滑数，为痰热内扰之征。本证以心烦不寐、胸闷脘痞、苔黄腻为辨证要点。

治法：清化痰热，和中安神。

方药：黄连温胆汤加减。方中半夏辛温燥湿化痰，竹茹清热化痰，枳实导滞，陈皮理气化湿，茯苓健脾化痰，黄连清心火除烦。

若伴胸闷嗳气，脘腹胀满，大便不爽，苔腻脉滑者，加用半夏秫米汤和胃健脾，交通阴阳；心悸动，惊惕不安者，加琥珀粉；饮食停滞，嗳腐吞酸，脘腹胀痛者，加神曲、焦山楂、莱菔子，或用保和丸消导和中；痰热盛，痰火上扰心神，彻夜不寐，大便秘结者，加大黄或用礞石滚痰丸以泻火逐痰。

3. 心脾两虚

证候：不易入睡，多梦易醒，心悸健忘，神疲食少，伴头晕目眩，四肢倦怠，腹胀便溏，面色少华，舌淡苔薄，脉细无力。

证候分析：本证以心脾两虚，心神失养为基本病机。心主血，脾为气血生化之源，血不养心，神不守舍，故见多梦易醒，心悸健忘；气血亏虚，不能上奉于脑，清阳不升，则头晕目眩；

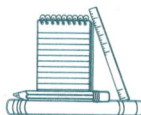

血虚不能上荣于面，故面色少华；脾气虚，健运失司，故见神疲食少，四肢倦怠；舌质淡，脉细无力，均为气血亏虚之象。本证以多梦易醒、心悸健忘、神疲食少为辨证要点。

治法：补益心脾，养血安神。

方药：归脾汤加减。方中党参、黄芪、炙甘草、大枣补心脾之气；当归、龙眼肉养心脾之血；茯神、远志、酸枣仁养心安神；白术、木香、生姜健脾和胃而理气，使补而不滞。

若心血不足较甚者，加熟地黄、芍药、阿胶以养心血；不寐较重者，加五味子、夜交藤、合欢皮、柏子仁养心安神，或加生龙骨、生牡蛎、琥珀镇静安神。

4. 心肾不交

证候：心烦不寐，入睡困难，心悸多梦，伴头晕耳鸣，腰膝酸软，潮热盗汗，五心烦热，咽干少津，男子遗精，女子月经不调，舌红少苔，脉细数。

证候分析：本证以肾水亏虚，不能上济于心，心火炽盛，不能下交于肾为基本病机。肾水不足，心火失济，则心阳偏亢，或心火独炽，下及肾水，致肾阴亏于下，火炽于上，心阳偏亢，心神不宁，故心烦不寐，心悸多梦；水亏阴虚，骨髓不充，脑髓失养，则头晕耳鸣，健忘；肾阴虚则腰膝酸软；五心烦热，咽干少津，舌红少苔，脉细数，为心肾不交之征。本证以心烦不寐，入睡困难，心悸多梦，伴腰膝酸软为辨证要点。

治法：滋阴降火，交通心肾。

方药：六味地黄丸合交泰丸加减。六味地黄丸滋补肾阴；交泰丸清心降火，引火归原。方中熟地黄、山萸肉、山药滋补肝肾，填精益髓；泽泻、茯苓、牡丹皮健脾渗湿，清泄相火；黄连清心降火；肉桂引火归原。

若心阴不足为主，用天王补心丹滋阴养血，补心安神；心烦不寐，彻夜不眠者，加朱砂、磁石、龙骨、龙齿重镇安神。

5. 心胆气虚

证候：虚烦不寐，多梦易醒，胆怯心悸，触事易惊，终日惕惕，伴气短自汗，倦怠乏力，舌淡，脉弦细。

证候分析：本证以心胆虚怯，心神失养，神魂不安为基本病机。心虚则心神不安，胆虚则善惊易恐，故虚烦，多梦易醒，心悸易惊；气虚则气短自汗，倦怠乏力；舌淡，脉弦细均为气血不足之象。本证以虚烦，多梦易醒，胆怯心悸伴气短为辨证要点。

治法：益气镇惊，安神定志。

方药：安神定志丸合酸枣仁汤加减。前方重在镇惊安神，后方重在养血清热除烦。方中人参、茯苓、甘草益心胆之气；茯神、远志、龙齿、石菖蒲化痰宁心，镇惊安神；酸枣仁补肝血，养心神；川芎调畅气血，疏达肝气；知母清热除烦。

若心肝血虚，惊悸汗出者，重用人参，加白芍、当归、黄芪以补养肝血；胸闷、善太息、纳呆腹胀者，加柴胡、陈皮、山药、白术以疏肝健脾；心悸甚，惊惕不安者，加生龙骨、生牡蛎、朱砂重镇安神。

（四）其他疗法

1. 中成药　肾精不足，气血两虚所致的失眠可服用安神补脑液；失眠阴虚血亏，心肾不交者可服用天王补心丹、养血安神片；失眠心脾两虚者可服用归脾丸、柏子养心丸。

2. 单方验方　①酸枣仁 15g，炒香，捣为末，每晚临睡前服，温开水或淡竹叶煎汤调服，每日 1 剂。②酸枣仁 10g，麦冬 6g，远志 3g，水煎后，晚上睡前顿服，每日 1 剂。

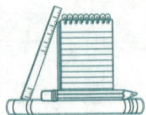

【转归预后】

本病病程较短，病情单纯者，则收效较快；若病程较长，病情复杂者，难以速愈。但如心火得降、肝火得清、痰热得除、气血得养、阴精得复，则不寐可愈。本病病程虽长短不一，但预后多较为乐观积极。若治疗不当，虚实常相互转化或虚实夹杂。

【预防调护】

不寐属心神病变，重视精神调摄和讲究睡眠科学具有实际的预防意义。应积极进行心理情志调整，克服过度的紧张、兴奋、焦虑、抑郁、惊恐、愤怒等不良情绪，保持精神舒畅，尽量以放松的、顺其自然的心态对待睡眠。建立有规律的作息制度，从事适当的体力活动或体育锻炼，增强体质，养成良好的睡眠习惯。

【结语】

不寐是因情志所伤、饮食不节、劳逸失调、久病年老等，使脏腑功能紊乱，气血失和，阴阳失调，阴虚不能纳阳，或阳盛不得入于阴而致睡眠困难的病证。病位主要在心，涉及肝、胆、脾、胃、肾。病性有虚实之分，且虚多实少。其实证者，多因心火偏亢，肝郁化火，痰热内扰，胃气失和，引起心神不宁所致，治当清心泻火、清肝泻火、清化痰热、和中导滞，佐以安神宁心之药；其虚证者，多由阴虚火旺、心脾两虚、心胆气虚引起心神失养所致，治当滋阴降火、补益心脾、益气镇惊，佐以养心安神之药。预防调摄应重视精神调摄和讲究睡眠卫生。

复习思考

1. 试述不寐的诊断要点。
2. 不寐如何分辨虚证、实证？如何分辨病在不同脏腑？
3. 不寐患者的预防调护需要注意哪些方面？

扫一扫，查阅
复习思考题答案

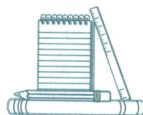

临证验案

邓某，男，46 岁，2000 年 6 月 16 日初诊。

主诉：失眠 1 年半。患者入睡困难，每晚必服地西泮片 10～15mg 方能入睡，入睡后亦多梦纷纭，日间焦虑、紧张、恐惧、倦怠、手抖、胸闷心悸、心烦易怒，舌边尖红、苔白腻，脉弦。中医诊断为不寐，证属肝胆气郁，内生痰湿，郁而化热。治以清肝利胆、泻热安神，方以柴胡加龙骨牡蛎汤化裁。处方如下：茯苓、白芍、生地黄、百合、酸枣仁、珍珠母、甘草、柴胡、生龙骨、生牡蛎各 20g，五味子、远志、红参、黄芩、麦冬、半夏、桂枝各 15g，代赭石、夜交藤各 30g，石菖蒲 25g，大黄 7g。每日 1 剂，水煎服。

14 剂后患者诉每晚服地西泮 5mg 即可入睡，对睡眠比较有信心，焦虑消失，恐惧减轻，手不抖，舌红、苔白，脉弦。郁热已减，魂仍未定，前方去黄芩，茯苓改茯神，继服 14 剂。再诊诉焦虑、恐惧感消失，睡眠好转，偶尔服地西泮 5mg，舌尖红、苔白略厚，脉弦。前方加竹茹 15g，继服 14 剂后，诸症悉除未再复诊。

[赵德喜.张琪教授以古方治疗神志病验案 3 则.新中医，2008，48（6）：117-118]

模块四　脑系病证

【学习目标】

知识目标

1.能够陈述头痛、眩晕、中风、癫狂、痫病、痴呆的概念、病因病机、诊断与鉴别诊断、辨证要点、治疗原则、分证论治。

2.能够阐述外感头痛与内伤头痛、中经络与中脏腑、痴呆与郁证的鉴别要点及头痛的分经用药特点。

3.知晓脑的生理功能、病理表现和发病特点。

技能目标

1.能够对头痛、眩晕、中风、癫狂、痫病等脑系病证患者进行辨治处置。

2.具有分析问题、解决问题及自主学习的能力。

素质目标

1.树立以中医内科理论治疗脑系病证的信心。

2.以患者为中心，注重人文关怀，具有医者仁心。

脑居颅内，为髓海。脑的主要生理功能：主精神、思维和感觉运动。脑与心共主神明。脑髓由肾精所化生，通于脑而成，故肾精的盛衰直接影响脑的功能。脑的功能也与五脏精血盛衰有关。

脑的病理表现主要为情志思维活动的异常，即精神、思维、意识、记忆、语言和感觉运动的异常。脑的病理变化主要有虚实两个方面，虚多为气、血、阴精的亏损，实多为风、火、痰、瘀及外邪的侵扰。如外感六淫，上扰清窍，清窍不利，而见外感头痛；阴精亏虚，髓海不足，或气血亏虚，均致清窍失养，则发为头痛、眩晕；风、火、痰、瘀等实邪壅盛，扰乱清空，发为头痛、眩晕；风阳暴升，夹痰夹瘀，气血逆乱，上冲于脑而成中风。痰气郁结，蒙蔽神机，神机失灵，精神错乱，则为癫证；痰火上扰，神明失主，精神错乱，则发狂证；痰浊、痰火、风痰或痰瘀闭阻神明，心脑神机失用，则为痫病；精、气、血亏损，髓海失充，脑失所养，或气、火、痰、瘀，内阻于脑，上扰清窍，则发为痴呆。

心为君主之官，脑为精明之府，心脉上通于脑，人的思维、智慧虽出于脑，但脑的功能有赖于心血的濡养，才能发挥其统帅作用。肾藏精，精生髓，脑为髓海，故脑的功能与肾相关。肝为"将军之官，谋虑出焉"，肝在志为怒，是精神情志的外在表现，肝喜条达主疏泄，人的情志虽靠脑神来调节，但亦需肝之疏泄以为用。气、血、精、津的化生，皆赖于脾胃运化的水谷精微，脑的活动也必赖后天以滋养。因此，脑系病证可涉及心、肾、肝、脾等多个脏腑，临证时需谨慎辨证。

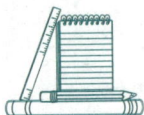

脑系病证的治疗，虚证治疗宜补，依其气、血、阴精亏虚之不同，分别采取补气、养血、滋阴、补肾益精等法。并注意分辨不同脏腑，灵活运用健脾和胃、滋养心肾、滋养肝肾、补肾填精等治法。实证治疗应以祛邪为主，根据病理因素的不同，灵活采用平肝潜阳、燥湿祛痰、清热化痰、开窍醒神、活血化瘀、疏散外邪等治法。

此外，急性发作期，应加强病情监护，做好各种急救准备。缓解期应注意精神情志的调摄，保持心情愉快，避免情志刺激；加强智能或运动功能的锻炼。

项目一　头　痛

头痛是指因外感六淫、内伤杂病而引起头部经脉不畅或清窍失养，以头部疼痛为主要表现的病证。头痛作为临床常见的自觉症状，可单独出现，亦见于多种疾病的过程中，此部分不属本节讨论范围，但可参考借鉴。

头痛首载于《内经》。《素问·风论》称之为"首风""脑风"，并指出外感与内伤是导致头痛发生的主要病因。汉代张仲景《伤寒论》论及太阳、阳明、少阳、厥阴病头痛，并列举了头痛的治疗方药。李东垣《东垣十书》将头痛分为外感头痛和内伤头痛，并补充了太阴头痛和少阴头痛。《丹溪心法·头痛》还有痰厥头痛和气滞头痛的记载，并提出头痛"如不愈各加引经药，太阳川芎，阳明白芷，少阳柴胡，太阴苍术，少阴细辛，厥阴吴茱萸"，至今对临床仍有指导意义。部分医著中还记载有"头风"一名，如王肯堂《证治准绳·头痛》曰："浅而近者名头痛，其痛猝然而至，易于解散速安也。深而远者为头风，其痛作止无常，愈后遇触复发也。"清代医家王清任大倡瘀血头痛之说，至此，对头痛的认识也日趋丰富。

头痛可见于西医学内、外、神经、精神、五官等各科疾病中。主要包括内科常见的头痛、偏头痛、血管性头痛、紧张性头痛、三叉神经痛、外伤后头痛，以及部分颅内疾病、神经官能症及某些感染性疾病、五官科疾病的头痛等，均可参照本病辨证施治。

【病因病机】

（一）病因

头为"诸阳之会""清阳之府"，又为髓海之所在，居于人体之最高位，五脏精华之血、六腑清阳之气皆上注于头，手足三阳经亦上会于头。若六淫之邪上犯清空，阻遏清阳；或痰浊、瘀血痹阻经络，壅遏经气；或肝阴不足，肝阳偏亢；或气虚清阳不升；或血虚头窍失养；或肾精不足，髓海空虚，均可导致头痛的发生。

1.感受外邪　风为百病之长，感受风、寒、湿、热之邪，以风邪为主，且多夹寒、湿、热之邪，邪气上犯颠顶，清阳之气受阻导致头痛。

2.情志失调　忧郁恼怒，情志不遂，肝失条达，气郁阳亢或肝郁化火，阳亢火生，上扰清窍而发生头痛。若肝火郁久，耗伤阴血，肝肾亏虚，精血不足，清窍失养，也可致头痛。

3.先天不足或房事不节　禀赋不足，或房劳过度，使肾精久亏，脑髓空虚导致头痛；若阴损及阳，肾阳虚弱，清阳不展，亦可发为头痛。

4.饮食劳倦及体虚久病　饮食不节，或劳倦太过，脾失健运，痰湿内生，阻遏清阳，上蒙清窍而致痰浊头痛；脾胃虚弱，气血化源不足，或病后正气受损，营血亏虚，不能上荣于脑髓脉络导致头痛。

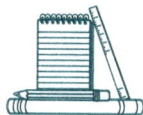

5.头部外伤或久病入络 跌仆闪挫，头部外伤，或久病入络，气血滞涩，瘀血阻于脑络，不通则痛，发为头痛。

（二）病机

1.基本病机 不通则痛，不荣则痛。外感头痛是以风邪为主的外邪上扰清空，壅滞经络，络脉不通，不通则痛；内伤头痛是内邪阻络，清窍不利，或精血不足，脑失所养，不荣则痛。

2.病位 病位在头，与肝、脾、肾相关。

3.病理性质 有虚实之分。内伤头痛气血亏虚、肾精不足者属虚证，肝阳、痰浊、瘀血所致者多属实证。

4.病理因素 外邪、痰湿、风火、血瘀。

5.病机转化 虚实在一定条件下可以相互转化。如痰浊中阻日久，脾胃受损，气血生化不足，营血亏虚，头窍失养，可转为气血亏虚之头痛；肝阳、肝火日久，阳热伤阴，肾虚阴亏，可转为肾精亏虚之头痛，或阴虚阳亢，虚实夹杂之头痛；各种头痛迁延不愈，病久入络，又可转变为瘀血头痛。

【诊断与鉴别诊断】

（一）诊断依据

1.临床表现 以头部疼痛为主要临床表现。头痛可发生在前额、两颞、颠顶、枕项或全头部。疼痛性质可为跳痛、刺痛、胀痛、灼痛、重痛、空痛、昏痛、隐痛等。头痛发作形式可为突然发作，或缓慢起病，或反复发作，时痛时止。疼痛的持续时间可长可短，可数分钟、数小时或数天、数周，甚则长期疼痛不已。外感头痛常兼有表证，内伤头痛多兼有脏腑功能失调的表现。

2.病史 慢性头痛多有反复发作病史。外感头痛者多有起居不慎，感受外邪的病史；内伤头痛者常有饮食不节、劳倦、房事不节、病后体虚等病史。

3.相关检查 血压、血常规和经颅多普勒、脑电图、脑脊液、颅脑 CT 或 MRI 等检查可进一步明确头痛的病因。必要时行精神、心理检查，或做五官科相应检查。

（二）病证鉴别

1.头痛与眩晕 两者可单独出现，也可同时出现。头痛外感、内伤均有，眩晕以内伤为主。头痛以头部疼痛为主，实证较多；眩晕则以头晕目眩为主，虚证较多。

2.真头痛与一般头痛 真头痛为头痛的一种特殊重症，其特点为起病急骤，多表现为突发的剧烈头痛，持续不解，阵发加重，手足逆冷至肘膝，甚至呕吐如喷，肢厥，抽搐，本病凶险，应与一般头痛区别。

【辨证论治】

（一）辨证要点

1.辨外感与内伤 外感头痛因外邪致病，属实证，起病较急，一般疼痛较剧，多表现为掣痛、跳痛、灼痛、胀痛、重痛，痛无休止。内伤头痛以虚证或虚实夹杂证为多见，如起病缓慢，疼痛较轻，表现为隐痛、空痛、昏痛，痛势悠悠，遇劳加重，时作时止，多属虚证；如因肝阳、痰浊、瘀血所致者属实，表现为头昏胀痛，或昏蒙重痛，或刺痛钝痛，痛点固定，常伴有肝阳、痰浊、瘀血证候。

2.辨头痛部位与所属经络 其次根据头痛的不同部位判断其经络归属。痛在头后部，下连

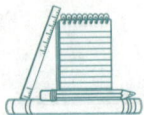

于项者为太阳头痛；痛在前额及眉棱骨等处为阳明头痛；痛在两侧，连及于耳者为少阳头痛；痛在颠顶，或连目系者为厥阴头痛。

（二）治疗原则

外感头痛属实证，以风邪为主，主以疏风，兼以散寒、清热、祛湿。内伤头痛多属虚证或虚实夹杂证，虚者以补气养血、益肾填精为主；实者以平肝、化痰、行瘀为主；虚实夹杂者，酌情兼顾并治。

临床治疗头痛，除根据辨证论治原则外，还可根据头痛部位，循经络选择引经药，有助于提高疗效。如太阳头痛选羌活、蔓荆子、川芎；阳明头痛选葛根、白芷、知母；少阳头痛选柴胡、黄芩、川芎；厥阴头痛选吴茱萸、藁本等。

知识链接

《景岳全书》张景岳论头痛

凡诊头痛者，当先审久暂，次辨表里。盖暂痛者，必因邪气；久病者，必兼元气。以暂病言之，则有表邪者，此风寒外袭于经也，治宜疏散，最忌清降；有里邪者，此三阳之火炽于内也，治宜清降，最忌升散，此治邪之法也。其有久病者，则或发或愈，或以表虚者，微感则发，或以阳胜者，微热则发，或以水亏于下而虚火乘之则发，或以阳虚于上而阴寒胜之则发。所以暂病者当重邪气，久病者当重元气，此固其大纲也。然亦有暂病而虚者，久而实者：又当因脉因证而详辨之，不可执也。

（《景岳全书·杂证谟》）

（三）分证论治

1. 外感头痛

（1）风寒头痛

证候：头痛连及项背，常有拘急收紧感，或伴恶风恶寒，遇风尤剧，口不渴，苔薄白，脉浮紧。

证候分析：本证以风寒外袭，上犯颠顶，凝滞经脉为基本病机。太阳主一身之表，足太阳膀胱经循项背，上行颠顶，风寒外袭，邪客太阳经脉，循经上犯，故头痛连及项背，有拘急收紧感。风寒束于肌表，卫阳被遏，故恶风畏寒，遇风尤剧；无热则口不渴；舌苔薄白，脉浮紧，均为风寒外袭之征。本证以头痛连项背，恶风寒为辨证要点。

治法：疏散风寒止痛。

方药：川芎茶调散加减。方中川芎行血中之气，祛血中之风，上行头目，为风寒头痛之要药；羌活、防风、荆芥、白芷、细辛散寒祛风止痛；薄荷清利头目；甘草调和诸药；茶叶清上而降下。

若头痛、恶寒明显者，酌加麻黄、桂枝、川乌；寒邪侵于厥阴经脉，见颠顶头痛，干呕，吐涎沫，四肢厥冷，苔白，脉弦者，方用吴茱萸汤去人参，加藁本、川芎、细辛、半夏；寒邪客于少阴经脉，症见头痛，足寒，背冷，脉沉细者，方用麻黄附子细辛汤加白芷、川芎。

（2）风热头痛

证候：头痛而胀，甚则头胀如裂，面红目赤，发热或恶风，口渴喜饮，大便不畅，或便秘，溲赤，舌尖红，苔薄黄，脉浮数。

证候分析：本证以风热外袭，上扰清空，窍络失和为基本病机。风热之邪外袭，上扰清窍，

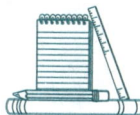

热为阳邪，其性属火，故头痛而胀，甚则如裂，面红目赤；风热郁于肌表，故发热，恶风；热盛耗伤津液，故口渴喜饮，便秘，溲赤；舌尖红，苔黄，脉浮数均为风热之征。本证以头痛而胀，伴见风热表证为辨证要点。

治法：疏风清热和络。

方药：芎芷石膏汤加减。方中菊花、桑叶、薄荷、蔓荆子辛凉微寒，轻清上浮，疏散风热，通窍止痛；川芎活血通窍，祛风止痛；白芷、羌活散风通窍而止头痛；石膏清热和络。

若烦热口渴，舌红少津者，可重用石膏，配知母、天花粉、芦根等清热生津，甚者加黄芩、栀子清热泻火；大便秘结，腑气不通，口舌生疮者，用黄连上清丸泄热通腑。

（3）风湿头痛

证候：头痛头重如裹，肢体困重，胸闷纳呆，大便或溏，苔白腻，脉濡。

证候分析：本证以风湿之邪，上蒙头窍，困遏清阳为基本病机。湿为阴邪，其性重浊，外感风湿，上蒙清窍，故头重如裹；脾主四肢肌肉，脾为湿困，故肢体困重；湿浊中阻，脾失健运，故胸闷纳呆，大便溏；苔白腻，脉濡均为湿邪内停之征。本证以头痛如裹，肢体困重为辨证要点。

治法：祛风胜湿通窍。

方药：羌活胜湿汤加减。方中羌活、独活、防风祛风胜湿而止痛；藁本、川芎、蔓荆子祛风活血止痛；甘草调和诸药。

若胸闷脘痞，腹胀便溏显著者，加苍术、厚朴、陈皮燥湿宽中，理气消胀；恶心，呕吐者，加半夏、生姜降逆止呕；纳呆食少者，加麦芽、神曲健胃助运。

2. 内伤头痛

（1）肝阳头痛

证候：头昏胀痛，两侧为重，目眩，心烦易怒，夜寐不宁，口苦面红，或兼胁痛，舌红苔黄，脉弦数。

证候分析：本证以肝阳上亢，上扰清窍为基本病机。肝体阴而用阳，肝体阴不足，阳亢有余，循经上扰清空，故头昏胀痛，两侧为重，目眩；肝火偏亢，内扰心神，故心烦易怒，夜寐不宁；肝火上炎，故口苦面红；肝火内郁，肝络失和，故胁痛；舌红苔黄，脉弦数均为肝火偏亢之征。本证以头昏胀痛，心烦易怒，脉弦数为辨证要点。

治法：平肝潜阳息风。

方药：天麻钩藤饮加减。方中石决明潜阳镇逆；天麻、钩藤平肝息风；牛膝引热下行；栀子、黄芩苦泄肝胆之郁火；杜仲、桑寄生补养肝肾；夜交藤、茯神养心安神；益母草行血祛瘀。

若因肝郁化火，肝火炎上，而症见头痛剧烈、目赤口苦、急躁、便秘溲黄者，加夏枯草、龙胆草、大黄清肝泻火；若兼肝肾亏虚，水不涵木，症见头晕目涩，视物不明，遇劳加重，腰膝酸软者，选加枸杞子、白芍、山茱萸滋肾养肝。

（2）血虚头痛

证候：头痛隐隐，时时昏晕，心悸失眠，面色少华，神疲乏力，遇劳加重，舌质淡，苔薄白，脉细弱。

证候分析：本证以气血不足，不能上荣，脑失濡养为基本病机。血虚脑失所养，故头痛隐隐，时时昏晕；血虚心失所养，故心悸失眠；血虚不能养于面，故面色少华；气血不足，故神疲乏力，遇劳加重；舌质淡，苔薄白，脉细弱均为血虚之征。本证以头痛而晕，面色少华，心悸为辨证要点。

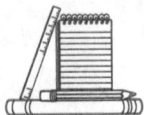

治法：养血滋阴，和络止痛。

方药：加味四物汤加减。方中当归、生地黄、白芍、川芎养阴补血；菊花、蔓荆子祛风清头目以止痛；甘草和中。

若血虚气弱，兼见乏力气短、神疲懒言、汗出恶风等，选加党参、黄芪、白术益气健脾；阴血亏虚，阴不敛阳，肝阳上扰者，加天麻、钩藤、石决明。

（3）痰浊头痛

证候：头痛昏蒙，时有目眩，胸脘满闷，纳呆呕恶，或呕吐痰涎，舌苔白腻，脉滑或弦滑。

证候分析：本证以脾失健运，痰浊中阻，上蒙清窍为基本病机。脾失健运，痰浊中阻，上蒙清窍清阳不展，故头痛昏蒙，时有目眩；痰阻胸肺，故胸脘痞闷，纳呆呕恶；痰浊上逆，则呕吐痰涎；舌苔白腻，脉滑或弦滑，均为痰浊内停之征。本证以头痛昏蒙，呕吐痰涎为辨证要点。

治法：健脾燥湿，化痰降逆。

方药：半夏白术天麻汤加减。方中半夏、陈皮、茯苓、白术、生姜、大枣健脾化痰，降逆止呕；天麻平肝息风以治头痛。

若痰湿久郁化热，口苦便秘，舌红苔黄腻，脉滑数者，加黄芩、竹茹、枳实、胆南星清化痰热；胸闷呕恶明显者，加厚朴、枳壳，重用生姜和中降逆。

（4）肾虚头痛

证候：头痛且空，眩晕耳鸣，腰膝酸软，神疲乏力，滑精或带下，舌红少苔，脉细无力。

证候分析：本证以肾精亏虚，髓海不足，脑窍失荣为基本病机。脑为髓海，肾藏精生髓，肾虚则髓海空虚，故头痛而空，眩晕耳鸣；腰为肾之府，肾虚不能主骨，故腰膝酸软；肾虚精关不固或女子带脉失束，故遗精或带下；舌红少苔，脉细无力，均为肾虚之征。本证以头痛且空，眩晕耳鸣，腰膝酸软，脉细无力为辨证要点。

治法：养阴补肾，填精生髓。

方药：大补元煎加减。方中熟地黄、山药、山茱萸、枸杞子补肾填精；人参、当归、甘草益气养血；杜仲益肾强腰。

若头痛而晕，头面烘热，面颊红赤，时伴汗出，证属肾阴亏虚，虚火上炎者，去人参，加知母、黄柏，或方用知柏地黄丸；头痛畏寒，面色㿠白，四肢不温，腰膝无力，舌淡，脉细无力，证属肾阳不足者，当温补肾阳，选用右归丸或金匮肾气丸。

（5）瘀血头痛

证候：头痛经久不愈，痛处固定不移，痛如锥刺，日轻夜重，或有头部外伤史，舌紫黯，或有瘀斑、瘀点，苔薄白，脉细或细涩。

证候分析：本证以瘀阻脑络，不通则痛为基本病机。久病入络，血瘀络痹，故头痛经久不愈，痛处固定不移，痛如锥刺，日轻夜重；舌紫黯，或有瘀斑、瘀点，脉细涩为瘀血内阻之征。本证以头痛经久不愈，痛处固定如锥如刺为辨证要点。

治法：活血化瘀，通窍止痛。

方药：通窍活血汤加减。方中红花、桃仁、赤芍、川芎活血化瘀；麝香辛温开窍；大葱、生姜、黄酒温通以促血行；大枣调和脾胃。

若头痛较剧，久痛不已者，加全蝎、蜈蚣、地鳖虫等，搜风剔络止痛；久痛不已，神疲乏力，少气懒言，脉细弱无力者，加黄芪、党参、当归以补气以助血运；畏寒明显者，加桂枝、细辛、附子等温经散寒。

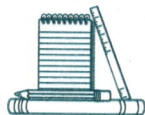

（6）气虚头痛

证候：头痛隐隐，时发时止，遇劳加重，纳食减少，神疲乏力，气短懒言，舌质淡，苔薄白，脉细弱。

证候分析：本证以脾胃虚弱，中气不足，清阳不升，脑失所养为基本病机。清阳不升，脑失所养，故头痛隐隐，时发时止，遇劳加重；脾胃虚弱，故纳食减少；中气不足故神疲乏力，气短懒言；舌质淡，苔薄白，脉细弱均为气虚之征。本证以头痛隐隐，遇劳加重，神疲乏力，脉细弱为辨证要点。

治法：健脾益气升清。

方药：益气聪明汤加减。方中人参、黄芪补脾胃；甘草甘缓；葛根、升麻、蔓荆子鼓舞胃气，上行头目；白芍敛阴和血；黄柏补肾生水。

气血两虚，头痛绵绵不休，心悸怔忡，失眠者，加当归、熟地黄、何首乌补血，或用人参养荣汤加减；头痛畏寒者，加附子、益智仁、葱白温阳通络。

思政主题：中医自信，文化自信

川芎茶调散与茶的文化意义

川芎茶调散出自宋代的《太平惠民和剂局方》，由薄荷、川芎、荆芥、细辛、防风、白芷、羌活、甘草组成。川芎茶调散所治之头痛，为外感风邪所致。服时以清茶调下，取其苦凉轻清，清上降下，既可清利头目，又能制诸风药之过于温燥与升散，使升中有降，亦为佐药之用。综合本方，集众多辛散疏风药于一方，升散中寓有清降，具有疏风止痛而不温燥的特点，共奏疏风止痛之功。

作为茶叶的故乡，中国的茶园面积和产量均居全球首位，并且品种多样、品质卓越。近年来，中国秉持"绿水青山就是金山银山"的理念，推动茶产业向着生态化、机械化、品牌化和国际化方向发展，使自然美景成为产业优势，促进经济的高质量增长。

川芎茶调散中融入清茶，体现了中医药学的独特智慧。茶文化不仅底蕴深厚，而且是文明交流的重要媒介。从古代的丝绸之路、茶马古道到现代的"一带一路"，茶作为一种文化符号跨越时空界限，传递着"和而不同""和谐共生""美美与共"的价值观念，成为中华文明走向世界的重要桥梁。

通过这一独特的视角，我们不仅能够领略到中医学的魅力，还能感受到茶在促进全球文化交流方面所发挥的积极作用。

（四）其他疗法

1. 中成药　川芎茶调丸适用于外感风邪头痛；芎菊上清丸适用于风热头痛；九味羌活丸适用于风湿头痛；血府逐瘀口服液适用于瘀血头痛；半夏天麻丸适用于痰浊头痛；六味地黄丸适用于肾虚头痛；归脾丸适用于血虚头痛。

2. 单方验方　①全蝎、地龙、甘草各等份研末，每次3g，每日3次，适用于顽固性头痛。②龙蝎饼治疗三叉神经痛，地龙5条，全蝎20个，路路通10g，生南星、生半夏、白附子各50g，细辛5g。共为细末，加一半面粉，用酒调饼，摊贴于太阳穴，敷料固定，每日换药1次。③钩蝎散治疗偏头痛，全蝎、钩藤、紫河车各18g。共研细末，装胶囊（每粒含生药0.3g），每次服0.9g，每日3次。痛定后，改为每日或间日服0.9g。

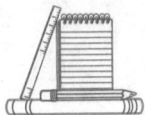

【转归预后】

外感头痛，积极治疗，一般患者预后良好。内伤头痛病程较长，但辨证准确，恰当地遣方用药，可延长其发作周期，减轻其发作程度，甚至治愈。若病久不愈，反复发作，症状重笃，影响工作及生活，多难获根治。

【预防调护】

易患外感头痛者平时应顺应四时变化，寒温适宜，起居定时，参加体育锻炼，以增强体质，抵御外邪侵袭；内伤头痛肝阳偏亢者，宜情绪舒畅，避免精神刺激，饮食宜清淡，禁食辛辣动火之品；痰浊所致者，饮食宜清淡，勿进肥甘之品；精血亏虚者，宜进食血肉有情之品，以加强营养。

【结语】

头痛是以头部疼痛为主的病证。外感以风邪为主，夹寒、夹热、夹湿，上扰清空，壅滞经络，络脉不通，不通则痛，其证属实。内伤头痛有虚有实，肾虚、气虚、血虚头痛属虚，肝阳、痰浊、瘀血头痛属实，或虚实兼夹。头痛应首辨外感与内伤。治疗外感头痛主以疏风，兼以散寒、清热、祛湿。内伤头痛虚者以补气养血、益肾填精为主；实者以平肝、化痰、行瘀为主；虚实夹杂者，酌情兼顾并治。在辨证基础上，根据病变经络，选加相应的引经药以提高疗效。切忌只止痛而忘却辨证治疗。

复习思考

1. 外感头痛与内伤头痛如何辨别？
2. 如何根据头痛的部位选择引经药？

临证验案

刘某，男，38 岁。

经常头痛、目眩、心烦，已数年，性情急躁，记忆力显著减退，小便微黄，大便如常，食纳尚佳，脉象浮取微浮、沉取弦细有力，舌红、边缘不齐、苔黄微腻。属肝胆火旺兼外感风邪，宜清热降火为主，佐以养阴祛风。处方：桑叶 6g，菊花 6g，僵蚕 6g，刺蒺藜 10g，川芎 5g，藁本 5g，丹皮 5g，炒栀子 6g，龙胆草 5g，玄参 6g，甘草 3g，荷叶 10g，石决明 15g，木通 5g。服 3 剂。

复诊：头痛消失，但时有头晕，脉转弦细缓，已不浮，舌苔减少，余症同前。拟滋阴养血兼调肠胃，以丸药缓图。处方：当归尾 10g，川芎 10g，白芍 12g，干地黄 18g，丹参 10g，炒栀子 10g，玄参 12g，菊花 15g，地骨皮 15g，蒺藜 15g，决明子 15g，石斛 15g，肉苁蓉 15g，胡麻仁 15g，黑芝麻（炒研）15g，建曲 30g，制香附 30g。共研细末，和匀，炼蜜为丸，每丸重 9g，每日早晚各服 1 丸，细嚼，白开水送下。连服二料，诸症悉平。嘱其颐养性情，勿使肝胆相火再炽。

分析：朱丹溪有"五志烦劳，皆属于火"之说，在临床上是屡见不鲜的。本例患者性情急躁，虚中有实之象（肝火旺、肾水不足）。采用清热降火、养阴祛风，虚实互治，先以汤剂折其既燃之势，继以滋水濡养，丸剂缓图其已平之火。虚实缓急，各有次第，故收到一定疗效。

（高辉远.蒲辅周医案.北京：人民卫生出版社，1975）

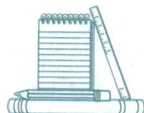

项目二 眩 晕

眩晕是以头晕、眼花为主要临床表现的病证。眩即眼花或眼前发黑，晕是指头晕或感觉自身或外界景物旋转。二者常同时并见，故统称为"眩晕"。轻者闭目即止；重者如坐车船，旋转不定，不能站立，或伴有恶心、呕吐、汗出、面色苍白等症状。

眩晕最早见于《内经》，称为"眩冒"，认为眩晕与肝关系密切，髓海不足、血虚、邪中等均可引起。汉代张仲景认为痰饮是眩晕发病的重要原因之一。宋代严用和《重订严氏济生方》首次提出外感六淫和七情内伤致眩。元代《丹溪心法·头眩》强调"无痰则不作眩"，明代张景岳《景岳全书》则强调"无虚不作眩"。明代虞抟《医学正传·眩晕》提出"眩晕者，中风之渐也"，认识到本病与中风之间有一定内在联系。

西医学中的梅尼埃病、高血压病、低血压、脑动脉硬化、椎－基底动脉供血不足、贫血、神经衰弱等疾病，以眩晕为主症者，均可参照本病辨治。

【病因病机】

（一）病因

1.情志不遂 忧郁恼怒太过，肝失疏泄，肝气郁结，气郁化火，肝火上扰清窍；或肝火耗伤肝阴，阴不制阳，风阳升动，上扰头目以致眩晕。

2.年高肾亏 年高肾精亏虚，或体虚多病，或房劳过度，阴精亏虚，均可导致髓海空虚，无以充盈于脑而发眩晕。

3.病后体虚 久病之后，耗伤气血；或失血之后，虚而不复；或他病损伤脾胃，脾胃虚弱，运化失职，气血生化乏源等，致气血两虚。气虚清阳不升，血虚清窍失养，均可发生眩晕。

4.饮食不节 饮食不节，嗜食肥甘，损伤脾胃，健运失司，水湿内停，积聚生痰，痰阻中焦，清阳不升，头窍失养导致眩晕。

5.跌仆损伤，瘀血内阻 跌仆坠损，头脑外伤，瘀血停留，阻滞经脉，气血不能上荣于头目，眩晕时作。

（二）病机

1.基本病机 脑髓空虚，清窍失养，或痰火上逆，扰动清窍。

2.病位 在头脑，病变脏腑与肝、脾、肾相关。

3.病理性质 以虚者居多。气虚血亏、髓海空虚、肝肾不足所导致的眩晕多属虚证；因痰浊中阻、瘀血阻络、肝阳上亢所导致的眩晕属实证或本虚标实证。

4.病理因素 风、火、痰、瘀是常见的病理因素。

5.病机转化 各证候之间相互兼夹或转化。如脾胃虚弱，气血亏虚而致眩晕，脾虚又可聚湿生痰，二者相互影响，临床上可以表现为气血亏虚兼有痰湿中阻的证候；痰湿中阻，郁久化热，形成痰火为患，甚至火盛伤阴，阴亏于下，痰火上蒙的复杂局面；肾精不足，本属阴虚，若阴损及阳，或精不化气，可以转为肾阳不足或阴阳两虚之证；风阳每夹有痰火，肾虚可以导致肝旺，久病入络形成瘀血，故临床常形成虚实夹杂之证候。若中年以上，阴虚阳亢，风阳上扰，往往有中风晕厥的可能。

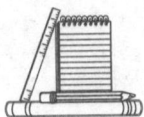

知识链接

《临证指南医案》叶天士论肝风

经云：东方生风，风生木，木生酸，酸生肝。故肝为风木之脏，因有相火内寄，体阴用阳，其性刚，主动主升。全赖肾水以涵之，血液以濡之，肺金清肃下降之令以平之，中宫敦阜之土气以培之，则刚劲之质得为柔和之体，遂其条达畅茂之性，何病之有。倘精液有亏，肝阴不足，血燥生热，热则风阳上升，窍络闭塞，头目不清，眩晕跌仆，甚则瘛疭痉厥矣。

（《临证指南医案·卷一·肝风》）

【诊断与鉴别诊断】

（一）诊断依据

1.临床表现 头晕目眩，视物旋转，轻者闭目即止，重者如坐车船，甚则仆倒。严重者可伴有头痛、项强、恶心呕吐、眼球震颤、耳鸣耳聋、汗出、面色苍白等表现。

2.病史 多有情志不遂、年高体虚、饮食不节、跌仆损伤等病史。

3.相关检查 颈椎 X 线摄片、经颅多普勒检查、颅脑 CT 检查、MRI 扫描检查、血常规检查及血液系统检查等有助于本病病因的诊断。

（二）病证鉴别

1.眩晕与中风 相同点是均有猝然昏仆之症。不同点是中风苏醒后常有口舌歪斜、半身不遂、失语，或不经昏仆，仅以㖞僻不遂为特征；眩晕无半身不遂及不省人事、口舌歪斜等症。

2.眩晕与厥证 厥证以突然昏仆、不省人事、四肢厥冷为特征，神志可在短时间内恢复，严重者可一厥不复而死亡。眩晕严重者也有欲仆或晕旋仆倒的表现，但眩晕患者无昏迷、不省人事的表现。

【辨证论治】

（一）辨证要点

1.辨脏腑 眩晕病在清窍，但与肝、脾、肾三脏功能失调密切相关。肝阳上亢之眩晕，兼见头胀痛、面色潮红、急躁易怒、口苦脉弦等症；脾胃虚弱，气血不足之眩晕，兼纳呆、乏力、面色㿠白等症；脾失健运，痰湿中阻之眩晕，兼见纳呆呕恶、头痛、苔腻诸症；肾精不足之眩晕，多兼有腰膝酸软、耳鸣如蝉等症。

2.辨标本虚实 凡病程较长，反复发作，遇劳即发，伴两目干涩，腰膝酸软，或面色㿠白，神疲乏力，脉细或弱者，多属虚证，由精血不足或气血亏虚所致。凡病程短，或突然发作眩晕重，视物旋转，伴呕恶痰涎、头痛、面赤，形体壮实者，多属实证。其中，痰湿所致者，头重昏蒙，胸闷呕恶，苔腻脉滑；瘀血所致者，头昏头痛，痛点固定，唇舌紫黯，舌有瘀斑；肝阳风火所致者，眩晕，面赤，烦躁，口苦，肢麻震颤，甚则仆倒，脉弦有力。

（二）治疗原则

眩晕的治疗原则是补虚泻实，调整阴阳。虚证当滋养肝肾、补益气血、填精生髓；实证当平肝潜阳、清肝泻火、化痰行瘀。

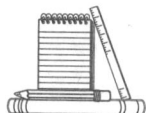

（三）分证论治

1. 肝阳上亢

证候：眩晕，耳鸣，头目胀痛，口苦，失眠多梦，遇烦劳郁怒而加重，甚则仆倒，颜面潮红，急躁易怒，肢麻震颤，舌红苔黄，脉弦或数。

证候分析：本证以肝阳上亢，上扰清窍为基本病机。肝阳升动，上犯颠顶，故眩晕，耳鸣，头目胀痛；热蕴肝胆，则口苦；阳热内扰，心神不安，故失眠多梦；阳动火升，则颜面潮红，急躁易怒，肢麻震颤；舌红苔黄，脉弦或数，则属肝旺有热之征。本证以眩晕，头目胀痛，急躁易怒为辨证要点。

治法：平肝潜阳，清火息风。

方药：天麻钩藤饮加减。方中天麻、石决明、钩藤平肝潜阳息风；黄芩、栀子清肝泻火；益母草活血利水；牛膝、杜仲、桑寄生补肾养肝；茯神、夜交藤养血安神定志。

若肝火上炎，口苦目赤，烦躁易怒者，酌加龙胆草、牡丹皮、夏枯草清肝泻火；肝肾阴虚较甚，目涩耳鸣，腰膝酸软者，酌加枸杞子、何首乌、生地黄、麦冬、玄参滋补肝肾；见目赤便秘，选加大黄、芒硝或当归龙荟丸以通腑泄热；眩晕剧烈，兼见手足麻木或震颤者，加羚羊角、石决明、生龙骨、生牡蛎、全蝎、蜈蚣镇肝息风，清热止痉。

2. 气血亏虚

证候：眩晕动则加剧，劳累即发，面色淡白，神疲乏力，倦怠懒言，唇甲不华，发色不泽，心悸少寐，纳少腹胀，舌淡苔薄白，脉细弱。

证候分析：本证以气血亏虚，清阳不展，脑失所养为基本病机。气血不足，不能上荣，故眩晕动则加剧；脾气已虚，劳则更见耗伤，故劳累即发；脾气不足，则神疲乏力，倦怠懒言；气血亏虚，故面色淡白，唇甲不华，发色不泽；心悸少寐，为血不养心而致；脾虚失运，则纳少腹胀；舌淡苔薄白，脉细弱为气血亏虚之征。本证以眩晕动则加剧，神疲乏力，心悸少寐，面色淡白为辨证要点。

治法：补益气血，调养心脾。

方药：归脾汤加减。方中党参、白术、黄芪、当归健脾益气养血；龙眼肉、茯神、远志、酸枣仁养心安神；木香理气醒脾。

若中气不足，清阳不升，兼见气短乏力，纳少神疲，便溏下坠，脉象无力者，合用补中益气汤；自汗时出，易于感冒，当重用黄芪，加防风、浮小麦益气固表敛汗；脾虚湿盛，腹泻或便溏，腹胀纳呆，当归宜炒用，加薏苡仁、白扁豆、泽泻健脾渗湿；兼见形寒肢冷，腹中隐痛，脉沉者，加桂枝、干姜温中助阳；血虚较甚，面色㿠白，唇舌色淡者，加阿胶、当归、紫河车粉（冲服）补血养血；兼见心悸怔忡，少寐健忘者，加柏子仁、合欢皮、夜交藤养心安神。

3. 肾精不足

证候：眩晕日久不愈，精神萎靡，腰酸膝软，少寐多梦，健忘，两目干涩，视力减退，或遗精滑泄，耳鸣齿摇，或颧红咽干，五心烦热，舌红少苔，脉细数，或面色㿠白，形寒肢冷，舌淡嫩，苔白，脉弱尺甚。

证候分析：本证以肾精不足，髓海空虚，脑失所养为基本病机。病久及肾，肾精不足，则见精神萎靡，少寐多梦；肾虚则腰膝酸软，两目干涩，视力减退，耳鸣齿摇；健忘为髓海不足而致；遗精滑泄，为精关不固之象。偏阴虚者，故五心烦热，舌红少苔，脉细数；偏阳虚者，故形寒肢冷，舌淡嫩，苔白，脉弱尺甚。本证以眩晕日久，精神萎靡，耳鸣腰酸为辨证要点。

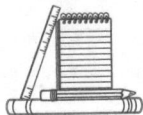

治法：滋养肝肾，益精填髓。

方药：左归丸加减。方中熟地黄、山茱萸、山药滋阴补肾；枸杞子、菟丝子、鹿角胶滋肾助阳，益精填髓；牛膝强肾益精；龟甲胶滋阴降火，补肾壮骨。

若五心烦热，潮热颧红者，加鳖甲、知母、黄柏、牡丹皮、地骨皮滋阴泻火；肾失封藏固摄，遗精滑泄者，加芡实、莲须、桑螵蛸益肾固精；兼失眠，多梦，健忘者，加阿胶、鸡子黄、酸枣仁、柏子仁养心安神；阴损及阳，肾阳虚明显，表现为四肢不温，形寒怕冷，精神萎靡者，或予右归丸，或配巴戟天、淫羊藿、肉桂温补肾阳；兼见下肢浮肿，尿少，加桂枝、茯苓、泽泻温肾利水；兼见便溏，腹胀少食，加白术、茯苓健脾止泻。

4. 痰浊上蒙

证候：眩晕，头重昏蒙，或伴视物旋转，胸闷恶心，呕吐痰涎，食少多寐，舌苔白腻，脉濡滑。

证候分析：本证以痰浊中阻，上蒙清窍，清阳不升为基本病机。痰湿上蒙，清阳不升，浊阴失降，故眩晕，头重昏蒙；湿阻气滞，胃失和降，故胸闷恶心，呕吐痰涎；痰湿伤阳，脾阳不振，故食少多寐；舌苔白腻，脉濡滑，皆痰湿之象。本证以眩晕，头重昏蒙，胸闷恶心，呕吐痰涎，舌苔白腻为辨证要点。

治法：化痰祛湿，健脾和胃。

方药：半夏白术天麻汤加减。方中半夏燥湿化痰，和胃降逆；天麻息风化痰；陈皮理气化痰；白术、茯苓健脾祛湿；甘草调和诸药。

若眩晕较甚，呕吐频作，视物旋转者，加代赭石、竹茹、生姜、旋覆花镇逆止呕；脘闷纳呆，加砂仁、白蔻仁芳香和胃；兼见耳鸣重听，加郁金、石菖蒲、葱白通阳开窍；痰郁化火，头痛头胀，心烦口苦，渴不欲饮者，宜用黄连温胆汤清化痰热。

5. 瘀血阻窍

证候：眩晕时作，头痛如刺，兼见健忘，失眠，心悸，精神不振，耳鸣耳聋，面唇紫黯，舌黯有瘀斑，脉涩或细涩。

证候分析：本证以瘀血阻窍，脑失所养为基本病机。瘀血阻窍，脑络不通，故眩晕时作，头痛如刺，健忘；心血瘀阻，故失眠，心悸；瘀血阻滞，故耳聋、耳鸣，面唇紫黯；舌黯有瘀斑，脉涩或细涩为瘀血之征。本证以眩晕时作，头痛如刺及瘀血征象为辨证要点。

治法：活血化瘀，通窍活络。

方药：通窍活血汤加减。方中赤芍、川芎、桃仁、红花活血化瘀，祛瘀通络；麝香开窍散结止痛；老葱、生姜散结通阳；黄酒辛窜，以助血行；大枣甘温益气，缓和药性，防耗伤气血。

若兼见神疲乏力，少气自汗等症者，加入黄芪、党参益气行血；兼畏寒肢冷，感寒加重者，加附子、桂枝温经活血。

（四）其他疗法

1. 中成药 天麻钩藤颗粒可用于治疗眩晕肝阳上亢型；养血清脑颗粒可用于治疗眩晕血虚肝旺型；天麻醒脑胶囊可用于眩晕肝肾不足型；血府逐瘀丸可用于眩晕瘀血阻窍型；正天丸可用于眩晕因外感风邪或瘀血阻塞所致者。

2. 单方验方 ①车前草、豨莶草、小蓟各30g，水煎服，日服1剂。适用于肝阳上亢之眩晕。②桑椹子、黑大豆各15g，水煎服。适用于肾精不足之眩晕。③桂枝、甘草各10g，酌加麦冬、五味子、红参等，代茶。适用于低血压性眩晕。

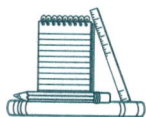

【转归预后】

若病情较轻，治疗护理得当，则预后多属良好；反之，若病久不愈，发作频繁，发作时间长，症状重笃，则难以获得根治。尤其是肝阳上亢者，阳愈亢而阴愈亏，阴亏则更不能涵木潜阳，阳化风动，血随气逆，夹痰夹火，横窜经隧，蒙蔽清窍，即成中风危证，预后不良。

【预防调护】

一是预防眩晕之发生，应该避免和消除眩晕发生的各种内外致病因素。

二是眩晕发生后及时治疗，注意休息，严重者当卧床休息；注意饮食清淡有节，防止暴饮暴食、过食肥甘醇酒及过咸伤肾之品，尽量戒烟戒酒；坚持适当的体育锻炼，增强体质；保持心情舒畅，情绪稳定，防止七情内伤；注意劳逸结合，避免体力和脑力的过度劳累；避免突然、剧烈的体位改变和头颈部运动，以防眩晕症状加重，或发生昏仆。有眩晕史的患者，应当避免剧烈体力活动，避免高空作业。

【结语】

眩晕是以目眩、头晕为主要特征的一类病症。其病因有情志不遂、年高肾亏、病后体虚、饮食不节、跌仆损伤、瘀血内阻等。病位在头脑，与肝、脾、肾三脏有关。病理因素有风、火、痰、瘀。脑髓空虚，清窍失养，或痰火上逆，扰动清窍为其基本病机。眩晕多为虚证或本虚标实之证，一般急者多偏实，可选用平肝潜阳、清肝泻火、化痰行瘀等法以治其标为主；缓者多偏虚，当用滋养肝肾、补益气血、填精生髓等法以治其本为主。

复习思考

1. 何谓眩晕？其表现有哪些特点？

2. 肝、脾、肾三脏功能失调，均可导致眩晕，为什么？试述之。

3. 如何理解"眩晕乃中风之渐"？

临证验案

李某，男，57岁。1961年4月17日初诊。

头晕反复发作10年，发作时如坐舟车，感觉周身环境转动，呕吐，血压低，耳鸣如蝉声。西医检查有内耳平衡失调，诊为梅尼埃病。近2个月来头昏头晕，不能久看书，稍久则头痛头晕加重，胃部不适，有欲吐之感，并摇晃欲倒，食纳减退，嗳气，矢气多，大便正常，皮肤发痒，西医诊断为"荨麻疹"，影响睡眠，噩梦多，小便稍频，有少许痰，有时脱肛，脉弦细无力，舌淡无苔。根据脉症，中医认为属中虚脾弱夹痰，兼心气不宁，治宜益中气、调脾胃，佐以宁心理痰。用补中益气汤加味。

炙黄芪四钱，党参三钱，柴胡八分，升麻八分，白术二钱，当归一钱五分，陈皮一钱五分，炙甘草一钱，茯苓二钱，炒远志一钱，法半夏一钱，生姜三片，大枣三枚。服5剂，隔天1剂。

5月12日二诊：诸症见轻，由于看报稍久，6天前严重失眠，大便有时燥，近日二便尚调，脉迟滑，舌正中心苔薄黄腻，似有食滞之象，仍拟前法。原方黄芪改二钱，加酸枣仁、焦山楂各一钱。

5月31日三诊：服药后自觉见效，食欲及睡眠好转，二便调，精神佳，看书写字较前久些，

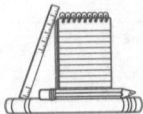

小便正常，脉虚，舌正无苔。改心、脾、肝并调，予补中益气丸八两，每早服二钱，归脾丸八两，每晚服二钱，感冒时停服。药后失眠，头晕消失。

（高辉远.蒲辅周医案.北京：人民卫生出版社，1972）

项目三　中　风

中风是以半身不遂、肌肤不仁、口舌歪斜、言语不利，甚则突然昏仆、不省人事为主症的疾病。因其发病骤然，变化迅速，与"风性善行而数变"特点相似，故名中风，又称卒中。西医学中急性缺血性卒中和急性出血性卒中等属本病范畴。

有关中风的记载始见于《内经》，书中称卒中昏迷为"仆击""大厥""薄厥"，称半身不遂为"偏枯""偏风""身偏不用""风痱"等。其认为感受外邪、烦劳暴怒可诱发本病，与体质、饮食有关。《灵枢·刺节真邪》云："虚邪偏客于身半，其入深，内居营卫，营卫稍衰，则真气去，邪气独留，发为偏枯。"《素问·通评虚实论》云："仆击、偏枯……肥贵人则膏粱之疾也。"《素问·生气通天论》云："大怒则形气绝，而血菀于上，使人薄厥。"关于其病机的论述，《素问·调经论》云："血之与气，并走于上，则为大厥，厥则暴死。气复反则生，不反则死。"东汉张仲景《金匮要略·中风历节病脉证并治》始有"中风"病名及专篇，认为"脉络空虚，贼邪不泻"为其主要病因病机，按病情分为中络、中经、中腑、中脏，对中风证治也有较为详细的论述。

一般认为，在唐宋以前，以"外风"学说为主，多从"内虚邪中"立论，治疗主要以疏风散邪、扶助正气为法。

唐宋以后，对中风的病因认识有了较大的突破，突出以"内风"立论。如金代刘完素《素问玄机原病式·六气为病》力主"心火暴甚"，李东垣《医学发明·中风有三》认为"正气自虚"，曰："凡人年逾四旬，气衰之际，或因忧喜愤怒伤其气者，多有此疾。"元代朱丹溪《丹溪心法·论中风》云："湿土生痰，痰生热，热生风也。"王履《医经溯洄集·中风辨》提出"真中风""类中风"的病名。

明代张景岳《景岳全书·非风》提出"中风非风"说，认为中风乃"内伤积损"。李中梓《医宗必读·卷六》首次将中风重证分为闭证和脱证。清代叶天士始明确以"内风"立论，认为："精血衰耗，水不涵木……肝阳偏亢，内风时起。"提出滋阴息风、滋阴潜阳，以及开闭、固脱等法。

王清任以气虚血瘀立论，创立补阳还五汤治疗偏瘫，至今仍为临床常用方剂。

近代医家张伯龙、张山雷、张锡纯总结前人经验，进一步探讨发病机理，认识到本病的发生主要是因肝阳化风、气血上逆、直冲犯脑所致。

知识链接

张仲景论中风

夫风之为病，当半身不遂，或但臂不遂者，此为痹。脉微而数，中风使然。寸口脉浮而紧，紧则为寒，浮则为虚，寒虚相搏，邪在皮肤。浮者血虚，络脉空虚，贼邪不泻，或左或右，邪气反缓，正气即急，正气引邪，喝僻不遂。邪在于络，肌肤不仁；邪在于经，即重不胜；邪入于腑，即不识人；邪入于脏，舌即难言，口吐涎。

（《金匮要略·中风历节病脉证并治》）

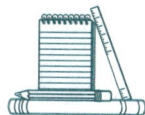

【病因病机】

（一）病因

1. 内伤积损　年老体弱，正气自虚，或久病迁延，或恣情纵欲，劳逸失度，损伤五脏之气阴。气虚则无力运血，脑脉瘀滞；阴虚则不能制阳，内风动越，而致本病发生。张景岳《景岳全书·非风》指出："此证多见猝倒，猝倒多由昏愦。本皆内伤积损颓败而然，原非外感风寒所致。"

2. 情志过极　七情所伤，肝气郁结，气郁化火，或暴怒伤肝，肝阳暴张，内风动越，或心火暴甚，风火相煽，血随气逆，引起气血逆乱，上冲犯脑，血溢脉外或血瘀脑脉，而发为中风，以暴怒引发本病者为多见。

3. 饮食不节　嗜食肥甘厚味、辛辣刺激，或饮酒过度，伤及脾胃，酿生痰热，痰瘀互阻，积热生风，导致脑脉瘀滞而发中风。张山雷《中风斠诠·论昏瞀猝仆之中风无一非内因之风》谓："肥甘太过，酿痰蕴湿，积热生风，致为暴仆偏枯，猝然而发，如有物击使之仆者，故仆击而特著其病源，名以膏粱之疾。"

4. 劳欲过度　烦劳过度，恣情纵欲，耗气伤阴，致使阳气暴张，气血上逆，壅阻清窍，而致血瘀脑脉或血溢脉外，发为中风。或房劳伤肾，肾水不济，引动心火，阳亢风动而致中风。《素问·生气通天论》云："阳气者，烦劳则张。"

5. 气虚邪中　气血不足，脉络空虚，尤其在气候突变之际，风邪乘虚入中，气血痹阻；或痰湿素盛，形盛气衰，外风引动内风，风痰闭阻经络，引发喎僻不遂。

（二）病机

1. 基本病机　阴阳失调，气血上逆，上犯于脑，虚（阴虚、气虚）、火（肝火、心火）、风（肝风、外风）、痰（风痰、湿痰）、气（气逆）、血（血瘀）为其病机六端。

2. 病位　病位在脑，与心、肝、脾、肾密切相关。

3. 病理性质　多属本虚标实，上盛下虚。本虚为肝肾阴虚，气血衰少；标实为风火相煽，痰湿壅盛，气血逆乱。轻者风痰横窜经络而为中经络，重者肝阳肝风夹痰夹火上闭清窍而为中脏腑。

4. 病理因素　主要为风、火、痰、瘀。

5. 病机转化　中风的病机转化，取决于病理因素如内风、邪热、痰浊、瘀血等与人体正气相争及消长变化，主要体现在中经络与中脏腑之间的相互转化上。初起中经络者，正气虚而不甚，邪虽盛而病位浅，病情尚轻；经过辨证救治，邪去正复，则半身不遂等症亦可痊愈，或好转进入恢复期或后遗症期；若平素体弱，正气虚衰，或邪气过盛气血逆乱，直冲犯脑，则神昏转为中脏腑，病情加重。初起即现中脏腑者，或由中经络转化而来，邪气炽盛，正气虚衰，病位较深，病情危重。若治之得法，仍有可能正气渐复，邪气渐衰，窍闭自开，而转入中经络，进入恢复期或后遗症期；若治之不效，邪气愈盛正气愈衰，终至正不胜邪，邪闭正脱，阴阳离决而死亡。

恢复期邪虽衰，但正已伤，正虚邪实，虚实夹杂，故需长期治疗，才能使邪去正复，而获痊愈；或邪祛而正难复，进入后遗症期。恢复期或后遗症期，由于脏腑功能失调未完全恢复，极易复中，复中次数越多，病机越复杂，治疗越难。

【诊断与鉴别诊断】

（一）诊断依据

1. 临床表现　具有突然昏仆、不省人事、半身不遂、偏身麻木、口舌歪斜、言语謇涩等特定的临床表现。轻症仅见眩晕、偏身麻木、口舌歪斜、半身不遂等。多急性起病，好发于40岁

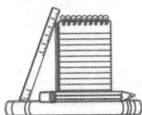

以上年龄。发病前多有头晕、头痛、肢体一侧麻木等先兆症状。

2. 病史 既往常有眩晕、头痛、心悸等病史，发病多有情志过极、劳累或饮食不当等诱因。

3. 相关检查 头颅 CT 或 MRI；脑血管造影检查；脑脊液、眼底检查。

（二）病证鉴别

1. 中风与口僻 口僻俗称吊线风，主要症状是口舌歪斜，但常伴耳后疼痛，口角流涎，言语不清，而无半身不遂或神志障碍等表现，多因正气不足，风邪入脉络，气血痹阻所致，不同年龄均可罹患。

2. 中风与厥证 厥证也有突然昏仆、不省人事之表现，一般而言，厥证神昏时间短暂，发作时常伴有四肢逆冷，移时多可自行苏醒，醒后无半身不遂、口舌歪斜、言语不利等表现。

3. 中风与痉证 痉证以四肢抽搐、项背强直甚至角弓反张为主症，发病时也可伴有神昏，需与中风闭证相鉴别。但痉证之神昏多出现在抽搐之后，而中风患者多在起病时即有神昏，而后可以出现抽搐。痉证抽搐时间长，中风抽搐时间短。痉证患者无半身不遂、口舌歪斜等症状。

4. 中风与痿证 痿证可以有肢体瘫痪、活动无力等类似中风之表现；中风后半身不遂日久不能恢复者，亦可见肌肉瘦削，筋脉弛缓，两者应予以区别。但痿证一般起病缓慢，以双下肢瘫痪或四肢瘫痪，或肌肉萎缩，筋惕肉瞤为多见；而中风的肢体瘫痪多起病急骤，且以偏瘫不遂为主。痿证起病时无神昏，中风则常有不同程度的神昏。

5. 中风与痫证 痫证发作时起病急骤，突然昏仆倒地，与中风相似。但痫证为阵发性神志异常的疾病，猝发仆地时常口中作声，如猪羊啼叫，四肢频抽而口吐白沫；中风则仆地无声，一般无四肢抽搐及口吐涎沫的表现。痫证之神昏多为时短暂，移时可自行苏醒，醒后一如常人，但可再发；中风患者昏仆倒地，其神昏症状严重，持续时间长，难以自行苏醒，需及时治疗方可逐渐清醒。中风多伴有半身不遂、口舌歪斜等症，亦与痫证不同。

【辨证论治】

（一）辨证要点

1. 辨中经络与中脏腑 中经络者虽有半身不遂、口舌歪斜、语言不利，但意识清楚；中脏腑则昏不知人，或神志昏糊、迷蒙，伴见肢体不用。

2. 辨闭证与脱证 闭证属实，因邪气内闭清窍所致，症见神志昏迷、牙关紧闭、口噤不开、两手握固、肢体强痉等。脱证属虚，乃为五脏真阳散脱，阴阳即将离决之候，临床可见神志昏愦无知、目合口开、四肢松懈瘫软、手撒肢冷汗多、二便自遗、鼻息低微等。此外，还有阴竭阳亡之分，并可相互关联。闭证常见于骤起，脱证则由闭证恶变转化而成。并可见内闭外脱之候。

3. 辨阳闭和阴闭 阳闭有瘀热痰火之象，如身热面赤，气粗鼻鼾，痰声如拽锯，便秘溲黄，舌苔黄腻，舌绛干，甚则舌体卷缩，脉弦滑而数。阴闭有寒湿痰浊之征，如面白唇紫，痰涎壅盛，四肢不温，舌苔白腻，脉沉滑等。

4. 辨病期 急性期为发病后 2 周以内，中脏腑可至 1 个月；恢复期指发病 2 周后或 1 个月至半年内；后遗症期指发病半年以上。

（二）治疗原则

中经络以平肝息风，化痰祛瘀通络为主。中脏腑闭证需息风清火，豁痰开窍，通腑泄热；脱证急宜救阴回阳固脱；对内闭外脱之证，则须醒神开窍与扶正固脱兼用。恢复期及后遗症期，多为虚实兼夹，当扶正祛邪，标本兼顾，平肝息风，化痰祛瘀，与滋养肝肾，益气养血并用。

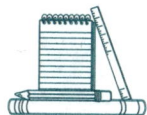

（三）分证论治

1. 急性期

（1）中经络

1）风痰入络

证候：肌肤不仁，手足麻木，突然发生口舌歪斜，口角流涎，舌强语謇，甚则半身不遂，或兼见手足拘挛，头晕目眩，舌质紫黯，或有瘀斑，舌苔白腻，脉弦涩或小滑。

证候分析：本证以络脉空虚，风邪夹痰窜犯经络为基本病机。

肝风夹痰流窜经络，脑脉瘀阻，气血运行失畅，筋脉失于濡养，则见肌肤不仁，手足麻木，甚则半身不遂；风痰阻于阳明之络，则口舌歪斜，口角流涎，阻于心络则言语不利；风痰扰动清阳，则头晕目眩；苔白腻，脉浮滑，为风痰互阻之征。本证以突然口眼歪斜，言语不利，甚则半身不遂为辨证要点。

治法：息风化痰，活血通络。

方药：半夏白术天麻汤合桃仁红花煎加减。方中半夏、茯苓、陈皮、甘草补脾益气；白术燥湿化痰；桃仁、红花逐瘀行血；香附、青皮、延胡索理气行血；天麻平息内风；生姜、大枣调和营卫。

若眩晕较甚且痰多者，加胆南星、天竺黄、石菖蒲平肝息风化痰；大便干结者，加大黄、黄芩、栀子清热泻火；头痛甚，耳鸣目眩者，加钩藤、石决明。

2）风阳上扰

证候：半身不遂，肌肤不仁，言语謇涩，或舌强不语，或口舌歪斜，急躁易怒，头痛眩晕，面红目赤，口苦咽干，尿赤，便干，舌质红苔黄，脉弦。

证候分析：本证以肝阳亢，上扰头目为基本病机。肝阳暴亢，风火上扰，血随气逆，闭塞脑脉或血溢脑脉之外，则半身不遂，偏身麻木，言语謇涩，或舌强不语，或口舌歪斜；肝阳上亢，肝火上炎则见头痛眩晕，面红耳赤，口苦咽干，急躁易怒，尿赤便干；舌质红苔黄，脉弦有力亦为肝火内炽之象。本证以眩晕头胀，面红目赤，急躁易怒，口干苦为辨证要点。

治法：平肝潜阳，活血通络。

方药：天麻钩藤饮加减。方中天麻、钩藤、石决明平肝息风潜阳；川牛膝引血下行，兼益肝肾，并能活血利水；杜仲、桑寄生补益肝肾以治本；栀子、黄芩清肝降火，以折其亢阳；益母草合川牛膝活血利水，以利平降肝阳；夜交藤、朱茯神宁心安神。

若夹有痰浊，胸闷，恶心，苔腻者，加胆南星、郁金；头痛较重者，加羚羊角、夏枯草以清肝息风；腿足重滞者，加杜仲、桑寄生补益肝肾。

3）阴虚风动

证候：半身不遂，一侧手足沉重麻木，口舌歪斜，言语不利，手指瞤动，平素头晕耳鸣，烦躁失眠，腰膝酸软，舌质红，少苔或无苔，脉弦细数。

证候分析：本证以肝肾阴虚，阴不制阳，风阳内动为基本病机。肝肾亏虚，肝风内动，上犯于脑，脑脉瘀阻，故半身不遂，一侧手足沉重麻木，口舌歪斜，言语不利，手指瞤动；肾精不足，髓海不充，则头晕耳鸣；水不济火，心火扰乱，则腰膝酸软，烦躁失眠；舌红苔少，脉弦细数亦是肝肾亏虚之象。本证以头晕耳鸣，腰膝酸软，手指瞤动为辨证要点。

治法：滋阴潜阳，息风通络。

方药：镇肝熄风汤加减。方中白芍、玄参、天冬滋阴柔肝息风；龙骨、牡蛎、龟甲、代赭石镇肝潜阳；重用牛膝引血下行；加天麻、钩藤、菊花以增强平肝息风之力。

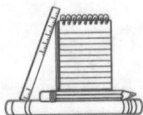

若痰热较重，苔黄腻，泛恶者，加胆南星、竹沥、川贝母清热化痰；阴虚阳亢，肝火偏旺，心中烦热者，加栀子、黄芩清热除烦。

（2）中脏腑

1）闭证

①阳闭

证候：突然昏仆，不省人事，牙关紧闭，半身不遂，或对侧肢体拘急、抽搐，面红气粗身热，躁动不安，痰多而黏，舌质红，苔黄，脉弦滑有力。

证候分析：本证以风阳痰火蒙闭心窍为基本病机。肝阳暴张，阳亢风动，气血上逆，痰火壅盛，清窍闭塞，神明不用，故突然昏仆，不省人事；肝风内动，则牙关紧闭，肢体拘急或抽搐，肝风痰火窜犯经络，则半身不遂；肝火上炎则面红，迫肺则气粗，扰及心神则躁动不安；舌红，苔黄，脉弦滑有力，皆肝阳痰火内盛之征。本证以突然昏仆，牙关紧闭，面红气粗为辨证要点。

治法：清肝息风，豁痰开窍。

方药：羚角钩藤汤，另服至宝丹或安宫牛黄丸以清心开窍。方中羚羊角（或山羊角）、钩藤、珍珠母、石决明平肝息风；胆星、竹沥、半夏、天竺黄、黄连清热化痰；石菖蒲、郁金化痰开窍。

若痰盛神昏者，合用至宝丹；热闭神昏兼有抽搐者，加全蝎、蜈蚣，或合用紫雪丹；痰热内盛，喉间痰鸣有声，可服竹沥水、猴枣散以豁痰镇惊；肝火旺盛，面红目赤，脉弦有力，加龙胆草、栀子、夏枯草、代赭石、磁石等清肝镇摄；痰热伤津，舌质干红，苔黄糙者，加沙参、麦冬、石斛、生地黄等滋阴清热。

若阳闭证属痰热腑实者，患者可伴腹胀，便秘，舌质暗红，或有瘀点瘀斑，苔黄腻，方用桃仁承气汤加黄芩、胆南星、全瓜蒌等通腑泄热，逐瘀化痰。

②阴闭

证候：突然昏仆，不省人事，口噤不开，半身不遂，静卧不烦，面白唇黯，四肢不温，痰涎壅盛，苔白滑腻，脉沉滑。

证候分析：本证以痰浊壅盛，心窍被蒙为基本病机。痰浊上壅清窍，内蒙心神，神机闭塞，故见昏仆，不省人事；痰阻经络，则半身不遂；痰浊郁闭阳气，则面白唇黯，静卧不烦，四肢不温；苔白滑腻，脉沉滑，皆痰湿内蕴之象。本证以突然昏仆，口噤不开，静卧不烦为辨证要点。

治法：豁痰息风，辛温开窍。

方药：涤痰汤加减。方中半夏、橘红、茯苓、竹茹燥湿化痰；石菖蒲、胆南星开窍豁痰；枳实降气以利风痰下行。

若兼有动风者，加天麻、钩藤以平息内风；有化热之象者，加黄芩、黄连；见戴阳证者，属病情恶化，宜急进参附汤、白通加猪胆汁汤救治。

闭证可适时配合通下之法，但正虚明显，元气欲脱者忌用。

2）脱证

证候：突然昏仆，不省人事，面色苍白，目合口张，鼻鼾息微，手撒肢冷，汗多，大小便自遗，肢体软瘫，舌痿，脉细弱或脉微欲绝。

证候分析：本证以正不胜邪，精气耗竭，元神欲脱为基本病机。正气衰脱，心神颓败则突然昏仆，不省人事。口张，肢体软瘫，手撒，为脾绝之兆；目合则属肝绝；鼻鼾为肺绝；舌萎缩为心绝；遗尿为肾绝，均为五脏败绝之危象。面色苍白，气息低微，肢冷汗出，脉细弱或细微欲绝，皆属气阳衰脱之征。本证以突然昏仆，目合口张，手撒遗尿为辨证要点。

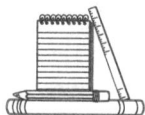

治法：回阳救阴，益气固脱。

方药：参附汤合生脉散加减，亦可用参麦注射液或生脉注射液静脉滴注。方中人参、麦冬、五味子大补气阴；附子回阳救逆。

若阴不恋阳，阳浮于外，津液不能内守，汗泄过多者，加龙骨、牡蛎敛汗回阳；阴精耗伤，舌干，脉微者，加玉竹、黄精以救阴护津。

2. 恢复期和后遗症期

（1）风痰瘀阻

证候：口舌歪斜，舌强语謇或失语，半身不遂，肢体麻木，苔滑腻，舌黯紫，脉弦滑。

证候分析：本证以风痰留阻，络道不畅为基本病机。风痰入络留阻不去，气血瘀滞，故见口眼歪斜，半身不遂，肢体麻木；苔白滑腻，舌黯紫，脉弦滑，皆为风、痰、瘀留阻之象。本证以口眼歪斜，舌强语謇或失语为辨证要点。

治法：搜风化痰，行瘀通络。

方药：解语丹加减。方中天麻、全蝎、胆南星、白附子等以平肝息风祛痰；远志、菖蒲、木香等以宣窍行气活络；羌活祛风。

若痰热偏盛者，加全瓜蒌、竹茹、川贝母清化痰热；兼有肝阳上亢，头晕头痛，面赤，苔黄舌红，脉弦劲有力者，加钩藤、石决明、夏枯草平肝息风潜阳；咽干口燥者，加天花粉、天冬养阴润燥。

（2）气虚络瘀

证候：肢体偏枯不用，肢软无力，面色萎黄，舌质淡紫或有瘀斑，苔薄白，脉细涩或细弱。

证候分析：本证以气虚运血无力为基本病机。气为血帅，气虚则血滞络阻故半身不遂，痿软无力难以消除；气虚失荣，故面色无华；舌质淡，薄白，脉细弱为气虚之象；舌紫或有瘀斑，脉细涩为血瘀之征。本证以半身不遂，肢软无力为辨证要点。

治法：益气养血，化瘀通络。

方药：补阳还五汤加减。方中重用黄芪补气；桃仁、红花、当归、赤芍、地龙养血活血化瘀；加全蝎、乌梢蛇、川牛膝、桑枝、地鳖虫、续断等以增强通经活络之力。

若血虚甚者，加枸杞子、何首乌以补血；肢冷，阳失温煦者，加桂枝温经通脉；腰膝酸软者，加桑寄生、杜仲以壮筋骨，强腰膝。

（3）肝肾亏虚

证候：半身不遂，患肢僵硬，拘挛变形，舌强不语，或偏瘫，肢体肌肉萎缩，舌红脉细，或舌淡红，脉沉细。

证候分析：本证以肝肾亏虚，筋脉失养为基本病机。肾精亏虚，肝血不足，筋脉枯槁，则半身肢体不遂，僵硬拘挛变形或软瘫而肌肉日渐萎缩；肾虚而精气不能上承，故语言不利依然；舌红、脉细数为肾阴耗伤而致，舌淡、脉沉细则属阴伤及阳之象。本证以半身不遂，偏侧肢体僵硬拘急变形或软瘫，而肌肉日渐萎缩为辨证要点。

治法：滋养肝肾。

方药：地黄饮子加减。方中熟地黄、石斛、麦冬、五味子、山茱萸滋阴补肾；巴戟天、肉苁蓉、附子、官桂益精助阳；茯苓、远志化痰；菖蒲、薄荷开窍利咽；生姜、大枣和中。

若腰酸腿软较甚者，加杜仲、桑寄生、牛膝补肾壮腰；阴虚内热，舌红，脉细数者，宜去巴戟天、肉苁蓉、附子、官桂等温阳之品，加牡丹皮 5g，生地黄 10g 清热养阴；夹有痰浊者，加石菖蒲、远志、茯苓化痰开窍。

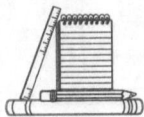

（四）其他疗法

1. 中成药　中风或后遗症见口眼歪斜，半身不遂，手足麻木、疼痛、拘挛，言语不清，可服用人参再造丸；中风后遗症见肢体麻木、关节屈伸不利，可服用小活络丹；中风阳闭，不省人事，可用安宫牛黄丸加入 150mL 温水溶化，灌肠。

2. 单方验方　①海蜇头 30g，荸荠 7 只，煎水代茶，治中风痰火偏盛者。②竹沥水适量，少量频服，治中风痰热闭阻，辘辘有声。③王旭高治中风方：羚羊角 5g，天麻 10g，橘红 5g，半夏 10g，钩藤 10g，茯神 10g，天竺黄 10g，竹沥 20mL，姜汁 10mL。痰浊者，送下苏合香丸；痰热者，化下至宝丹（《医学刍言》）。

【转归预后】

中风病患者的转归取决于其体质的强弱、正气的盛衰、病情的轻重，以及诊疗的正确及时与否、调养是否得当等。中经络者，渐进加重出现意识不清，可发展为中脏腑。中脏腑者，神志由昏迷逐渐转清，半身不遂趋于恢复，说明其向中经络转化，病势为顺，预后多好。若出现顽固性呃逆、呕血、厥脱者，此为中风变证，多致正气散脱；若邪盛正伤，虽经救治，终因正气已伤，致病程迁延，成为中风病后遗症者，常见半身不遂、口舌歪斜、言语不利、痴呆等。要抓紧时机，积极治疗，同时配合外敷熏洗及针灸按摩，并适当锻炼，以提高疗效。中风病后遗症期，若偏瘫肢体由松懈瘫软变为拘挛发痉，伴躁扰不宁，此因正气虚乏，邪气日盛而致，病情较重。

【预防调护】

关于中风的预防，应识别中风先兆，及时处理，以预防中风发生。

既病之后，应加强护理，尤其是口腔护理，及时清除痰涎，喂服或鼻饲中药时应少量多次频服。恢复期要加强偏瘫肢体的被动活动，进行各种功能锻炼，并配合针灸、推拿、理疗、按摩等。偏瘫严重者，防止患肢受压而发生变形；语言不利者，宜加强语言训练；长期卧床者，需保护局部皮肤，防止发生褥疮。

【结语】

中风多见于中年以上患者，以发病突然昏倒、不省人事、口眼歪斜、半身不遂，或仅有口歪、半身不遂，或语言不利为临床特征。其原始病因以内伤积损、情志不调、饮食不节为主。诱发因素主要为烦劳、恼怒、醉饱无常、气候变化等。病位在脑，涉及心、肝、肾、脾。病理基础为肝肾阴虚，病理因素为风、火、痰、气、瘀。病机主要为脏腑阴阳失调，气血逆乱，上冲于脑。轻者中经络，治疗一般宜平肝息风、化痰通络。重者中脏中腑，中腑宜通腑泄热，中脏又有闭脱之分，闭证邪势盛，多见痰火内闭，治宜息风清火、开窍；脱证正气虚，可致阴竭阳亡，治宜救阴回阳固脱。恢复阶段多为虚实兼夹，当扶正祛邪、标本兼顾，应配合针灸推拿治疗，使直接作用于经络，同时加强功能锻炼，促进恢复。

复习思考

1. 中风的临床特征是什么？临床如何诊断中风？

2. 为什么说"内伤积损"是中风发病的关键？

3. 简述中风的辨证要点。

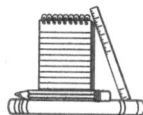

临证验案

刘某，男，46岁。脑出血昏迷，偏瘫，用西药抢救一周未见明显效果，因请张琪教授会诊。见患者神昏不语，右半身瘫痪，口眼歪斜，面赤唇干，胸部烦热，牙关紧闭，喉中痰声如拽锯，呼吸气粗，两手紧握，大便7日未行，遗尿，小便赤涩，腹部拒按，发热不退，舌红，苔黄燥，脉滑数有力。辨证为中风中脏腑阳闭证，痰热内阻，腑实不通，清窍闭塞所致。治以清化痰热，通腑泄浊，开窍醒神法。

方药：生大黄10g，半夏15g，橘红15g，麦冬20g，玄参20g，生地黄25g，川连10g，黄芩15g，郁金15g，菖蒲15g，菊花20g（后下），蒺藜20g，甘草10g，水煎服（鼻饲）。

服药两剂，身热减，意识稍清，但仍处于嗜睡状态，可对话一二句，烦热大减，牙关已开，大便仍未行，小便已知，舌苔厚而干，脉弦滑有力。此痰热与内结之实热稍减，清窍见利。继以前方加芒硝软坚通便。

方药：生大黄15g，芒硝15g（冲化），橘红15g，枳实15g，川连10g，黄芩15g，麦冬20g，玄参20g，生地黄25g，蒺藜20g，每日1剂，水煎服。

药进两剂，大便下行3次，量多，坚硬成块，意识逐渐转清，已能对话，烦热亦除，舌鲜红，苔白干，喉中痰声已减，腑实通，痰热得清，清窍已开。继以前方加减再进2剂，神清，语利，但右半身不遂未见明显变化。后改用大秦艽汤加减服药40剂而基本痊愈。

（张琪．中国百年百名中医临床家丛书·张琪．中国中医药出版社，2003）

项目四　癫　狂

癫狂是临床常见的精神失常疾病。癫病以精神抑郁、表情淡漠、沉默痴呆、语无伦次、静而多喜为特征；狂病以精神亢奋、狂躁不安、喧扰不宁、骂詈毁物、动而多怒为特征。二者在临床上相互联系，故以癫狂并称。

癫狂病名首见于《内经》，并论述了癫狂的症状、病因病机等，治疗上提出了节食和服生铁落饮。《难经·二十难》指出"重阴者癫，重阳者狂"。金元时期，癫狂的病因病机学说有了较大的发展，如朱丹溪提出了癫狂的发病与"痰"有关，并首先提出"痰迷心窍"说，对指导临床实践具有重要意义，也为后世许多医家所遵循。明清医家多宗痰火之说，对癫狂二病的区别分辨甚详，如明代张介宾《景岳全书·杂证谟》认为狂病多因于火，主张以清火为主，方用抽薪饮、黄连解毒汤、三补丸。清代王清任认识到瘀血可致癫狂，认识到发病与脑有密切关系，创制癫狂梦醒汤治疗癫狂。

西医学中的精神分裂症、躁狂症、抑郁症等均可参照本病辨证论治。

【病因病机】

癫狂多因七情内伤、饮食不节、禀赋不足，导致心、脾、肝、肾功能失调和阴阳失衡，痰、气、郁、火、瘀血蒙蔽心窍或心神被扰，神明逆乱而成。

（一）病因

1.七情内伤　恼怒惊恐，损伤肝肾，肝肾阴虚则水不济火，心火独亢，扰乱心神；或肝肾阴虚，阴虚阳亢，亢阳化火生风，炼液为痰，痰火上扰，冲心犯脑，神机逆乱，而发癫狂。思虑过度，损及心脾，气血亏虚，心神失养，神无所主，发为癫病；或因脾失健运，聚湿生痰；

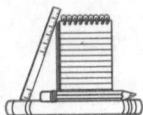

或忧郁过度，肝郁气滞而乘脾，脾失健运而生痰涎，痰随气逆，阻塞心窍，蒙蔽神机，神明逆乱，发为癫狂。另外，七情所伤，肝郁气滞日久，导致血瘀，或因外伤而致瘀血，气血凝滞导致脑络不通，脑气凝滞，使新鲜气血不能濡养脑髓，而致神机逆乱，发为癫狂。

2.饮食失节　嗜食肥甘厚味，脾胃运化失职，聚湿生痰，郁而化火，上扰心神或痰气互结，阻蔽神明；或与瘀血互结，痹阻心窍，均致神志失常而发病。

3.禀赋异常　患者由于先天禀赋不足，导致出生后脏气不平。出生后一有所触，如遇惊骇悲恐等情志刺激，则易致阴阳失调，神机逆乱而发病。故癫狂患者常有类似家族史。

（二）病机

1.基本病机　脏腑阴阳失调，神机逆乱。癫病为痰气郁结，蒙蔽神机；狂病为痰火上扰，神明失主。

2.病位　主要在心、脑，与肝、脾、肾关系密切。

3.病理性质　初起多实，久则虚实夹杂。如癫病日久，可使心脾耗损，气血不足；狂病日久，则火盛伤阴，皆可由实转虚而成为虚实夹杂证候。

4.病理因素　气、痰、火、瘀，且以气郁为先。

5.病机转归　癫病多因痰气互结而成，若痰浊壅盛，郁久化热，则可转化为狂病；狂病多由痰火扰心而起，若治疗后郁火得以宣泄而痰气留滞，亦可转化为癫病。此外，痰热瘀结者多见狂病，如病久气虚而血瘀者，则可转为癫病。

【诊断与鉴别诊断】

（一）诊断依据

1.临床表现　癫病以精神抑郁、表情淡漠、沉默痴呆，或喃喃独语、语无伦次、静而少动为特征；狂病以精神亢奋、狂躁不安、喧扰不宁、毁物打骂、动而多怒者为特征。

2.病史　多有家族史、脑外伤史、情志内伤史。发于青壮年女性。

3.相关检查　癫狂目前尚无确切的实验室诊断方法。头颅 CT、MRI 及脑电图等检查可排除其他相关疾病。

4.排除因素　排除药物、中毒、热病原因所致。

（二）病证鉴别

1.癫病与郁证　两者均与五志过极、情志内伤有关，均有精神抑郁，或哭笑无常。然郁证表现为心情抑郁、情绪不宁、胸胁胀闷、急躁易怒、心悸失眠、咽中如有物梗阻，或悲伤欲哭、神志清楚、有自制能力、不会自伤或伤及他人、不发时如常人。癫病则一般无自控能力，神明逆乱，神志不清。

2.癫病与痴呆　癫病与痴呆症状表现亦有相似之处，然痴呆以智能低下为突出表现，以神志呆滞、愚笨呆钝为主要证候特征，其部分症状可自制，其基本病机是髓减脑衰，神机失调，或痰浊瘀血，痹阻脑脉。

3.狂病与痫病　痫病是以猝然昏仆、不省人事、两目上视、口吐涎沫、四肢抽搐为特征的发作性疾病，与本病不难区别。

【辨证论治】

（一）辨证要点

1.辨癫与狂　两者均属性格行为异常的精神疾病，癫病以精神抑郁、表情淡漠、沉默痴呆，

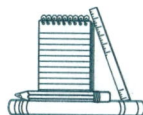

或语无伦次、静而少动，即抑郁性精神失常为特征；狂病以躁动狂乱、奔走、呼号骂詈、力气倍常、动而多怒，即兴奋性精神失常为特征。

2. 辨虚实 初起属实，久病则多虚实夹杂。癫多为痰气郁结，久延则以心脾两虚，气血不足为主。狂多为痰火壅盛，久延则心肾阴伤，水火不济，而致阴虚火旺。

（二）治疗原则

治疗总则是调整阴阳，以平为期。癫病早期以豁痰解郁开窍为主，后期以补益心脾为主，兼以解郁化痰。狂病早期以荡涤痰火开窍为主，后期则以滋养心肾阴液为主，兼清虚火。

（三）分证论治

1. 癫证

（1）痰气郁结

证候：精神抑郁，表情淡漠，沉默痴呆，时时太息，言语无序，或自语，多疑多虑，喜怒无常，秽洁不分，不思饮食，舌质红，苔腻而白，脉弦滑。

证候分析：本证以气郁痰结，迷阻心窍为基本病机。思虑太过，所求不得，肝气被郁，脾气不运，痰气郁结，蒙闭神明，故出现精神抑郁，表情淡漠，神志痴呆，语无伦次，或喃喃自语等精神异常症状；痰扰心神，故喜怒无常；痰浊中阻，则不思饮食；舌苔腻，脉弦滑，为痰气郁结之征。本证以精神抑郁，表情淡漠，神志痴呆，语无伦次为辨证要点。

治法：疏肝解郁，化痰醒神。

方药：逍遥散合涤痰汤加减。方中柴胡、当归、白芍为要药，疏肝，养血敛阴；薄荷、胆南星、半夏、枳实、茯苓涤痰开窍；石菖蒲、竹茹醒神化痰。

若痰浊甚者，加控涎丹，临卧姜汤送下；痰浊壅盛，胸膈督闷，口多涎，脉滑大有力，形体壮实者，暂用三圣散取吐，劫夺痰涎，因药性猛悍，自当慎用；神思迷惘，表情呆钝，言语错乱，目瞪不瞬，舌苔白腻者，为痰迷心窍，用苏合香丸；不寐易惊，烦躁不安，舌红苔黄，脉滑数者，为痰郁化热，痰热互结，干扰心神所致，加黄连、黄芩、栀子；病程日久，舌质紫黯或有瘀点、瘀斑，脉弦涩者，加丹参、郁金、红花、川芎等。

（2）心脾两虚

证候：神思恍惚，魂梦颠倒，心悸易惊，善悲欲哭，肢体困乏，言语无序，面色苍白，舌质淡，苔薄白，脉细弱无力。

证候分析：本证以气血亏耗，心神失养为基本病机。癫证经久，中气渐衰，气血生化乏源，心血内亏，心神失养，故见神思恍惚，魂梦颠倒，心悸易惊，善悲欲哭等症；血少气虚，脾失健运，故肢体困乏，饮食减少；气血不足，不能上荣，则面色少华；舌质淡，脉细无力为心脾两亏，气血俱虚之象。本证以神思恍惚，魂梦颠倒，善悲欲哭，食少体倦为辨证要点。

治法：健脾养心，解郁安神。

方药：养心汤合越鞠丸加减。方中人参、黄芪、甘草补脾气；川芎、当归养心血；茯苓、远志、柏子仁、酸枣仁、五味子宁心神；更有肉桂引药入心，以奏养心安神之功。亦可与甘麦大枣汤合用，甘草甘以缓急，淮小麦、大枣养心润燥，为治疗癫证悲伤欲哭，精神恍惚之常用良方。

若畏寒蜷缩，卧姿如弓，小便清长，下利清谷者，属肾阳不足，加补骨脂、巴戟天、肉苁蓉等；心气耗伤，营血内亏，悲伤欲哭者，仿甘麦大枣汤之意加淮小麦、大枣。

2. 狂证

（1）痰火扰神

证候：性情急躁，头痛失眠，两目怒视，面红目赤，突然狂暴无知，逾垣上屋，骂詈叫号，

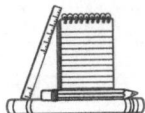

不避亲疏，或毁物伤人，或哭笑无常，登高而歌，弃衣而走，不食不眠，舌质红绛，苔多黄腻，脉弦滑数。

证候分析：本证以火炽痰盛，犯扰心神，神志逆乱为基本病机。暴怒伤肝，肝火暴张鼓动阳明痰热，上扰神明，故性情急躁，失眠头痛；神志逆乱，则狂乱无知，骂詈叫号，不避亲疏，登高而气力逾常；肝火暴盛，上扰清窍故面红，目赤；舌质红绛，苔黄，脉弦大滑数，均为痰火壅盛，阳气独亢之象；火属阳，阳主动，故起病急骤，狂暴不休。本证以狂乱无知，面红目赤，骂詈不避亲疏，气力逾常为辨证要点。

治法：镇心涤痰，清肝泻火。

方药：生铁落饮加减。方中生铁落重镇降逆；胆南星、贝母、橘红等清涤痰浊；菖蒲、远志、茯神、朱砂宣窍安神；天冬、麦冬、玄参、连翘养阴清热。

若痰火壅盛而舌苔黄腻垢者，加礞石、黄芩、大黄逐痰泻火，再用安宫牛黄丸清心开窍；脉弦实，肝胆火盛者，用当归龙荟丸清肝泻火。

（2）痰热瘀结

证候：癫狂日久不愈，面色晦滞而秽，情绪躁扰不安，多言无序，恼怒不休，甚至登高而歌，弃衣而走，妄见妄闻，妄思离奇，头痛，心悸而烦，舌质紫黯或有瘀斑，苔少或薄黄而干，脉弦细或细涩。

证候分析：本证以气郁痰结，血气凝滞，瘀热互结，神窍被塞为基本病机。气郁痰结日久，气血凝滞，故见面色暗滞而秽；瘀兼实热，犯扰神明，则出现情绪躁扰不安，恼怒多言，登高而歌，弃衣而走等狂证之征；瘀兼痰浊，蒙闭神明，则表现为妄见妄闻，妄思离奇，心悸等癫证之象；舌质紫黯或有瘀斑，苔少或薄黄而干则为热盛血瘀之象。本证以狂病日久，情绪躁扰不安及瘀血征象为辨证要点。

治法：豁痰化瘀，调畅气血。

方药：癫狂梦醒汤加减。方中桃仁、赤芍活血祛瘀；青皮、陈皮、紫苏子、大腹皮、桑白皮行气降逆；柴胡、香附理气解郁；半夏、甘草化痰和中；木通导热下行。

若蕴热重者，加黄连、黄芩清热燥湿；蓄血内结者，加服大黄䗪虫丸祛瘀生新，攻逐蓄血；不饥不食者，加白金丸以化顽痰，祛恶血。

（3）火盛伤阴

证候：狂证日久，病势较缓，时作时止，精神疲惫，情绪焦虑，烦躁不眠，形瘦，面红，五心烦热，舌质红，苔少或无，脉细数。

证候分析：本证以火热伤阴，心神不宁为基本病机。狂久不已，耗气伤阴，气不足则狂势渐减，精神疲惫；阴不足则水不能制火，虚火上扰，故见烦躁，形瘦，面红，舌红；心神失养而又被虚火所扰，故多言善惊；脉细数为阴虚有热之象。本证以狂势渐减，多言善惊，烦躁，舌红，脉细数为辨证要点。

治法：滋阴降火，安神定志。

方药：二阴煎合琥珀养心丹加减。方中生地黄、麦冬、玄参养阴清热；黄连、木通、竹叶、灯心草泄热清心安神；茯神、酸枣仁养心安神；生甘草清热解毒。

若痰火未平，舌苔黄腻，质红者，加胆南星、天竺黄；心火亢盛者，加朱砂安神丸；睡不安稳者，加孔圣枕中丹补肾宁心，益智安神。

（四）其他疗法

1. 中成药 狂证初病体实，饮食不衰者，可予吐下劫夺，荡涤浊邪，如大黄、礞石、芒硝、芫花之类。若痰浊壅盛，胸膈瞀闷，口多痰涎，脉滑大有力，形体壮实者，可先用三圣散取吐，

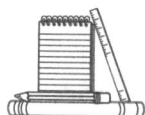

劫夺痰涎,以吐为度,不必尽剂,以免中毒。倘吐后形神俱乏,宜及时饮食调养,亦可用人参扶正。癫证以痰气为主,可予温开,药用苏合香丸;狂证属痰火上扰,可予凉开,药用安宫牛黄丸、至宝丹等。

2. 单方验方 ①生铁落 30g,灯心草 10g,竹沥水 30g,先煎生铁落,再入灯心,煎成后加入竹沥水,一次服完,一日 3 次,适用于痰火扰心之狂证。②生地黄 30g,竹茹 30g,煎后送服紫雪丹 2 支,每日 2 次,适用于痰热瘀血互结之狂证。③白金丸加味:白矾 3g,郁金 15g,白芍 12g,柴胡 6g,石菖蒲 10g,丹参 15g,水煎服。亦可按比例加倍,制散剂、丸剂,每服 9g,一日 2 次,适用于癫证。

【预防调护】

癫狂之病多由内伤七情引起,故注意精神调摄最为关键,重视精神呵护,避免精神刺激。对明显有阳性家族史者应当劝其不再生育子女。一旦发现有精神异常表现,应尽早找专科医生诊治,早期治疗。鼓励患者参加社会活动,保持愉悦心情。对于有适应环境能力的患者,其合理要求应尽量满足,注意采用七情相胜法调节。

【结语】

癫狂是神志异常的疾病。癫狂的病因以情志内伤为主,病理因素为气、痰、火、瘀,且以气郁为先。病位在脑,与心、脾、肝、肾关系密切。其基本病机是脏腑阴阳失调,气、痰、火、瘀内生,蒙蔽心窍,神机逆乱,精神错乱。其中癫病病机主要为痰气互结,蒙蔽神机,神机逆乱;狂病病机主要为痰火互结上扰,蒙蔽神机,神机逆乱。癫狂的病理性质,初起多实,久则虚实夹杂。临床上一般癫病分为痰气郁结、心脾两虚,治疗多以顺气化痰、宁心安神为主,久则致虚者兼以补气养血滋阴;狂病一般分为痰热扰心、火盛伤阴、痰热瘀结,治疗多予泻火涤痰之法,后期阴伤者当滋阴养血,兼清虚火;对痰热瘀结者,治宜豁痰化瘀清热。癫狂的预防和护理也很重要,心理疗法不可忽视。

复习思考

1. 何谓癫病、狂病?二者如何区别?
2. 癫狂的辨证要点有哪些?
3. 癫狂的主因、病理因素是什么?病机关键是什么?

临证验案

吴某,男,40 岁。1989 年 7 月 20 日初诊。

陪人代诉:患者因家庭突变,半个月来,狂躁易怒,打人骂人,不避亲疏,乱食或不食,大便已四日未解。诊时躁扰不安,狂言乱语,目赤面红,脉弦滑而数,舌质红,舌苔黄腻。辨证:肝气郁结,痰扰神明。治法:疏肝理气,通泄痰火。

处方:龙胆草 10g,山栀子 10g,生大黄(后下)10g,枳实 10g,芒硝 10g,瓜蒌仁 10g,浙贝母 10g,生甘草 5g。3 剂。

3 剂后患者大便通畅,神志安静,旋用清气化痰丸(瓜蒌仁、胆南星、黄芩、制半夏、枳实、杏仁、陈皮)加减,守方 10 余剂而安。

(班秀文.当代名医临证精华·癫狂痫专辑.北京:中医古籍出版社,1992)

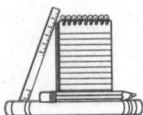

项目五 痫 病

痫病是一种发作性神志异常的病证。发作时以精神恍惚，甚则突然仆倒，不省人事，两目上视，口吐涎沫，四肢抽搐，或口中怪叫，移时苏醒，一如常人为特征。发作前可伴眩晕、胸闷等先兆，发作后常有疲软乏力等症状。本病亦称"癫痫"，俗称"羊痫风"。

《内经》称痫病为"胎病""巅疾"，认识到发病与先天因素有关。隋代巢元方《诸病源候论·痫候》描述了本病的临床表现为"其发之状，或口眼相引而目睛上摇，或手足掣纵，或背强直，或颈项反折"。宋金元时代，对本病的发病机理阐述较深刻，如张子和认为，本病常由肝经热盛引起。元代朱丹溪《丹溪心法·痫》认为本病"无非痰涎壅塞，迷闷心窍"而成，强调治疗以祛痰为主。明清医家将癫、狂、痫做了明确区别，分而论之。清代程国彭《医学心悟》创制定痫丸。李用粹《证治汇补》提出阳痫、阴痫的分证方法及相应治则。清代王清任《医林改错》认为痫病的发生与元气虚"不能上转入脑髓"，与脑髓瘀血有关，并创龙马自来丹、黄花赤风汤治之。

西医学中的原发性、继发性癫痫，均可参照本病辨证施治。

知识链接

癫痫

癫痫是多种原因导致的脑部神经元高度同步化异常放电所致的临床综合征，临床表现具有发作性、短暂性、重复性和刻板性的特点。癫痫不是独立的疾病，而是一组疾病或综合征，引起癫痫的病因非常复杂，根据病因学不同，癫痫可分为三大类。

1.症状性癫痫 由各种明确的中枢神经系统结构损伤或功能异常所致，如脑外伤、脑血管病、脑肿瘤、中枢神经系统感染、寄生虫、遗传代谢性疾病、皮质发育障碍、神经系统变性疾病、药物和毒物等。

2.特发性癫痫 病因不明，未发现脑部有足以引起癫痫发作的结构性损伤或功能异常，可能与遗传因素密切相关，常在某一特定年龄段起病，具有特征性临床及脑电图表现，如伴中央颞区棘波的良性儿童癫痫、家族性颞叶癫痫等。

3.隐源性癫痫 临床表现提示为症状性癫痫，但现有的检查手段不能发现明确的病因。其占全部癫痫的 60% ~ 70%。

（贾建平，陈生弟，神经病学.8 版.北京：人民卫生出版社，2018）

【病因病机】

痫病多因先天不足、情志失调、脑部外伤及他病之后，导致脏腑功能失调，风、火、痰、瘀蒙蔽心窍，壅塞经络，气机逆乱，元神失控而成。

（一）病因

1.禀赋不足 "病从胎气而得之"，孕妇惊恐，惊则气乱，使母体气机及胎气逆乱。脏气不平，或恐则精却，精伤而肾亏，胎元易损，影响胎儿发育，出生后易于发病；或妊娠期间，母体多病，服药不当，损及胎儿而成为发病的潜在因素。

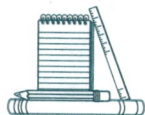

2. 七情失调　大惊大恐，气机逆乱，肝肾受损，阴不敛阳而生热生风；肝气横逆，脾胃受损，精微不布，痰浊内聚，遇诱因则痰浊随气上逆，或随火上炎，或随风动，蒙蔽心神清窍而发作。小儿脏腑娇嫩，形气未充，或素蕴风痰，因于惊恐，易患痫病。

3. 脑部受损　跌仆撞击，或出生时难产，脑窍受损，瘀血阻络，经脉不畅，脑神失养，神明失用而发病。

4. 其他　六淫之邪所干、饮食失调、患他病后，脏腑受损，积痰内伏；或劳累过度、生活起居失宜，气机逆乱，触动积痰，生热动风，壅塞经络，闭塞心窍，上扰脑神而致痫病。

（二）病机

1. 基本病机　脏腑失调，痰浊阻滞，气机逆乱，风痰内动，蒙蔽清窍。

2. 病位　在心、脑，与肝、脾、肾相关。

3. 病理性质　本虚标实。肝、脾、肾虚损是痫病发生的主要病理基础，本虚为脏腑受损，标实为风、火、痰、瘀，四者互相结合，互相影响。

4. 病理因素　风、火、痰、瘀，但以痰为主。

5. 病机转化　取决于正气的盛衰与痰邪的深浅。发病初期，风痰闭阻或痰火炽盛以实证为主；日久不愈，正气受损，易成虚实夹杂之证。

【诊断与鉴别诊断】

（一）诊断依据

1. 主症　典型发作时突然昏倒，不省人事，两目上视，项背强直，四肢抽搐，口吐涎沫，或有异常叫声，或仅有突然呆木，两眼瞪视，呼之不应，或头部下垂，面色苍白等。发作突然，醒后如常人，醒后对发作时情况不知，反复发作。发作前可有眩晕、胸闷等先兆症状。

2. 先兆症状　发作前常有头晕、胸闷等先兆症状。

3. 发病特点　发作突然，醒后如常人，醒后对发作时情况一无所知，反复发作。

4. 病史　有家族遗传史，或产伤史，或脑部外伤史。常因惊恐、劳累、情志过极而诱发。任何年龄、性别均可发病，但多在儿童期、青春期或青年期。

5. 相关检查　脑电图、动态脑电图、颅脑 CT 或 MRI 等有助于诊断。

（二）病证鉴别

1. 痫病与中风　两者均有突然仆倒、昏不知人的特点。然而痫病有慢性、反复发作史，发作时口吐白沫、四肢抽搐、两目上视，或有怪叫声，可自行苏醒，醒后如常；中风有昏迷时间长，不能自行苏醒，醒后常有半身不遂等特征。

2. 痫病与厥证　两者均有突然昏仆、不省人事、强直抽搐的特点。但痫病以四肢抽搐、口吐涎沫、口中怪叫为特点；厥证常伴面色苍白、四肢厥冷等，无四肢抽搐、口中怪叫、口吐白沫，醒后亦无肢体不遂等症。

3. 痫病与痉证　两者均有四肢抽搐症状。但痫病以突然仆倒、昏不知人、口吐白沫、两目上视、四肢抽搐，移时苏醒，醒后如常为特点；痉证则以项背强急、四肢抽搐，甚至口噤、角弓反张为特点，病程相对较长，短时间难以恢复。

【辨证论治】

（一）辨证要点

1. 确定病性　分清风、痰、热、瘀的不同。来势急骤，神昏猝倒，不省人事，口噤牙紧，

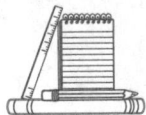

颈项强直，四肢抽搐属风；发作时口吐涎沫，气促痰鸣，呆木无知，发作后情志错乱，幻听，幻觉，错觉，或有梦游者属痰；猝倒啼叫，面赤身热，口流血沫，平素或发作后大便秘结，口臭，属热；发作时面色潮红、紫红，继则青紫，口唇发绀，或有颅脑外伤、产伤史者多瘀。

2. 辨阴痫与阳痫　痫病发作有阴阳之别。阴痫：痫病主症伴痰涎壅盛、面色晦黯或苍白、手足清冷、舌淡苔白腻、脉沉细或沉迟，表现为肝风痰浊证，无兼热象。阳痫：痫病主症伴见面色潮红、气粗口臭、躁动不安、便秘溲赤、舌红苔黄腻、脉弦滑数，表现为肝火痰热证，兼有热象。

3. 辨别病情轻重　病情轻重以病发后持续时间、发作间隔时间的久暂，以及发作时症状的严重程度来判断。症状的轻重与痰浊的浅深和正气的盛衰有关。

（二）治疗原则

频繁发作，以治标为主，着重清泻肝火，豁痰息风，开窍定痫；平时病缓，则补虚以治其本，宜益气养血，健脾化痰，滋补肝肾，宁心安神。

（三）分证论治

1. 发作期

（1）阳痫

证候：突然昏倒，不省人事，牙关紧闭，两目上视，四肢抽搐，口吐涎沫，或喉中痰鸣，或怪叫，移时苏醒如常人，兼面色潮红、紫红，继而转为青紫，口唇发绀，病发前多有眩晕、头痛而胀、胸闷乏力、喜欠伸等先兆症状，平素情绪急躁，心烦失眠，口苦咽干，便秘溲黄，舌红，苔白腻或黄腻，脉弦数，或弦滑。

证候分析：本证以肝风夹痰，蒙蔽清窍，气血逆乱为基本病机。肝风痰热，横窜经络，气血逆乱于心脑，心神失守，故突然昏倒，不省人事；内风窜扰脉络，故牙关紧闭，两目上视，四肢抽搐；痰气交阻，故口吐涎沫，或喉中痰鸣，或怪叫；风痰聚散无常，故移时苏醒如常人；痰为阴邪，阳气受遏，清气不入，浊气不出，故面色潮红、紫红，继而转为青紫，口唇发绀；痰聚加重，诱发病邪，故病发前多有眩晕、头痛而胀、胸闷乏力、喜欠伸等先兆症状；痰郁化火，火扰心神，故口苦咽干，心烦失眠，便秘溲黄；舌红，苔白腻或黄腻，脉弦数，或弦滑为痰热之象。本证以突然昏倒，不省人事，牙关紧闭，两目上视，口吐涎沫，或喉中痰鸣，兼面色潮红，舌红，苔白腻或黄腻，脉弦数，或弦滑为辨证要点。

治法：急以开窍醒神，继以泻热涤痰息风。

方药：方用黄连解毒汤合定痫丸加减。方中黄芩、黄连、黄柏、栀子清泻肝火；川贝母、胆南星清化热痰；半夏、茯苓、陈皮健脾燥湿化痰；天麻、全蝎、僵蚕息风止痉；石菖蒲辛温芳香，与远志、茯神相合，增强化痰开窍之功；丹参、麦冬清心养阴润燥，又可防半夏、陈皮、全蝎、僵蚕辛烈伤阴；琥珀、朱砂镇心安神；甘草调和诸药。发作时急以针刺人中、十宣、合谷等穴以醒神开窍，继之灌服汤药。

若热甚者，用安宫牛黄丸清热化痰，开窍醒神，或紫雪丹清热息风止痉；大便秘结者，加生大黄、芒硝、枳实、厚朴泻下通便。

（2）阴痫

证候：发作时双眼半开半阖而神志昏愦，僵卧拘急，或颤动，抽搐时发，口吐涎沫，一般不啼叫，或声音微小，或仅表现呆木无知，不闻不见，不语不动，日十数次或数十次频发，兼面色晦黯萎黄，手足清冷，平素食欲不佳，神疲乏力，恶心泛呕，胸闷咳痰，大便溏薄，舌质淡，苔白而厚腻，脉沉细或沉迟。

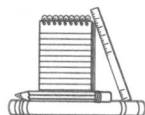

证候分析：本证以寒痰湿浊，上蒙清窍，元神失控为基本病机。湿痰上壅，蒙蔽神明，故双眼半开半阖而神志昏愦；血不养筋，内风暗动，则僵卧拘急，或颤动，抽搐时发；寒痰困脾，痰湿随气逆而涌出，则口吐涎沫，一般不啼叫，或声音微小；痰为阴邪，故表现为呆木无知，不闻不见，不语不动，日十数次或数十次频发，手足清冷；脾虚不运，故食欲不佳，神疲乏力，晦黯萎黄；寒痰蕴结，故恶心泛呕，胸闷咳痰，大便溏薄。舌质淡，苔白而厚腻，脉沉细或沉迟均为痰湿中阻之象。本证以双眼半开半阖而神志昏愦，抽搐时发，口吐涎沫，不闻不见，不语不动，日发数次，舌质淡，苔白而厚腻，脉沉细或沉迟为辨证要点。

治法：急以开窍醒神，继以温化痰涎，顺气定痫。

方药：五生饮合二陈汤加减。方中白附子、川乌辛温散寒，祛痰除湿；茯苓、白术健脾化痰；陈皮、半夏、白豆蔻、砂仁燥湿理气化痰；石菖蒲、远志化痰开窍；全蝎、僵蚕搜风止痉；生黑豆补肾利湿。急以针刺人中、十宣等开窍醒神。

若恶心欲呕者，加生姜、紫苏梗、竹茹降逆止呕；胸闷痰多者，加瓜蒌、枳实、胆南星化痰宽胸；纳差便溏者，加党参、炮姜、诃子健脾止泻。

2. 休止期

（1）肝火痰热

证候：平时急躁易怒，面红目赤，心烦失眠，咳痰不爽，口苦咽干，便秘溲黄，发作时昏仆抽搐，吐涎，或有吼叫，舌质红，苔黄腻，脉弦滑而数。

证候分析：本证以肝郁化火，痰火内盛，上扰元神为基本病机。七情所伤，气郁化火，故平时急躁易怒，面红目赤，心烦失眠；痰浊蕴结，气郁痰凝，火动痰升，故咳痰不爽，口苦咽干；痰火阻扰脑神，故昏仆抽搐，吐涎，或有吼叫；舌质红，苔黄腻，脉弦滑而数均为痰火之象。本证以平时急躁易怒，咳痰不爽，便秘溲黄，发作时昏仆抽搐，吐涎，或有吼叫，舌质红，苔黄腻，脉弦滑而数为辨证要点。

治法：清肝泻火，化痰宁心。

方药：龙胆泻肝汤合涤痰汤加减。方中龙胆草、黄芩、栀子直入肝经而泻肝火；浙贝母、瓜蒌、竹茹、胆南星清热化痰；茯苓、橘红、枳实健脾理气化痰；石菖蒲、远志化痰开窍；石决明、牡蛎重镇安神。

若肝火动风者，加天麻、钩藤、地龙、全蝎平肝息风；大便秘结者，加大黄、芒硝泻下通便；彻夜难寐者，加酸枣仁、柏子仁、五味子养心安神。

（2）脾虚痰盛

证候：平素神疲乏力，少气懒言，胸脘痞闷，纳差便溏，发作时面色晦滞或㿠白，四肢不温，蜷卧拘急，呕吐涎沫，叫声低怯，舌质淡，苔白腻，脉濡滑或弦细滑。

证候分析：本证以脾虚不运，痰湿内盛为基本病机。脾虚生化乏源，气血不足，故平素神疲乏力，少气懒言；脾虚不运，痰湿内生，故胸脘痞闷，纳差便溏；气血乏源，不能温养四肢，故四肢不温；血虚不荣，则面色晦滞或㿠白，蜷卧拘急；舌质淡，苔白腻，脉濡滑或弦细滑为痰湿之象。本证以平时神疲乏力，少气懒言，发作时四肢不温，蜷卧拘急，叫声低怯，舌质淡，苔白腻，脉濡滑或弦细滑为辨证要点。

治法：健脾化痰。

方药：六君子汤加减。方中党参、茯苓、白术、炙甘草健脾益气助运；陈皮、半夏、竹茹理气化痰降逆；白豆蔻、砂仁醒脾化湿；石菖蒲、远志、琥珀化痰开窍，宁心安神。

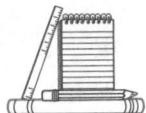

若恶心呕吐痰涎者，加胆南星、瓜蒌、旋覆花化痰降浊；便溏者，加薏苡仁、白扁豆、炮姜化湿止泻；若脘腹饱胀，饮食难下，加神曲、谷芽、麦芽健脾消食；心脾气血两虚者，用归脾汤；精神不振，久而不复，当大补精血，益气养神，宜服河车大造丸。

（3）肝肾阴虚

证候：痫证频发，神思恍惚，面色晦黯，头晕目眩，伴两目干涩，耳轮焦枯不泽，健忘失眠，腰膝酸软，大便干燥，舌质红，苔薄白或薄黄少津，脉沉细数。

证候分析：本证以痫证日久，肝肾阴虚，髓海不足，脑失所养为基本病机。痫病频发，日久不愈，气血亏虚，故神思恍惚，面色晦黯，头晕目眩；肝肾俱亏，肾精不足，故两目干涩，耳轮焦枯不泽，腰膝酸软；髓海失养，故健忘失眠，神思恍惚；气血亏虚，肠道失于濡润，故大便干燥。本证以痫证频发，头晕目眩，两目干涩，耳轮焦枯不泽，健忘失眠，腰膝酸软，舌质红，苔薄白或薄黄少津，脉沉细数为辨证要点。

治法：滋养肝肾，填精益髓。

方药：大补元煎加减。方中熟地黄、枸杞子、山茱萸、杜仲补益肝肾，滋阴养血；人参、炙甘草、山药、大枣补气健脾；鹿角胶、龟甲胶填精益髓；牡蛎、鳖甲滋阴潜阳安神；石菖蒲、远志宣窍安神。

若神思恍惚，持续时间长，合酸枣仁汤加阿胶、龙眼肉养心安神；若恐惧、焦虑、忧郁，合甘麦大枣汤缓急安神；水不制火，心肾不交者，合交泰丸清心除烦；大便干燥者，加玄参、肉苁蓉、火麻仁养阴润肠通便。

（4）瘀阻脑络

证候：平素头晕头痛，痛有定处，常伴单侧肢体抽搐，或一侧面部抽动，颜面口唇青紫，舌质黯红或有瘀斑，苔薄白，脉涩或弦。多继发于中风、颅脑外伤、产伤、颅内感染性疾患后。

证候分析：本证以瘀血阻窍，脑络闭塞，脑神失养为基本病机。瘀血阻络，脑络闭塞，不通则痛，故头晕头痛，痛有定处；中风病后或颅脑损伤，一侧肢体痿弱不用，则单侧肢体抽搐，或一侧面部抽动；瘀血阻滞，气血不行，则颜面口唇青紫；舌质黯红或有瘀斑，苔薄白，脉涩或弦为瘀血之象。本证以平素头晕头痛，痛有定处，单侧肢体抽搐，或面部抽动，舌质黯红或有瘀斑，苔薄白，脉涩或弦为辨证要点。

治法：活血化瘀，息风通络。

方药：通窍活血汤加减。方中石菖蒲、远志芳香开窍；老葱通阳开窍；赤芍、川芎、桃仁、红花、地龙活血通络；天麻、僵蚕、全蝎息风止痉；龙骨、牡蛎镇心安神。

若肝阳上亢者，加钩藤、石决明、白芍；痰涎偏盛者，加半夏、胆南星、竹茹；纳差乏力，少气懒言，肢体痿软者，加黄芪、党参、白术补中益气。

（四）其他疗法

1. 中成药　痫病属阴痫者可用癫痫宁；痫病属阳痫者可用癫痫康；痫病属肝火痰热者可用五痫再生丸。

2. 单方验方　①宁痫散：朱砂470g，明矾470g，炙香附1000g，广木香1000g，郁金1000g。研细末混合，每服1.2g，一日3次。本方可以镇静宁神，健脾益气，用于平素脾虚痰盛者。②蝉蜕、全蝎、蜈蚣等份，共研细末和匀。每服3g，一日2次，半月为一疗程。本方可以息风止痉，用于频繁发作的痫病。③加味磁朱丸：琥珀25g，磁石、朱砂各250g，代赭石50g，三七30g，炼蜜为丸，每服5g，一日2次。本方有活血安神镇痉作用，适用于脑外伤引起的癫痫。

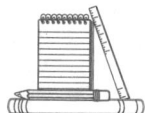

【预防调护】

痫病发作时应加强护理，避免意外发生。平时保持心情愉快，避免精神刺激，起居有常，怡养性情，劳逸适度，保持充足睡眠；饮食宜清淡，忌食辛辣刺激及油腻肥甘之品，戒烟酒，控制食盐的摄入。加强对孕妇的保健，避免恼怒惊恐及外伤导致胎气受损。痫病患者应注意平时治疗，预防再发。

【结语】

痫病是由于禀赋不足、七情失调、脑部受损等因素，或六淫侵扰、饮食所伤，或他病病后，导致肝、脾、肾损伤，风、火、痰、瘀蒙蔽清窍，元神失控，心脑神机失用而引起的一种发作性神志异常病证，临床以发作性神志恍惚，甚则突然昏倒，不省人事，口吐涎沫，两目上视，四肢抽搐，或口中作猪羊般叫声，移时苏醒，醒后如常人为特征。病理因素为风、火、痰、瘀，尤以痰为主邪。病位在心、脑，与肝、脾、肾密切相关。基本病机为脏腑失调，痰浊阻滞，气机逆乱，风痰内动，蒙蔽清窍。病理性质多为本虚标实，肝、脾、肾损伤，心脑神机失用为发病之本；风、火、痰、瘀为致病之标。治疗原则当分标本虚实，轻重缓急来制定。急性发作时以治标为主（治则），急以开窍醒神，继而豁痰顺气、息风定痫，或清肝泻火、温阳（阳虚时）。休止期（即平时）当调理脏腑以治本为主，宜健脾化痰、补益肝肾、养心安神、活血通络。加强精神及饮食调养是促进痫病康复的重要措施。

复习思考

1. 何谓痫病？其临床特征有哪些？

2. 痫病发病中以何邪最为重要？

3. 阴痫、阳痫有何区别？如何治疗？

临证验案

唐某，女，12岁。1970年冬初诊。

患者有癫痫病史7年。每次发作突然昏仆、两眼上吊、手足抽搐强直、口角流出白色涎沫、喉中辘辘痰鸣，每次昏倒时间约20分钟，初起半月一发，以后逐渐加重，少则三五日一发，甚则一日数发。平时精神委顿，食欲不振，面色少华，常有形寒肢冷之感。舌淡，苔白，舌边有明显齿印，脉细而缓。辨证：脾虚失运，痰湿内阻。治法：健脾益气，豁痰息风。

汤剂处方：党参15g，炒白术15g，茯苓15g，陈皮10g，法夏10g，炙甘草10g。水煎服，日服1剂。

丸剂处方：丹参100g，麦冬60g，炙远志50，僵蚕60g，全蝎50g，琥珀30g，陈皮60g，法半夏60g，茯神100g，甘草30g，天麻100g，川贝母60g，胆星50g，石菖蒲60g，竹沥汁100g，生姜汁100g，九香虫30g。共研末和蜜为丸，每次8g，每日2次。

上方服至1个月，患儿癫痫发作次数已见减少，且饮食增进，精神转佳，嘱上方继服，治疗达3个月左右，共服完丸药2剂，汤药80剂，其病终获痊愈，随访至今，未见复发。

分析：本案系脾虚失运，痰湿内阻所致，取定痫丸豁痰息风定痫，取六君子汤调补脾气。虚实兼顾，标本兼施，使脾气得以健，痰浊得以清，以使痫病获愈。

（熊继柏．当代名医临证精华·癫狂痫专辑．北京：中医古籍出版社，1992）

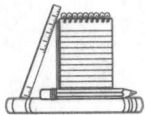

项目六 痴呆

痴呆是髓减脑消，神机失用所致的神志异常的病证，以呆傻愚笨、智能低下、善忘等为主要临床表现。轻者可见神情淡漠，寡言少语，反应迟钝，善忘；重则表现为终日不语，或闭门独居，或口中喃喃，言辞颠倒，行为失常，忽笑忽哭，或不欲食，数日不知饥饿等。

中医古籍关于本病专论较少。《灵枢·天年》描述为"言善误"，晋代王叔和《脉经·卷二》称之为"健忘"，隋代巢元方《诸病源候论·多忘候》称为"多忘"，唐代孙思邈《备急千金要方·卷十二》称为"好忘"等。明代张介宾《景岳全书·杂证谟》首先提出痴呆的病名，认为"痴呆证，凡平素无痰，而或以郁结，或善愁，或以不遂，或以思虑，或以疑惑，或以惊恐，而渐致痴呆，言辞颠倒，举动不经，或多汗，或善愁，其证则千奇万怪，无所不至"。清代陈士铎《辨证录》列"呆病门"专论，对其症状描述甚详，认为本病是因肝气郁，胃气衰，痰积于胸中，盘踞于心外，使神明不清所致，治以"开郁逐痰，健胃通气"之法，立有洗心汤、转呆丹、还神至圣汤等。

西医学中的阿尔茨海默病、血管性痴呆，以及路易体痴呆、额颞叶痴呆、帕金森病痴呆、麻痹性痴呆、中毒性脑病等具有痴呆特征者，均可参照本节辨证论治。

知识链接

阿尔茨海默病

阿尔茨海默病（Alzheimer's disease，AD），是一种起病隐匿、进行性发展的神经系统退行性疾病，以认知功能损害为核心，并引起日常生活能力下降和精神行为症状。流行病学调查结果显示，我国65岁以上老年人中AD患病率约为3.2%。按照疾病发展进程分为临床前AD、AD源性轻度认知障碍（MCI）和AD源性痴呆三个阶段，约15%MCI患者在两年后发展为痴呆，约三分之一MCI患者在五年内发展为痴呆。当前研究认为发病机制主要与β-淀粉样蛋白（β-amyloid，Aβ）异常沉积、tau蛋白过度磷酸化有关。

中医认为AD的病位在脑，常累及多脏腑。基本病机为脑消髓减，神机失用。临床多表现为本虚标实、虚实夹杂的复杂证候。虚证可见肾虚证、心脾两虚证等，实证可见痰浊证、血瘀证及毒损脑络证。

AD目前有效的治疗方法不足，因此预防显得尤为重要。目前防治方法主要有：①警惕血管相关危险因素（血压、血脂、血糖）；②干预生活方式如饮食有节、药膳与食疗及情志调节；③非药物治疗如认知训练、体育锻炼、物理治疗、针灸及八段锦等。中药复方及其活性成分在防治AD中发挥重要作用，临床使用时应进行辨证施治。髓海渐空证者，可选用补肾益智方；瘀阻脑络证者，用通窍活血汤；痰浊蒙窍证者，可选用半夏白术天麻汤联合盐酸多奈哌齐治疗；心肝火旺证者，可选用天麻钩藤饮治疗；毒盛虚极者，可选黄连解毒汤。临床中应充分结合中医和西医诊疗特点及优势，标本兼防兼治，方可取得积极的临床效果。

（《阿尔茨海默病中西医结合诊疗中国专家共识》2024版）

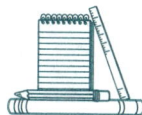

【病因病机】

（一）病因

1.年老体虚　年老肾精不足，髓海空虚，髓减脑消，神机失用而致痴呆。此外，年高气血运行迟缓，血脉瘀滞，痹阻脑络，致脑髓失于濡养，神机失用而发痴呆。

2.七情内伤　所欲不遂，郁怒伤肝，肝失疏泄，肝郁气滞，横逆乘脾，脾失健运，聚湿生痰，蒙蔽清窍，神机失用，发为痴呆；或气郁日久化火，扰动心神；或气滞日久血行涩滞，气滞血瘀，痹阻脑络，神明失用；思虑过度，耗伤心脾，致气血不足，脑失所养，神明失用。

3.久病耗损　中风、眩晕等病日久，或失治误治，积损正伤，心、肝、脾之阴、阳、精、气、血亏损不足，脑髓失养；或久病入络，脑脉闭阻而致痴呆。

此外，颅脑外伤或外感热毒，损伤脑络，均可发为痴呆。

（二）病机

1.基本病机　髓海不足，神机失用。

2.病位　在脑，与心、肝、脾、肾密切相关。

3.病理性质　多属本虚标实。本虚多为阴精、气血亏虚；标实多为气、火、痰、瘀内阻于脑。

4.病理因素　肾虚、血虚、气滞、痰浊、血瘀。

5.病机转化　一是气滞、痰浊、血瘀之间可以相互转化，或相兼为病，终致痰瘀交结，使病情缠绵难愈。二是气滞、痰浊、血瘀可以化热，而形成肝火、痰热、瘀热，上扰清窍。进一步发展，可耗伤肝肾之阴，肝肾阴虚，水不涵木，阴不制阳，肝阳上亢，化火生风，风阳上扰清窍，而使痴呆加重。三是虚实之间可相互转化。实证的痰浊、瘀血日久，若损及心脾，则气血不足；或耗伤心阴，神明失养；或伤及肝肾，则阴精不足，脑髓失养，可转化为痴呆的虚证。而虚证病久，气血亏乏，脏腑功能受累，气血运行失畅，或积湿为痰，或留滞为瘀，则可见虚实夹杂之证。故本病临床以虚实夹杂证为多见。

【诊断与鉴别诊断】

（一）诊断依据

1.主症　智力低下，记忆力、理解力、判断力、计算力、思维能力均明显减退。记忆近事及远事的能力减退，理解别人语言和有条理地回答问题的能力出现障碍。

2.次症　性情孤僻，表情淡漠，反应迟钝，寡言少语，或语言重复，自私狭隘，顽固固执，无理由地感到欣快，易于激动或暴怒，行为幼稚可笑，道德伦理缺乏，不知羞耻，甚至生活不能自理。

3.病史　起病隐匿，发展缓慢，渐进加重，病程一般较长。但少数病例发病急。有中风、头晕、外伤或其他全身疾病病史。

4.相关检查　神经心理学检查、日常生活能力量表测试有助于本病的临床诊断和鉴别，而详问病史及 MRI 扫描或 PET-CT 或脑脊液检查等有助于痴呆的病因鉴别。

（二）病证鉴别

1.痴呆与郁证　痴呆的神志异常需与郁证中的脏躁相鉴别。脏躁多发于青中年女性，多在精神因素的刺激下呈间歇性发作，不发作时可如常人，且无智能、人格、情感方面的变化。而

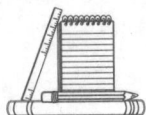

痴呆多见于老年人，男女发病无明显差别，且病程迁延，其心神失常症状不能自行缓解，并伴有明显的记忆力、计算力减退甚至人格情感的变化。

2. 痴呆与癫证 癫证属于精神失常的疾患，以沉默寡言、情感淡漠、语无伦次、静而多喜为特征，以成年人多见。而痴呆则属智能活动障碍，是以神情呆滞、愚笨迟钝为主要临床表现的神志异常疾病，以老年人多见。此外，痴呆的部分症状可自制，治疗后有不同程度的恢复。但须指出，重症痴呆患者与癫证在临床症状上有许多相似之处，临床难以区分。

3. 痴呆与健忘 健忘是以记忆力减退、遇事善忘为主症的一种病证。而痴呆则以神情呆滞，或神志恍惚，告知不晓为主要表现。其不知前事或问事不知等表现，与健忘之"善忘前事"有根本区别。痴呆根本不晓前事，而健忘则晓其事却易忘，且健忘不伴有智能减退、神情呆钝。健忘可以是痴呆的早期临床表现，这时可不予鉴别。由于外伤、药物所致健忘，一般经治疗后可以恢复。

【辨证论治】

（一）辨证要点

1. 辨先天与后天 先天性痴呆多于幼年起病，与禀赋不足有关，治疗大多非常困难。后天性痴呆与年老体虚、久病有关，或与中毒、外伤有关，起病多在成年后，早老期发病尤多。

2. 辨虚实 临床上以虚实夹杂者多见。痴呆属虚者，临床主要以神气不足，面色失荣，形体消瘦，言行迟弱为特征，可分为髓海不足、肝肾亏虚、脾肾两虚等证。痴呆属实者，除见智能减退、表情反应呆钝外，临床还可见因浊实之邪蒙神扰窍而引起情志、性格方面或亢奋或抑制的明显改变，以及痰浊、瘀血、风火等诸实邪引起的相应证候。

（二）治疗原则

治疗当开郁逐痰、活血通窍、平肝泻火治其标，补虚扶正、充髓养脑治其本。治疗时宜在扶正补虚、填补肾精的同时，注意培补后天脾胃，以冀脑髓得充，化源得滋。同时，须注意补虚切忌滋腻太过，以免滋腻损伤脾胃，酿生痰浊。另外，移情易性、智力康复、功能训练与适度锻炼对本病有积极的作用。

（三）分证论治

1. 髓海不足

证候：智能减退，记忆力、计算力、定向力、判断力明显减退，神情呆钝，词不达意，头晕耳鸣，怠惰思卧，齿枯发焦，腰酸骨软，步履艰难，舌瘦色淡，苔薄白，脉沉细弱。

证候分析：本证以肾精亏虚，髓海失养，神机失用为基本病机。肝肾亏虚，脑髓失充，故智能减退，记忆力、计算力、定向力、判断力明显减退；元神失养，故神情呆钝，词不达意；肝血亏虚，不荣清窍，故头晕耳鸣；精亏血少，故怠惰思卧；肾虚精少，不能壮骨，故齿枯发焦，腰酸骨软，步履艰难；舌质瘦色淡，苔薄白，脉沉细弱均为肝肾亏虚之象。本证以智能减退、头晕耳鸣、腰酸骨软、齿枯发焦、脉沉细弱为辨证要点。

治法：补肾益髓，填精养神。

方药：七福饮加减。方中熟地黄滋补肝肾，填精益髓；人参、白术、炙甘草益气健脾；当归养血补肝；远志安神益智；酸枣仁养心安神。

若肝肾阴虚者，可去人参、白术、紫河车、鹿角胶，加牛膝、生地黄、枸杞子、女贞子、何首乌；肾阳亏虚者，加附子、巴戟天、益智仁、淫羊藿、肉苁蓉；肾阴不足，心火亢盛者，用知柏地黄丸加丹参、莲子心、石菖蒲清心宣窍。

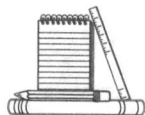

2. 脾肾两虚

证候：表情呆滞，沉默寡言，记忆力减退，失认失算，口齿含糊，词不达意，伴腰膝酸软，肌肉萎缩，食少纳呆，气短懒言，口涎外溢，或四肢不温，腹痛喜按，鸡鸣泄泻，舌质淡白，舌体胖大，苔白，或舌红，苔少或无苔，脉沉细弱，双尺尤甚。

证候分析：本证以脾肾两虚，髓海失养，神机失用为基本病机。脾肾亏虚，气血衰少，髓海空虚，神机失养，故表情呆滞，沉默寡言，记忆力减退，失认失算，口齿含糊，词不达意；肾精不足，故腰膝酸软，肌肉萎缩；脾气亏虚，故食少纳呆，气短懒言；气不摄津，故口涎外溢；肾虚不能温煦与摄纳，故四肢不温，腹痛喜按，鸡鸣泄泻；舌质淡白，舌体胖大，苔白，或舌红，苔少或无苔，脉沉细弱，双尺尤甚为脾气亏虚，肾阴不足之脾肾两虚之象。本证以表情呆滞，腰膝酸软，食少纳呆，气短懒言，四肢不温，鸡鸣泄泻为辨证要点。

治法：补肾健脾，益气生精。

方药：还少丹加减。方中熟地黄补肾填精；杜仲、巴戟天、肉苁蓉等温补肾阳；楮实子补肾益肝；茯苓、山药、大枣健脾益气；枸杞子、山茱萸、五味子固肾补精；远志、石菖蒲合五味子交通心肾而安神；小茴香温肾阳兼以调畅下焦气机。

若肌肉萎缩者，加紫河车、阿胶、续断、何首乌、黄芪；纳减，脘痞，舌红少苔者，去肉苁蓉、巴戟天、小茴香，加天花粉、玉竹、麦冬、石斛、谷芽、麦芽；肝肾阴亏，阴虚火旺者，改用知柏地黄丸，佐以潜阳息风之品；脾肾阳虚者，用金匮肾气丸加干姜、黄芪、灶心土、白豆蔻等。

3. 痰浊蒙窍

证候：表情呆钝，智力衰退，或哭笑无常，喃喃自语，或终日无语，呆若木鸡，伴不思饮食，脘腹胀痛，痞满不适，口多涎沫，头重如裹，舌质淡，苔白腻，脉滑。

证候分析：本证以痰浊上蒙，清窍被阻，神机失用为基本病机。痰浊蒙窍，神明不清，故表情呆钝，智力衰退；痰浊积于胸中，心神蒙蔽，故哭笑无常，喃喃自语，或终日无语，呆若木鸡；痰阻气机，脾失健运，故不思饮食，脘腹胀痛，痞满不适；痰浊阻滞上泛，故口吐涎沫；舌质淡，苔白腻，脉滑为痰浊阻滞之象。本证以表情呆钝，或哭笑无常，或终日无语，口吐痰涎，纳呆呕恶，舌质淡，苔白腻，脉滑为辨证要点。

治法：豁痰开窍，健脾化浊。

方药：涤痰汤加减。方中人参、茯苓补心益脾而泻火；陈皮健脾化痰；胆南星、半夏清热燥湿而祛痰；竹茹清燥开郁；枳实破痰利膈；石菖蒲开窍通心；甘草调和诸药。

若脾虚明显者，加党参、白术、麦芽、砂仁等；痰多者，重用陈皮、半夏、胆南星，加莱菔子、全瓜蒌、浙贝母；痰浊化热者，加瓜蒌、栀子、黄芩、天竺黄、竹沥；肝郁化火，灼伤肝血心液，用转呆汤加味；风痰瘀阻者，用半夏白术天麻汤加减。

4. 瘀血内阻

证候：表情迟钝，言语不利，善忘，易惊恐，或思维异常，行为古怪，伴肌肤甲错，口干不欲饮，双目晦黯，舌质黯或有瘀点、瘀斑，脉细涩。

证候分析：本证以瘀血内结，脑络痹阻，神机失用为基本病机。瘀血内阻，蒙蔽清窍，则表情迟钝，言语不利，善忘，易惊恐；瘀阻脑络，使脑气不能与脏气相连接，故思维异常，行为古怪；瘀血痹阻，干血内结，故肌肤甲错，口干不欲饮，双目晦黯；舌质黯或有瘀点、瘀斑，脉细涩是瘀血阻滞之象。本证以表情迟钝，言语不利，善忘，伴肌肤甲错，口干不欲饮，舌质黯或有瘀点、瘀斑，脉细涩为辨证要点。

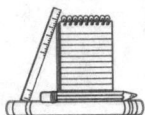

治法：活血化瘀，开窍醒脑。

方药：通窍活血汤加减。方中桃仁、红花、赤芍、川芎、丹参活血化瘀；老葱、生姜通阳宣窍；珍珠母、柏子仁安神定惊；麝香开窍散结止痛；大枣敛阴，以防辛散太过。

若久病伴气血不足者，加熟地黄、党参、黄芪；气虚血瘀者，宜补阳还五汤加减；气滞血瘀者，宜血府逐瘀汤加减；瘀血日久，阴血亏虚明显，加熟地黄、阿胶、鳖甲、制何首乌、女贞子；久病血瘀化热，致肝胃火逆，加钩藤、菊花、夏枯草、牡丹皮、栀子、生地黄、竹茹；痰瘀交阻者，加半夏、橘红、枳实、杏仁、胆南星；病久入络者，加蜈蚣、僵蚕、全蝎、水蛭、地龙、天麻、葛根。

（四）其他疗法

1. 中成药 痴呆髓海不足者，可用补肾益脑片、健脑补肾丸、抗脑衰胶囊、安神补脑液等；肾阴阳两虚者，可用六味地黄丸、强肾片；肝肾亏损者，可用五子衍宗丸、天麻醒脑胶囊；气血两虚者，可用人参归脾丸、八珍颗粒；脾虚痰浊阻滞者，可用参乌胶囊；脾肾两虚者，可用复方苁蓉益智胶囊。

2. 单方验方 ①胡桃肉 30g，大枣 5 枚，桑椹 15g，煮水 300mL，送服胡桃肉，每日 1 剂。适用于轻中度患者。②猪脑、羊脑、狗脑适量，加生姜、大葱、盐少许，蒸熟后食用，作为中、重度痴呆患者的辅助治疗措施。

【转归预后】

痴呆病程较长，一般不易根治。实证由精神暴怒引起者，治疗得当，可获治愈；虚证患者若坚持接受多种治疗，部分精神症状可有明显改善；虚实夹杂者，往往病情缠绵难愈，每因邪实刺激，病情反复加重；治疗不及时或者治疗不当的重症患者，预后较差。

【预防调护】

帮助患者正确认识疾病，解除思想顾虑。养成规律的生活习惯，饮食宜清淡，少食肥甘厚味，多食具有补益肾精作用的食疗之品。对患者耐心细致地进行智能训练，使之掌握一定的生活和工作技能，重症患者注意防止因大小便自遗及长期卧床引发褥疮、感染等。要防止患者自伤或伤人。

【结语】

本病多因年老体虚、七情内伤、久病耗损，导致肾精不足或气血亏虚，髓海失充，脑失所养，或久郁，或卒中，或久病等，导致痰瘀实邪痹阻脑络，清窍失养。临床表现以呆傻愚笨、智能低下、善忘等为核心特征。病机为髓海不足，神机失用。本病属慢性病，宜坚持长期治疗，治不及时或治不得法的患者，日久易向重症痴呆发展，完全丧失生活自理能力，预后较差。

复习思考

1. 如何进行痴呆的临床诊断？

2. 痴呆的治疗原则是什么？

扫一扫，查阅
复习思考题答案

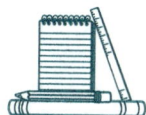

临证验案

冯某，女，43 岁。1983 年 6 月 30 日初诊。

因丧夫逐渐发生精神异常，意识反应迟钝，两腿活动无力，走路困难。开始生活尚能自理。

近两年来，上述症状加重，意识有时模糊，缺乏思维能力，经常失眠，精神呆板。行动笨拙，语声低微不清，走路需要人搀扶，否则常易摔倒，头部已有数处摔伤，上肢活动尚可，近两个月下肢有轻度浮肿。伸舌颤动，仅能伸出舌尖，舌质润，苔薄白，脉弦缓无力，两手平伸震颤，纳呆，大便秘结。辨证：肝气郁结，肝风内动。治法：疏肝解郁，息风定志。处方：合欢花10g，夜交藤15g，蒺藜10g，竹茹10g，竹叶10g，莲子心5g，生龙齿15g，益智仁10g，紫贝齿15g，茯神10g。7剂。

二诊：7月7日。服上药7剂，精神明显好转，有喜笑表情，答话较前稍迅速，且较准确，能安静睡眠，行走稍见利落；唯伸舌尚迟钝，舌及两手平伸震颤均减轻。仍继前法治疗。处方：合欢花12g，夜交藤20g，蒺藜12g，竹茹10g，竹叶10g，莲子心5g，生龙齿15g，益智仁10g，紫贝齿20g，茯神10g，菖蒲6g，陈皮10g。18剂。

三诊：7月28日。对答自如，舌尖伸出较长，两手平伸已不颤动，唯下肢活动尚感乏力。处方：桑寄生25g，怀牛膝10g，合欢花10g，夜交藤15g，蒺藜10g，莲子心5g，益智仁10g，紫贝齿15g，茯神10g。6剂。

四诊：8月4日。今天患者独自一人来诊。精神好，走路自如，已不感乏力，语言流利，伸舌自如，并已能做些家务活，偶尔尚有失眠，现处下方善后以巩固疗效。处方：桑寄生25g，牛膝10g，合欢花10g，夜交藤20g，蒺藜10g，竹叶10g，莲子心5g，益智仁10g，紫贝齿15g，茯神10g，酸枣仁10g。

分析：肝气郁结，克伐脾胃，以致痰湿内生，蒙蔽心窍；气郁日久，损及肝肾阴血，以致虚风内动。病因病机予以明辨，针对其起病因于郁，治疗以疏肝解郁为主，兼以息风化痰，安神定志，可获得较好的效果。

（何世英.中国百年百名中医临床家丛书·何世英.北京：中国中医药出版社，2004）

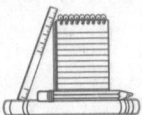

模块五　脾胃系病证

【学习目标】

知识目标

1. 能够陈述胃痛、痞满、呕吐、噎膈、呃逆、腹痛、泄泻、痢疾、便秘的概念、病因病机、诊断与鉴别诊断、辨证要点、治疗原则、分证论治。

2. 能够阐述呕吐与反胃、噎膈与梅核气、泄泻与痢疾的鉴别要点。

3. 知晓腹痛、泄泻、痢疾、便秘的转归预后、预防调护。

技能目标

1. 能够对胃痛、呕吐、腹痛、泄泻、痢疾、便秘等脾胃系病证进行辨治处置。

2. 具有分析问题、解决问题及自主学习的能力。

素质目标

1. 树立以中医内科理论治疗脾胃系病证的信心。

2. 学会医患沟通技巧，以患者为中心，注重人文关怀，具有医者仁心。

脾胃同居中焦，为后天之本、气血生化之源，五脏六腑、四肢百骸皆赖其所养。

脾主运化，主升清，主统血，主肌肉，主四肢；胃主受纳、腐熟水谷，主通降。脾为太阴湿土之脏，喜温燥而恶寒湿，得阳气温煦则运化功能正常；胃为多气多血之腑，有喜润恶燥之特性，需阳气蒸化，津液濡润，方能维持腐熟水谷、通降下行之常。脾胃互为表里，一纳一化，一升一降，燥湿相济，共同完成水谷受纳，精微化生，输布及升降等功能。

脾胃的病理变化主要表现为运化、受纳、升降等功能的异常。若脾运化水谷精微的功能减退，则消化吸收功能失常，出现泄泻、腹胀等病证；运化水湿功能下降，则可产生湿、痰、饮等病理产物，出现痰饮、泄泻等病证。若胃受纳、腐熟水谷及通降功能失常，可致食欲不振，并累及肠道的传导功能，出现胃痛、胃痞、腹痛及便秘等；若胃失和降，胃气上逆，可出现嗳气、恶心、呕吐、呃逆等。

脾胃为病，可影响其他脏腑，他脏异常，亦可影响脾胃功能，其中尤与肝肾关系至为密切。若脾虚化源不足，则五脏之精少而肾失所藏；肾阳虚衰则脾失温煦，运化失职，可致泄泻、水肿等病证。肝随脾升，胆随胃降，肝木疏土，助其运化之功，脾土营木，成其疏泄之用，若肝郁气滞，可乘侮脾胃，脾胃不健，肝气常乘虚侵犯，可致胃痛、腹痛、泄泻等。脾胃与其他系统疾病也有关系。如脾虚生痰，上犯于肺，可导致咳嗽；脾气虚弱，水湿停聚可导致水肿、鼓胀等。临床应将脾胃病证与他系病证互参，审证求机，详辨主次，灵活施治。

辨证应详辨虚实寒热，脾病多虚证寒证，胃病多实证热证，故有"实则阳明，虚则太阴"之说。治疗当遵循"脾宜升则健，胃宜降则和"的原则。脾病宜用化湿健脾，益气升提法，胃

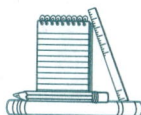

病多用清热和中，养胃降逆法，以使脾胃运纳功能得以恢复正常。由他脏病变引起的脾胃病证，尤其要注重整体治疗，采用疏肝扶脾、温补脾肾、补益心脾等治法。

项目一　胃　痛

胃痛，又称胃脘痛，是指以上腹胃脘部近心窝处疼痛为主症的病证。

"胃脘痛"之名，最早见于《内经》，如《素问·六元正纪大论》曰："木郁之发……民病胃脘当心而痛。"《灵枢·邪气脏腑病形》曰："胃病者，腹膜胀，胃脘当心而痛。"东汉张仲景将胃脘部称为"心下"，创立了大建中汤、小建中汤、黄芪建中汤、芍药甘草汤、附子粳米汤、吴茱萸汤等方，均为后世治疗胃痛的常用方剂。后世医家因《内经》胃脘当心而痛一语，往往将心痛与胃痛混为一谈。明代王肯堂将胃痛与心痛区分，《证治准绳·心痛胃脘痛》曰："或问丹溪言心痛即胃脘痛然乎？曰心与胃各一脏，其病形不同，因胃脘痛处在心下，故有当心而痛之名，岂胃脘痛即心痛哉？"张介宾《景岳全书》强调了胃痛"气滞"这一因素。清代叶天士则强调胃痛"久痛入络"，《医学真传·心腹痛》还指出了要从辨证角度去理解和运用"通则不痛"之法。

西医学中功能性消化不良、急慢性胃炎、胃痉挛、胃黏膜脱垂、胃下垂、消化性溃疡、上消化道出血等疾病以胃脘部经常性发生疼痛为主症者，均可参照本病辨证施治。

知识链接

幽门螺杆菌感染

幽门螺杆菌（helicobacter pylori，H.pylori）感染是一种感染性疾病，全球感染率高达50%。H.pylori感染与消化不良、胃炎、消化性溃疡和胃癌的发生密切相关，根除H.pylori感染可减轻胃黏膜炎症，促进溃疡愈合，降低胃癌发生风险，已被推荐为胃癌一级预防策略。

由于抗生素耐药率的逐渐升高，H.pylori感染根除成功率不断降低，导致沉重的公共卫生负担。在全球范围内，三联疗法（一种质子泵抑制剂＋两种抗生素）是较早期的主要根除治疗方案，随着H.pylori耐药率的逐年上升，三联疗法的根除率有所下降，铋剂四联疗法（一种质子泵抑制剂＋两种抗生素＋铋剂）在近10年已成为中国的主要根除治疗方案。铋剂治疗的主要获益是能够将抗生素耐药H.pylori感染的根除治疗成功率提高30%～40%。铋剂安全、有效、价格低廉，使得铋剂四联方案成为根除治疗的首选。铋剂四联疗法加用半夏泻心汤或大黄、黄连、黄芩为主要成分的中药方剂等能够提高根除率。

（《中国幽门螺杆菌感染治疗指南》2022版）

【病因病机】

胃痛的外因为感受寒、热、湿之邪，内因为饮食伤胃、情志不畅、素体脾虚等，导致胃气郁滞，胃失和降，不通则痛。

（一）病因

1. 外邪犯胃　外感寒、热、湿之邪，内客于胃，致胃脘气机阻滞，不通则痛。其中尤以寒

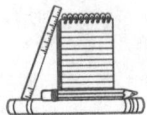

邪为多见，因寒性凝滞，主收引，气机凝滞，不通则痛。

2. 饮食伤胃　饮食不节，或饥饱无常，损伤脾胃，致胃气郁滞，胃失和降，不通则痛；过食辛辣刺激、肥甘厚味、恣饮酒浆，蕴湿生热，湿热中阻，气机壅滞，引起胃痛。

3. 情志不畅　情志不遂，忧思恼怒，肝失疏泄，肝气郁结，横逆犯胃，胃气郁滞；肝郁日久化火，郁火乘胃，肝胃郁热，胃络不畅，胃脘灼热而痛；气滞日久，或久病入络，血行不畅，血脉凝涩，瘀血内结，胃络瘀阻，不通则痛。

4. 久病体虚　素体脾胃虚弱，或他病、久病致脾胃虚弱，或劳倦过度损伤脾胃导致脾胃虚弱，皆可引起中焦气虚、阳虚、阴虚，而发胃痛。胃气亏虚，胃失和降（无力），胃气郁滞（气虚气滞）而胃痛；中阳不足，中焦虚寒，胃失温养而发疼痛；胃阴亏虚，胃络失濡而拘急，不荣而痛。此外，若过服寒凉药物，伤及脾胃之阳，胃失温养，也可引起胃痛。

（二）病机

1. 基本病机　胃气郁滞，胃失和降，不通则痛，或胃失濡养、温煦，不荣则痛。

2. 病位　在胃，与肝、脾关系密切。

3. 病理性质　早期为外邪、饮食、情志所致者属实证；后期常为脾胃虚弱，往往虚实夹杂（如脾胃虚弱夹湿、夹瘀等）。

4. 病理因素　气滞、食积、寒凝、热郁、湿阻、血瘀等。

5. 病机转化　主要是虚实、寒热、气血之间的演变与转化。胃痛初期多属邪实，但日久不愈，损伤脾胃，可由实转虚，如寒邪日久损伤脾阳，热邪伤阴致胃阴不足；因虚致实者，如脾胃虚寒者易兼寒邪，脾胃气虚者易夹饮食停滞，出现虚实夹杂之证。从寒热来看，寒痛日久，过用辛热，可以郁而化热；热痛日久，过用苦寒之品或饮食生冷过度，亦可形成寒证。气滞日久，气病及血，必见血瘀；瘀血阻滞，常使气滞加重。

【诊断与鉴别诊断】

（一）诊断依据

1. 临床表现　以胃脘部近心窝处疼痛为主症。疼痛可表现为胀痛、刺痛、灼痛、隐痛、剧痛、闷痛等不同性质。常伴有食欲不振、恶心呕吐、嘈杂泛酸、嗳气吞腐等症状。

2. 病史　慢性胃痛多有反复发作病史。发病前多有明显的诱因，如天气变化、恼怒、劳累、暴饮暴食、饥饿、饮食生冷干硬或辛辣醇酒，或服用有损脾胃的药物。

3. 相关检查　胃镜、上消化道造影、幽门螺杆菌等检查可协助诊断。

（二）病证鉴别

1. 胃痛与真心痛　真心痛是心经病变所引起的心痛证，多见于老年人，为当胸而痛，其多绞痛、闷痛，动辄加重，痛引肩背，常伴心悸气短、汗出肢冷，病情危急。而胃痛多表现为胀痛、刺痛、隐痛，有反复发作史，一般无放射痛，伴有嗳气、泛酸、嘈杂等脾胃证候。

2. 胃痛与胁痛　胁痛以胁部疼痛为主症，可伴发热恶寒，或目黄肤黄，或胸闷太息，极少伴嘈杂泛酸、嗳气吞腐。肝气犯胃的胃痛有时亦可攻痛连胁，但仍以胃脘部疼痛为主症。

3. 胃痛与腹痛　腹痛是以胃脘部以下、耻骨毛际以上整个部位疼痛为主症。胃痛是以上腹胃脘部近心窝处疼痛为主症，两者仅就疼痛部位来说，是有区别的。但胃处腹中，与肠相连，因而胃痛可以影响及腹，而腹痛亦可牵连于胃，这就要从其疼痛的主要部位和如何起病来加以辨别。

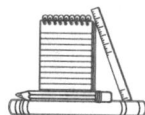

【辨证论治】

（一）辨证要点

1. 辨虚实　虚者多病程长，痛处喜按，饥时痛著，纳后痛减，体弱脉虚。属虚者应进一步辨气虚、阳虚与阴虚。实者多病程短，痛处拒按，饥时痛轻，纳后痛增，体壮脉盛。属实者应进一步辨别不同的病理因素为病。

2. 辨寒热　胃痛遇寒痛甚，得温痛减，泛吐清水者，为寒证；胃脘灼痛，痛势急迫，喜凉恶热，泛吐酸水者，为热证。寒与热均有虚实之分。

3. 辨气血　一般初病在气，久病在血。气滞者，多见胀痛，痛无定处，或攻窜两胁，疼痛与情志因素密切相关；血瘀者，疼痛部位固定不移，持续疼痛，入夜加重，舌质紫黯或有瘀斑，或兼见呕血、便血。

（二）治疗原则

治疗以理气和胃止痛为主，审证求因，从广义的角度去理解和运用"通"法，如散寒、消食、疏肝、泄热、化瘀、养阴、温阳等，总以开其郁滞、调其升降为目的，这样才能把握住"胃以通为补"的灵魂，灵活应用"通"法。

（三）分证论治

1. 寒邪客胃

证候：胃痛暴作，得温痛减，遇寒加重，口淡不渴，或喜热饮，舌淡苔薄白，脉弦紧。

证候分析：本证以寒邪客胃，阳气被遏，气机阻滞为基本病机。外感寒邪，或过食生冷，常服凉药，而致寒邪客胃；寒为阴邪，其性凝涩，阳气被寒邪所遏而不得伸展，气机阻滞，故胃痛暴作，得温痛减，而遇寒加重；胃无热邪，故口淡不渴；喜热饮，舌苔薄，亦为有寒之象；脉弦紧，乃气滞痛甚所致。本证以胃痛暴作，得温痛减，遇寒加重为辨证要点。

治法：温胃散寒，行气止痛。

方药：良附丸加减。方中高良姜温胃散寒，香附行气止痛。

若兼见纳呆，身重，恶心欲吐，苔白腻等寒湿症状，用厚朴温中汤温中燥湿。

2. 饮食伤胃

证候：胃脘疼痛，胀满拒按，嗳腐吞酸，或呕吐不消化食物，其味腐臭，吐后痛减，不思饮食，大便不爽，得矢气及便后稍舒，舌苔厚腻，脉滑。

证候分析：本证以饮食积滞，阻塞胃气为基本病机。暴饮暴食，食滞胃脘，致气机阻滞，故胃脘疼痛，胀满拒按；食积胃脘，和降失司，浊气上逆，故嗳腐吞酸，或呕吐不消化食物，不思饮食；得吐则宿食得出，故吐后痛减；食滞中焦，腑气不畅，故大便不爽；得矢气及便后则食滞下行，故胃痛稍舒；舌苔厚腻，脉滑，均为宿食停滞之象。本证以胃脘疼痛，胀满拒按，嗳腐吞酸为辨证要点。

治法：消食导滞，和胃止痛。

方药：保和丸加减。方中山楂善消肉食；神曲能消酒食陈腐之积；莱菔子下气消食，善消面食积滞；半夏、茯苓、陈皮理气和胃；连翘清热散结。

若脘腹胀甚者，可加枳实、砂仁、槟榔等行气消滞；胃脘胀痛而便闭者，合用小承气汤或改用枳实导滞丸通腑行气。

3. 肝气犯胃

证候：胃脘胀痛，痛连两胁，遇烦恼则痛作或痛甚，胸闷嗳气，喜长叹息，大便不畅，舌

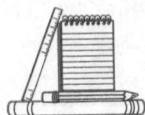

苔多薄白，脉弦。

证候分析：本证以肝气郁结，横逆犯胃，胃气阻滞为基本病机。肝气郁结，横逆犯胃，故胃脘胀痛；胁为肝之分野，故痛连两胁；如情志不和，则肝郁更甚，故遇烦恼则痛作或痛甚；气机不利，肝胃气逆，故胸闷嗳气，喜长叹息；气机郁滞，肠腑传导失畅，故大便不畅；舌苔多薄白，脉弦均为肝气犯胃之征。本证以胃脘胀痛，痛连两胁，遇烦恼则痛作或痛甚为辨证要点。

治法：疏肝解郁，理气止痛。

方药：柴胡疏肝散加减。方中柴胡、香附疏肝理气止痛；枳壳、陈皮理气和胃；赤芍、川芎调理气血；甘草缓急止痛。

若胃痛较甚者，加川楝子、延胡索以加强理气止痛；痛势急迫，嘈杂吐酸，口干口苦，舌红苔黄，脉弦或数，乃肝胃郁热之证，改用化肝煎或丹栀逍遥散加左金丸疏肝泄热和胃，此时理气药应选择香橼、佛手、绿萼梅等理气而不伤阴的解郁止痛药。

4. 湿热中阻

证候：胃脘疼痛，痛势急迫，脘闷灼热，口干口苦，口渴而不欲饮，纳呆恶心，小便色黄，大便不畅，舌苔黄腻，脉滑数。

证候分析：本证以湿热蕴结，胃气阻滞为基本病机。湿热郁胃，胃失和降，故胃脘疼痛，痛势急迫，脘闷灼热，纳呆恶心；湿热熏蒸，津液被热邪蒸耗，故口干口苦，湿邪阻滞，水液不能上承至口，故口渴而不欲饮；湿热阻滞，阻碍气机，大肠传导失司，故大便不畅；湿热下注膀胱，故小便色黄；舌苔黄腻，脉滑数，均为湿热内蕴之征。本证以胃脘疼痛，脘闷灼热，舌苔黄腻，脉滑数为辨证要点。

治法：清化湿热，理气和胃。

方药：清中汤加减。方中黄连、栀子清热化湿；半夏、陈皮、茯苓、甘草、白豆蔻健脾祛湿，理气和胃。

若湿偏重者加苍术、藿香燥湿醒脾；热偏重者加蒲公英、黄芩清胃泄热。

5. 肝胃郁热

证候：胃脘灼痛，痛势急迫，烦躁易怒，泛酸嘈杂，口苦而干，舌红苔黄，脉弦数。

证候分析：本证以肝郁化火，郁热伤胃为基本病机。肝郁气滞，日久化热犯胃，故胃脘灼痛，痛势急迫，烦躁易怒，泛酸嘈杂；肝胆互为表里，肝热挟胆火上乘，故口苦而干；舌红苔黄，脉弦数，为肝胃郁热之象。本证以胃脘灼痛，痛势急迫，泛酸嘈杂，口干苦为辨证要点。

治法：疏肝泄热，和胃止痛。

方药：化肝煎加减。方中青皮、陈皮理气；牡丹皮、栀子清泄肝热；白芍和营缓急，止痛敛肝；贝母、泽泻泄热。

若胸胁胀满，烦躁易怒甚者，加柴胡、香附、川芎疏肝理气；口苦、口干者，加柴胡、黄芩、玉竹、麦冬解郁清热；胃热壅盛，胃脘灼痛，痞满，大便不畅者，用大黄黄连泻心汤。

本证型亦可选用丹栀逍遥散。

6. 瘀血停胃

证候：胃脘疼痛，如针刺、似刀割，痛有定处，按之痛甚，痛时持久，食后加剧，入夜尤甚，或见吐血黑便，舌质紫黯或有瘀斑，脉涩。

证候分析：本证以瘀停胃络，脉络壅滞为基本病机。胃痛日久，反复发作，气滞血瘀，络脉阻滞，故胃脘疼痛，如针刺、似刀割；瘀血为有形之邪，故痛有定处，按之痛甚，痛时持久，

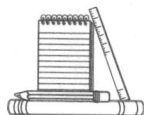

食后加剧，入夜尤甚；久痛入络，络脉损伤，血不循经，上溢则呕血，下溢则便血；舌质紫黯有瘀斑，脉涩，均为瘀血停滞之征象。本证以胃痛如针刺刀割，痛处固定为辨证要点。

治法：化瘀通络，理气和胃。

方药：失笑散合丹参饮加减。失笑散中蒲黄和五灵脂最善行血散瘀止痛；丹参饮中重用丹参以活血祛瘀，檀香、砂仁以温中行气止痛。

若胃痛甚者，加延胡索、木香、郁金、枳壳以加强活血行气止痛之功；四肢不温，舌淡脉弱者，当为气虚无以行血，加党参、黄芪益气活血；便黑可加三七、白及化瘀止血。

7. 脾胃虚寒

证候：胃脘隐痛，绵绵不休，空腹痛甚，得食则缓，喜温喜按，劳累或受凉后发作或加重，泛吐清水，食少纳呆，大便溏薄，神疲倦怠，四肢不温，舌质淡，苔白，脉虚缓无力。

证候分析：本证以脾胃虚寒，失于温养为基本病机。脾胃阳虚，中寒内生，故胃脘隐隐作痛，绵绵不休，喜温喜按；中虚求食，故空腹痛甚，得食则缓；劳累、受凉后阳虚更甚，故胃痛发作或加重；中焦虚寒，水饮内生，饮邪上逆，故时而泛吐清水；脾胃阳虚，健运失司，故食少纳呆，大便溏薄；中阳不振，失于温运，故神疲倦怠，四肢不温；舌淡苔白，脉虚缓无力，均为中焦虚寒之象。本证以胃痛隐隐，喜温喜按，四肢不温为辨证要点。

治法：温中健脾，和胃止痛。

方药：黄芪建中汤加减。方中饴糖补虚建中，桂枝温中阳而散寒，白芍、甘草和中缓急止痛，大枣、生姜温胃和中。

若泛吐清水较多，宜加干姜、半夏、陈皮、茯苓温胃化饮；泛酸，可去饴糖，加黄连、吴茱萸、乌贼骨、瓦楞子等制酸和胃。

8. 胃阴不足

证候：胃脘隐隐灼痛，饥不欲食，口燥咽干，大便干结，舌红少津，脉细数。

证候分析：本证以胃阴不足，润降失司为基本病机。胃热素盛，寒邪化热，或气郁化火，灼伤胃阴，胃失润降，故胃脘隐隐灼痛，口燥咽干；胃虚不能受谷，故饥不欲食；津液耗伤，肠道失润，故大便干结；舌红少津，脉细数，均为阴虚液耗之象。本证以胃脘隐隐灼痛，饥不欲食，口燥咽干，大便干结为辨证要点。

治法：养阴益胃，和中止痛。

方药：益胃汤加减。方中麦冬、沙参、玉竹、生地黄、冰糖益胃养阴。

若胃酸明显减少者，加乌梅、诃子增强酸甘化阴之力；胃脘灼痛，嘈杂吞酸者，加服煅瓦楞子和胃抑酸；胃痛甚者，合芍药甘草汤缓急止痛；胃脘胀痛较剧，兼气滞者，加厚朴花、川楝子、延胡索行气止痛；热结便秘，加火麻仁、瓜蒌仁润肠通便。

（四）其他疗法

1. 中成药疗法　寒邪犯胃者，可服用温胃舒冲剂；饮食伤胃者，服用枳实导滞丸；肝气犯胃者，服用气滞胃痛冲剂；湿热中阻者，服用三九胃泰冲剂；瘀阻胃络者，服用元胡止痛片等。

2. 单方验方　①胃气止痛散：柴胡10g，白芍10g，木香10g，丁香6g，香附10g，延胡索10g，甘草6g，甘松10g，乌药12g，水煎服。治疗寒凝气滞胃痛。②三合汤：高良姜12g，香附15g，百合30g，丹参30g，砂仁12g，乌药12g，水煎服。治疗胃痛日久不愈，寒热错杂者。③胃酸丸：乌贼骨30g，浙贝母12g，白及30g，共研细末，每次服6g，日服4次。治疗胃酸过多的消化道溃疡。

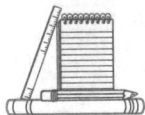

【转归预后】

胃痛可衍生变证,如胃热炽盛,迫血妄行,或瘀血阻滞,血不循经,或脾气虚弱,不能统血,而致便血、呕血。大量出血,可致气随血脱,危及生命。若脾胃运化失职,湿浊内生,郁而化热,火热内结,腑气不通,腹痛剧烈拒按,导致大汗淋漓,四肢厥逆的厥脱危证。或日久成瘀,气机壅塞,胃失和降,胃气上逆,致呕吐反胃。若胃痛日久,痰瘀互结,壅塞胃脘,可形成噎膈。

【预防调护】

精神饮食的调摄非常重要。要养成良好的饮食规律和习惯,应防止暴饮暴食、饥饱无常,忌烟酒辛辣刺激食物,并尽量避免精神刺激,保持情绪稳定。患病后饮食以少食多餐、清淡易于消化为宜,必要时进流质或半流质饮食。要劳逸结合,起居有常,避免外邪内侵。

【结语】

胃痛是以上腹胃脘近心窝处疼痛为主症的病证,多因外感邪气、饮食所伤、情志不畅而引发。病位在胃,但与肝、脾关系最为密切,涉及胆与肾。病理因素有寒凝、食积、气滞、郁热、湿热、瘀血。基本病机为邪阻胃气,胃气失和,气机不利,不通则痛,或胃失温煦、濡养,不荣则痛。病理性质有虚实之别。实证多见于早期,多因外邪、饮食、情志所致,后期常为脾胃虚弱,虚实夹杂,多由于脾胃虚寒,或胃阴不足所致。胃痛的病机转化主要表现在以下三方面:寒热转化、气血转化和虚实转化。胃痛治疗的基本治则以理气(即通气)和胃止痛为主。但要从根本上理气,使气机畅通,"通则不痛",则须从广义的角度去理解和运用"通"法,而不能局限于狭义的"通"法。这就需要审证求因,辨证施治。

复习思考

1. 何谓胃痛?怎样诊断胃痛?

2. 如何辨别胃痛的寒、热、虚、实证候?

3. 胃痛的辨治关键是什么?在治疗上如何理解以"通"为关键?

临证验案

居某,男,42岁。1977年9月8日初诊。

患者多年来时有胃脘疼痛。近20多天疼痛加剧,疼痛呈阵发性。痛甚则反射至肩背,呕吐酸苦水,空腹痛甚,口渴干苦,纳差,大便干,小便黄,经中西医治疗2周,疼痛未缓解,经某医院钡餐检查,诊断为十二指肠球部溃疡。舌边紫,苔黄腻,脉弦。辨证:肝胃不和,气血郁滞。治法:疏肝理气,化瘀止痛。处方:川楝子10g,延胡索10g,海螵蛸10g,黄连3g,炒五灵脂15g,煅瓦楞子12g,枳壳10g,青陈皮6g,佛手片6g。6剂。

二诊:9月14日,药后胃痛略有减轻,但痛甚时仍反射至后背,泛吐酸水已少。原方加重化瘀之品。

处方:金铃子10g,黄连3g,吴茱萸1.5g,炙刺猬皮5g,九香虫5g,煅瓦楞子12g,炒五灵脂15g,香附10g,乌贼骨10g,陈皮5g,三七粉(冲)3g。6剂。

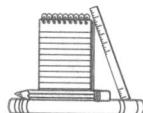

另方：乌贼骨 120g，象贝母 60g，三七粉 15g，炙刺猬皮 30g，九香虫 30g。共研末，每次 3g，每日 3 次。开水冲服。

10 月 16 日随访：前方药连服 18 剂，胃痛消失，末药仍在续服，饮食正常。临床治愈。

分析：本案系肝胃不和，气血瘀阻所致，故方中以左金丸清肝解郁而制酸，金铃子散疏肝理气而止痛，乌贼骨甘温酸涩能通血脉，五灵脂、香附化瘀止痛，瓦楞子味咸走血而软坚散结，陈皮理气和胃，乌贝散、三七、九香虫、刺猬皮皆行瘀止痛之品，对胃痛尤佳。从而使肝胃得和，气血得畅，疼痛得解，泛酸得止。

（董建华．中国现代名中医医案精华·董建华医案．北京：北京出版社，1990）

项目二　痞　满

痞满是指以自觉心下痞塞，胸膈胀满，触之无形，按之柔软，压之无痛为主要症状的病证。按部位，痞满可分为胸痞、心下痞等。心下即胃脘部，以胃脘部出现上述症状的痞满，称为心下痞，又可称胃痞。本项目主要讨论胃痞。

《内经》最早对痞满有记载，称之为"痞""痞塞""痞膈"等，认为其病因以饮食不节、起居不适和寒气为患等为主。痞满病名首见于《伤寒论》，张仲景在《伤寒论》中明确指出"满而不痛者，此为痞"，又创诸泻心汤治疗，一直为后世医家所效法。隋代巢元方《诸病源候论·诸否候》指出："其病之候，但腹内气结胀满，闭塞不通。"元代朱震亨《丹溪心法·痞》将其与胀满作鉴别，指出："胀满内胀而外亦有形；痞者内觉痞闷，而外无胀急之形也。"明代张介宾《景岳全书·痞满》将痞满分为虚实论治，对后世诊治痞满颇有指导意义。

西医学中急性胃炎、慢性胃炎、功能性消化不良等病以心下痞塞为主症时可参照本节辨证论治。

知识链接

慢性萎缩性胃炎

慢性萎缩性胃炎（chronic atrophic gastritis，CAG）是临床常见病，其发病率及检出率随年龄增长而增加。CAG 是慢性胃炎的一种类型，系指胃黏膜上皮遭受反复损害导致固有腺体减少，伴或不伴肠腺化生和（或）假幽门腺化生的一种慢性胃部疾病。

CAG 的临床表现无特异性，可无明显症状，有症状者主要表现为上腹部不适、饱胀、疼痛等非特异性消化不良症状，可伴有食欲不振、嘈杂、嗳气、反酸、恶心、口苦等消化道症状，其病理的严重程度与症状之间无相关性。CAG 的诊断依靠胃镜及病理检查，内镜下判断的萎缩与病理诊断的符合率较低，确诊应以病理诊断为依据。

CAG 是重要的胃癌前疾病，其治疗目标是延缓或阻滞病变的进展，降低癌变风险，改善患者的临床症状。文献研究结果显示，中西医结合改善 CAG 较单纯西医治疗有优势，中西医结合治疗 CAG 是符合中国国情的治疗模式，也是今后发展的必然趋势。

（《慢性萎缩性胃炎中西医结合诊疗共识意见》2017 版）

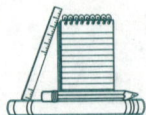

【病因病机】

痞满的外因为感受外邪，内因为内伤饮食、情志失调等，导致中焦气机不利，脾胃升降失职而发病。

（一）病因

1.感受外邪 外感六淫，表邪入里，或误下伤中，邪气乘虚内陷，结于胃脘，阻塞中焦气机，升降失司，遂成痞满。

2.内伤饮食 暴饮暴食，或恣食生冷，或过食肥甘，或嗜酒无度，损伤脾胃，纳运无力，食滞内停，痰湿阻中，气机被阻，而生痞满。

3.情志失调 抑郁恼怒，情志不遂，肝气郁滞，失于疏泄，横逆乘脾犯胃，脾胃升降失常，引起痞满；或忧思伤脾，脾气受损，运化不力，胃腑失和，气机不畅，而生痞满。

4.体虚久病 久病脾胃虚弱，中焦升降无力；或气虚日久渐至阳虚，中焦失于温运，气机不畅；或因痰湿久蕴，肝郁化火，耗伤阴津，致胃失濡润，胃气不降，而成虚痞。

（二）病机

1.基本病机 中焦气机不利，脾胃升降失职。

2.病位 在胃，与肝、脾密切相关。

3.病理因素 食、气、痰、湿、热、虚。

4.病机转化 初病多实，久病则多由实转虚，形成虚证或虚实夹杂，还可导致脉络瘀滞，血络损伤。

【诊断与鉴别诊断】

（一）诊断依据

1.主症 胃脘痞塞，满闷不适，触之无物，按之柔软，压之不痛，望无胀形。

2.次症 可伴有嗳气、恶心呕吐、肠鸣腹泻等症状。

3.病史 起病可急可缓，病程可长可短，时轻时重，反复发作。

4.相关检查 胃镜、上消化道钡剂造影、胃肠动力检测、腹部B超或CT检查均有助于诊断。

（二）病证鉴别

1.痞满与胃痛 两者病位同在胃脘部，且常相兼出现。然胃痛以疼痛为主，痞满以满闷不适为患，可累及胸膈；胃痛病势多急，压之疼痛，而痞满起病较缓，压无痛感，两者差别显著。

2.痞满与鼓胀 两者均为自觉腹部胀满的病证，但鼓胀以腹部胀大如鼓、皮色苍黄、脉络暴露为主症，痞满则以自觉满闷不舒、外无胀形为特征。鼓胀发于大腹，痞满则在胃脘；鼓胀按之腹皮绷急，痞满却按之柔软。

3.痞满与胸痹 胸痹是胸中痞塞不通，而致胸膺内外疼痛之证，以胸闷、胸痛、短气为主症，偶兼脘腹不舒。而痞满则以脘腹满闷不舒为主症，多兼饮食纳运无力之症，偶有胸膈不适，并无胸痛等表现。

4.痞满与结胸 两者病位皆在脘部，然结胸以心下至小腹硬满而痛，拒按为特征；痞满则在心下胃脘，以满而不痛，手可按压，触之无形为特点。

5.痞满与积聚 痞满与积聚均可见脘腹满闷，痞满为中焦气机不利，脾胃升降失司所致，积聚的病机主要为气机阻滞，瘀血内结。痞满自觉脘腹满闷不适，无腹部包块；积聚的临床特

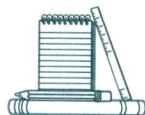

征是腹内结块，或伴有腹痛或腹胀。

【辨证论治】

（一）辨证要点

1. 辨虚实　痞满能食，食后尤甚，饥时可缓，伴便秘，舌苔厚腻，脉实有力者为实痞；饥饱均满，食少纳呆，大便清利，脉虚无力者属虚痞。

2. 辨寒热　痞满绵绵，得热则减，口淡不渴，或渴不欲饮，舌淡苔白，脉沉迟或沉涩者属寒；而痞满势急，口渴喜冷，舌红苔黄，脉数者为热。

（二）治疗原则

痞满治疗总以调理脾胃升降、行气除痞消满为基本法则。实者泻之，虚者补之，虚实夹杂者补消并用。祛邪则视其具体证候，分别施以消食导滞、除湿化痰、理气解郁、清热祛湿等法；补虚重在健脾益气，或养阴益胃。

（三）分证论治

1. 实痞

（1）饮食内停

证候：脘腹痞闷而胀，食后尤甚，拒按，嗳腐吞酸，恶食呕吐，或大便不调，矢气频作而臭如败卵，舌苔厚腻，脉滑。

证候分析：本证以饮食停滞，胃腑失和，气机壅塞为基本病机。食滞胃腑，胃失和降，气机不畅，故脘腹痞闷而胀，拒按；食积于内，拒于收纳，故进食尤甚；胃中未消化食物挟腐浊之气上逆，故嗳腐吞酸，恶食呕吐；积食下移肠道，阻滞气机，则大便不调，故矢气频作而臭如败卵；胃中秽浊之气上蒸，故苔厚腻；脉滑，为食积之征。本证以脘腹痞闷而胀，进食尤甚，拒按，嗳腐吞酸为辨证要点。

治法：消食和胃，行气消痞。

方药：保和丸加减。方中山楂、神曲、莱菔子消食导滞，行气除胀；半夏、陈皮和胃降逆，行气消痞；茯苓健脾渗湿，和中止泻；连翘清热散结。

若食积化热，大便秘结者，加大黄、枳实，或用枳实导滞丸消食导滞；食积较重，食欲减退者，加鸡内金、谷芽、麦芽消食开胃；脘腹胀满明显者，加枳实、厚朴、大腹皮理气行滞。

（2）痰湿中阻

证候：脘腹痞塞不舒，胸膈满闷，头晕目眩，身重困倦，呕恶纳呆，口淡不渴，大便不爽，小便不利，舌苔白厚腻，脉沉滑。

证候分析：本证以痰湿阻滞，脾失健运，气机不和为基本病机。脾喜燥恶湿，痰湿中阻，脾失健运，气机郁滞，故脘腹痞塞不舒，胸膈满闷；痰湿中阻，郁遏清阳，清阳不升，故头晕目眩，身重困倦；脾失健运影响胃气和降，故呕恶纳呆；湿为阴邪，不伤津液，故口淡不渴；湿性重浊，下注大肠，故大便不爽；痰湿困阻，水湿不运，故小便不利；舌苔白厚腻，脉沉滑为痰湿内盛之征。本证以脘腹痞塞，胸膈满闷，眩晕呕恶，身重困倦为辨证要点。

治法：除湿化痰，理气和中。

方药：二陈平胃汤加减。方中苍术、厚朴燥湿除满；半夏、陈皮化痰理气；茯苓健脾利湿；甘草健脾和胃。

若痰湿郁久化热而口苦、舌苔黄腻者，改用黄连温胆汤；兼脾胃虚弱者加用党参、白术、砂仁健脾和中；痰湿盛而满闷者，加紫苏梗、桔梗、藿香等；气逆不降，嗳气不止者，加旋覆花、代赭石、枳实、沉香。

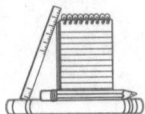

（3）湿热中阻

证候：脘腹胀闷，或嘈杂不舒，纳呆，恶心呕吐，口干不欲饮，口苦，大便干结或黏滞不畅，舌质红苔黄腻，脉滑数。

证候分析：本证以湿热内蕴，困阻脾胃，气机不利为基本病机。湿热阻滞，脾胃纳运失健，升降失常，气机阻滞，故脘腹胀闷，纳呆，恶心呕吐；热邪扰动胃腑，则可见胃中嘈杂不舒；湿热蕴阻，上蒸于口，故口干不欲饮；湿热中阻，熏蒸肝胆，肝失疏泄，胆汁外溢，故口苦；湿热下注，大肠传导失司，热偏重则大便干结，湿偏重则大便黏滞不畅；舌质红苔黄腻，脉滑数为湿热内蕴之征。本证以脘腹痞闷，纳呆呕恶与湿热症状并见为辨证要点。

治法：清热化湿，和胃消痞。

方药：泻心汤合连朴饮加减。前方泄热破结，方中大黄泄热散痞，和胃开结；黄连、黄芩苦降泄热和中。后方清热燥湿，理气化浊，方中黄连清热燥湿；厚朴理气燥湿；石菖蒲芳香化湿，醒脾开胃；半夏和胃燥湿；芦根清热和胃，止呕除烦；栀子、淡豆豉清热除烦。

若胃中灼热、嘈杂明显者，加蒲公英、连翘、瓦楞子清热和胃，或合用左金丸；寒热错杂者，可用半夏泻心汤苦辛通降；恶心呕吐明显者，加竹茹、白蔻仁、生姜和胃降逆；大便黏滞不畅者，加蚕沙、皂角、泽泻化湿和中。

（4）肝胃不和

证候：脘腹痞闷不舒，胸胁胀满，心烦易怒，善太息，呕恶嗳气，或吐苦水，大便不爽，舌质淡红，苔薄白，脉弦。

证候分析：本证以肝气郁结，乘脾犯胃，气机逆乱为基本病机。肝气郁结，乘脾犯胃，脾胃升降失司，故脘腹痞闷不舒，胸胁胀满；肝气郁结，情志失调，故心烦易怒；太息后气机暂得疏通，故善太息；气机阻滞，胃气失降而上逆，故呕恶嗳气，或吐苦水；肠道气滞不畅，故大便不爽；舌淡红苔薄白，脉弦为肝气郁滞之征。本证以脘腹痞闷，胸胁胀满，呕恶嗳气，心烦易怒，善太息为辨证要点。

治法：疏肝解郁，和胃消痞。

方药：越鞠丸合枳术丸加减。前方长于疏肝解郁，后方消补兼施，长于健脾消痞。方中香附、川芎疏肝散结，行气活血；苍术、神曲燥湿健脾，消食化滞；栀子泻火解郁；枳实行气消痞；白术健脾益胃；荷叶清香升散，和胃醒脾。

若气郁明显，胀满较甚者，加柴胡、郁金、厚朴，或可改用五磨饮子加减以理气导滞消胀；郁而化火，口苦而干者，可加黄连、黄芩泻火解郁，或合用左金丸；呕恶明显者，加半夏、生姜降逆止呕；嗳气甚者，加竹茹、沉香和降胃气。

2. 虚痞

（1）脾胃虚弱

证候：脘腹满闷，时轻时重，纳呆便溏，神疲乏力，少气懒言，语声低微，舌质淡，苔薄白，脉细弱。

证候分析：本证以脾胃虚弱，纳运失职，升降失司为基本病机。脾主升清，胃主降浊，脾胃虚弱，升降无力，故脘腹满闷，时轻时重；脾胃虚弱，纳运失职，故纳呆；脾虚失运，清浊不分，下注肠道，故便溏；脾胃为气血生化之源，气血生化不足，脏腑功能衰退，故神疲乏力，少气懒言，语声低微；舌质淡，苔薄白，脉细弱为脾胃虚弱之征。本证以脘腹满闷，纳呆便溏，神疲乏力为辨证要点。

治法：补气健脾，升清降浊。

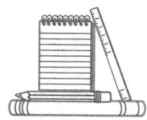

方药：补中益气汤加减。方中黄芪补中益气；人参、白术、炙甘草补气健脾；鼓舞脾胃清阳之气；升麻、柴胡升举清阳；当归养血和营以助脾；陈皮理气和胃消痞。

若胀闷较重者，可加枳壳、木香、厚朴行气消痞；四肢不温，阳虚明显者，加附子、干姜温中补虚，或合理中丸；舌苔厚腻，湿浊内蕴者，加半夏、茯苓，或改用香砂六君子汤健脾祛湿，理气除胀。

（2）胃阴不足

证候：脘腹痞闷，嘈杂，饥不欲食，恶心嗳气，口燥咽干，大便秘结，舌红少苔，脉细数。

证候分析：本证以胃阴亏虚，失于濡养，胃失和降为基本病机。胃喜润恶燥，胃阴不足，虚热内生，热郁于胃，气失和降，故脘腹痞闷，嘈杂；胃中虚热扰动，消食较快，故有饥饿感；胃失濡润，胃纳无权，故饥不欲食；胃失和降，胃气上逆，故恶心嗳气；阴津亏虚不能上承于口，故口燥咽干，不能下润肠腑，故大便秘结；舌红少苔，脉细数为阴液亏少之征。本证以脘腹痞闷，嘈杂，饥不欲食与虚热症状并见为辨证要点。

治法：养阴益胃，调中消痞。

方药：益胃汤加减。方中生地黄、麦冬、沙参、玉竹滋阴养胃；冰糖濡养肺胃，调和诸药。宜加香橼疏肝理气，消除脘腹痞满。

若津伤较重者，加石斛、天花粉等以加强生津；腹胀较著者，加枳壳、佛手、厚朴花理气消胀；食滞者加谷芽、麦芽等消食导滞；便秘者，加火麻仁、玄参润肠通便。

（四）其他疗法

肝胃不和证，选枳术宽中胶囊、疏肝顺气丸；脾胃虚弱证，选香砂六君丸、益气和胃胶囊；湿热中阻证，选三九胃泰颗粒、香砂平胃丸；痰湿困阻证，选木香顺气丸、香砂养胃丸（浓缩丸）；饮食积滞证，选保和丸、健胃消食口服液等。

【预防调护】

宜饮食有节，定时进食，避免暴饮暴食，同时注意饮食清淡，避免过食肥甘厚味、辛辣醇酒及生冷粗硬之品。慎用大热、大寒、有毒等易损伤脾胃的药物。患者应注意精神调摄，避免忧思恼怒及情绪紧张。慎起居，适寒温，特别是季节交替时应注意腹部保暖。注意劳逸结合，适当参加体育锻炼。

【结语】

痞满是临床上常见的病症，以胃脘痞塞、满闷不痛，按之软而无物，外无胀形为主要表现。病发于胃脘，责之于肝脾，形成原因有食、气、痰、湿、热、虚等方面，病理改变以中焦气机不利，脾胃升降失宜为主。初病多为实证，久病不愈则耗气伤阴而为虚证，但临床上常表现为本虚标实、虚实寒热夹杂之证。临证治疗以调和脾胃、行气消痞为基本治则。本病病情多迁延反复，只要坚持治疗，注意饮食、情志的调摄以及体育锻炼，一般预后较好。

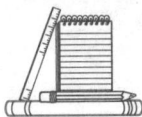

复习思考

1. 痞满的临床特征是什么？如何辨别痞满的虚实证候？

2. 试述痞满的基本病机、病理性质、治则治法。

3. 痞满实证与虚证的治疗有何不同？

临证验案

赵某，男，24 岁。1985 年 9 月 24 日初诊。

患者 1 个月来胃脘胀满，食后益甚，胃脘灼热，泛酸，嗳气频频，纳物一般，大便尚调。脉弦滑，舌质稍红，苔白腻兼黄。证属饮食不节，中焦失运，治以消导调中。

处方：木香 10g，枳壳 10g，槟榔 10g，陈皮 10g，生赭石 10g，旋覆花 10g，焦六曲 10g，厚朴 10g，马尾连 8g，吴茱萸 6g，茯苓皮 30g，砂仁 5g。

二诊：9 月 28 日。药尽 4 剂，胃脘灼热、泛酸已平，脘胀嗳气均缓。舌如前。再为消导运中，以前方变通。上方去马尾连、吴茱萸，加白术 10g，冬瓜皮 30g，太子参 15g。

三诊：10 月 4 日。药又进 4 剂，诸症续减而未尽除。近因饮食未和，时感恶心。脉仍弦小，舌质略红，苔白腻，稍兼黄。仍本前法，佐清化和中。上方加竹茹 20g，生姜 8g，法半夏 10g，炒内金 6g。

四诊：10 月 8 日。诸症几平，唯空腹时或饮食过量后稍有不适，舌黄苔已退，脉如前，再予上方 4 剂以巩固疗效。

分析：本案患者虽未有明确的伤食史，但据其脉症舌苔，可辨为食滞伤中，脾失运导。且其年轻质壮，病暂邪实，故先投以消导运中、和胃行气之品，初显其效，继则加重健脾益气之药以全其功。盖伤食之证或因虚而伤食，或因实而致虚，多虚实兼夹，要能权衡轻重，分清缓急，并结合体质之强弱，灵活施治。

（董建华．中国现代名中医医案精华·董建华医案．北京：北京出版社，1990）

项目三　呕　吐

呕吐是指胃失和降，气逆于上，迫使胃中之物从口中吐出的病证。临床以有物有声谓之呕，有物无声谓之吐，无物有声谓之干呕，呕与吐常同时发生，故合称为呕吐。

呕吐的病名首见于《内经》，对其病因论述甚详，《素问·举痛论》曰："寒气客于肠胃，厥逆上出，故痛而呕也。"《素问·至真要大论》曰："诸呕吐酸……皆属于热。""少阳之胜，热客于胃，呕酸善饥。""燥淫所胜……民病喜呕，呕有苦。"东汉张仲景在《金匮要略》中，对呕吐的脉证治疗阐述详尽，认识到呕吐有时是人体排出胃中有害物质的保护性反应。如《金匮要略·呕吐哕下利病脉证治》曰："夫呕家有痈脓，不可治呕，脓尽自愈。"隋代巢元方《诸病源候论》指出呕吐的发生是由于胃气上逆所致。明代张景岳《景岳全书·呕吐》强调虚实辨证，指出："呕吐一证，最当详辨虚实。实者有邪，去其邪则愈，虚者无邪，则全由胃气之虚也。"《寿世保元》则认为在治疗呕吐时，应根据不同的病因及证型，使用不同方药。

西医学中的神经性呕吐、急性胃炎、心源性呕吐、胃黏膜脱垂症、幽门痉挛、幽门梗阻、贲门痉挛、十二指肠壅积症、肠梗阻、急性胰腺炎、急性胆囊炎等疾病，以呕吐为主症者可参照本病辨证论治。对颅脑病变引起颅内压增高所致的呕吐，常以高热、头痛、昏迷为主症，不属本篇讨论范围。

【病因病机】

呕吐的病因较多。外感六淫、内伤饮食、情志失调、病后体虚等均可导致胃失和降，胃气上逆而发生呕吐。

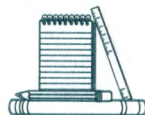

（一）病因

1. 外邪犯胃　风、寒、暑、湿及秽浊之邪侵犯胃腑，胃失和降，水谷随气逆而上，即发生呕吐。因寒邪最易耗伤中阳，使邪气凝聚胸膈，动扰胃腑，故又以寒邪致病最多。

2. 饮食不节　暴饮暴食，过食生冷、辛辣、肥甘、油腻之品，嗜饮酒浆，或误食不洁之物，停滞不化，伤及胃腑，致胃气失和降，上逆发为呕吐。或脾胃受伤，水谷停滞，变生痰饮，停积胃中，饮邪上逆，发为呕吐。

3. 情志失调　恼怒愤郁，肝失条达，横逆犯胃，或气郁化火，胃气上逆发为呕吐。忧思伤脾，脾失健运，食停难化，胃失和降，亦可发生呕吐。或因脾胃素虚，运化无力，饮食易于停留，偶因气恼，食随气逆，导致呕吐。

4. 体虚久病　素体虚弱，或劳倦太过，耗伤中气，或久病中阳不振，或胃阴不足失于润降，致中焦纳运失常，胃失和降，上逆成呕。

（二）病机

1. 基本病机　胃失和降，气机上逆。

2. 病位　在胃，与肝、脾关系密切。

3. 病理性质　有虚实之分。实证因外邪、食滞、痰饮、肝气等邪气犯胃，以致胃气壅塞，升降失调，气逆作呕；虚证为脾胃虚寒，胃失温养，或胃阴不足，失其润降，致气机上逆而呕吐。

4. 病理因素　外邪、食、痰、气滞、虚。

5. 病机转化　实与虚可以相互转化与兼杂。实证呕吐剧烈，伤津耗气，或呕吐不止，损伤脾胃，每易转为虚证。虚证呕吐复因饮食、外感时邪犯胃，可呈急性发作，表现为虚实夹杂之证。

【诊断与鉴别诊断】

（一）诊断依据

1. 主症　凡临床出现以呕吐为主症时，即可诊断。初起呕吐量多，吐出物多有酸腐气味；久病呕吐，时作时止，吐出物不多，酸臭味不甚。

2. 次症　常伴脘腹满闷不舒、厌食、反酸、嘈杂等症。

3. 病史　常有饮食不节、过食生冷、恼怒气郁，或久病不愈等病史。因闻及特殊气味、饮食不节、情志不遂、寒暖失宜等诱发。

4. 相关检查　肝功能、肾功能、胃镜、上消化道钡剂造影、头颅 CT 或 MRI 等检查有助于诊断。

（二）病证鉴别

1. 呕吐与反胃　同属胃部的病变，其病机都是胃失和降，气逆于上，而且都有呕吐的临床表现。但反胃系脾胃虚寒，胃中无火，难以腐熟水谷，朝食暮吐，暮食朝吐，吐出物多为未消化之宿食，呕吐量较多，吐后即感舒适。呕吐有感受外邪、饮食不节、情志失调和胃虚失和的不同，往往吐无定时，或轻或重，吐出物为食物或痰涎清水，呕吐量或多或少。

2. 呕吐与噎膈　呕吐与噎膈，皆有呕吐的症状。然呕吐之病，进食顺畅，吐无定时，大多病情较轻，病程较短，预后尚好。噎膈之病，进食梗噎不顺或食不得入，或食入即吐，甚则因噎废食，多因内伤所致，病情深重，病程较长，预后欠佳。

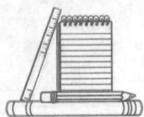

【辨证论治】

（一）辨证要点

1. 辨虚实 呕吐的辨证以虚实为纲。实证多因感受外邪、饮食所伤、情志失调所致，病程短，来势急，吐出物较多，脉多实而有力，属实者应进一步辨别外感、食滞、痰饮及气火的不同；虚证多为脾胃运化功能减退所致，病程较长，来势徐缓，吐出物较少，或伴有倦怠乏力，脉弱无力等症，属虚者则有脾胃气虚、虚寒和胃阴不足之区别。

2. 辨呕吐特点 若发病急，伴有表证者，属于外邪犯胃；呕吐酸腐量多，气味难闻者，为宿食留胃；呕吐清水痰涎，胃脘如囊裹水者，属痰饮内停；呕吐泛酸，抑郁善怒者，多属肝气郁结；呕吐苦水者，多因胆热犯胃；反复发作，纳多即吐者，属脾胃虚寒；干呕嘈杂，或伴有口干、似饥而不欲食者，为胃阴不足。

（二）治疗原则

呕吐以和胃降逆为基本治疗原则。但尚需结合标本虚实进行辨治。偏于邪实者，治宜祛邪为主，分别施以解表、消食、化痰、理气等法；偏于虚者治宜扶正为主，分别施以益气、温阳、养阴等法；属虚实兼夹者当以审其标本缓急主次而治之。

呕吐既是病态，又是人体祛除胃中病邪的一种保护性反应，如遇饮食腐秽，停饮积痰，或误吞毒物，邪停上脘，欲吐不能或吐而未净者，不应止吐，当因势利导，给予探吐以祛除病邪。

知识链接

吐法

吐法作为"八法"之一，其记载可追溯到《黄帝内经》，《素问·阴阳应象大论》曰："其高者，因而越之。"即是对吐法运用的描述。《伤寒杂病论》将吐法实际运用于临床，其瓜蒂散就是吐法的代表方。狭义的吐法即通过涌吐的方法使停留在咽喉、胸膈、胃脘的痰涎、宿食及毒物等从口中吐出的一种方法；后张子和对吐法的定义进行了扩展，"凡上行者，皆吐法也"，广义的吐法还包括"引涎""漉涎""嚏气""追泪"等。现代医家认为，凡痰涎、宿食、酒积、瘀血、热毒等有形实邪留滞人体，皆可考虑用吐法。同时，临床上开始尝试利用吐法治疗机体下部疾病，如癃闭、转胞、下利等。吐法多用于实邪壅塞、病情急剧的患者。除误食毒物需急吐外，其他对实邪壅阻、抵抗性反应剧烈且胃气不虚者，可用急吐之法，如瓜蒂散；反之用缓吐之法，如参芦饮。吐法作用迅猛，易伤胃气，故年老体衰、正气虚弱、孕妇、亡阳血虚者等应慎用。

（邓永启.吐法源流与应用研究.山东中医杂志，2007：512）

（三）分证论治

1. 外邪犯胃

证候：突然呕吐，胸脘满闷，伴有恶寒发热，头身疼痛，舌苔白腻，脉濡缓。

证候分析：本证以外邪犯胃，胃气上逆为基本病机。感受外邪，侵袭胃腑，胃失和降，胃气上逆，故突然呕吐，胸脘满闷；外邪袭表，卫阳被遏，邪正斗争，故恶寒发热；邪气阻滞经络，不通则痛，故头身疼痛；舌苔白腻，脉濡缓为感受寒湿之征。本证以突然呕吐，胸脘满闷，兼有发热恶寒等表证为辨证要点。

治法：疏邪解表，化浊和中。

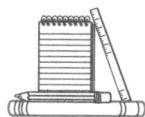

方药：藿香正气散加减。方中藿香、紫苏叶、白芷疏邪化湿；半夏、陈皮燥湿和胃，降逆止呕；大腹皮、厚朴行气化湿，宽中除满；生姜、大枣、炙甘草调和脾胃；白术、茯苓健脾利湿；桔梗宣肺利膈，既利解表，又助化湿。

若风寒偏重，症见寒热无汗，头痛身楚，加荆芥、防风、羌活祛风寒，解表邪；伴见脘痞嗳腐，饮食停滞者，去白术、甘草、大枣，加鸡内金、神曲消食导滞；若气机阻滞，脘闷腹胀者，加木香、枳壳行气消胀；感受暑湿，身热心烦者，去生姜，加黄连、香薷、荷叶清暑化湿。

2. 饮食停滞

证候：呕吐酸腐量多，或吐出未消化的食物，嗳气厌食，脘腹胀满，大便秽臭，秘结或溏泻，舌苔厚腻，脉滑实。

证候分析：本证以食滞不化，胃失和降为基本病机。暴饮暴食，食滞不化，胃失和降，浊气上逆，故呕吐酸腐量多，或吐出未消化的食物，嗳气厌食；食滞不化，气机受阻，则脘腹胀满；积滞蕴热，故大便臭秽；食阻中焦，升降失常，大肠传导失司，故大便或溏或秘；舌苔厚腻，脉滑实，均为食积内停之象。本证以呕吐酸腐，脘腹胀满，嗳气厌食为辨证要点。

治法：消食化滞，和胃降逆。

方药：保和丸加减。方中山楂、神曲、莱菔子消食和胃；陈皮、半夏理气降逆；连翘消积滞伏热。

若伤于肉食而吐者，重用山楂；伤于米食而吐者，加谷芽；伤于面食而吐者，重用莱菔子，加麦芽；酒积者，重用神曲，加蔻仁、葛花；鱼蟹积者，加紫苏叶、生姜；伤于豆制品而吐者，加生萝卜汁。因食物中毒呕吐者，若邪在上脘，用烧盐方探吐，防止毒物被吸收；食滞在肠，腹胀拒按或便秘者，加小承气汤导滞通腑，使积滞下行，则呕吐自止；胃中积热上冲，食已即吐，口臭而渴，苔黄脉数者，加黄芩、黄连清胃泄热，或改用大黄甘草汤合橘皮竹茹汤清胃降逆。

3. 痰饮内阻

证候：呕吐清水痰涎，脘痞满闷，纳谷不佳，头眩心悸，舌苔白滑或腻，脉沉弦滑。

证候分析：本证以痰饮内停，胃气上逆为基本病机。由于饮食不节，损伤脾胃，脾失健运，水湿不能运化，聚湿生痰，痰饮留聚，故胸脘满闷，纳谷不佳；因饮邪上逆，故呕吐多为清水痰涎；痰饮内停，清阳不展，故头眩；水饮凌心，故心悸；舌苔白腻，脉滑，均为痰饮内停之象。本证以呕吐清水痰涎，脘痞满闷，头眩心悸为辨证要点。

治法：温中化饮，和胃降逆。

方药：小半夏汤合苓桂术甘汤加减。前方和胃降逆为主，方中半夏、生姜祛痰化饮，降逆止呕。后方温阳化饮为主，方中茯苓、白术、陈皮、甘草健脾利水化湿；桂枝温阳化气，既可温阳以化饮，又能化气以利水。

若湿阻中焦，气机不利，脘痞胀满，舌苔厚腻者，加苍术、厚朴、枳实；脘闷不食者，加白蔻仁、砂仁化浊开胃；胸膈烦闷，口苦，心烦不寐，舌苔黄腻，痰郁化热者，改用黄连温胆汤清热化痰，和胃止呕。

4. 肝气犯胃

证候：呕吐吞酸，或干呕泛恶，嗳气频作，胸胁胀痛，每因情志不遂发作或加重，舌边红，苔薄腻或微黄，脉弦。

证候分析：本证以肝气犯胃，胃失和降为基本病机。情志不遂则肝失条达，横逆犯胃，胃

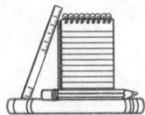

气上逆，故呕吐吞酸，或干呕泛恶，嗳气频作；两胁为肝之分野，肝气郁结，则胸闷胁胀，每因情志不遂发作或加重；舌边红，苔薄腻或微黄，为肝郁之象。本证以呕吐吞酸，嗳气频作，呕吐随情志变化而增减为辨证要点。

治法：疏肝和胃，降逆止呕。

方药：半夏厚朴汤合左金丸加减。前方行气开郁，化痰降逆，方中厚朴、紫苏、香附、佛手疏肝解郁，理气和胃；半夏、生姜、旋覆花降逆止呕；茯苓渗湿健脾。后方辛开苦降，泻肝和胃，方中吴茱萸、黄连清肝泻火，降逆止呕。

若胸胁胀满疼痛较甚，加川楝子、郁金、香附、柴胡疏肝解郁；呕吐酸水，心烦口渴，宜清肝和胃，可酌加栀子、黄芩等；呕吐黄色苦水，则属胆液外溢，加白芍、枳壳、木香、金钱草疏肝利胆；兼见胸胁刺痛，或呕吐不止，舌有瘀斑者，加桃仁、红花活血化瘀。

5. 脾胃气虚

证候：恶心呕吐，食入难化，食欲不振，脘部痞闷，大便不畅，舌淡苔薄，脉细弱。

证候分析：本证以脾胃气虚，纳运无力，胃虚气逆为基本病机。脾胃虚弱，纳运无力，故食入难化，食欲不振；胃虚失于和降，气机上逆，故恶心呕吐，脘部痞闷；气虚肠道不运，故大便不畅；舌淡苔薄，脉细弱为脾胃气虚之征。本证以恶心呕吐，食入难化，食欲不振为辨证要点。

治法：健脾益气，和胃降逆。

方药：香砂六君子汤加减。方中人参、白术、茯苓健脾益气；半夏、陈皮燥湿化痰；木香理气和胃；砂仁温中止呕；甘草益气和中，调和诸药。

若呕吐频作，噫气脘痞者，加旋覆花、代赭石镇逆止呕；呕吐清水较多，脘冷肢凉者，加附子、肉桂、吴茱萸温中降逆。

6. 脾胃虚寒

证候：饮食稍有不慎，即易呕吐，时发时止，不思饮食，四肢不温，面色㿠白，倦怠乏力，口干不欲饮，大便溏薄，舌质淡，脉濡弱。

证候分析：本证以脾胃虚寒，运纳无权，胃失和降为基本病机。因中阳不振，脾胃虚寒，运化无权，故饮食稍有不慎即易呕吐，时发时止，不思饮食；中阳虚馁，失于温煦，故四肢不温；脾胃虚弱，气血生化之源不足，故面色㿠白，倦怠乏力；阳虚不能蒸化水液上承于口，故口干不欲饮；脾虚运化失常，水湿下注，故大便溏薄；舌质淡，脉濡弱，均为脾胃虚寒之象。本证以饮食稍有不慎即易呕吐，四肢不温，便溏为辨证要点。

治法：温中健脾，和胃降逆。

方药：理中汤加减。方中党参、白术补脾益气；干姜散寒；炙甘草和中；四药相合，温中散寒，补脾养胃，降逆止呕。

若胃虚气逆，呕恶频繁，嗳气频作，中脘痞硬者，加代赭石、旋覆花、枳壳和胃降逆；阳虚水饮内停，呕吐清水，胃脘冷胀，四肢清冷者，加附子、川椒、桂枝温中散寒。

7. 胃阴不足

证候：呕吐反复发作，或时作干呕，恶心，似饥而不欲食，胃脘嘈杂，口干咽燥，舌红少津，苔少，脉细数。

证候分析：本证以胃阴不足，胃失润降为基本病机。因久呕不愈，反复发作，或热病伤阴，而致胃阴不足，胃失润降，故呕吐反复发作，时作干呕，恶心；虚热内扰，故胃脘嘈杂，饥不

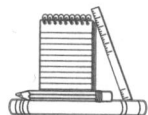

思食；胃津亏虚，故口燥咽干；舌红少津苔少，脉细数为津液耗伤，阴虚内热之征。本证以呕吐反复发作，时作干呕，饥而不欲食及虚热症状为辨证要点。

治法：滋养胃阴，降逆止呕。

方药：麦门冬汤加减。方中麦冬滋养胃阴，且清虚火；半夏降逆止呕；人参补气生津；粳米、甘草、大枣益气和胃。

若呕吐甚，加竹茹、橘皮、枇杷叶和降胃气；若阴虚失润，大便干结者，加生地黄、天花粉、火麻仁、白蜜润燥通腑；伴倦怠乏力，纳差舌淡，加太子参、山药益气健脾。

（四）其他疗法

1.中成药　寒邪犯胃，可选藿香正气片或藿香正气软胶囊；饮食停积，可选保和丸或枳实导滞丸；肝气犯胃，可选左金丸或香砂养胃丸；脾胃虚寒，可选附子理中丸；胃阴不足，选阴虚胃痛冲剂。

2.单方验方　①外感寒邪，呕吐不止：紫苏叶 10g，藿香 10g，高良姜 6g。水煎服，日 1剂。②胃热呕吐：黄连 10g，紫苏叶 10g。水煎服，日 1 剂。③痰饮呕吐：生姜捣汁涂舌面，或口含生姜片亦可。

【转归预后】

呕吐是常见的脾胃系疾病，可单独出现，也可作为其他疾病的症状出现，程度轻重不一。暴病呕吐一般多属邪实，治疗较易，治疗及时则预后良好。痰饮与肝气犯胃之呕吐，每易复发。呕吐日久，病情可由实转虚，或虚实夹杂，病程较长，且易反复发作，较为难治。久病、大病之中出现呕吐，其轻重进退取决于原发疾病的控制。若呕吐不止，饮食难进，脾胃衰败，后天乏源，易变生他证，或致阴竭阳亡。

【预防调护】

预防本病，要注意饮食卫生，避免进食腥秽之物，脾胃虚寒者应忌食生冷之品，胃中积热或胃阴不足者应忌食辛辣、香燥之品；注意精神调摄，避免精神刺激。发生呕吐时，需适当休息，寒温适宜，食物宜清淡，少量多餐，忌食生冷油腻之物。若呕吐剧烈，重症、昏迷或体力差的患者要侧卧，防止呕吐物进入气道。

【结语】

呕吐是由于胃失和降，气逆于上，以呕吐为主症的一种病证，可出现在许多疾病的过程中。常见病因为外邪犯胃、饮食不节、情志失调和脾胃虚弱，基本病机为胃失和降、胃气上逆。临床辨证以虚实为纲，实证外邪犯胃，饮食停滞者，一般暴病呕吐；肝气犯胃，痰饮内阻者，则可能反复发作。虚证多见于呕吐时作时止，脾胃气虚者，多伴倦怠乏力；脾胃阳虚者，常有畏寒怕冷；胃阴不足者，多有口舌干燥。虚实之间常可互相转化，或相互兼夹。治疗呕吐，当以和胃降逆为原则，需根据虚实不同情况分别处理：邪实者，治宜祛邪为主，正虚者，治宜扶正为主。实证多易治，虚证及虚实夹杂者，病程长，且易反复发作，较为难治。

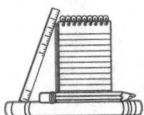

复习思考

1.何谓呕吐？其病机特点是什么？

2.如何辨别呕吐之虚实证候？临床上是否见呕止呕？

临证验案

某男，49岁。

初诊：面色㿠白，食欲不振，恶心，呕吐，脘腹疼痛，泛酸，日久不愈，素体虚弱，小腹抽痛、憋胀，肠鸣，自觉有气自脐下向上顶冲，出虚汗，倦怠无力，大便偏溏，小便发黄，并偶带白浊。舌淡苔白，脉象沉弱。此为脾胃虚汗兼冲气上逆之证，治宜温中健脾，平冲止呕。方用理中汤合良附丸加味。

处方：党参10g，白术10g，炙甘草6g，茯苓10g，陈皮6g，半夏10g，吴茱萸6g，川楝子10g，荔枝核10g，延胡索6g，香附6g，高良姜6g，乌药10g，生姜3片，大枣3枚，水煎服。

二诊：上方服5剂，食欲好转，呕吐、泛酸、积气顶冲、出虚汗等症均显著好转，小腹仍憋胀跳动，舌淡，苔白，脉沉弱。仍遵原方，加茯苓12g，广木香5g，怀牛膝10g，大腹皮6g，水煎空腹服。

三诊：上方服9剂，食欲倍增，已经恢复至病前水平。呕吐，积气顶冲，小腹憋痛等症状已愈。近1月来，只觉阴囊发冷，出汗，苔白，脉沉。

处方：党参10g，白术10g，炙甘草6g，茯苓10g，陈皮6g，半夏10g，吴茱萸6g，良姜6g，炒小茴香10g，乌药6g，肉桂6g，草豆蔻6g，水煎服。4剂后，诸症遂安。

（赵尚华. 张子琳医疗经验选辑. 太原：山西人民出版社，1978）

项目四　噎　膈

噎膈是以吞咽食物梗噎不顺，饮食难下，或食入即吐为主要表现的病证。噎即噎塞，指吞咽之时梗噎不顺；膈为格拒，指饮食不下。噎虽可单独出现，而又可为膈的前驱表现，故临床往往以噎膈并称。

膈始见于《内经》，如《素问·阴阳别论》曰："三阳结，谓之膈。"《素问·通评虚实论》曰："膈塞闭绝，上下不通，则暴忧之病也。"并指出了发病脏腑与大肠、小肠、膀胱有关，精神因素对本病的影响较大。隋唐医家多将噎膈病分而论之，隋代巢元方《诸病源候论》将噎膈分为气、忧、食、劳、思五噎；忧、恚、气、寒、热五膈。唐宋以后始将"噎膈"并称。宋代严用和在《济生方》中指出饮食、酒色、年龄均与本病有关。明代张介宾在《景岳全书·噎膈》中对噎膈病注重从脾肾进行治疗，指出："凡治噎膈大法，当以脾肾为主。……治脾者，宜以温养，治肾者宜从滋润，舍此二法，他无捷径也。"清代叶天士《临证指南医案·噎膈反胃》指出噎膈的病机为"脘管窄隘"。清代李用粹《证治汇补·噎膈》认为噎有气滞者，有血瘀者，有火炎者，有痰凝者，有食积者，虽有五种，总归七情之变。

西医学中的食道癌、贲门癌、贲门痉挛、食管憩室、食道炎、食道狭窄等疾病，有噎膈的临床表现者，可参照本病内容辨证论治，同时结合辨病处理。

【病因病机】

噎膈的病因复杂，多因七情内伤、酒食不节、久病年老，致使气、痰、瘀互结于食道，津枯血燥，食管狭窄而成。

（一）病因

1.七情内伤　忧思则伤脾，脾伤则气结，水湿失运，滋生痰浊，阻碍食道；恼怒则伤肝，

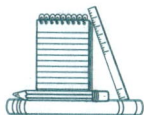

肝伤则气郁，气郁血停，瘀血阻滞，痰、气、瘀互结于食道而成噎膈。

2.饮食不节 长期食发霉之物，常进食腌制熏烤之物，毒邪伏于体内，刺激食管脉络；嗜酒无度，过食肥甘辛香燥热之品，助湿生痰，痰热内结；或进食过热、过快，食物粗糙、过硬可直接刺激食管，损伤络脉。终致痰热瘀阻于食道而发噎膈。

3.久病年老 胃痛、呕吐等病证日久，损伤脾胃，饮食减少，气血化源不足，津竭胃脘枯槁；或年高体衰，精血亏损，气阴渐伤，津液失布，痰生气阻，气滞血瘀，痰瘀互阻，阻塞食道或胃口，发为噎膈。

（二）病机

1.基本病机 痰、气、瘀互结，阻于食道，致使食管狭窄，胃失通降。

2.病位 在食道，属胃所主，涉及肝、脾、肾。

3.病理性质 本虚标实。标实乃为气滞、痰阻、瘀血，本虚系指津枯血燥，气虚阳微。初病多属邪实，久则由实转虚，每见虚实夹杂。

4.病机转化与预后 本病的预后与病情的发展有关。如病情始终停留在噎证的阶段，只表现为吞咽之时梗噎不顺的痰气交阻证，不向膈证发展，一般预后尚好。由噎转膈者，发展快慢不同，治疗效果也有差异。其发展快而治疗效果较差，可在短时间危及生命。如病情发展慢而治疗见效者，可延缓生命，少数患者可达到临床治愈。

知识链接

食管贲门失弛缓症

食管贲门失弛缓症为食管神经肌肉功能障碍性疾病，其主要特征是食管缺乏蠕动、食管下段括约肌（lower esophageal sphincter，LES）高压和对吞咽动作的松弛反应障碍。由于LES松弛障碍，导致食管功能性梗阻，临床表现为吞咽困难、食物反流和下端胸骨后不适或疼痛，可伴有体重减轻等表现。本病可发生于任何年龄，但最常见于20～40岁年龄组。

本病的病因、发病机制尚未完全清楚，主要临床表现是吞咽困难、疼痛、食物反流；其次为体重减轻、其他症状（如气促、哮喘、声音嘶哑）和并发症（如吸入性呼吸道感染、食管黏膜病变）等。目前尚无一种治疗可以完全纠正LES的功能障碍，因此本病的治疗是综合性的，其目的是降低LES压力，改善LES松弛，以促进食管排空，改善症状，预防食管淤滞所带来的并发症。酌情选择非手术治疗、扩张术或外科手术治疗。

【诊断与鉴别诊断】

（一）诊断依据

1.主症 轻症患者主要为胸骨后不适，烧灼感或疼痛，食物通过有滞留感或轻度梗阻感，咽部干燥或紧缩感。重症患者见持续性、进行性吞咽困难，咽下梗阻即吐，吐出黏液或白色泡沫黏痰，严重时伴有胸骨后或背部肩胛区持续性钝痛。

2.次症 常伴有胃脘不适、精神疲惫、肌肤甲错等，表现为进行性消瘦，形体枯槁，大肉尽脱，或出现水肿胀满等。

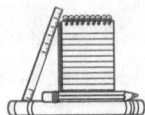

3. 病史 常有情志不畅、酒食不节、年老肾虚等病史。多发于中老年人。

4. 相关检查 上消化道钡剂造影、内镜及病理组织学检查、食管脱落细胞检查及 CT 检查等有助于诊断。

（二）病证鉴别

1. 噎膈与反胃 两者皆有食入即吐的症状，噎膈的基本病机为痰、气、瘀互结，阻塞食道、胃脘；反胃的基本病机为阳虚有寒，难于腐熟。噎膈的主要表现为吞咽困难，初无呕吐，后期格拒阻塞不下，食入即吐，或徐徐吐出；反胃食尚能入，但经久复出，朝食暮吐，暮食朝吐。噎膈病情较重，预后不良；反胃病情较轻，预后一般良好。

2. 噎膈与梅核气 二者均见咽中梗塞不舒的症状。噎膈系有形之物瘀阻于食道，吞咽困难。梅核气则系气逆痰阻于咽喉，为无形之气，无吞咽困难及饮食不下的症状。

3. 噎膈与呕吐、关格 呕吐以呕吐宿食、痰涎、水液或干呕为主症，病位在胃，预后较好。关格与气虚阳微型噎膈均有呕吐不止、二便不通、汤水不下、形瘦神衰等危候，然而，关格初起即以呕吐不止、小便不通为主症，并无咽食梗噎难下感。

【辨证论治】

（一）辨证要点

1. 辨噎与膈 吞咽受阻，但食物尚可咽下者，属噎，一般病情较轻；进食格拒，固体及流质食物均不能咽下，伴胸骨后疼痛、大便不通、形瘦神衰者，属膈，病情较重。

2. 辨虚实 一般初起多为标实之证，继则本虚与标实夹杂，最终导致阳气衰微，正气大伤。标实者当辨气结、血瘀、痰阻三者之不同。气结者，病程短，咽中不适，略有噎塞，重者吞咽欠利，饮食不减，症状随情绪的变化而加重或减轻。血瘀者，病程较长，胸骨后疼痛，固定不移，饮食难下，或呕吐紫红色血液，舌紫，脉细或涩。痰阻者，吞咽不利或困难，呕吐痰涎，胸闷，苔腻，脉滑。本虚多责之于阴津枯槁，发展至后期可见气虚阳微之证。阴津枯槁者，食入不下，口燥咽干，形体消瘦，大便秘结，舌红少津，脉细数；气虚阳微者，水饮不下，呕吐黏液，肢冷畏寒，面浮肢肿，舌质淡，苔白，脉细弱。

3. 辨病位 本病病位在食道，主要与脾、胃、肝、肾等脏腑有关。具备本病主症，伴胸膈痞闷，与情志密切相关者，主要关系肝、胃；伴形体消瘦、口燥咽干、舌红少津者，主要关系肝、肾；病变日久，呕吐清水，面浮肢肿者，主要关系脾、肾。

（二）治疗原则

本病初期重在治标，祛邪为主，宜理气、消瘀、化痰，治疗应顾护津液，其辛散香燥之药不可多用，以免变生他证。后期重在治本，则应以补虚扶正为治疗大法，宜滋阴润燥，或补气温阳为主，但滋腻之品亦不可过用，当顾护胃气。

（三）分证论治

1. 痰气交阻

证候：吞咽梗阻，胸膈痞满，甚则疼痛，情志舒畅时稍可减轻，情志抑郁时则加重，嗳气呃逆，呕吐痰涎，口干咽燥，大便艰涩，舌质红，苔薄腻，脉弦滑。

证候分析：本证以气郁痰阻，食道不利为基本病机。痰气交阻，闭塞胸膈，食道不利，故见吞咽梗阻，胸膈痞满或疼痛；当情绪舒畅之时，气机转见通利，故症状稍可减轻，反之则症状加重；胃气上逆，则嗳气，呃逆，呕吐痰涎及食物；郁热伤津，胃液渐耗，或气结津液不能上承，故口干咽燥；肠燥津枯，故大便艰涩；舌质红，苔薄腻，脉弦滑，为气郁痰阻兼有阴伤

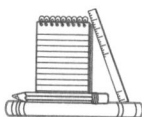

之征。本证以吞咽梗阻，胸膈痞满，情绪舒畅稍可减轻，舌苔薄腻为辨证要点。

治法：开郁化痰，润燥降气。

方药：启膈散加减。方中郁金、砂仁开郁利气；沙参、川贝母润燥化痰；茯苓健脾渗湿；丹参活血养血，以防气滞致血瘀；荷叶蒂宣发胃气；杵头糠治噎，《圣惠方》用此一味，蜜丸治疗膈气噎塞。

若嗳气呕吐明显者，酌加旋覆花、代赭石，以增降逆和胃之力；泛吐痰涎甚多者，加半夏、陈皮以强化痰之功，或含化玉枢丹；心烦口干，气郁化火者，加山豆根、栀子、金果榄增清热解毒之功效；大便不通，加生大黄、莱菔子通便以防伤阴。

2. 瘀血内结

证候：胸膈疼痛，固着不移，饮食难下，或虽下而复吐出，甚至水饮难下，大便坚如羊屎，或呕出物如赤豆汁，面色晦滞，肌肤枯燥，形体消瘦，舌质紫黯，脉细涩。

证候分析：本证以瘀血留着，阻滞食道，通降失司，肌肤失养为基本病机。瘀血内结，阻于食道，故见胸膈疼痛，食入即吐，甚至水饮难下；由于病久，阴血更伤，肠失润泽，故大便干结，坚如羊屎；倘络伤血渗，则吐出物如赤豆汁；长期饮食不入，化源告竭，必致形体更为消瘦，肌肤枯燥，面色晦滞；舌质紫黯，脉细涩，为血亏瘀结之征。本证以胸膈疼痛，食入即吐，舌质紫黯，脉细涩为辨证要点。

治法：滋阴养血，破血行瘀。

方药：通幽汤加减。方中生地黄、熟地黄、当归滋阴养血；桃仁、红花破结行瘀；升麻升清、载药上行；甘草调和诸药。

瘀阻显著者，酌加三棱、莪术、穿山甲、䗪虫、水蛭以增破结通络之功；呕吐较甚，痰涎较多者，加海蛤粉、半夏、瓜蒌化痰降逆；服药即吐，难以下咽，可含化玉枢丹开膈降逆，随后再服汤药；呕吐物如赤豆汁者，加服云南白药化瘀止血。

3. 津亏热结

证候：吞咽梗涩而痛，食物格拒不下，入而复出，甚则水饮难进，心烦口干，胃脘灼热，大便干结如羊屎，小便短赤，形体消瘦，皮肤干枯，舌质光红，干裂少津，脉细数。

证候分析：本证以胃津亏耗，热毒内结，食道干涩为基本病机。热毒伤阴，胃阴亏耗，食道失于濡润，故见吞咽梗涩而痛，进干食尤甚；热结痰凝，阻于食道，故食入而反出，甚则水饮难进；热灼伤津，胃肠枯槁，则心烦口干，胃脘灼热，大便干结如羊屎，小便短赤；胃不受纳，无以化生精微，故形体消瘦，肌肤枯燥；舌质光红，干裂少津，脉细数，均为津亏热结之象。本证以吞咽梗涩而痛，进食干食尤甚，心烦口干，胃脘灼热，大便干结如羊屎，舌质光红、干裂少津为辨证要点。

治法：滋阴养血，润燥生津。

方药：沙参麦冬汤加减。沙参、麦冬、天花粉、玉竹滋阴润燥生津；白扁豆甘淡健脾以资生化之源；桑叶辛凉散结；甘草和中并能甘守津还。

胃火偏盛者，加栀子、黄连清胃中之火；肠腑失润，大便干结，坚如羊屎者，宜加火麻仁、瓜蒌润肠通便；烦渴咽燥，噎食不下，或食入即吐，吐物酸热者，改用竹叶石膏汤加大黄泄热存阴。本证亦可用五汁安中饮少量多次频频呷服，以养胃生津，降逆和胃。

4. 气虚阳微

证候：水饮不下，泛吐大量黏液白沫，面浮足肿，面色㿠白，形寒气短，**精神疲惫**，腹胀，舌质淡，苔白，脉细弱。

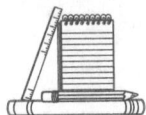

证候分析：本证以脾肾阳虚，温煦失职，气不化津为基本病机。因其阴损及阳，脾肾阳虚，中阳衰微，化源已绝，水津输布无权，浊气上逆，故见水饮不下，泛吐大量黏痰白沫，精神极度惫乏；长期不能进食，形神无所养，故形瘦神败，面色㿠白；脾阳亏虚，健运无权则见脘腹作胀，间有腹泻；脾肾俱虚，蒸化失司，故面浮足肿；形寒气短，舌淡苔白，脉细弱，均属气虚阳微之征。本证以水饮不下，泛吐大量黏痰白沫，形瘦神败，形寒气短，脉细弱为辨证要点。

治法：温补脾肾。

方药：补气运脾汤加减。黄芪、党参、白术补益脾气；茯苓、陈皮、半夏、生姜降逆和胃化痰；甘草、大枣和胃调中。

若胃虚气逆，呕吐不止者，加旋覆花、代赭石重镇降逆；口干咽燥，形体消瘦，大便干燥者，加石斛、麦冬、沙参滋养津液；噎食不下，肢体倦怠，动则气喘，脉大无力者，合用补中益气汤；肾阳虚明显者，加附子、肉桂、鹿角胶、肉苁蓉温补肾阳，或右归丸。

（四）其他疗法

单方验方　①山慈菇 120g 浓煎加蜂蜜 120g，熬成膏状，每次服用 15mL，每日 3 次。②守宫酒：活守宫（壁虎）5 条，浸白酒 500mL，7 日后服用，每次 10mL，每日 2 次，对于缓解早、中期食管癌患者吞咽困难有一定作用。③韭汁、牛乳各等份，调匀，频频呷服，适用于噎膈阴津枯槁证。

【转归预后】

本病的预后与病情的发展有关。本病初期，以标实为主，此时一般预后尚好；由噎转膈者，发展快慢不同，治疗效果也有差异，后期病由标实转为正虚为主，病情由轻转重，后天之气败绝，正气不支者，预后极差，其发展快而治疗效果较差，可在短时间危及生命。如病情发展慢而治疗见效者，可延缓生命，少数患者可达到临床治愈。

【预防调护】

平素多食新鲜水果、蔬菜，饮食宜进清淡、细软、多汤汁、易消化食物，忌辛辣刺激，进食不宜太烫或过快，少吃富含亚硝酸盐的食物。进食后可喝少量的温开水或淡盐水，以冲淡食管内积存的食物和黏液，保持大便通畅。汤药宜浓煎，少量频服。应鼓励患者调节情志，舒畅心情，树立战胜病魔的信心。大力进行普查，争取早诊断、早治疗。

【结语】

噎膈之病以吞咽食物梗噎不顺，饮食难下，或食入即吐为主要表现。病因虽有多端，但主要责之于七情内伤、饮食不节、久病年老等因素，致使痰、气、瘀结于食道，食管狭窄，胃失和降。辨证时当分本虚与标实之别。初期属标实，证见痰气交阻、瘀血内结、津亏热结，久则以本虚为主，见气虚、阳微。若病情只停留在噎证阶段，其病轻，预后良好。若由噎致膈，其病重，预后多为不良。在治疗方面，应根据具体病情立法遣方，并注意精神调摄，保持乐观情绪，少思静养，避免不良刺激，禁食辛辣刺激食品等。

复习思考

1. 何谓噎膈？噎膈的病机关键是什么？

2. 临床上如何鉴别噎膈和反胃？

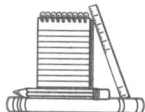

3.为什么说"顾胃气，护津液，为治法之本"？

临证验案

贾某，男，79岁。

平素嗜酒，数月以来，情怀抑郁，食减便燥，渐至进食有时作噎，咽下困难。现只能进半流质食物，硬食已有2个月不能进矣。胸际闷胀微痛，饭后尤甚，有时吐白黏沫，口干，不思饮，大便干燥，4～5日一行，夜寐多梦，精神委顿，体重减轻。经北大医院检查，谓为食道狭窄，未发现癌变。舌苔白而燥，脉沉涩。辨证立法：平素嗜酒，加之情志怫逆，气郁积聚，致使阴阳不和，三焦闭塞，咽噎不利，格拒饮食，渐至津液干枯，口燥便难。治宜顺气开郁，养阴润燥。处方：薤白头10g，桃仁6g，代赭石15g（旋覆花6g同布包），全瓜蒌18g，杏仁6.5g，清半夏10g，炒枳实6g，火麻仁15g，油当归12g，怀牛膝10g，茜草根10g，川郁金10g，广陈皮6g，天冬、麦冬各6g。

二诊：前方服3剂，诸症如前，胸际略畅，大便仍燥。前方加晚蚕沙10g，皂角子10g，再服5剂。

三诊：服药5剂，自觉诸症有所减轻，能稍进馒头类食物，大便仍微干，2日一行，身倦少力。处方：薤白头10g，全瓜蒌25g，代赭石12g（旋覆花10g同布包），晚蚕沙10g（炒焦皂角子10g同布包），炒枳实6g，茜草根10g，怀牛膝10g，桃仁、杏仁各6g，郁李仁6g，火麻仁18g，野於术10g，川郁金10g，油当归12g。

何梦瑶氏云："酒客多噎膈，食热酒者尤多，以热伤津液，咽管干涩，食不得入也。"中医无食道狭窄病名，综观脉证，是属噎膈之证。余治疗此病常用润养之剂屡屡奏效，以旋覆代赭汤、瓜蒌薤白半夏汤加减为主，佐以桃仁、杏仁、当归滑润之药，二冬滋阴养津，郁金、枳实、茜草、陈皮等开郁顺气。

（祝谌予．施今墨临床经验集．北京：人民卫生出版社，1982）

项目五　呃　逆

呃逆是指胃气上逆动膈，气逆上冲，以喉间呃呃连声，声短而频，不能自制为主症的病证。

呃逆，《内经》称为"哕"，认为病机为胃气上逆，发病与寒气及胃、肺有关。且认识到呃逆是病危的一种征兆，如《素问·宝命全形论》曰："病深者，其声哕。"东汉张仲景在《金匮要略·呕吐哕下利病脉证治》中将呃逆分为三种：一为实证，二为寒证，三为虚热证。元代朱丹溪始称之为"呃"，《格致余论·呃逆论》曰："呃，病气逆也，气自脐下直冲，上出于口，而作声之名也。"明代张介宾进一步确定呃逆病名，如《景岳全书·呃逆》曰："哕者，呃逆也，非咳逆也；咳逆者，咳嗽之甚者也，非呃逆也；干呕者，无物之吐，即呕也，非哕也；噫者，饱食之息，即嗳气也，非咳逆也。"并指出大病时"虚脱之呃，则诚危之证。"明代秦景明《症因脉治·呃逆论》把本病分外感、内伤两类。清代李中梓《证治汇补·呃逆》对本病系统地提出治疗法则。

西医学中的单纯性膈肌痉挛即属呃逆。而其他疾病如胃肠神经官能症、胃炎、胃扩张、胸腹腔肿瘤、肝硬化晚期、脑血管病、尿毒症，以及胸腹手术后等所引起的膈肌痉挛之呃逆，均可参考本病辨证论治。

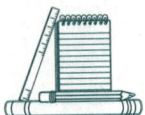

【病因病机】

呃逆多由感受外邪、饮食不当、情志不遂、体虚病后，引起胃失和降，膈间气机不利，胃气上逆动膈而成。

（一）病因

1.感受寒邪　风寒邪气侵袭，或寒邪直中，阻遏胃阳，壅滞气机，胃失和降，寒气上冲，气逆动膈冲喉而成。

2.饮食不节　进食太饱、太快，过食生冷，过服寒凉药物，寒气蕴蓄于胃，上动于膈而生呃逆；过食辛辣煎炒、醇酒厚味，或过服温补药物，燥热内生，腑气不行，气逆动膈而发呃逆。

3.情志不遂　恼怒伤肝，肝郁气滞，横逆犯胃，逆气动膈；或肝郁乘脾，或忧思伤脾，运化失职，滋生痰浊；或素有痰饮内停，复因恼怒气逆，逆气挟痰浊上逆动膈，发生呃逆。

4.体虚病后　素体虚弱，年高体弱或大病久病，正气未复，或吐下太过，虚损误攻，均可损伤中气，或伤胃阴，胃失和降则发呃逆，甚则病深及肾，肾气失于摄纳，浊气上乘，上逆动膈则发呃逆。

（二）病机

1.基本病机　胃失和降，膈间气机不利，胃气上逆动膈。

2.病位　在膈，病变的关键脏腑在胃，还与肝、脾、肺、肾诸脏有关。

3.病理性质　本病有虚实之分，病初以实证为主，日久则为虚实夹杂证或纯为虚证。实证因寒凝、热（火）郁、气滞、痰阻、食停等病理因素导致胃失和降，虚证因脾肾阳虚或胃阴亏损而正虚气逆。

4.病机转化　病机转化取决于病邪性质和正气强弱。急危重症及年老正虚患者可致脾胃阳虚与胃阴亏虚，后期可致元气衰败，出现呃逆持续、呃声低微、气不得续的危候。

【诊断与鉴别诊断】

（一）诊断依据

1.主症　气逆上冲，喉间呃呃连声，声短而频，不能自止，呃声或高或低，或疏或密，间歇时间不定。

2.次症　常伴有胸膈痞闷、脘中不适、嘈杂灼热、腹胀嗳气、口中有异样感觉、情绪不安等症状。

3.病史　多有饮食不当、情志不遂、感受冷凉、胸腹手术等诱发因素，或有体虚久病病史。

4.相关检查　肝功能、肾功能、胸腹部 X 线或 CT、胃镜检查等有助于诊断。

（二）病证鉴别

呃逆与干呕、嗳气　三者同属胃气上逆的表现。呃逆为胃气上逆动膈，气从膈间上逆，气冲咽喉，呃呃连声，声短而频，不能自止。干呕乃胃气上逆，发出呕吐之声，属于有声无物的呕吐。嗳气乃胃气郁阻，气逆于上，冲咽而出，发出沉缓的嗳气声，常伴酸腐气味，食后多发，故张介宾称之为"饱食之息"，与喉间气逆而发出的呃呃之声不难区分。在预后方面，干呕与嗳气只是胃肠疾病的症状，与疾病预后无明显关系，而呃逆若出现在危重患者，往往为临终先兆，应予警惕。

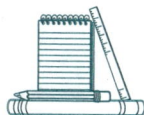

【辨证论治】

（一）辨证要点

1. 辨生理与病理 一时性气逆而作，无反复发作史，且无明显兼证，属生理现象，无须治疗。若反复发作，兼证明显，或出现在其他急、慢性疾病过程中，为病理反应，可视为呃逆病证。

2. 辨虚实寒热 呃逆初期，呃声响亮有力，持续发作，脉弦滑者，属实；呃声断续、低长，气怯乏力，脉弱者，属虚；呃声沉缓有力，胃脘不适，遇寒呃重，得热呃轻，苔白滑者，属寒；呃声高亢有力，胃脘灼热，口臭烦渴，便秘溲赤，苔黄者，属热。

3. 辨危候 老年正虚、重症后期、急危患者之呃逆持续不断，呃声低微，气不得续，饮食难进，脉细沉伏，多为病情恶化，胃气将绝，元气欲脱的危候，应高度重视。

（二）治疗原则

理气和胃、降逆止呃为基本治疗原则。要分清寒热虚实，分别施以祛寒、清热、补虚、泻实之法。因此，应在辨证的基础上和胃降逆止呃。对于重危病证中出现的呃逆，治当大补元气、急救胃气。

（三）分证论治

1. 胃中寒冷

证候：呃声沉缓有力，胸膈及胃脘不舒，得热则减，遇寒更甚，进食减少，喜热饮，口淡不渴，舌苔白润，脉迟缓。

证候分析：本证以寒气犯胃，胃失和降，胃气上逆动膈为基本病机。因过食生冷或过服寒凉药物，而致寒邪犯胃，胃气失和，气机上逆喉间，故呃声沉缓有力；寒气遇热则散，遇寒则增，故遇寒则甚，得热可减，且喜热饮；寒邪阻遏，胃气失和，故胃脘不舒，纳食减少；口淡不渴，舌苔白润，脉迟缓，均为胃中有寒象。本证以呃声沉缓有力，得热则减，遇寒更甚为辨证要点。

治法：温中散寒，降逆止呃。

方药：丁香散加减。方中丁香暖胃降逆；柿蒂温胃降逆止呃；高良姜温中散寒，宣通胃阳；炙甘草和中。

若寒气较重，脘腹胀痛者，加吴茱萸、肉桂、乌药散寒降逆；寒凝气滞，脘腹痞满者，加枳壳、厚朴、陈皮理气行滞；寒凝食滞，脘闷嗳腐者，加莱菔子、半夏、槟榔理气散寒消滞；气逆较甚，呃逆频作者，加刀豆、旋覆花、代赭石理气降逆。临证还可辨证选用丁香柿蒂散、橘皮汤。

2. 胃火上逆

证候：呃声洪亮有力，冲逆而出，口臭烦渴，多喜冷饮，脘腹满闷，大便秘结，小便短赤，舌质红，苔黄或燥，脉滑数。

证候分析：本证以燥热内盛，胃火上逆动膈为基本病机。燥热内盛，胃火上冲，故呃声洪亮有力，冲逆而出；胃热伤津，故口臭烦渴，喜冷饮；胃火上逆，气机升降失调，故脘腹满闷；津伤肠燥，故尿赤便秘；苔黄或黄燥，脉滑数均为胃热内盛之象。本证以呃声洪亮有力，口臭烦渴，喜冷饮为辨证要点。

治法：清胃泄热，降逆止呃。

方药：竹叶石膏汤加减。竹叶、生石膏清泻胃火；沙参、麦冬养胃生津；半夏和胃降逆；粳米、甘草调养胃气；宜加竹茹、柿蒂降逆止呃。

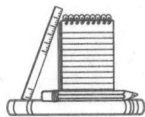

若呃逆甚，加刀豆、陈皮，或用橘皮竹茹汤降逆止呃；腑气不通，痞满便秘者，合用小承气汤通腑泄热，此为上病下治之法；胸膈烦热、大便秘结者，可用凉膈散以攻下泄热。

3. 气滞痰阻

证候：呃逆连声，脘胁胀闷，肠鸣矢气频作，或兼嗳气恶心，纳食减少，常因情志不畅而诱发或加重，苔薄腻，脉弦滑。

证候分析：本证以肝气郁滞，横逆犯胃，胃气上逆，气滞痰阻为基本病机。七情所伤，肝气郁结犯胃，胃气上逆，故呃逆连声；胁为肝之分野，肝郁气滞，故胸胁胀闷；气郁兼痰，痰气交阻，胃失和降，故嗳气恶心、纳减；肝气乘脾，则肠鸣矢气频作；苔薄腻，脉弦滑，均为气滞兼痰阻之象。本证以呃逆连声，胸胁胀闷，嗳气恶心，常因情志不畅而诱发或加重为辨证要点。

治法：理气化痰，镇逆平呃。

方药：旋覆代赭汤加减。旋覆花下气消痰；代赭石重镇降逆；半夏、生姜化痰和胃；党参、甘草、大枣补益脾胃。

若气逆痰阻，正气不虚者，去党参、大枣、甘草，加茯苓、陈皮化痰和胃，降逆平呃；胸胁胀满疼痛者，加川楝子、郁金疏肝解郁止痛；心烦口苦便秘，气郁化热者，加栀子、黄连、大黄泄肝和胃；气滞日久夹瘀者，胸胁刺痛，久呃不止，用血府逐瘀汤加减化瘀行气。

4. 脾胃阳虚

证候：呃声低长无力，气不得续，泛吐清水，脘腹不舒，喜温喜按，面色㿠白，手足不温，食少乏力，大便溏薄，舌质淡，苔薄白，脉细弱。

证候分析：本证以中阳不足，胃失和降，虚气上逆为基本病机。素体阳虚，或饮食劳倦伤中，脾胃阳气不足，升降失常，虚气上逆，故呃声低长无力，气不得续；脾虚，气血生化之源不足，故面白少华，手足不温；脾运失健，故脘闷食少，大便溏薄；阳虚饮停，故泛吐清水；舌质淡，苔薄白，脉细弱，均属阳虚之候。本证以呃声无力，气不得续，泛吐清水，喜温喜按，手足不温为辨证要点。

治法：温补脾胃，和中止呃。

方药：附子理中汤加减。方中干姜、附子、党参、白术、甘草温阳益气健脾；此外宜加丁香、柿蒂、旋覆花、代赭石以顺气降逆止呕。

若嗳腐吞酸，夹有食滞者，加神曲、麦芽消食导滞；脘腹胀满，脾虚气滞者，加法半夏、陈皮理气化浊；呃声难续，气短乏力，中气大亏者，加黄芪、党参或改用补中益气汤益气健脾；病久肾阳亏虚，肾失摄纳者，用肾气丸补肾助阳。还可辨证选用附子理中丸、香砂六君子汤。

5. 胃阴不足

证候：呃声短促而不得续，口干咽燥，或有烦渴，不思饮食，或食后饱胀，大便干结，舌质红，苔少而干，脉细数。

证候分析：本证以胃阴不足，胃失润降，虚气上逆为基本病机。由于胃阴不足，胃失润降，虚气上逆，故呃声短促不连续；热伤津液，故口干咽燥，或有烦渴，舌红少苔；虚热内扰，故烦渴；热伤阴津，肠道失润，故大便干结；舌质红而干，脉细数，均有阴虚内热之象。本证以呃声短促而不能连续，口干咽燥，舌质红，苔少而干，脉细数为辨证要点。

治法：养胃生津，降逆止呃。

方药：益胃汤加减。方中沙参、麦冬、玉竹、生地黄，均为养阴生津之品；冰糖味甘，取甘宁津还之意。本方和胃降逆之力不足，故宜加柿蒂、枇杷叶、竹茹以和胃降逆止呃。

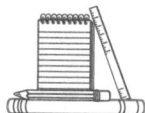

若咽喉干燥者，加竹茹、石斛益胃生津；神疲乏力，气阴两虚者，加党参、西洋参、山药益气生津；日久及肾者，用大补阴丸。

（四）其他疗法

1. 中成药　胃中寒冷者，可予藿香正气水；饮食停滞呃逆，可予保和丸、香砂养胃丸、健胃消食片；胃火上逆者，可予黄连上清丸；气机郁滞者可予柴胡舒肝丸、加味逍遥丸、左金丸；瘀血内结者可予血府逐瘀丸；脾胃阳虚者，可予理中丸、附子理中丸等；胃阴不足者，可予八味和胃口服液。

2. 单方验方　①柿蒂3g，竹茹3g，代赭石3g，共研细末，分3包，每次服1包，日服3次。服时用鸡蛋一个、蜂蜜一小酒杯，开水冲服，可通治各型呃逆。②荜澄茄、良姜各等份，研末，每服7g。水煎服，入醋少许，每日服2次，治胃寒呃逆。③柿蒂9g，丁香3g，黄连6g，水煎服，每日1剂，治胃热呃逆。

【转归预后】

呃逆首先须分清是生理现象还是病理反应。一时气逆而发的暂时性呃逆，属于生理现象，无须治疗；若呃逆反复发作，伴症明显，或出现在急、慢性疾病过程中，则多属病理反应引起的呃逆，当辨证论治。如为一般呃逆，经治可愈，病情尚轻；若呃逆发于老年正虚，重病后期，或大病猝病之中，呃逆断续不继，呃声低微，气不得续，饮食难进，脉细沉伏，是元气衰败、胃气将绝之危候。

【预防调护】

注意饮食规律，饮食上宜清淡，忌吃生冷、辛辣、肥腻之食，避免饥饱无常。发作时应进食高蛋白、低脂肪的流质或半流质易消化食物。呃逆属胃寒证者，可缓缓饮用温开水；胃热证者，可缓缓饮用冰开水或冷饮。注意调节情志，保持心情舒畅，避免暴怒、过喜等不良情志刺激。起居注意寒温适宜，避免外邪侵袭。

【结语】

呃逆是指胃气上逆动膈，以气逆上冲、喉间呃呃连声、声短而频、令人不能自制为主要表现的病证。呃逆是以饮食、情志、受凉、病后体虚及痰饮、瘀血等为病因，以胃失和降，胃气上逆动膈，膈间之气不利为基本病机。治疗以理气和胃、降逆平呃为基本原则，应分清寒热虚实，在辨证论治的同时，适加降逆止呃之品，以标本兼治。若在一些急、慢性疾病的严重阶段出现呃逆不止，往往是胃气衰败的危象，预后不佳，应予警惕。

复习思考

1. 呃逆的证候特征是什么？如何与干呕、嗳气相鉴别？

2. 如何辨别呃逆的寒、热、虚、实证候？

临证验案

董某，女，69岁。1985年9月9日初诊。

患者年初即呃逆，喉间呃呃连声，昼夜不止，两胁胀满，脘腹不舒，纳食欠佳。前医曾用丁香柿蒂散加减治之，服药多帖亦未能除。时止时发，夜坐不得卧，寝食俱劣。舌淡红，苔薄白，脉沉弦。

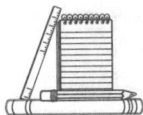

证属肝郁气滞，胃失和降，气逆上冲。应疏肝解郁，降逆和胃。

处方：旋覆花 12g，代赭石 15g，厚朴花 12g，法半夏 10g，沉香曲 10g，云茯苓 12g，广陈皮 12g，川楝子 12g，刺蒺藜 10g，嫩小草 10g，大刀豆 30g，四花皮 10g，炒谷麦芽各 10g。

二诊：服药 7 剂，呃逆大减，能安然入寐，饮食亦与日俱增，脉势和缓，胸胁脘腹仍时有作胀。再依原法出入，上方去茯苓、陈皮、嫩小草、炒谷麦芽，加郁金、炒枳壳、生姜、大枣。

三诊：服药 3 剂，诸恙悉平。嘱原方药再进 3 剂，以善其后。

（董建华 . 中国现代名中医医案精华·董建华医案 . 北京：北京出版社，1990）

项目六　腹　痛

腹痛是指以胃脘以下、耻骨毛际以上部位发生疼痛为主症的病证。

《内经》最早提出腹痛的病名，并认为腹痛由寒、热邪气客于胃肠引起。东汉张仲景《金匮要略》对腹痛的辨证论治做了较为全面的论述，指出："病者腹满，按之不痛为虚，痛者为实，可下之。舌黄未下者，下之黄自去。"隋代巢元方《诸病源候论》始将腹痛独立辨证，对其病因、证候进行详细表述，指出"凡腹急痛，此里之有病"，"由腑藏虚，寒冷之气客于肠胃膜原之间，结聚不散，正气与邪气交争，相击故痛"。金元时期李东垣将腹痛按三阴经及杂病进行辨证论治，并在治疗原则上提出"痛随利减，当通其经络，则疼痛去矣"。清代王清任指出，瘀血在中焦，可用血府逐瘀汤；瘀血在下焦，应以膈下逐瘀汤治疗。

西医学中的肠易激综合征、消化不良、胃肠痉挛、不完全性肠梗阻、肠粘连、肠系膜血管病变、腹型癫痫、腹型过敏性紫癜、血紫质病、泌尿系结石、内疝、急慢性胰腺炎、肠道寄生虫等内科疾病以腹痛为主症者，可参考本病辨治。凡外科、妇科疾病及内科疾病中的痢疾、积聚等出现的腹痛应参考相关科目及本书有关章节辨治。

【病因病机】

腹痛多因外感时邪、饮食不节、情志失调及素体阳虚等导致气机阻滞，脉络痹阻或经脉失养而成。

（一）病因

1. 外感时邪　外感风、寒、暑、热、湿之邪，侵入腹中，均可引起腹痛。伤于风寒则寒凝气滞，经脉受阻，不通则痛；若伤于暑热，或寒邪不解，郁而化热，或湿热壅滞，以致气机阻滞，腑气不通而见腹痛。

2. 饮食不节　暴饮暴食，食积不化，损伤脾胃；过食肥甘厚腻，或辛辣之品，酿生湿热，蕴蓄胃肠；或恣食生冷，寒湿内停，中阳受损，均可损伤脾胃，腑气通降不利而发生腹痛。

3. 情志失调　情志怫郁，恼怒伤肝，则肝失条达，气机不畅，气机阻滞而痛作。《证治汇补·腹痛》谓："暴触怒气，则两胁先痛而后入腹。"若气滞日久，血行不畅，瘀血内生。

4. 阳气素虚　素体脾阳亏虚，健运失职，寒湿内生；或因脾运失职，气血化源不足，导致气血亏虚，脏腑失于温养；或老年病久等导致肾阳虚衰，脏腑失于温煦，脏腑虚寒，阴寒内生，脏腑气机不利而致腹痛。

此外，跌仆损伤，或腹部手术后，血络受损，也可形成腹中瘀血，气机升降不利，"不通则痛"。

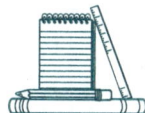

（二）病机

1.基本病机　脏腑气机阻滞，气血运行不畅，经脉痹阻，不通则痛，或脏腑经脉失养，不荣而痛。

2.病位　涉及肝、胆、脾、肾、大小肠、膀胱等脏腑，以及足三阴、足少阳、手足阳明、冲、任、带等经脉，尤与六腑关系密切。

3.病理因素　主要有寒凝、火郁、食积、气滞、血瘀。

4.病理性质　寒、热、虚、实四端。寒证是寒邪凝注或积滞于腹中脏腑经脉，气机阻滞而成；热证是由六淫化热入里，湿热交阻，使气机不和，传导失职而发；实证为邪气郁滞，不通则痛；虚证为中脏虚寒，气血不能温养而痛。

5.病机转化　寒、热、虚、实往往相互错杂，或寒热交错，或虚实夹杂，或为虚寒，或为实热，亦可互为因果，互相转化。如寒痛缠绵发作，可以寒郁化热；热痛日久，治疗不当，可以转化为寒，成为寒热交错之证；素体脾虚不运，再因饮食不节，食滞中阻，可成虚中夹实之证；气滞影响血脉流通可导致血瘀，血瘀可影响气机通畅导致气滞。

知识链接

腹部九分法

腹痛涉及众多脏腑经脉，熟知腹部分区及对应主要脏器，对腹痛的诊治有重要参考价值。下面介绍腹部九分法。分别以两侧肋弓最低点的连线和两侧髂结节间连线的两条水平线，再以通过两侧腹股沟韧带中点的两条垂直线分为9个区。

1.左季肋区：胃，脾，结肠脾曲，胰尾，左肾上腺，左肾。

2.左腹外侧区：降结肠，空肠或回肠，左肾下部。

3.左髂区：乙状结肠，女性左侧卵巢及输卵管，男性左侧精索及淋巴结。

4.腹上区：肝左叶，胃幽门端，十二指肠，胰头和胰体，大网膜，横结肠，腹主动脉。

5.脐区：大网膜，下垂的胃或横结肠，十二指肠下部，空肠或回肠，输尿管，腹主动脉，肠系膜及淋巴结。

6.腹下区：回肠，输尿管，乙状结肠，胀大的膀胱，增大的子宫。

7.右季肋区：肝右叶，胆囊，部分十二指肠，结肠肝曲，右肾上腺，右肾。

8.右腹外侧区：升结肠，空肠，部分十二指肠，右肾下部。

9.右髂区：盲肠，阑尾，回肠下端，淋巴结，女性右侧卵巢及输卵管，男性右精索。

【诊断与鉴别诊断】

（一）诊断依据

1.主症　凡是以胃脘以下、耻骨毛际以上部位疼痛为主要表现者，即为腹痛。其疼痛性质虽各异，但一般不甚剧烈，按之柔软，压痛较轻，无拒按。

2.次症　根据腹痛的部位、性质、强度、范围、过程、诱因、病史以及其他伴随症状间的相互关系进行确诊。腹痛时还要注意与脏腑经络相关的症状，如涉及肠腑，可伴有腹泻或便秘；疝气之少腹痛可引及睾丸；膀胱湿热可见腹痛牵引前阴、小便淋沥、尿道灼痛；蛔虫作痛多伴

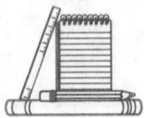

嘈杂吐涎，时作时止；瘀血腹痛常有外伤或手术史。

3.病史　可突然腹痛呈急性发作，也可起病缓慢。发病与饮食、情志、受凉及体质等因素有关。

4.相关检查　血常规、尿常规、大便常规、血尿淀粉酶测定、胃肠镜、腹部B超、腹部X线或CT等有助于诊断。

（二）病证鉴别

1.腹痛与胃痛　胃处腹中，与肠相连，腹痛常伴有胃痛的症状，胃痛亦时有腹痛的表现，常需鉴别。胃痛部位在心下胃脘之处，常伴有恶心、嗳气等胃病见症，腹痛部位在胃脘以下，可伴便秘、腹泻或尿频、尿急等症。

2.与内科其他病证中的腹痛症状相鉴别　许多内科疾病常见腹痛的表现，但均以其本病特征为主，此时的腹痛仅是该病之症状。如痢疾之腹痛，以里急后重、下痢赤白脓血为主症；积聚之腹痛，以腹中包块为特征。而腹痛病证，当以腹部疼痛为主要表现。有些心痛证常以腹痛为初起见症，应特别注意。

3.与外科腹痛、妇科腹痛相鉴别　内科腹痛常先发热后腹痛，疼痛不剧，压痛不明显，腹部柔软，痛无定处；肠痈腹痛多先腹痛后发热，疼痛剧烈，痛有定处，多见右下腹痛，压痛明显；腹痛拒按、呕吐、大便不通等多属阳明腑实证；妇科腹痛多在小腹，与经、带、胎、产有关，如痛经、先兆流产、宫外孕、输卵管破裂等，应及时进行妇科检查，以明确诊断。

【辨证论治】

（一）辨证要点

1.辨腹痛性质　腹痛当辨寒热虚实、在气在血及伤食痛。腹痛拘急，疼痛暴作，痛无间断，坚满急痛，遇冷痛剧，得热则减者，为寒痛；痛在脐腹，痛处有热感，时轻时重，或伴有便秘，得寒痛减者，为热痛。暴痛多实，伴腹胀、呕逆、拒按等；虚痛病程较久，痛势绵绵，喜揉喜按。腹痛时轻时重，痛处不定，攻冲作痛，伴胸胁不舒、腹胀、嗳气或矢气则胀痛减轻者，属气滞；少腹刺痛，痛无休止，痛处不移，痛处拒按，经常夜间加剧者，伴面色晦黯，为血瘀；因饮食不慎，脘腹胀痛，嗳气频作，嗳后稍舒，痛甚欲便，便后痛减者，为伤食。

2.辨部位　腹痛在少腹多属肝经病证；脐以上大腹疼痛，多为脾胃病证；脐以下小腹部多属膀胱及大小肠病证。

（二）治疗原则

腹痛多以"通"字立法，根据辨证的虚实寒热、在气在血，确立治法。实者，急则治其标，宜"通"，即调血以和气，调气以和血；虚者助之使通，寒者温之使通，下者使之上行，中结者使之旁达，均属"通"的范畴。对虚痛应温中补虚、益气养血，不可滥施攻下。对于久痛入络，绵绵不愈之腹痛，可采取活血通络之法。

（三）分证论治

1.寒邪内阻

证候：腹痛拘急，痛势急暴，遇寒痛甚，得温痛减，口淡不渴，形寒肢冷，小便清长，大便清稀或秘结，舌质淡，苔白腻，脉沉紧。

证候分析：本证以寒邪凝滞，中阳被遏，脉络痹阻为基本病机。寒邪内侵，气机被遏，故腹痛拘急，痛势急暴，形寒肢冷；得温则气机稍舒而痛减，遇寒则气凝愈显而痛甚；若寒凝气滞，腑气闭阻，则大便秘结，若寒伤中阳，运化失健，则大便清稀；口淡不渴，小便清利，舌

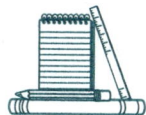

苔淡白，脉沉紧，均为里寒之象。本证以腹痛急暴，得温痛减，遇寒痛甚为辨证要点。

治法：散寒温里，理气止痛。

方药：良附丸合正气天香散加减。良附丸方中高良姜温胃散寒，香附行气止痛；正气天香散方中干姜、紫苏叶温中散寒；乌药、陈皮、香附理气止痛。

若寒实积聚，腹痛拘急，大便不通者，用大黄附子汤温泻寒积；夏日感受寒湿，伴见恶心呕吐，胸闷，纳呆，身重，倦怠，舌苔白腻者，可酌加藿香、苍术、厚朴、豆蔻、半夏以温中散寒，化湿运脾。

2. 湿热壅滞

证候：腹痛拒按，烦渴引饮，大便秘结，或溏滞不爽，潮热汗出，小便短黄，舌质红，苔黄燥或黄腻，脉滑数。

证候分析：本证以湿热内结，气机壅滞，腑气不通为基本病机。湿热积滞内结，气机壅阻不通，故腹痛拒按；热盛伤津，故烦渴引饮；邪气壅结，腑气不畅，故大便秘结；湿热积滞内阻，脾运失常，故大便溏而不爽；潮热汗出，小便短黄，苔黄燥或黄腻，脉滑数，均为湿热内蕴之征。本证以腹痛拒按，烦渴引饮，大便秘结为辨证要点。

治法：泄热通腑，行气导滞。

方药：大承气汤加减。方中大黄苦寒泄热通便，荡涤肠胃；芒硝咸寒，软坚散结，助大黄泄热通便；厚朴、枳实行气散结，消痞除满。

若燥热不甚，湿热偏重，大便不爽者，去芒硝，加栀子、黄芩、黄柏清热泻火；痛引两胁者，加郁金、柴胡理气化瘀止痛；腹痛剧烈，寒热往来，恶心呕吐，大便秘结者，改用大柴胡汤表里双解。

3. 饮食积滞

证候：脘腹胀满，疼痛拒按，嗳腐吞酸，恶食呕恶，痛而欲泻，泻后痛减，或大便秘结，舌苔厚腻，脉滑。

证候分析：本证以食滞内停，运化失司，胃肠不和为基本病机。由于饮食不节，或恣食肥腻，以致食积不化，宿食停滞胃肠，故脘腹胀满，疼痛拒按；宿食中阻，胃失和降，浊气上逆，故嗳腐吞酸，恶食呕恶；食滞伤脾，升降失司，运化无权，痛而欲泻；泻则食积得消，故泻后痛减；宿食停滞，传化失司，腑气不行，故大便秘结；舌苔白腻，脉滑，均为食滞内停征象。本证以脘腹胀满，疼痛拒按，嗳腐吞酸，恶食呕恶为辨证要点。

治法：消食导滞，理气止痛。

方药：枳实导滞丸加减。方中大黄、枳实、神曲消食导滞；黄芩、黄连、泽泻清热化湿；白术、茯苓健脾助运。

若腹痛胀满者，加厚朴、木香行气止痛；兼有蛔虫以致腹痛时作者，用乌梅丸。

4. 肝郁气滞

证候：腹痛胀闷，痛无定处，痛引少腹，或兼痛窜两胁，时作时止，得嗳气、矢气，疼痛则舒，遇忧思恼怒则剧，舌质红，苔薄白，脉弦。

证候分析：本证以肝气郁结，气机不畅，疏泄失司为基本病机。因恼怒忧思，情志不遂，气机阻滞，升降失司，故腹痛胀闷；病在气分，忽聚忽散，故痛无定处，痛引少腹，或兼痛窜两胁；得嗳气或矢气，气机稍舒，故胀痛减轻；遇忧思恼怒气郁更甚，故胀痛加剧；肝郁不舒，故脉弦。本证以腹痛胀闷，痛无定处，遇忧思恼怒则剧为辨证要点。

治法：疏肝解郁，理气止痛。

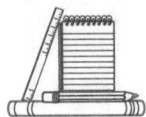

方药：柴胡疏肝散加减。方中柴胡、香附理气止痛；枳壳、陈皮理气和胃；川芎调理气血；白芍、甘草缓急止痛。

若气滞较重，胸胁胀痛者，加川楝子、郁金理气止痛；痛引少腹、睾丸者，加橘核、荔枝核暖肝理气止痛；少腹绞痛，阴囊寒疝者，用天台乌药散；肝郁日久化热者，加牡丹皮、栀子清肝泄热。

5. 瘀血内停

证候：腹痛较剧，痛如针刺，痛处固定，经久不愈，入夜尤甚，舌质紫黯，脉细涩。

证候分析：本证以瘀血内停，气机阻滞，脉络不通为基本病机。因情志不遂，气滞日久，导致血瘀，血属有形，瘀结不散，故腹痛较剧，痛如针刺，痛处固定，经久不愈，入夜尤甚；舌质紫黯，脉细涩，均为血瘀之征象。本证以腹痛较剧，痛如针刺，痛处固定为辨证要点。

治法：活血化瘀，和络止痛。

方药：少腹逐瘀汤加减。方中当归、川芎、赤芍养血和营；延胡索、蒲黄、五灵脂、没药逐瘀止痛；肉桂、干姜、小茴香温经止痛。

若腹部手术或跌仆损伤作痛者，可加泽兰、没药或吞服三七粉、云南白药活血化瘀；瘀血日久发热者，加丹参、牡丹皮、王不留行凉血化瘀；胁下积块，疼痛拒按者，用膈下逐瘀汤；下焦蓄血，大便色黑者，用桃核承气汤活血化瘀通腑。

6. 中虚脏寒

证候：腹痛绵绵，时作时止，喜温喜按，形寒肢冷，神疲乏力，气短懒言，胃纳不佳，面色无华，大便溏薄，舌质淡，苔白，脉沉细。

证候分析：本证以中阳不振，气血不足，失于温养为基本病机。由于素体中阳虚馁，或久病阳气不足，致中虚脏寒，经脉失于温养，络脉痹阻，故腹痛绵绵，时作时止；寒得温则散，故喜热喜按；阳气不足，卫阳不固，故形寒肢冷，神疲乏力；中阳不运，气血化源不足，故面色无华；中阳不振，运化无权，故大便溏薄；舌淡苔白，脉沉细，均为虚寒之征。本证以腹痛绵绵，时作时止，喜温喜按，形寒肢冷为辨证要点。

治法：温中补虚，缓急止痛。

方药：小建中汤加减。方中桂枝、饴糖、生姜、大枣温中补气；白芍、甘草缓急止痛。

若腹中大寒，呕吐肢冷者，用大建中汤温中散寒；腹痛下利，脉微肢冷，脾肾阳虚者，用附子理中汤。

（四）其他疗法

1. 中成药　寒凝腹痛，可选用苏合香丸；热结腹痛，可选用牛黄解毒丸；虚寒腹痛，选附子理中丸或桂附理中丸；食积腹痛，可根据病情酌选保和丸或枳实导滞丸；气滞腹痛，可酌选木香顺气丸、逍遥丸、越鞠丸；血瘀腹痛，可选失笑散；病情严重，腹部有肿块者，可用大黄䗪虫丸。

2. 单方验方　①治疗虚寒腹痛方：艾叶 10g，香附 10g，肉桂 6g，水煎服。②治疗气滞腹痛方：莱菔子 15g，木香 10g。共研细末，开水冲服。

【转归预后】

若急性腹痛，治不及时，或治不得当，气血逆乱，可致大汗淋漓、四肢厥冷、脉微欲绝的厥脱之证；若湿热蕴结肠胃，蛔虫内扰，或术后气滞血瘀，可致腑气不通；气滞血瘀日久，可变生积聚。如因暴饮暴食，脾胃骤为湿热壅滞，腑气不通，可致胃气上逆而呕吐，湿热熏蒸而

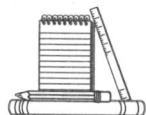

见黄疸，甚则转为重症胆瘅、胰瘅，病情危急，预后较差。

【预防调护】

平素注意起居有常，饮食有节，避免进食生冷、肥甘厚味及不洁食物。避风寒，畅情志。调护方面，实证腹痛，湿热壅滞，疼痛剧烈者，应注意禁食。若腹痛实证，湿热蕴结成实，燥屎形成，腑气不通，而成肠结者，必要时应转外科治疗。而腹痛虚寒证或寒实证者，可予热敷疗法，以减轻疼痛。

【结语】

腹痛是以胃脘以下，耻骨毛际以上发生疼痛为主症的病证。主要病因有外邪、饮食、情志、阳虚脏寒等因素，且相互兼夹，相互转化，互为因果共同致病。以脏腑气机不利，经脉气血阻滞，"不通则痛"和脏腑经脉失养，"不荣亦痛"为基本病机。腹痛部位在腹，有脐腹、胁腹、小腹、少腹之分，病变脏腑涉及肝、胆、脾、肾、膀胱、大肠、小肠等。以寒、热、虚、实为辨证纲领，辨证时应分清寒热的轻重、虚实的主次、气血的深浅。在辨证时，应全面考虑病位、脏腑、经络、病因、病机等。腹痛的治疗以"通"为基本治则，实则攻之，虚则补之，热者寒之，寒者热之，滞者通之，瘀者散之。随病机兼夹变化，或寒热并用，或攻补兼施，灵活遣方用药。

复习思考

1. 何谓腹痛？临床常见腹痛有哪些？

2. 怎样理解"通则不痛"，如何用以指导临床辨证论治？

3. 腹痛虚证、实证各如何治疗？试述之。

临证验案

汤某，女，34 岁。1975 年 5 月 17 日就诊。

患者脘腹经常隐痛，曾在外地服调补气血药 30 余剂未能见效来沪医治。有时作胀，上下走窜无定，并且引及肩背。饮食、大便尚正常。去年秋季曾患痢疾。舌质紫，苔腻，脉细弦。患者平时易情绪抑郁。辨为肝气不疏，久痛入络，治以疏肝理气，化瘀止痛。处方：柴胡 6g，延胡索 10g，制香附 10g，木香 6g，郁金 10g，降香 6g，陈皮 10g，制半夏 10g，当归 10g，红花 5g。服上方后腹胀消失，疼痛明显减轻，引及肩背也少见，舌质紫，脉细弦。再守原意。原方去陈皮、半夏，加丹参。

分析：该例患者有情志不畅史。主症以时有腹隐痛、胀痛，上下走窜无定、痛引肩背等肝郁气滞证候特征。病位主要在腹，与肝关系密切，肝郁气滞，久痛入络为主要病机。肝气失于疏泄，气机郁滞，不通则痛。由于肝气偏旺，升降失调，故腹痛上下攻窜无定。腹痛反复不愈，舌质紫，为久病入络，气滞而伴有瘀血之象。故立法为疏肝理气、化瘀止痛。方以柴胡、香附、木香疏肝调气为主，佐以陈皮、半夏、降香调气和胃；郁金、延胡索、当归、红花、丹参等行气活血、化瘀止痛，气血调和，脉络畅通，腹痛自愈。

（上海中医学院附属龙华医院．黄文东医案．上海：上海人民出版社，1977）

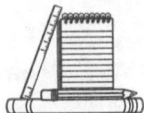

项目七 泄 泻

泄泻是以排便次数增多，粪质稀溏，或完谷不化，甚至泻出如水样为主症的病证。古代将大便溏薄而势缓者称为泄，大便清稀如水而势急者称为泻，现一般合称泄泻。

《内经》就有泄泻的相关记载，《素问·气交变大论》中有"鹜溏""飧泄""注下"等病名，对其病因病机等有较全面论述，如《素问·举痛论》曰："寒气客于小肠，小肠不得成聚，故后泄腹痛矣。"《素问·至真要大论》曰："暴注下迫，皆属于热。"《素问·阴阳应象大论》有"湿盛则濡泄""春伤于风，夏生飧泄"，指出风、寒、湿、热皆可致泻，并有长夏多发的特点。同时指出泄泻的病变部位，如《素问·脉要精微论》曰："胃脉实则胀，虚则泄。"为后世认识本病奠定了基础。《难经·五十七难》提出了五泄的病名，指出"泄凡有五，其名不同：有胃泄，有脾泄，有大肠泄，有小肠泄，有大瘕泄"。东汉张仲景在《金匮要略·呕吐哕下利病脉证治》中将泄泻与痢疾统称为"下利"。宋代以后才统称为泄泻。明代张介宾《景岳全书》提出分利之法治疗泄泻的原则。李中梓在《医宗必读·泄泻》中提出了著名的治泻九法（淡渗、升提、清凉、疏利、甘缓、酸收、燥脾、温肾、固涩），全面系统地论述了泄泻的治法。清代医家对泄泻的认识，在病因上强调湿邪致泻的基本机制，病机上重视肝、脾、肾的重要作用。

西医学中的急慢性肠炎、胃肠功能紊乱、肠结核等肠道疾病以泄泻为主要表现者，可按本病辨证治疗，其他疾病过程中伴见泄泻者，可参考本病辨治。

【病因病机】

泄泻多因感受外邪、饮食所伤、情志失调、体虚久病等，导致脾虚湿胜，脾胃运化功能失调，肠道分清泌浊失常、传导功能失司而发生。

（一）病因

1.感受外邪 外感寒湿暑热之邪常可引起泄泻，其中以湿邪最为多见。外感湿邪，易困脾土，运化失职，清浊不分，清浊、水湿混杂而下，而为泄泻。寒邪和暑热之邪，也多夹湿邪为患。感受寒湿之邪，困遏脾阳，发为寒湿泄泻；或感受暑湿、湿热之邪，壅遏脾胃，而成暑湿泄泻、湿热泄泻。故有"无湿不成泄""湿多成五泄"之说。

2.饮食所伤 误食馊腐不洁之物，使脾胃受伤，或饮食过量，食滞不化，损伤脾气，或恣食肥厚、甘、辛辣之品，致湿热内蕴，或恣啖生冷，寒气伤中，均能化生寒湿、湿热、食滞之邪，升降失调，清浊不分，发生泄泻。如《景岳全书·泄泻》曰："若饮食失节，起居不时，以致脾胃受伤，则水反为湿，谷反为滞，精华之气不能输化，乃致合污下降而泻痢作矣。"

3.情志失调 忧郁恼怒，肝气郁结，横逆乘脾；忧思伤脾，土虚木乘；素体脾虚湿盛，逢怒时进食，脾伤失运，均致脾失健运，气机升降失常，肠道功能失司，遂成泄泻。故《景岳全书·泄泻》曰："凡遇怒气便作泄泻者，必先以怒时夹食，致伤脾胃。"

4.体虚久病 久病失治，正气亏虚，脾胃虚弱，运化失职，清浊不分，水湿下趋，遂成泄泻。或由于先天禀赋不足，或久病伤肾，或年老肾亏等原因，引起肾阳亏虚，釜底无薪，不能温煦脾土，均可致肾脾阳虚，脾的运化失职，升降失常而泄泻。

（二）病机

1.基本病机 病机关键在于脾虚湿盛。急性泄泻（暴泻）多因湿盛而致脾虚，脾失健运，

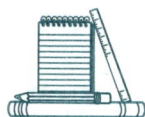

小肠分清泌浊和大肠传导功能失司，水谷清浊不分而泻；慢性泄泻（久泻）多因脾虚运化无力，湿浊内生，清浊混杂而下而成泄。

2.病位　在脾胃、大小肠，与肝、肾密切相关。

3.病理因素　主要是湿邪。

4.病理性质　有虚实之分。暴泻多属实，多由寒湿、湿热阻滞胃肠，困遏脾气，或宿食停滞中焦所致。久泻多属虚，多由脾胃虚弱（气虚、阳虚），或肾阳不足，命门火衰，火不暖土所致。若因他脏病及于脾，如肝气乘脾导致泄泻，一般属本虚标实之证。

5.病机转化　如急性泄泻多属实证，若失治、误治，迁延日久，发为久泻之时，则证由实转虚。久泻多属虚证，若复受湿、食所伤，亦可急性发作，表现为虚中夹实病候。另外，泄泻日久，可由脾及肾，导致脾肾阳虚等。

知识链接

湿胜则濡泻

"湿胜则濡泻"出自《素问·阴阳应象大论》"风胜则动，热胜则肿，燥胜则干，寒胜则浮，湿胜则濡泻"。而后在《素问·六元正纪大论》亦有提及："湿胜则濡泄，甚则水闭胕肿。"明代孙文胤在其所著的《丹台玉案》中对泄泻进行了区分："泄者，如水之泄也，势犹舒缓；泻者，势似直下；微有不同，而其为病则一，故总名之曰泄泻。""濡泻"与"濡泄"虽然词名不同，但词义相通。根据《黄帝内经》以及后世医家典籍将"濡泻"与"濡泄"并用的情况来看，《黄帝内经》中"濡泻"与"濡泄"其实是同一种病症，二者只是在程度上略有不同，但其病因病机是一致的，泛指一种由湿邪引起的腹泻疾病。湿邪作为"六淫"之一，具有重浊黏滞趋下的特性，"湿胜则濡泻"主要阐释了当六淫湿邪偏胜时人体易出现濡泻的病理特点。

［庄楷，郑锋玲，骆欢欢．"湿胜则濡泻"的病机内涵及其温运脾阳治则之现代机制探讨．广州中医药大学学报，2024，41（6）：1621］

【诊断与鉴别诊断】

（一）诊断依据

1.主症　大便粪质稀溏，或完谷不化，或粪如水样，大便次数增多，每日3～5次以至十几次。

2.次症　常伴腹痛、腹胀、肠鸣、纳呆等症状，急性暴泻可伴有恶寒、发热等外感症状。

3.病史　好发于夏秋季节。起病或急或缓，暴泻者多有暴饮暴食，或误食不洁之物的病史。久泻者，常迁延不愈，时发时止。饮食不当、外受寒凉或情绪变化均可诱发本病。

4.相关检查　大便常规、大便培养、结肠镜、X线钡剂灌肠造影、腹部B超及CT、血常规等检查可协助诊断。

此外，一些全身性疾病如甲亢、糖尿病、慢性肾功能不全等也可引起腹泻，可进行相关检查，有助于明确诊断。

（二）病证鉴别

1.泄泻与痢疾　两者均为大便次数增多、粪质稀薄的病证。泄泻以大便次数增加，粪质稀溏，甚则如水样，或完谷不化为主症，大便不带脓血，也无里急后重，或无腹痛。而痢疾以腹

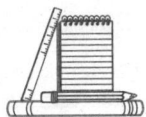

痛、里急后重、便下赤白脓血为特征。

2. 泄泻与霍乱 霍乱是一种上吐下泻并作的病证，发病特点是来势急骤，变化迅速，病情凶险，起病时先突然腹痛，继则吐泻交作，所吐之物均为未消化之食物，气味酸腐热臭，所泻之物多为黄色粪水，或吐下如米泔水，常伴恶寒、发热，部分患者在吐泻之后，津液耗伤，迅速消瘦，或发生转筋，腹中绞痛。若吐泻剧烈，可致面色苍白、目眶凹陷、汗出肢冷等津竭阳衰之危候。而泄泻以大便稀溏、次数增多为特征，一般预后良好。

【辨证论治】

（一）辨证要点

1. 辨暴泻与久泻 暴泻起病较急，病程较短，泄泻次数频多，或兼见表证，多以湿盛邪实为主，且在夏季多发，若因暑湿热毒而暴泄无度则为重症。久泻发病缓慢，病程较长，泄泻呈间歇性发作，多以脾虚为主。

2. 辨虚实寒热 急性暴泻，泻下腹痛痛势急迫拒按，泻后痛减，多属实证；慢性腹泻，病程较长，反复发作，腹痛不甚，喜温喜按，神疲肢冷，多属虚证。大便色黄褐而臭，泻下急迫，肛门灼热者多属热证；大便清稀，或完谷不化者，多属虚证。

3. 辨兼夹证 外感泄泻，多夹表证，当进一步辨其属于寒湿、湿热与暑湿。寒湿泄泻，泻多鹜溏，舌苔白腻，脉象濡缓；湿热泄泻，泻多酱黄色，舌苔黄腻，脉象濡数；暑湿泄泻，多发于夏暑炎热之时，尚伴胸脘痞闷，舌苔厚腻；食滞泄泻，以腹痛肠鸣，粪便臭如败卵，泻后痛减为特点；肝气乘脾之泄泻，每因情志郁怒而诱发，伴胸胁胀闷，嗳气食少；脾虚泄泻，见大便时溏时烂，伴神疲肢倦；肾阳虚衰之泄泻，多发于五更，大便稀溏，完谷不化，伴形寒肢冷。

（二）治疗原则

泄泻的治疗大法为运脾化湿。急性泄泻多以湿盛为主，重在化湿，佐以分利，再根据寒湿和湿热的不同，分别采用温化寒湿与清化湿热之法。夹有表邪者，佐以疏解；夹有暑邪者，佐以清暑；兼有伤食者，佐以消导。久泻以脾虚为主，当重健脾；因肝气乘脾者，宜抑肝扶脾；因肾阳虚衰者，宜温肾健脾。中气下陷者，宜升提；久泄不止者，宜固涩。暴泻不可骤用补涩，以免关门留寇；久泻不可分利太过，以防劫其阴液。若病情处于虚、寒、热兼夹或互相转化时，当随证而施治。泄泻为病，湿盛脾虚为其关键，尚可应用祛风药物，诸如防风、羌活、升麻、柴胡之属，一则有助于化湿，所谓"风胜则燥"，二则风药可升举下陷之清阳。

（三）分证论治

1. 暴泻

（1）寒湿内盛

证候：泄泻清稀，甚则如水样，脘闷食少，腹痛肠鸣，或兼恶寒发热头痛，肢体酸痛，舌质淡，苔白或白腻，脉濡缓。

证候分析：本证以寒湿内盛，脾失健运，清浊不分为基本病机。外感寒湿或风寒之邪，侵袭肠胃，或过食生冷瓜果，困遏脾阳，健运失司，水谷不化，清浊混杂而下，故大便清稀，甚则如水样；寒湿内停，胃肠气机阻滞，故腹痛肠鸣；寒湿困脾，脾失健运，故脘闷食少；舌淡苔白腻，脉濡缓，均为寒湿内停之象；恶寒发热，头痛，肢体酸痛，则属外感风寒之表证。本证以泻下清稀，甚则如水样，腹痛肠鸣为辨证要点。

治法：芳香化湿，疏表散寒。

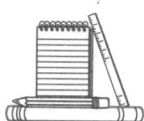

方药：藿香正气散加减。方中藿香辛温散寒，芳香化湿；白术、茯苓健脾利湿；陈皮、厚朴、大腹皮理气消满；白芷、紫苏叶解表散寒，半夏醒脾燥湿。

加减：若表寒重者，加荆芥、防风疏风散寒；外感寒湿，饮食生冷，腹痛，泻下清稀者，可用纯阳正气丸温中散寒，理气化湿；湿邪偏重，腹满肠鸣，小便不利者，改用胃苓汤健脾行气祛湿。

（2）湿热中阻

证候：泄泻腹痛，泻下急迫，或泻而不爽，粪色黄褐，气味臭秽，肛门灼热，烦热口渴，小便短黄，舌质红，苔黄腻，脉滑数或濡数。

证候分析：本证以湿热互结，损伤脾胃，传化失常为基本病机。湿热内蕴，或感受夏令暑湿之邪，伤及肠胃，传化失司而发为泄泻。肠中热邪下迫，故泻下急迫，即所谓"暴注下迫，皆属于热"；湿热互结，腑气不畅，故腹痛，泻下不爽；湿郁热蒸，故肛门灼热，粪色黄褐而气味臭秽；小便短赤，烦渴欲饮，舌苔黄腻，脉濡数或滑数，均为湿热内盛之象。本证以泻下急迫，粪色黄褐而臭，肛门灼热为辨证要点。

治法：清热利湿，分消止泻。

方药：葛根芩连汤加减。葛根芩连汤是治疗湿热泄泻的常用方剂。方中黄连、黄芩苦寒清热燥湿；葛根解肌清热，升清止泻；甘草甘缓和中。

若湿重于热，症见胸腹满闷，口不渴，或渴不欲饮，舌苔微黄厚腻，脉濡缓者，合平胃散加减；夹食滞者，加神曲、麦芽、山楂；夏暑期间症见发热头重，烦渴自汗，小便短赤，脉濡数者，为暑湿入侵，表里同病，可用新加香薷饮合六一散。

（3）食滞肠胃

证候：腹痛肠鸣，泻下粪便，臭如败卵，泻后痛减，脘腹胀满，嗳腐酸臭，不思饮食，舌苔垢浊或厚腻，脉滑。

证候分析：本证以宿食内停，阻滞肠胃，传化失司为基本病机。因饮食不节，宿食内停，传化失司，故腹痛肠鸣，脘腹胀满；宿食不化，浊气上逆，故嗳腐酸臭，不思饮食；食物腐败，浊气下泄肠道，故泻下粪便臭如败卵；泻后腐浊得以下行，故腹痛减轻；舌苔垢浊或厚腻，脉滑，均为宿食内停之象。本证以腹痛肠鸣，泻下粪便臭如败卵，嗳腐，不思饮食为辨证要点。

治法：消食导滞，和中止泻

方药：保和丸加减。方中山楂、神曲、莱菔子消食导滞，宽中除满；陈皮、半夏和胃降逆；茯苓健脾利湿；连翘消食积中之郁热。

若食积较重，脘腹胀满者，可因势利导，根据"通因通用"的原则，用枳实导滞丸；食积化热者可加黄连清热燥湿止泻；脾虚者可加白术、白扁豆健脾祛湿。

2. 久泻

（1）脾胃虚弱

证候：大便时溏时泻，迁延反复，稍进油腻食物，则大便溏稀，次数增加，或完谷不化，伴饮食减少，脘闷不舒，面色萎黄，倦怠乏力，舌质淡，苔白，脉细弱。

证候分析：本证以脾虚失运，清浊不分为基本病机。由于脾胃虚弱，清气不升，运化失常，水谷不归正化，下趋肠腑，故大便时溏时泻，迁延反复；脾虚运化无权，故稍进油腻食物，则大便溏稀，次数增加，或完谷不化，伴饮食减少，脘闷不舒；久泄不止，脾胃虚弱，气血生化不足，不能上荣，故面色萎黄；气血不能充养，故倦怠乏力；舌淡苔白，脉细弱，为脾胃虚弱

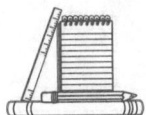

之象。本证以大便时溏时泻，迁延反复，饮食减少，倦怠乏力为辨证要点。

治法：健脾益气，化湿止泻。

方药：参苓白术散加减。方中党参、茯苓、白术、白扁豆、莲子、甘草培脾益气；砂仁、陈皮、桔梗行气健脾，升清止泻，标本兼顾。

若脾阳虚衰，阴寒内盛者，可用理中丸以温中散寒；久泻不止，中气下陷，或兼有脱肛者，可用补中益气汤以益气健脾，升阳止泻。

（2）肾阳虚衰

证候：黎明前腹部作痛，肠鸣即泻，泻后痛减，完谷不化，腹部喜暖喜按，形寒肢冷，腰膝酸软，舌淡苔白，脉沉细。

证候分析：本证以命门火衰，脾失温煦为基本病机。因肾阳不足，命门火衰，釜底无薪，不能温煦脾土，腐熟水谷，致使脾运失司，水谷下趋大肠而为泄泻；黎明五更前后，为阴气较盛，阳气未复之时，因肾阳衰微，阳气当至而不至，阴气内盛而下泄，故黎明前腹部作痛，肠鸣即泻，泻后痛减，完谷不化，故又称"五更泄"；腹部喜暖喜按，形寒肢冷，腰膝酸软，舌淡苔白，脉沉细，均为脾肾阳衰之候。本证以黎明前腹痛，肠鸣即泻，完谷不化为辨证要点。

治法：温肾健脾，固涩止泻。

方药：四神丸加减。方中补骨脂温补肾阳；吴茱萸温中散寒；五味子、肉豆蔻温补脾肾，涩肠止泻。四药相合，治肾泻功效如神，故名四神丸。

若脐腹冷痛者，加附子理中丸温中健脾；年老体衰，久泻不止，脱肛，为中气下陷者，加黄芪、党参、白术、升麻益气升阳；泻下滑脱不禁，或虚坐努责者，改用真人养脏汤涩肠止泻。

（3）肝气乘脾

证候：素有胸胁胀闷，嗳气食少，每因抑郁恼怒，或情绪紧张之时，发生腹痛泄泻，腹中雷鸣，攻窜作痛，矢气频作，舌淡红，脉弦。

证候分析：本证以肝气乘脾，肝旺脾虚，脾失健运为基本病机。抑郁恼怒或情绪紧张，致肝气不舒，横逆犯脾，则中气郁滞，脾运无权，水谷下趋而腹痛泄泻，腹中雷鸣，攻窜作痛，矢气频作；肝失疏泄，故见胸胁胀闷，嗳气食少；舌淡红，脉弦属肝旺脾虚。本证以腹痛泄泻，腹中雷鸣，攻窜作痛，矢气频作为辨证要点。

治法：抑肝扶脾。

方药：痛泻要方加减。方中白术健脾补虚；白芍柔肝止痛；陈皮理气醒脾；防风升清止泻。四药合用，补脾土而泻肝木，调气机以止痛泻。

若胸胁脘腹胀满疼痛，嗳气者，加柴胡、木香、郁金、香附疏肝理气止痛；神疲乏力，纳呆，脾虚甚者，加党参、茯苓、白扁豆、鸡内金益气健脾开胃；久泻反复发作者，加乌梅、焦山楂、甘草收敛止泻。

（四）其他疗法

1. 中成药　补脾益肠丸（黄芪、党参、白芍、木香等）治慢性结肠炎。每次服 6g，日服 3 次，温开水送服。

2. 单方验方　①石榴皮 1 个，红糖 30g，水煎温服，每日 1 次。治疗脾虚久泄。②五味子 60g，吴茱萸 15g，将吴茱萸用水泡 7 天，晒干后同五味子炒研细末，每次服 6g，日服 3 次，温开水冲服。治五更泄。③车前子 15g（布包煎），藿香 10g，生姜 10g。水煎温服，每日 1 剂。治寒湿泄。

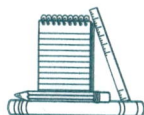

【转归预后】

急性泄泻，及时治疗，多数短期内可痊愈。少数患者暴泻不止，损气伤津耗液，可成惊、厥、闭、脱等危证，特别是伴有高热、呕吐、热毒甚者尤然。急性泄泻因失治或误治，迁延日久，由实转虚，可转为慢性泄泻。日久脾病及肾，肾阳亏虚，脾失温煦，不能腐熟水谷，可致命门火衰之五更泄泻。

【预防调护】

起居有常，注意调畅情志，保持乐观心态，慎防风寒湿邪侵袭。饮食有节，宜以清淡、富营养、易消化食物为主，可食用一些对消化吸收有帮助的食物，如山楂、山药、莲子、白扁豆、芡实等。避免进食生冷不洁及难消化或清肠润滑食物。

【结语】

泄泻是以排便次数增加，粪质稀薄，甚至泻出如水样为主症的病证，其病因较多，外感寒热湿邪、内伤饮食及情志、体虚久病，均可导致泄泻，且病机复杂多变，常有兼夹或转化，但泄泻发生的关键病机是脾虚湿盛，治疗上总以运脾祛湿为主。暴泻应以祛邪为主，风寒外束宜疏解，暑热侵袭宜清化，饮食积滞宜消导，水湿内盛宜分利。久泻当以扶正为主，脾虚者宜健脾益气，肾虚者宜温肾固涩，肝旺脾弱者宜抑肝扶脾，虚实相兼者以补脾祛邪并施。暴泻切忌骤用补涩，清热不可过用苦寒；久泻不宜分利太过，补虚不可纯用甘温。急性暴泻，应卧床休息。重度泄泻，见目眶凹陷、形体消瘦、皮肤干燥而松弛等津液脱失症状者，应补充液体。若出现呼吸微弱、四肢厥冷、尿闭、脉微细弱者，应及时抢救。

复习思考

1. 为何说泄泻的病机关键是脾虚湿盛？有何临床意义？

2. 泄泻如何诊断？泄泻与痢疾如何鉴别？

3. 暴泻与久泻如何辨别？如何辨别泄泻的寒热虚实？如何从泻下之物辨别不同病性？

临证验案

马某，男，56岁，工人。1954年7月8日就诊。

初病肝脾郁滞，胸胁胀痛，医予承气汤下之，遂发肠鸣腹痛，痛则泄泻，完谷不化，反复发作，日夜2～5次，不觉里急后重。近2个月来，自服土霉素、四环素，泄泻减而未除，四肢乏力，形体消瘦，精神萎靡，脉弦而缓，舌苔薄白而腻。经某医院诊断为慢性结肠炎。中医诊断：泄泻（久泻）；辨证：肝气乘脾。治法：抑肝扶脾。方药：痛泻要方加味。白术12g，白芍9g，陈皮9g，茯苓12g，甘草9g，炮姜炭6g，炒吴茱萸3g，煨葛根12g，防风6g，泽泻9g。水煎服。服3剂，痛泻均止，苔腻渐化，脉仍弦张。二诊时，仍遵前方，去炒吴茱萸、白芍，加白术、茯苓各至15g，继进7剂。三诊时脉来较前有力，舌苔白腻已化，饮食逐渐增加，遵二诊之方加党参、当归各9g，以调补气血。服药6剂，诸症霍然而愈，恢复工作。

分析：患者初病辨证属肝脾郁滞，调气则已，已反下之，徒伤胃气，延成飧泄之证。治以抑肝扶脾，方用痛泻要方加减。药用白术、云茯苓健脾益气，白芍养血柔肝，陈皮理气醒脾，

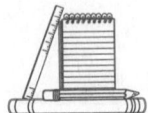

防风升清止泻，煨葛根升提止泻，炮姜炭温阳止泻，泽泻以利小便实大便。服药 3 剂，痛泻均止，寒湿见化，治疗上加强健脾益气，故去白芍以防滋腻，去吴茱萸以防温阳太过，重用云茯苓、白术以加强健脾益气。连服 7 剂，寒湿内盛标象已除，脾胃虚弱之征完现，故治疗加用党参、当归调补气血以培其本，服药 6 剂，诸症霍然而愈。

（张小萍，陈明人．中医内科医案精选．上海：上海中医药出版社，2001）

项目八　痢　疾

痢疾是以腹痛、里急后重、下痢赤白脓血为主症的病证。

痢疾，古代亦称"肠游""滞下"等，含有肠腑"闭滞不利"之意。《内经》称本病为"肠澼""赤沃"。张仲景《伤寒论》《金匮要略》将痢疾和泄泻统称为"下利"，对痢疾分为赤白痢、赤痢、血痢、脓血痢、冷痢、热痢、休息痢等，并创白头翁汤、葛根芩连汤、桃花汤、黄芩汤、禹余粮汤、乌梅丸、理中汤等治痢名方。唐代《备急千金要方》称本病为"滞下"，宋代《严氏济生方》正式启用"痢疾"之病名。金元时期，《丹溪心法》明确指出本病具有流行性、传染性，并论述痢疾的病因以"湿热为本"，提出"通因通用"的治痢原则。清代有痢疾专著，如吴道琼的《痢症参汇》、孔毓礼的《痢疾论》。

西医学中急慢性细菌性痢疾、阿米巴痢疾，对急性血吸虫感染、血吸虫肉芽肿、肠结核、慢性非特异性溃疡性结肠炎、克罗恩病、过敏性结肠炎、肠癌等表现为本病特征者，均可参照本病辨证论治。

知识链接

细菌性痢疾

细菌性痢疾简称菌痢，是由志贺菌属引起的一种肠道传染病，又称志贺菌病，是全球范围内引起人类腹泻的主要病因之一，是欠发达以及发展中国家儿童感染性腹泻致死的主要病种，发展中国家的罹患水平明显高于发达国家。菌痢是《中华人民共和国传染病防治法》规定的乙类传染病。

志贺菌进入下消化道，侵入结肠黏膜上皮细胞，进入固有层繁殖、释放毒素，进而引起肠黏膜炎症反应，固有层毛细血管及小静脉充血，炎症细胞浸润，血浆渗出，进而导致固有层小血管循环障碍引起上皮细胞变性、坏死。坏死的上皮细胞脱落后可形成小而浅的溃疡，因而出现腹痛、腹泻、脓血便。直肠壁受炎症刺激出现里急后重。

内毒素入血引起发热和毒血症状，并释放血管活性物质引起微循环障碍、血浆外渗，进而引发感染性休克、弥散性血管内凝血及重要脏器功能障碍，临床表现为中毒性菌痢。脑组织出现微循环障碍则发生脑水肿甚至脑疝。

极少数患者因外毒素导致上皮细胞损伤，引发凝血障碍、肾微血管病变及溶血后血红蛋白堵塞肾小管引起溶血性尿毒症综合征。

（《细菌性痢疾诊疗方案》2023 版）

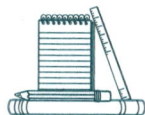

【病因病机】

痢疾的外因主要为感受湿热、疫毒之邪，内因主要为饮食不洁，发病因邪蕴肠腑，气血壅滞，传导失司，脂络受伤而成痢。

（一）病因

1.感受时邪疫毒 感邪有三：一为感受湿热之邪，湿热郁蒸，内侵肠胃，气血阻滞，脂络受损，化为脓血，发生湿热痢；二为感受疫毒之邪，疫毒弥漫，蕴结肠腑，发为疫毒痢。三为夏暑感寒伤湿伤及肠胃，大肠气血壅滞，发为寒湿痢。

2.饮食内伤 平素饮食过于肥甘厚味，酿湿生热，湿热内蕴；或食用酸馊不洁食物，湿热毒邪从口而入；或夏月恣食生冷瓜果，损伤脾胃，寒湿内生。如此，则湿热、寒湿、积滞等邪气内蕴胃肠，肠中气机壅阻，气滞血瘀，邪与气血搏结，肠道脂膜血络受伤，腐败化为脓血，发为痢疾。

3.七情内伤 郁怒所伤，肝气犯脾，气滞血涩，饮食难化，日久胶结，可渐成下痢赤白黏冻。或因忧思伤脾，运化失职，饮食停积，与气血胶结，而成痢疾。

4.脾肾虚弱 平时劳役过度，或禀赋不足，脾肾虚弱者，有感寒湿之气，或因痢过服寒凉、通下之剂，每致阳气更弱，而致虚寒之痢。久痢不愈，必使脾胃受损，脾肾虚弱常与久痢的形成有密切关系。

（二）病机

1.基本病机 邪客肠腑，气血壅滞，传导失司，脂络受伤，腐败化为脓血而成痢。

2.病位 在大肠，与脾胃密切相关，可涉及肾。

3.病理性质 初期多为实证，因湿热或寒湿所致。下痢日久，可由实转虚或虚实夹杂。

4.病机转化 本病初期多为暴痢，属湿热或寒湿壅滞，表现为湿热痢或寒湿痢；疫毒内侵，毒盛于里，熏灼肠道，耗伤气血，为疫毒痢。日久，湿热伤阴，形成阴虚痢；脾胃素虚，寒湿留滞肠中，则为虚寒痢。如痢疾失治，迁延日久，或收涩太早，关门留寇，正虚邪恋，可发展为下痢时发时止，日久难愈的休息痢。

【诊断与鉴别诊断】

（一）诊断依据

1.主症 腹痛，里急后重，大便次数增多，泻下赤白脓血便。

2.次症 精神疲惫，食欲不振，小便短少，口干口渴，肛门不适等。

3.病史 多有饮食不洁史，或有痢疾患者接触史。多发于夏秋之季，具有传染性。

4.相关检查 大便常规、大便培养、血常规、X线钡剂灌肠造影及结肠镜检查有助于诊断。

（二）病证鉴别

痢疾与泄泻 痢疾与泄泻两者均多发于夏秋季节，病变部位在胃肠，病因亦有相同之处，症状都有腹痛、大便次数增多。但痢疾大便次数虽多而量少，排赤白脓血便，腹痛伴里急后重感明显。而泄泻大便溏薄，粪便清稀，或如水样，或完谷不化，而无赤白脓血便，腹痛多伴肠鸣，少有里急后重感。

【辨证论治】

（一）辨证要点

一般暴痢，年少，形体壮实，腹痛拒按，里急后重便后减轻者多为实；久痢，年长，形体

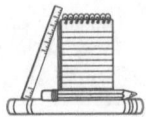

虚弱，腹痛绵绵，痛而喜按，里急后重便后不减或虚坐努责者为虚。

下血色鲜红，或赤多白少，质稠恶臭，肛门灼热，口渴喜冷饮，小便黄或短赤，舌质红，苔黄腻，脉数而有力者，属热；痢下白多赤少或晦黯清稀，频下污衣，无臭，面白，畏寒喜热，四肢微厥，小便清长，舌质淡，苔白滑，脉沉细弱者，属寒。

下痢白多赤少，为湿邪伤及气分；赤多白少，或以血为主者，为热邪伤及血分。

（二）治疗原则

痢疾的治疗，应根据其病证的寒热虚实，而确定治疗原则。热痢清之，寒痢温之，初痢实则通之，久痢虚则补之，寒热交错者清温并用，虚实夹杂者攻补兼施。痢疾初起之时，以实证、热证多见，宜清热化湿解毒，久痢虚证、寒证多见，应补虚温中，调理脾胃，兼以清肠，收涩固脱。如下痢兼有表证者，宜合解表剂，外疏内通；夹食滞可配合消导药消除积滞。刘河间提出的"调气则后重自除，行血则便脓自愈"调气和血之法，可用于痢疾的多个证型，赤多重用血药，白多重用气药。而在掌握扶正祛邪的辨证治疗过程中，始终应顾护胃气。

此外，对于古今医家提出的有关治疗痢疾之禁忌，如忌过早补涩、忌峻下攻伐、忌分利小便等，均可供临床用药之时，结合具体病情，参考借鉴。

（三）分证论治

1. 湿热痢

证候：腹痛，里急后重，痢下赤白脓血，黏稠如胶冻，腥臭，肛门灼热，小便短赤，舌苔黄腻，脉滑数。

证候分析：本证以湿热蕴结，熏灼肠道，气血瘀滞，脂络受损为基本病机。湿热蕴结，熏灼肠道，火性急迫，故腹痛里急，通降不利故后重；湿热与气血搏结，肠道脂络受损，腐败化为脓血，故下痢赤白脓血，黏稠如胶冻；湿热下注，故肛门灼热，小便短赤；苔黄腻，脉滑数均为湿热蕴蒸之象。本证以肛门灼热，小便短赤，苔黄腻为辨证要点。

治法：清热燥湿，调气行血。

方药：芍药汤加减。方中芍药、当归行血和营以治脓血；木香、槟榔、大黄行气导滞以除后重；黄芩、黄连、大黄清热解毒燥湿；芍药、甘草缓急止痛；肉桂辛温以通郁结。

若下痢赤多白少，口渴喜冷饮，属热重于湿者，加白头翁、秦皮、黄柏清热解毒；瘀热较重，痢下鲜红者，加地榆、牡丹皮、苦参凉血行瘀；痢下白多赤少，舌苔白腻，属湿重于热者，去当归，加茯苓、苍术、厚朴、陈皮健脾燥湿；表邪未解，里热已盛者，症见身热汗出，脉象急促者，则用葛根芩连汤表里双解；表证已减而痢犹未止者，则可以香连丸调气清热善后。

2. 疫毒痢

证候：起病急骤，大便频频，痢下鲜紫脓血，腹痛剧烈，后重感特著，壮热口渴，头痛烦躁，恶心呕吐，甚者神昏惊厥，舌质红绛，舌苔黄燥，脉滑数或微欲绝。

证候分析：本证以疫毒弥漫，与气血搏结，蕴结肠间为基本病机。疫毒之邪，其性猛烈，故发病急骤；疫毒下迫故腹痛剧烈，里急甚，便次频频；肠道传导失司，故后重甚；热毒炽盛，灼伤脂络，故下痢鲜紫脓血；热盛阳明，津液受伤则壮热口渴；热毒上炎则头痛，热毒扰心则烦躁，甚则神昏惊厥；热毒内结，升降失司则恶心呕吐；舌红绛，苔黄燥，脉滑数或微欲绝均为热毒内盛之象。本证以发病急骤，痢下鲜紫脓血，便次频频，壮热，神昏为辨证要点。

治法：清热解毒，凉血止痢。

方药：白头翁汤合芍药汤加减。方中白头翁清热凉血解毒为主药，尤善清血分之热毒；配合黄连、黄柏、秦皮清热燥湿。

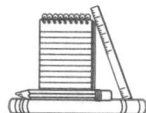

若热毒秽浊壅塞肠道，症见腹中满痛拒按，大便滞涩，臭秽难闻者，加大黄、枳实、芒硝通腑泄浊；神昏谵语，甚则痉厥，舌质红，苔黄糙，脉细数者，属热毒深入营血，神昏高热者，用犀角地黄汤、紫雪丹清营凉血开窍；热极风动，痉厥抽搐者，加羚羊角、钩藤、石决明息风镇痉。

3. 寒湿痢

证候：腹痛拘急，痢下赤白黏冻，白多赤少，或为纯白冻，里急后重，口淡乏味，脘胀腹满，头身困重，舌质或淡，舌苔白腻，脉濡缓。

证候分析：本证以寒湿客肠，气血凝滞，传导失司为基本病机。寒性凝滞，湿性黏滞，寒湿滞于肠间，气滞血涩，津液凝滞，故腹痛拘急，里急后重；寒湿伤及气分，故痢下白多赤少，或纯为白冻；寒湿内阻，脾运失司，故口淡乏味，脘痞腹满，头身困重；舌质或淡，苔白腻，脉濡缓均为寒湿之象。本证以痢下白多赤少或纯为白冻，脘胀腹满，头身困重，苔白腻为辨证要点。

治法：温中燥湿，调气和血。

方药：不换金正气散加减。方中藿香芳香化湿；苍术、厚朴、半夏运脾燥湿；陈皮、生姜理气；大枣、甘草健脾和中。

若痢下白中兼赤者，加当归、芍药调营和血；脾虚纳呆者，加白术、神曲健脾开胃；寒积内停，腹痛，痢下滞而不爽者，加大黄、槟榔、炮姜、肉桂温通导滞；暑天感寒湿而痢者，可用藿香正气散，以祛暑散寒，化湿止痢。

4. 阴虚痢

证候：痢下赤白，日久不愈，脓血黏稠，或下鲜血，脐下灼痛，虚坐努责，食少，心烦口干，至夜转剧，舌红绛少津，苔腻或花剥，脉细数。

证候分析：本证以营阴亏虚，湿热内郁，肠络受损为基本病机。久痢伤阴，邪滞肠间，阴血不足，则下痢赤白，脓血黏稠或下鲜血；阴亏于下，湿热交阻，故脐下灼痛；营阴不足，则虚坐努责；胃阴亏虚，故食少，口干；阴虚火旺，故心烦，至夜转剧；舌质红绛少津，苔腻或花剥，脉细数均为阴虚火旺之象。本证以痢下赤白，脓血黏稠，或下鲜血，日久不愈，虚坐努责，舌红绛为辨证要点。

治法：养阴和营，清肠止痢。

方药：黄连阿胶汤合驻车丸加减。前方黄连、黄芩苦寒清肠化湿而止痢，阿胶养血和营，芍药和营止痛，鸡子黄滋阴清热；后方黄连苦寒以清肠化湿而止痢，阿胶、当归养阴和血，少佐干姜以制黄连苦寒太过。

若虚热灼津而见口渴、尿少、舌干者，加沙参、石斛；痢下血多者，加牡丹皮、墨旱莲、地榆炭；湿热未清，症见口苦、肛门灼热者，加白头翁、秦皮清解湿热。

5. 虚寒痢

证候：腹部隐痛，缠绵不已，喜按喜温，痢下赤白清稀，无腥臭，或为白冻，甚则滑脱不禁，肛门坠胀，便后更甚，形寒畏冷，四肢不温，食少神疲，腰膝酸软，舌淡苔薄白，脉沉细弱。

证候分析：本证以久痢不愈，脾肾阳虚，寒湿内阻为基本病机。下痢日久，脾阳虚寒，肠中失于温养故腹痛绵绵，喜揉按暖熨；寒湿不尽，内滞肠中，故痢下赤白清稀，无腥臭，或为白冻；脾阳虚则食少神疲；脾虚及肾，肾阳虚极，则滑脱不禁，肛门坠胀，便后更甚，形寒畏冷，四肢不温；舌淡苔薄白，脉沉细而弱均为阳虚而邪气不甚之象。本证以久痢不愈，腹痛喜

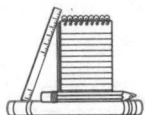

暖熨，下痢稀薄，腰酸畏寒为辨证要点。

治法：温补脾肾，收涩固脱。

方药：桃花汤合真人养脏汤加减。前方赤石脂收涩之力强，重用干姜、粳米温中健脾；后方诃子、罂粟壳、肉豆蔻、人参、白术既能收涩，又可补脾，肉桂温肾，当归、芍药调血，木香行气。二方合用则温补、收涩、固脱之力更强。

若阳虚较甚者，加附子；痢久脾虚气陷，导致少气脱肛者，加黄芪、柴胡、升麻、党参；脱肛严重者，加葛根、羌活、枳壳；滑脱不禁者，加白矾、乌梅、五味子。

6. 休息痢

证候：下痢时发时止，迁延不愈，常因饮食不当、受凉、劳累而发，发时大便次数增多，夹有赤白黏冻，腹胀食少，倦怠嗜卧，舌质淡苔腻，脉濡软或虚数。

证候分析：本证以病久正伤，邪恋肠腑，传导不利为基本病机。下痢日久，正虚邪恋，寒热夹杂，故时发时止，缠绵难愈；脾胃虚弱，健运失司，湿邪内阻，故腹胀食少，倦怠嗜卧；湿热积滞稽留，每因感受外邪，饮食不当，过度劳累而诱发；发则大便次数增多，夹有赤白黏冻；舌质淡苔腻，脉濡软或虚数均为虚实夹杂之象。本证以下痢时发时止为辨证要点。

治法：温中清肠，调气行滞。

方药：连理汤加减。方中人参、白术、干姜、甘草温中健脾，黄连清除肠中湿热余邪。

若脾阳虚极，肠中寒积不化，遇寒即发，症见下痢白冻，倦怠少食，舌淡苔白，脉沉者，用温脾汤以温中散寒，消积导滞；久痢兼见肾阳虚衰，关门不固者，加四神丸以温肾暖脾，固肠止痢；久痢脱肛，神疲乏力，少气懒言者，属脾胃虚弱，中气下陷，用补中益气汤。

（四）其他疗法

1. 中成药 鸦胆子仁，胶囊分装，每日 3 次，每次 15 粒，饭后服下。适用于休息痢，痢下色酱者。

2. 单方验方 ①对痢疾有效的单味中药，如地锦草、马齿苋、凤尾草、黄荆叶、柞树叶、辣蓼、仙鹤草、败酱草、白头翁等，任选 1～2 味煎服，日 1 剂，对急性痢疾的湿热痢、寒湿痢有效。山楂 30～60g 煎服，日 1 剂，对久痢有效。②独头大蒜、黄连各等份，共研细末。每服 6g，每日 3 次。适用于湿热痢。③赤石脂 30g，炮姜 10g，煎服，日 1 剂，适用于下痢滑脱不禁。

【转归预后】

痢疾的转归预后因患者正气的强弱、感邪的深浅及发病的轻重而不同。一般说来，能食者较轻，不能食者重。体质好，正气盛，虽感湿热、寒湿之邪而患急性痢疾者，若治疗及时正确，调护得当，预后一般良好。若疫毒邪盛者，可很快出现热入心营、热盛动风，甚或发展为内闭外脱的危证。慢性痢疾，多由急性痢疾迁延不愈而致，如休息痢、阴虚痢、虚寒痢，一般病情缠绵，难以骤效，但只要辨证准确，治疗恰当，多能缓解或痊愈。

【预防调护】

对于具有传染性的细菌性及阿米巴痢疾，应采取积极有效的预防措施，以控制痢疾的传播和流行，如做好水、粪的管理，饮食管理，消灭苍蝇等。痢疾流行季节，可适当食用生蒜瓣，每次 1～3 瓣，每日 2～3 次。痢疾患者，需适当禁食，待病情稳定后，仍以清淡饮食为宜，忌食油腻荤腥之品。

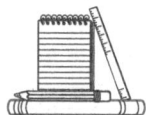

【结语】

痢疾是以痢下赤白脓血、腹痛、里急后重为临床特征。病因是外感时邪疫毒，内伤饮食不洁；病位在肠，与脾胃有密切关系；病机为湿热疫毒寒湿结于肠腑，气血壅滞，脂膜血络受损，化为脓血，大肠传导失司，发为痢疾。暴痢多为实证，久痢多属虚证。痢疾的治疗，以初痢宜通、久痢宜涩，热痢宜清，寒痢宜温，寒热虚实夹杂者宜通涩兼施、温清并用，同时可配合外治灌肠之法，提高疗效。实证以湿热痢多见，亦见于寒湿痢；而疫毒痢，因病势凶险，应及早救治；虚证又有阴虚痢和虚寒痢的不同，若下痢不能进食，或入口即吐，又称噤口痢；对于日久迁延不愈的休息痢，因病情缠绵，往往形成虚实夹杂之势，宜采取综合措施，内外同治。对具传染性的细菌性痢疾和阿米巴痢疾，应重在预防，控制传播。

复习思考

1.痢疾的临床特征是什么？如何辨痢疾的寒热虚实？

2.为什么说赤痢重用血药，白痢重用气药？

3.痢疾常见证型有哪些？试述其临床表现、治法和方药。

临证验案

某患者，女，35岁。

昨日起发热，下痢红白且时伴鲜血，一日夜达二三十次，里急后重，痛苦不堪，口渴欲饮，恶心呕吐，食欲不振。查：形体消瘦，精神困惫，舌苔黄，脉细数。治法：清热止泻。处方：白头翁汤加味。白头翁12g，黄连10g，黄柏10g，秦皮10g，当归12g，广木香6g，桔梗10g，枳壳10g。服药2剂后，未见效果。拟原方稍事加减。处方：白头翁12g，黄连10g，黄柏10g，秦皮10g，当归12g，广木香6g，槐花12g，地榆15g。服药1剂，发热、口渴、恶心等症消失，食欲好转，开始进食。然下痢红白黏冻不见减轻，一日夜仍为二三十次，里急后重，困惫异常。仍以原方加减。处方：白头翁12g，黄连10g，黄柏10g，秦皮10g，当归12g，广木香6g，地榆30g，阿胶（烊化）12g，炙甘草10g。服药1剂，大便转为正常，红白黏冻全无，里急后重消失，痢疾已愈。再以其方1剂巩固疗效。

分析：患者因湿热郁遏，熏蒸肠胃，气血壅滞，肉腐血败而为下痢红白黏冻，肠腑气机不利则里急后重，胃失和降故恶心呕吐。热盛于身则发热，津液被伤则口渴、舌苔黄、脉细数。其为湿热痢热重于湿，以白头翁汤泄热燥湿、凉血解毒，加当归行血以愈便脓，加广木香调气以除后重。服药2剂未见疗效，以其邪热过甚而减去疏利气机之桔梗、枳壳，加入槐花、地榆以增强凉血泄热之力。服药后，发热、口渴、恶心等症消失，食欲好转，但下痢红白黏冻伴鲜血之症不减，于上方减去凉血之槐花，加入阿胶以养阴止血，炙甘草补中益胃，助正气以除湿热，服药1剂即正复邪退，痢疾告愈。

（李今庸.中国现代名医医案精华·李今庸医案.北京：北京科学技术出版社，2009）

项目九　便　秘

便秘是指大便排出困难，排便周期延长，或周期不长，但粪质干结，排出艰难，或粪质不

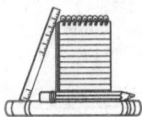

硬，虽有便意，但便而不畅的病证。便秘也是临床上的常见症状，可出现于各种急、慢性病证过程中，也是老年人最常见的消化系统功能障碍的表现。

《内经》有"大便难""后不利"的描述，认为发病与热结有关，《素问·举痛论》曰："热气留于小肠，肠中痛，瘅热焦渴，则坚干不得出，故而闭不通矣。"东汉张仲景《伤寒论》称之为"阳结""阴结""脾约"，提出便秘当从阴阳分类，《伤寒论·辨脉法》曰："其脉浮而数，能食，不大便者，此为实，名曰阳结也，不能食，身体重，大便反硬，名曰阴结也。"对便秘已有了全面的认识，提出寒、热、虚、实不同的发病机制，设立了承气汤的苦寒泻下、麻子仁丸的养阴润下、厚朴三物汤的理气通下，以及蜜煎导诸法，为后世医家认识和治疗本病确立了基本原则。宋代朱肱《类证活人书》提出"大便秘"的病名。严用和《济生方》分为风秘、气秘、热秘、寒秘（又称"冷秘"）、湿秘五秘。清代程钟龄《医学心悟·大便不通》将便秘分为"实秘、虚秘、热秘、冷秘"四种类型，并分别列出各类的症状、治法及方药。

本项目所论便秘，是以便秘为主要症状的病证，西医学中的功能性便秘，肠激惹综合征、肠炎恢复期肠蠕动减弱引起的便秘，直肠及肛门疾患引起的便秘，药物性便秘，内分泌及代谢性疾病的便秘，以及肌力减退所致的排便困难等，可参照本病辨证论治。

知识链接

便秘的外治法

历代医家对于便秘的治疗，不局限于内治法，文献中亦有较多外治法的记载。张仲景在《伤寒论》中创立蜜煎导、猪胆汁导等外用药塞肛通便法。唐代《外台秘要·卷第二十七》也记载了肛门塞药，如"用猪胆和少蜜，于铛中熬令熟稠。丸如枣大，内下部中，即差"。朱丹溪对本病治以肛门塞药的适应证及给药方法，较晋唐时期更为具体，《丹溪心法·结燥》曰："凡诸秘，服药大通，或兼他证，又或老弱虚不可用药者，用蜜熬入皂角末少许，作锭导之。冷秘生姜汁亦佳"。《医学正传·秘结》在"医案"中载有用竹筒套入肛门，以香油吹入肛门内，治愈一例"因出痘（天花）大便不通"，百药无效，不大便达二十五日的患儿，这例验案说明虞氏在撷取前人肛门用药的基础上发展了简便的灌肠疗法。

【病因病机】

便秘多由饮食不节、情志失调、年老体虚、感受外邪，导致热结、气滞、寒凝、气血阴阳亏虚而出现肠道传导失司。

（一）病因

1. 饮食不节 过度饮酒，过食辛辣肥甘厚味，导致肠胃积热，耗伤津液，肠道失濡，大便干结；或恣食生冷，导致阴寒凝滞胃肠，胃肠传导失司，造成便秘。

2. 情志失调 忧愁思虑过度，脾伤气结；抑郁恼怒，肝郁气滞；久坐少动，肠道手术等均可致气机郁滞，通降失常，大肠传导失职，大便秘结。

3. 年老体虚 素体亏虚，或病后、产后及年老体弱之人，气血两亏，甚至阴阳俱虚，肠道失于濡润、温煦，传导无力，而致大便秘结。

4. 感受外邪 外感寒邪，直趋胃肠，凝滞肠道，糟粕不行成冷秘；若外感燥热之邪伤肺，

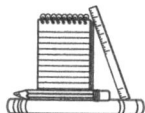

邪移大肠，肠道燥热，伤津失润，大便燥结。

（二）病机

1.基本病机 大肠传导失常。

2.病位 在大肠，与脾、胃、肺、肝、肾等脏腑的功能失调相关。

3.病理性质 便秘可概括为寒、热、虚、实四个方面，燥热内结于肠胃者，属热秘；气机郁滞者，属气秘；气血阴阳亏虚者，为虚秘；阴寒积滞者，为冷秘或寒秘。四者之中，又以虚实为纲，热秘、气秘、冷秘属实，阴阳气血不足的便秘属虚。

4.病机转化 寒、热、虚、实秘之间，常又相互兼夹或相互转化。可由实转虚，可因虚致实而见虚实夹杂。如邪热蕴积日久，可耗伤阴津，形成阴虚便秘；阴寒积滞日久，可耗伤阳气，形成阳气虚衰之证；气机郁滞，日久化热，而导致热结肠胃；阴血不足，常易化热而形成热结便秘；气虚阳虚之人，常易导致阴寒内生而形成冷秘。

【诊断与鉴别诊断】

（一）诊断依据

1.主症 大便秘结，排便周期延长，超过自己的习惯 1 天以上，或两次排便时间间隔在 3 天以上者；或粪质干燥，排便次数每周少于 3 次，或周期不长，但粪质干结，排出艰难，或粪质不硬，虽频有便意，但排便不畅。常伴腹胀、口臭、纳差及神疲乏力等。

2.病史 常有饮食不节、情志内伤、运动减少等病因，多见于年老久病体虚者。

3.相关检查 大便常规、直肠指检、结肠镜、X 线钡剂灌肠造影有助于诊断。

（二）病证鉴别

便秘与肠结 两者皆为大便秘结不通。便秘多为慢性久病，因大肠传导失常所致，表现为腹部胀满，大便干结艰行，可有矢气和肠鸣音，或有恶心欲吐，食纳减少。肠结多为急病，燥屎内结，腑气不通所致，表现为腹部疼痛拒按，大便完全不通，且无矢气和肠鸣音，严重者可吐出粪便，常需结合外科措施治疗。

【辨证论治】

（一）辨证要点

1.辨虚实 临床辨证首辨虚实。实证便秘，可见大便干硬，或黏滞不爽，排出困难，伴有面赤身热，胁腹痞满，口干口臭等，多见于年轻体壮者。虚证便秘，大便干结，或大便不干，排出无力，可伴有头晕目眩，或乏力气短，自汗，畏寒肢冷等，多见于老年人、妇女产后及久病体虚者。实证有热秘、气秘、冷秘之分；虚证有气虚、血虚、阴虚、阳虚之别。

2.辨证候特点 热秘以大便干结，面赤身热，口臭唇疮，尿赤，舌苔黄燥为特点；气秘以欲便不得，胸胁满，腹胀，脉弦为特点；冷秘以大便不通，腹痛拘急，手足不温，脉紧为特点；气虚便秘以神疲气怯，面色㿠白，临厕努挣乏力，大便并不干硬为特点；血虚便秘以便干如栗，面色无华，头眩心悸为特点；阴虚便秘以大便干结、咽干口渴、头晕耳鸣为特点；阳虚便秘，以大便不干但排出无力，腰膝酸冷为特点。

（二）治疗原则

便秘的治疗应以通下为主，但绝不可单纯用泻下药，还须结合病情，审证求因，辨证论治。实秘以祛邪为主，给予泄热、温散、通导之法，使邪去便通；虚秘以扶正为先，给予益气温阳、

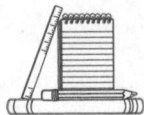

滋阴养血之法，使正盛便通。

（三）分证论治

1. 热秘

证候：大便干结，腹胀腹痛，口干口臭，面红心烦，或有身热，小便短赤，舌红苔黄燥，脉滑数。

证候分析：本证以肠胃积热，热灼津伤，肠道失润为基本病机。因素体阳盛，或恣食酒浆、辛辣厚味等而致肠胃积热，灼伤津液；肠道失调，燥屎内停，腑气不通，故大便干结，腹胀按之疼痛；积热上蒸，故口干口臭；热移膀胱，则小便短赤；热盛于内，故身热面赤心烦；舌苔黄燥，为热已伤津化燥。本证以大便干结，口干口臭，小便短赤，面红身热为辨证要点。

治法：泄热导滞，润肠通便。

方药：麻子仁丸加减。本方重在泄热润肠，且通便而不伤正。方中大黄、麻仁泄热润肠通便为主药；辅以杏仁降气润肠；芍药养阴和里；枳实、厚朴行气除满。全方以泄热润肠通便为特点。

若津液已伤者，加生地黄、玄参、麦冬以滋阴生津；肺热气逆，咳喘便秘者，加瓜蒌仁、苏子、黄芩清肺降气以通便；郁怒伤肝，目赤易怒者，加更衣丸或当归龙荟丸清肝通便；痔疮、便血者，加槐花、地榆；热势较盛，满实坚者，用大承气汤急下存阴。

2. 气秘

证候：大便干结，或不甚干结，欲便不得出，或便而不爽，肠鸣矢气，腹中胀痛，嗳气频作，纳食减少，胸胁痞满，舌苔薄腻，脉弦。

证候分析：本证以气机郁滞，通降失常为基本病机。气机郁滞，通降失常，传导失司，糟粕内停，故大便秘结，或不甚干结，欲便不得；肝气不舒，脾气郁结，胃气不和，故腹中胀痛，嗳气频作，胸胁痞满；肝郁脾虚，脾气不运，故食少；苔薄腻，脉弦为肝脾不和，内夹脾湿之象。本证以便秘，欲便不得，嗳气频作，胸胁痞满，脉弦为辨证要点。

治法：顺气导滞。

方药：六磨汤加减。方中木香、乌药、沉香顺气解郁；槟榔、大黄、枳实破气导滞。

若七情郁结，忧郁寡言者，加白芍、柴胡、合欢皮疏肝解郁；跌仆损伤，腹部术后，便秘不通，属气滞血瘀者，加红花、赤芍、桃仁活血化瘀；腹部胀痛甚者，加赤芍、柴胡、厚朴疏肝解郁；气郁化火，口苦咽干，舌红苔黄者，加栀子、黄芩。

3. 冷秘

证候：大便艰涩，腹痛拘急，胀满拒按，胁下偏痛，手足不温，舌苔白腻，脉弦紧。

证候分析：本证以阴寒内盛，凝滞胃肠为基本病机。寒邪凝聚，糟粕不化，阻滞肠中而成寒积；积滞阻于肠间，腑气不通，则大便艰涩；气机不畅，血行不利，则腹痛、胀满拒按，胁下偏痛；阳气不得布达于四肢，则手足不温；苔白腻、脉弦紧，为寒实之佐证。本证以大便艰涩，手足不温，舌苔白腻，脉弦紧为辨证要点。

治法：温里散寒，通便止痛。

方药：大黄附子汤加减。方中大黄苦寒，泻下通便，荡涤积滞；附子辛热，一则温里散寒，二则止腹胁疼痛，三则制大黄之寒，使其寒凉之性被制而泻下之功犹存；细辛温经散寒止痛，助附子温里散寒之用。三药合用，寒邪得散，积滞得去而诸症自除。

若便秘腹痛者，加枳实、厚朴、木香助泻下之力；腹部冷痛，手足不温者，加高良姜、小

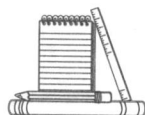

茴香增散寒之功。

4. 气虚秘

证候：大便干或不干，虽有便意，但排出困难，用力努挣则汗出短气，便后乏力，面白神疲，肢倦懒言，舌质淡，苔白，脉弱。

证候分析：本证以肺脾气虚，传导无力为基本病机。肺脾气虚，肺与大肠相表里，脾主运化，气虚则大肠传导无力，故虽有便意，但临厕努挣乏力，大便难以排出；肺卫不固，腠理疏松，故努挣则汗出短气；排便耗气，故便后乏力；脾虚运化无权，化源不足，故面色白，神疲气怯；舌淡嫩，脉弱均为气虚之候。本证以面白神疲，大便并不干硬，或初硬后溏，虽有便意，临厕努挣乏力，汗出气短为辨证要点。

治法：益气润肠。

方药：黄芪汤加减。方中黄芪补益肺脾；火麻仁、白蜜润肠通便；陈皮理气。

若乏力汗出者，加白术、党参助补中益气；排便困难，腹部坠胀者，合用补中益气汤升提阳气；气息低微，懒言少动者，加用生脉散补肺益气；肢倦腰酸者，用大补元煎滋补肾气。

5. 血虚秘

证候：大便干结，面色无华，头晕目眩，心悸气短，健忘，口唇色淡，舌淡苔少，脉细。

证候分析：本证以血液亏虚，肠道失荣为基本病机。病后、产后或年老体弱之人，气血亏虚，血虚津少，不能下润大肠，故大便干结；血虚不能上荣，故面色萎黄无华，头晕目眩；血虚心失所养，故心悸；血虚脑窍失养，故健忘。本证以面色无华，大便干结，心悸目眩为辨证要点。

治法：养血润燥。

方药：润肠丸加减。方中生地黄、当归滋阴养血，与桃仁、火麻仁同用，兼能润燥通便；枳壳行气，以导气下行。

若面白，眩晕甚者，加玄参、何首乌、枸杞子养血润燥；手足心热，午后潮热者，加知母、胡黄连以清热；阴血已复，便仍干燥者，用五仁丸润滑肠道。

6. 阴虚秘

证候：大便干结，形体消瘦，头晕耳鸣，两颧红赤，心烦少眠，潮热盗汗，腰膝酸软，舌质红，苔少，脉细数。

证候分析：本证以阴津不足，肠失濡润为基本病机。阴津亏损，肠腑失润，传导失常，则燥屎不行；阴液亏少，机体失于滋润濡养，则形体消瘦，头晕耳鸣；阴液亏虚导致心阴不足，故见心烦少眠；阴不制阳，虚热内生，则见两颧红赤，潮热盗汗；阴津不足导致肾阴不足，故见腰膝酸软；阴虚内热，故舌红苔少，脉细数。本证以大便干结，形体消瘦，头晕耳鸣，潮热盗汗为辨证要点。

治法：滋阴通便。

方药：增液汤加减。方中玄参、麦冬、生地黄滋阴生津；当归、玉竹、沙参滋阴养血，润肠通便。

若口干面红，心烦盗汗者，加芍药、知母养阴清热；胃阴不足，口渴纳减者，用益胃汤；阴亏燥结，热盛伤津，大便干结，数日不行者，加大黄，或用增液承气汤；肾阴不足，腰膝酸软者，用六味地黄丸补益肝肾。

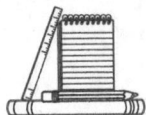

7. 阳虚秘

证候：大便干或不干，排出困难，小便清长，面色㿠白，四肢不温，腹中冷痛，或腰膝酸冷，舌淡苔白，脉沉迟。

证候分析：本证以阳气虚衰，阴寒凝结为基本病机。老年或病久脾肾阳衰，温煦无权，寒自内生，阳气不通，肠道传送无力，大便艰难；阴寒内盛，寒凝气滞，故腹中或有冷痛；肾阳不足，温煦无权，故四肢欠温，小便清长；面色㿠白，舌淡，苔白，脉沉迟，均为阳虚内寒之象。本证以大便干或不干，排出困难，四肢不温，腹中冷痛，腰膝酸冷为辨证要点。

治法：温阳通便。

方药：济川煎加减。方中肉苁蓉温补肾阳，兼能润肠通便；当归养血润肠；牛膝补肾强腰，又善下行；泽泻性降而润，配合牛膝引药下行，枳壳下气宽肠而通便；少佐升麻轻宣升阳，与当归、肉苁蓉、枳壳、泽泻相配，加强通便之力。

若寒凝气滞，腹痛较甚者，加肉桂、木香温中行气止痛；胃气不和，恶心呕吐者，加半夏、砂仁和胃降逆；老人虚冷便秘顽症者，合半硫丸。

（四）其他疗法

1. 中成药 麻子仁丸、牛黄解毒丸（片）、牛黄清火丸、大黄清胃丸、三黄片等。

2. 单方验方 ①食饵疗法：黑芝麻、胡桃肉、松子仁等份，研细，少加白蜜冲服，对阴血不足之便秘，颇有功效。②当归15g，火麻仁15g，水煎服。适用于老年津亏血虚便秘。③莱菔子6g，皂角末1.5g，共研细末，开水冲服，日服1次。适用于气滞痰浊之便秘。

【转归预后】

便秘的转归与预后取决于患者的体质、病程、正气的强弱等。一般预后良好，均可经药物治疗而转愈。老年人便秘日久，正气亏虚，脏腑气机升降失调，以虚证和虚实夹杂证为主，治疗难以速愈。便秘日久还可引发痔疮、肛裂、便血，用力过度又可诱发疝气。中老年人便秘用力，可诱发其他疾病如中风、真心痛等，不可不防。

【预防调护】

戒忧思恼怒，保持心情舒畅。饮食宜清淡，多食粗粮及蔬菜水果，多饮水，避免久坐少动，并养成定时如厕的习惯。老年体质虚弱者排便时以坐式便器为宜，勿使临厕久蹲，而致虚脱。加强锻炼，可根据具体情况选择打太极拳、练五禽戏、练八段锦、慢跑、快走等方法。

【结语】

便秘是指粪便在肠内滞留过久，秘结不通，排便周期延长，或周期不长，粪质干结，排出艰难，或粪质不硬，虽有便意，便而不畅的病证。病因多由饮食所伤、情志失调、体虚年高、感受外邪等因素，造成热结、气滞、寒凝、气血阴阳亏虚，以致大肠传导功能失常的基本病机。病理性质有寒、热、虚、实之分。燥热内结者属热秘；阴寒积滞者为寒秘；气机郁滞者属气秘、实秘；阴阳气血不足的便秘属虚秘。辨证时当辨寒热虚实、辨排便粪质。实秘当辨热秘、冷秘、气秘；虚秘当辨气虚、血虚、阴虚、阳虚的不同。治疗原则以通下为主。实者以祛邪为主，泻热、温散、通导为治本之法，并辅以顺气导滞之品，邪去便通。虚者以养正为先，滋阴养血、益气温阳为治本之法，辅以甘温润肠之药，正盛便通。经常性便秘及老年便秘者要积极治疗，

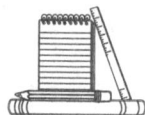

并结合饮食、情志、运动等调理。

复习思考

1. 在便秘的治疗中如何正确理解和运用通法？

2. 便秘如何辨寒热虚实？

3. 便秘常见证型有哪些？试述其临床表现、治法和方药。

临证验案

某患者，1973年1月就诊。

素有关节疼痛、消化不好，现病1月余，腹胀痛，脐周尤甚，绵绵作痛，触之板硬，少腹有冷感，大便秘结不通，已有6日未解大便，下肢逆冷，频频嗳气，喜热饮，纳食欠佳，有时食后呕吐，望之面色晦黯，形体消瘦，全身畏冷，精神不振，舌苔薄白微腻，脉沉紧，诊为寒实便秘，治当温下，以大黄附子汤及温脾汤加减。处方：制附子6g，生大黄10g，干姜6g，芒硝（冲）3g，枳壳10g，厚朴10g，陈皮6g，当归12g，半夏10g，茯苓15g，党参12g，甘草3g。上方服后，患者大便已通，腹胀痛基本消失，微腻之苔已退，脉象趋于和缓。原方继进3剂，以巩固疗效。

分析：患者腹胀畏冷，面色晦黯，精神不振，大便6日未解，苔薄白微腻，脉沉紧，诊断为寒实便秘无疑。寒实便秘，是脾肾阳虚，寒凝气滞，大肠传导失职所致。大肠传导主要靠阳气的推动作用，正所谓"有火则转输无碍，无火则幽阴之气闭塞"。治当使用温下之剂温阳散寒、通便止痛，合用枳壳、厚朴、陈皮行气导滞，半夏、茯苓降逆止呕，一剂则便通，诸症得消。

（刘尚义.南方医话.北京：北京科学技术出版社，1996）

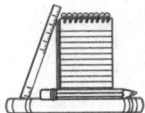

模块六　肝胆系病证

扫一扫，查阅
本模块 PPT、
视频等数字资源

【学习目标】

知识目标

1. 能够陈述胁痛、黄疸、积聚、鼓胀的概念、病因病机、诊断与鉴别诊断、辨证要点、治疗原则、分证论治。

2. 能够阐述阴黄与阳黄、鼓胀与水肿鉴别要点。

3. 知晓胁痛、黄疸、积聚、鼓胀的转归预后、预防调护。

技能目标

1. 能够对胁痛、黄疸、积聚、鼓胀等肝胆系病证者进行辨治处置。

2. 具有分析问题、解决问题及自主学习的能力。

素质目标

学会医患沟通技巧，以患者为中心，注重人文关怀，具有医者仁心。

肝主疏泄，主藏血，主筋，开窍于目，体阴而用阳，喜条达而恶抑郁，为厥阴风木之脏。胆附于肝，内藏"精汁"，主胆汁的贮藏与排泄。肝经络胆，肝胆互为表里，但在功能表现上是以肝为主、胆为辅。

肝胆的病理表现主要为气机的流畅、血液的贮藏调节和胆汁的疏泄功能的异常。如肝气失疏，络脉失和，导致胁痛；肝体失和，气血壅结，腹内结块而成积聚；肝、脾、肾失调，气血水互结而成鼓胀；肝胆疏泄失调，湿邪壅滞，胆汁泛溢而成黄疸。

肝藏血，肾藏精，而精血互生，故肝肾同源；肝为肾之子，若肾阴不足，水不涵木，肝阳上亢，导致头痛、眩晕。生理上肝木疏土，助脾运化；脾土营木，利其疏泄。病理上肝郁气滞，乘脾犯胃，则见胃脘胀满、疼痛，腹痛，腹胀，便溏。肝喜条达，郁则化火，上侮于肺，肺失清肃，肺气上逆而成呛咳、咳血。肝藏血，心主血，共同完成正常的血液循行，故心肝阴血不足往往互为影响，而成心肝血虚。

肝胆病证的辨治要注意辨虚实、辨病性、辨阴阳。肝病多实，宜疏、宜泄、宜利；肝胆病初、中期多表现以邪实为主，实证治宜疏肝理气、清利肝胆、清泄肝火为主。但肝体阴用阳，须注意辛燥香窜药物不宜多用久用。肝虚之证，治宜滋阴养血为主：血虚宜补气养血，阴虚宜滋阴降火。治肝之时，需兼顾他脏：(肾)阴虚(肝)阳亢需滋阴潜阳；肝脾不调治以疏肝健脾；肝胃不和治以疏肝和胃；肝火犯肺治以清肝泻肺。宜攻宜补，应因病、因证、因人而异。常用治肝之法：疏肝、清肝、泻肝、平肝、镇肝、养肝、柔肝、温肝等。

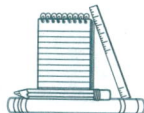

项目一 胁 痛

胁痛是以一侧或两侧胁肋部疼痛为主要表现的病证。胁，即侧胸部，为腋下至第十二肋部的总称。

胁痛最早见于《内经》，并且明确指出了本病的发生主要与肝胆病变相关。《诸病源候论》指出胁痛的发病主要与肝、胆、肾相关。《严氏济生方》认为胁痛主要是由于情志不遂所致。《景岳全书》将胁痛分为外感与内伤两大类，指出其病位主要在肝胆，但与他脏亦有关。《证治汇补》对胁痛的病因和治疗原则进行了较为全面系统的描述。

西医学中的急慢性肝炎、胆囊炎、胆结石、胆道蛔虫、肋间神经痛均可参考本病辨证论治。

【病因病机】

胁痛主要因情志不遂、饮食不节、跌仆损伤、久病劳欲及外感湿热，导致肝络失和，"不通则痛"或"不荣则痛"。

（一）病因

1.外感湿热 外感湿热，郁结少阳，枢机不利，肝胆经气失于疏泄，气机不利，肝络气血不畅，而致胁痛。

2.情志不遂 情志不遂，暴怒伤肝，抑郁忧思，肝失疏泄，肝气郁滞，肝络不利，导致胁痛。

3.跌仆损伤 跌仆损伤，或强力负重，胁络受伤，瘀血停留，阻塞胁络，不通则痛，而致胁痛。

4.饮食所伤 饮食不节，损伤脾胃，运化失职，湿热内生，蕴于肝胆，肝胆失于疏泄条达，气机不利，而出现胁痛。

5.劳欲久病 久病耗伤，劳欲过度，精血亏虚，水不涵木，肝阴不足，肝血亦虚，脉络失养，导致胁痛。

（二）病机

1.基本病机 肝气郁滞，络脉失和。其病机不外乎"不通则痛"和"不荣则痛"。由于气滞、血瘀、湿热等，邪气阻滞肝胆气机，使气机不畅，络脉不利，"不通则痛"；或由于肝阴不足，肝络失养，"不荣则痛"。

2.病位 在肝胆，与脾胃及肾相关。

3.病理性质 有虚有实，而以实为多。实证中以气滞、血瘀、湿热为主，三者又以气滞为先。虚证多属阴血亏损，肝失所养。

4.病机转化 虚实之间可以相互转化，如气滞日久可以化火伤阴，则由实转虚；阴血不足，肝络失养者，每易兼有湿热，是为虚中夹实，故临床常见虚实夹杂之证。

【诊断与鉴别诊断】

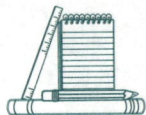

（一）诊断依据

1.主症 一侧或两侧胁肋部疼痛，胁痛的性质可呈刺痛、胀痛、灼痛、隐痛、钝痛等。

2.次症 伴见胸闷、腹胀、嗳气呃逆、急躁易怒、口苦纳呆、厌食恶心等症。

3. 病史 常有饮食不节、情志内伤、感受外湿、跌仆闪挫或劳欲久病等病史，部分患者有反复发作的病史。

4. 相关检查 肝功能、肝炎病毒指标、腹部 B 超、腹部 CT 或 MRI、甲胎蛋白检测、血浆白蛋白等有助于诊断。

（二）病证鉴别

胁痛与悬饮 胁痛主要表现为一侧或两侧胁肋部疼痛。而悬饮表现为咳唾引痛胸胁，呼吸或转侧加重，患侧肋间饱满，叩诊呈浊音，或见发热。

【辨证论治】

（一）辨证要点

1. 辨在气在血 大抵胀痛多属气郁，且疼痛游走不定，时轻时重，症状轻重与情绪变化有关；刺痛多属血瘀，且痛处固定不移，疼痛持续不已，局部拒按，入夜尤甚。

2. 辨属虚属实 实证以气滞、血瘀、湿热为主，多病程短，来势急，症见疼痛剧烈而拒按，脉实有力。虚证多为阴血不足，脉络失养，症见其痛隐隐，绵绵不休，且病程长，来势缓，并伴见全身阴血亏耗之象。

（二）治疗原则

临床治疗本病以疏肝和络止痛为基本原则。实证宜用理气、活血、清利湿热之法；虚证宜补中寓通，采用滋阴、养血、柔肝之法。

知识链接

叶天士辨证论治胁痛

叶天士是我国清代著名的医家，温病四大家之一，创立了卫气营血的辨治体系。《临证指南医案》是记录其临床经验的医案专著，全面地展现了叶天士在温热病证及各科杂病方面的诊疗经验。在此书中，胁痛一病共有23案，虽然病例不多，但充分体现了叶天士诊治胁痛的辨证论治特点。

叶天士在治疗胁痛时，主要辨虚实、辨脏腑、辨经络。在辨虚实时，实证有肝郁证、湿热壅滞证、寒入络脉证、血络瘀痹证；虚证分营络虚寒证、肝风入络证等。在辨脏腑时，主要辨病在肝胆、在胃络、在肾、在肺，辨肝气郁滞证、肝肾阴虚证、金不制木证、肝胃络虚证、胆络血滞证。在辨经络上提出久病入络，络病由经病而来，可以以辨治络病的思想治疗胁痛。叶天士治疗胁痛的辨证论治的思想对后人产生了很大的影响。后世医家将叶氏的思想运用到临床实践当中也取得很好的临床疗效，因此值得我们进一步去探究和学习。

（三）分证论治

1. 肝郁气滞

证候：胁肋胀痛，走窜不定，甚则引及胸背肩臂，疼痛每因情志变化而增减，胸闷腹胀，嗳气频作，得嗳气而胀痛稍舒，纳少口苦，舌苔薄白，脉弦。

证候分析：本证以肝失疏泄，气滞郁结为基本病机。胁为肝之分野，肝气失于条达，故见胁肋胀痛；气属无形，时聚时散，故其痛走窜不定；肝为刚脏，易郁易怒，故疼痛每因情志变动而增减；肝气郁滞，则见胸闷嗳气；肝郁犯及脾胃，运化失健，饮食随之减少；舌苔薄白为

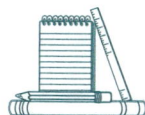

无火象，脉弦是肝郁之象。本证以胁肋胀痛，走窜不定，胸闷嗳气为辨证要点。

治法：疏肝理气。

方药：柴胡疏肝散加减。方中柴胡疏肝；配香附、枳壳以理气；川芎活血；芍药、甘草缓急止痛。

若气郁化火者，症见胁肋掣痛，口干口苦，烦躁易怒，溲黄便秘，舌红苔黄，去川芎，加栀子、牡丹皮、黄芩、夏枯草；肝郁化火，耗伤阴津者，症见胁肋隐痛不休，眩晕少寐，舌红少津，脉细，去川芎，加枸杞子、菊花、何首乌、牡丹皮、栀子；胃失和降，恶心呕吐者，加半夏、陈皮、生姜、旋覆花；气滞兼见血瘀者，加赤芍、当归尾、川楝子、延胡索、郁金。

2. 肝胆湿热

证候：胁肋重着或灼热疼痛，痛有定处，触痛明显，口苦口黏，胸闷纳呆，恶心呕吐，小便黄赤，大便不爽，或兼有身热恶寒，身目发黄，舌红苔黄腻，脉弦滑数。

证候分析：本证以湿热蕴结肝胆为基本病机。湿热蕴结于肝胆，肝络失和，胆气失疏，故胁痛口苦；湿热中阻，升降失常，故胸闷纳呆；湿热内蕴，胆汁遇阻而外溢，则可出现目黄，身黄，小便黄赤；舌红苔黄腻，脉弦滑数，均为湿热征象。本证以胁肋重着或灼热疼痛，胸闷纳呆，或身目发黄及湿热内蕴征象为辨证要点。

治法：清热利湿。

方药：龙胆泻肝汤加减。方中龙胆草泻肝胆湿热；栀子、黄芩清热泻火；泽泻、木通、车前子清利湿热；生地黄、当归滋养肝血，使祛邪而不伤正；柴胡疏泄肝胆，并能引药入肝；甘草调和诸药；龙胆草、栀子、当归、生地黄，均用酒炒，可使寒而不遏，清中寓疏。

若兼见发热、黄疸者，加茵陈、黄柏以清热利湿退黄；肠胃积热，大便不通，腹胀腹满者，加大黄、芒硝；湿热煎熬，结成砂石，阻滞胆道，症见胁肋剧痛，连及肩背者，加金钱草、海金沙、郁金、川楝子。

3. 瘀血阻络

证候：胁肋刺痛，痛有定处，痛处拒按，入夜痛甚，胁肋下或见有癥块，舌质紫黯，脉沉涩。

证候分析：本证以气滞血瘀，瘀阻肝络为基本病机。肝郁日久，气病及血，故胁肋刺痛，痛有定处，或胁肋下见有癥块；卧则血归于肝，故入夜更甚；舌质紫黯，脉沉涩，皆瘀血阻络之象。本证以胁痛如刺，痛有定处为辨证要点。

治法：祛瘀通络。

方药：血府逐瘀汤加减。方中桃仁破血行滞而润燥；红花活血祛瘀以止痛；赤芍、川芎增强行瘀之力；牛膝通脉，导瘀下行；生地黄、当归养血；枳壳、桔梗，一降一升，散结行气；柴胡疏肝解郁；甘草调和诸药。

若因跌打损伤所致胁痛，局部见积瘀肿痛者，加大黄、瓜蒌根破瘀散结，通络止痛；胁肋刺痛较重者，加当归尾、延胡索等活血调气，化瘀止痛；胁肋下有癥块，而正气未衰者，加三棱、莪术、地鳖虫以增加破瘀散结消坚之力。

4. 肝络失养

证候：胁肋隐痛，悠悠不休，遇劳加重，口干咽燥，心中烦热，头晕目眩，舌红少苔，脉细弦而数。

证候分析：本证以肝阴不足，肝络失养为基本病机。阴血亏损，不能柔养肝络，故见胁肋隐痛，悠悠不休；阴虚则内热自生，心神被扰，故见口干咽燥，心中烦热；舌红少苔，脉细弦

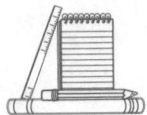

而数，亦属阴虚内热之象。本证以胁肋隐痛，口干咽燥，心中烦热为辨证要点。

治法：养阴柔肝。

方药：一贯煎加减。方中重用生地滋阴养血，补益肝肾；北沙参、枸杞子、麦冬、当归益阴而柔肝；加入少量川楝子疏肝行气。诸药合用，可使肝体得养，肝气条畅，胁痛消除。

若阴亏过甚，舌红而干者，加石斛、玄参、天冬；阴虚火旺者，配黄柏、知母、地骨皮等。

（四）其他疗法

1. 中成药　复方胆通片、消炎利胆片适用于慢性胆囊炎或胆石症引起的胁痛；逍遥丸、舒肝丸、柴胡疏肝丸适用于肝气郁结引起的胁痛；鳖甲煎丸适用于肝硬化引起的瘀血阻络胁痛。

2. 单方验方　①金钱草 60～120g，水煎服，每日 1 剂，治胆囊炎、胆结石所致胁痛。②瓜蒌 1 个，没药（或红花）3g，甘草 6g，水煎服，治肋间神经痛。

【预防调护】

预防胁痛，当注意保持情绪稳定，避免过怒、过悲、过劳及过度紧张；同时注意饮食清淡，切忌过度饮酒或嗜食辛辣肥甘，以防湿热内生。动静有度，避免外伤引起胁痛。注意劳逸结合，起居有常，顺应四时变化。适当参加体育活动，如散步、打太极拳等，有利于气血运行，恢复正气。

【结语】

胁痛是指以一侧或两侧胁肋部疼痛为主症的一类疾病。胁痛的病因主要为情志不遂、饮食不节、跌仆损伤、久病劳欲及外感湿热。其病位主要在肝、胆，又与脾、胃、肾相关。其病机属肝络失和。辨证当着重辨气血虚实，临床上以实证最为多见。治疗以疏肝和络止痛为基本治则，实证多采用疏肝理气、活血通络、清利湿热之法；虚证则多以滋阴养血柔肝为治，同时佐以理气和络之品。虚实之间常可相互转化。

复习思考

1. 胁痛与肝胆有何关系？胁痛的治疗原则是什么？

2. 如何辨别胁痛的虚实、在气在血？

3. 肝胆湿热证之胁痛的主症、治法、方药是什么？

临证验案

呼某，男，28 岁。初诊于 1980 年 10 月 24 日。

主诉：因情志不畅致右肋疼痛，纳呆，肢困。曾服多种保肝西药及疏肝中药，病情时轻时重。近月来，右胁疼痛增剧，时而左胁亦痛，饮食欠佳，厌食油腻，哕逆嗳气，脘腹胀闷，食后尤甚，头昏脑涨，神疲乏力，体瘦面苍，舌质淡，苔薄白，脉沉弱。处方：木瓜 6g，三棱 6g，莪术 6g，生麦芽 10g，生扁豆 10g，刺蒺藜 10g，生黄芪 12g，乌梅 3g，甘草 3g。5 剂。

二诊：药后胁痛大减，胃纳好转，仍头晕乏力，舌脉如前。原方药继服 6 剂，诸证皆除。嗣后肝功能检查恢复正常，迄今未发。

分析：治疗胁痛，要疏肝必先养肝，故以乌梅之酸养肝体补肝阴；配以木瓜，既能养肝又能和胃；疏肝用生麦芽，因生麦芽有疏肝之效而无劫阴之弊。治肝多先健脾，用生扁豆和胃，用三棱、莪术理气中之血、血中之气，配黄芪而不伤气，更能增加三棱、莪术化郁之功。因久

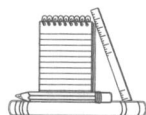

病入络，故刺蒺藜与生麦芽合用，善于疏肝、搜剔血络之邪。此方乃李克绍先生自创，对于迁延性肝炎气虚血滞者，颇有疗效。

（李克绍.李克绍医学文集.济南：山东科学技术出版社，2008）

项目二　黄　疸

黄疸是以目黄、身黄、小便黄为主症的一种病证，其中目睛黄染尤为本病的重要特征。

黄疸病名，首见于《内经》，且对黄疸病的病因病机、主要症状及治则均有记载。汉代张仲景《伤寒杂病论》把黄疸分为黄疸、谷疸、酒疸、女劳疸、黑疸五种，并对各种黄疸的形成机理、症状特点进行了探讨，其创制的茵陈蒿汤成为历代治疗黄疸的重要方剂；《诸病源候论》《圣济总录》两书都记述了黄疸的危重证候"急黄"，并提到了"阴黄"一证；元代罗天益在《卫生宝鉴》中又进一步把阳黄与阴黄的辨证施治加以系统化，对临床具有重要指导意义。《景岳全书·黄疸》初步认识到黄疸的发生与胆液外泄有关。清代程钟龄《医学心悟》创制茵陈术附汤，至今仍为治疗阴黄的代表方剂；清代沈金鳌《沈氏尊生书·黄疸》对黄疸可有传染性及严重的预后转归有所认识。

西医学中肝细胞性黄疸、阻塞性黄疸、溶血性黄疸，尤其常见的肝胆系统疾病如病毒性肝炎、肝硬化、胆石症、胆囊炎等若以黄疸为主要表现者，均可参照本病辨证论治。

【病因病机】

黄疸的病因有外感和内伤两个方面。外感主要为湿热疫毒；内伤主要为饮食、劳倦、病后续发，导致湿邪壅阻中焦，肝胆疏泄失常，胆汁外溢而成黄疸。

（一）病因

1. 外感湿热疫毒　外感湿热疫毒，内蕴中焦，脾胃运化失常，湿郁热蒸于肝胆，肝失疏泄，胆汁不循常道，外溢肌肤，下注膀胱，发为本病。湿热夹时邪疫毒伤人，病势暴急凶险（具有传染性），表现为热毒炽盛，内及营血的危重现象，称为急黄。

2. 饮食不节　过食辛热肥甘之品或饮食不洁，脾胃损伤，运化失职，湿浊内生，郁而化热，湿热熏蒸肝胆，胆汁泛溢而成黄疸。

3. 劳倦内伤　劳倦过度，或病后脾阳受损，均可导致脾虚寒湿内生，困遏中焦，壅塞肝胆，胆液不循常道，外溢肌肤而成黄疸。

4. 病后续发　胁痛、癥积及其他疾病之后，瘀血阻滞，湿热残留，日久损肝伤脾，湿遏瘀阻，胆汁泛溢肌肤出现黄疸。

（二）病机

1. 基本病机　湿邪困遏脾胃，壅阻肝胆，脾胃运化失健，肝胆疏泄失常，胆汁不循常道，泛溢肌肤，下注膀胱。

2. 病位　主要在脾胃、肝胆。

3. 病理性质　有寒湿和湿热两端。湿热熏蒸为阳黄，寒湿阻遏为阴黄。由于湿和热常有所偏盛，故阳黄有湿重于热和热重于湿的区别。

4. 病理因素　湿邪、热邪、寒邪、疫毒、气滞、瘀血六种。黄疸形成的关键是湿邪为患，正如《金匮要略》所说："黄家所得，从湿得之。"

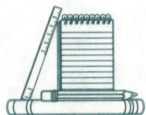

5. 病机转化 阳黄、急黄、阴黄在一定条件下可以相互转化。如阳黄治疗不当，热毒炽盛，侵及营血，内陷心包，引动肝风，则可发为急黄；若阳黄失治误治，迁延日久，脾阳损伤，湿从寒化，则可转为阴黄；如阴黄重感湿热之邪，或湿郁化热，又可呈现阳黄表现。

【诊断与鉴别诊断】

（一）诊断依据

1. 主症 目黄、肤黄、小便黄，其中目睛黄染为本病的重要特征。

2. 次症 常伴食欲减退、恶心呕吐、胁痛腹胀等症状。

3. 病史 常有外感湿热疫毒，内伤酒食不节，或有胁痛、鼓胀、积聚等病史。

4. 相关检查 肝功能、肝炎病毒指标、腹部 B 超、腹部 CT 或 MRI、消化道纤维内镜、磁共振胰胆管成像（MRCP）、逆行胆胰管造影、甲胎蛋白检测、肝穿刺活检等有助于诊断。

（二）病证鉴别

黄疸与萎黄 黄疸与萎黄均可出现身黄。但黄疸发病与感受外邪、饮食劳倦或病后有关；其病机为湿滞脾胃，肝胆失疏，胆汁外溢；其主症为身黄、目黄、小便黄。萎黄之病因与饥饱劳倦、食滞虫积或病后失血有关；其病机为脾胃虚弱，气血不足，肌肤失养；其主症为肌肤萎黄不泽，目睛及小便不黄，常伴头昏倦怠、心悸少寐、纳少便溏等症状。

【辨证论治】

（一）辨证要点

1. 辨阳黄、阴黄与急黄 阳黄多由湿热之邪所致，发病急，病程短，其黄色泽鲜明如橘，伴发热，口干苦，小便短赤，大便燥结，舌红苔黄腻，脉弦滑数。急黄为阳黄之重症，热毒炽盛，营血耗伤，病情急骤，疸色如金，可见神昏、谵语、发斑、出血等危象。阴黄由脾胃虚寒，寒湿内阻所致，病程长，病势缓，其色虽黄，但色泽晦黯，伴脘腹痞闷，神疲乏力，纳少便溏，舌淡苔白腻，脉濡缓。

2. 辨阳黄之湿热轻重 阳黄虽由湿热所致，但有偏重于热、偏重于湿之分，故于阳黄之中应再辨湿热之孰重孰轻。热重于湿者，身目俱黄，色泽鲜明，发热口渴，大便燥结，舌苔黄腻，脉弦数；湿重于热者，色泽不如热甚者鲜明，头身困重，胸满脘痞，舌苔白腻微黄，脉弦滑。

（二）治疗原则

化湿邪，利小便。《金匮要略》曰："诸病黄家，但利其小便。"湿热以清热化湿；寒湿以温化寒湿；急黄以清热解毒、凉营开窍。治疗时还应注意热重者顾护阴液，不可利湿太过伤其阴；湿重者应化湿护阳，不可苦寒太过伤其阳。

知识链接

关幼波治疗黄疸思想

关幼波教授（1913—2005），出身中医世家，16 岁就跟随父亲——著名中医关月波学习中医，27 岁独立行医。在多年的行医生涯中，他在中医内科、妇科、儿科及外科方面都有较深的造诣，尤其在肝病和疑难杂病的治疗上有独到经验。

对于肝病相关性黄疸，关幼波总结出"治黄必治血，血行黄易却；治黄需解毒，解毒黄易除；治黄要治痰，痰化黄易散"的治疗观点，并提出：重视辨证，首先分清虚实；解毒活血化痰，贯彻始终；后期扶正祛邪以治根本。

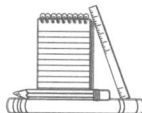

（三）分证论治

1. 阳黄

（1）热重于湿

证候：身目俱黄，黄色鲜明，发热口渴，或见心中懊恼，腹部胀闷，口干而苦，恶心呕吐，小便短少黄赤，大便秘结，舌苔黄腻，脉象弦数。

证候分析：本证以湿热熏蒸，热重于湿，蒸迫胆液为基本病机。湿热熏蒸，胆汁泛溢浸淫周身，故目黄，身黄，小便发黄；热为阳邪，故黄色鲜明；热盛灼津，故发热口渴；湿热内扰，故心烦懊恼；湿热中阻，脾胃失和，腑气失畅，故腹部胀闷，大便秘结；口苦，舌苔黄腻，脉弦数，均为湿热困遏脾胃，壅滞少阳之象。本证以身目俱黄，黄色鲜明，大便秘结，舌苔黄腻为辨证要点。

治法：清热通腑，利湿退黄。

方药：茵陈蒿汤加减。方中茵陈清热利湿，为退黄疸之良药；栀子清泄三焦湿热，使之从小便而去；大黄通利大便，泄降瘀热，三药合用，则湿热之邪自二便分消，湿去热清，黄疸可退。

若胁痛较甚者，加柴胡、郁金、川楝子、延胡索等疏肝理气止痛；热毒内盛，心烦懊恼者，加黄连、龙胆草以增强清热解毒作用；恶心呕吐者，加橘皮、竹茹、半夏和胃止呕。

（2）湿重于热

证候：身目俱黄，黄色不及前者鲜明，头身困重，胸脘痞满，食欲减退，恶心呕吐，腹胀或大便溏垢，舌苔厚腻微黄，脉象濡数或濡缓。

证候分析：本证以湿热熏蒸，湿重于热，壅滞胆液为基本病机。湿遏热伏，壅滞中焦，胆液不循常道，溢于肌肤而发黄；湿为阴邪，湿重于热，热被湿遏，故黄色不鲜；湿邪中阻，困遏脾运，清阳之气不得发越，故见头身困重，胸脘痞满，食欲减退，腹胀或大便溏垢；胃失和降，故见恶心呕吐；舌苔厚腻微黄，脉象濡数或濡缓，则为湿重于热之征。本证以黄疸色黄不亮，头身困重，脘痞腹胀，大便溏垢为辨证要点。

治法：利湿化浊运脾，佐以清热。

方药：茵陈五苓散合甘露消毒丹加减。前方功在利湿退黄，使湿从小便而去，方中茵陈退黄利湿，配以白术、茯苓、猪苓、泽泻利湿健脾；后方功在利湿化浊，清热解毒，是湿热并治的方剂，方中石菖蒲、藿香、白蔻仁芳香化浊，宣利气机而化湿浊，配以茵陈、黄芩、连翘、木通清热利湿退黄。

若湿阻气机，胸腹痞胀，呕恶纳差等症较著者，加入苍术、厚朴，以健脾燥湿，行气和胃。

（3）胆腑郁热

证候：身目发黄，黄色鲜明，上腹、右胁胀闷疼痛，牵引肩背，身热不退，或寒热往来，口苦咽干，呕吐呃逆，尿黄赤，大便秘，舌红苔黄，脉弦滑数。

证候分析：本证以湿热、砂石或蛔虫郁滞胆道，胆腑郁热，胆汁不循常道为基本病机。湿热、砂石或蛔虫郁滞胆道，肝胆失疏，胆腑郁热，胆汁外溢，下注膀胱，则身目发黄，尿黄赤；足少阳胆经行肩背胁下，经脉受阻，则上腹、右胁胀闷疼痛，牵引肩背；郁热内灼阳明或邪袭少阳，则见身热不退，或寒热往来；胆腑郁热，胆汁上逆，则口苦咽干，呕吐呃逆；腑气不通，则腹胀便秘；舌红苔黄，脉弦滑数，均为肝胆湿热内盛之征。本证以黄疸色鲜明，大便秘与胆腑郁热征象并见为辨证要点。

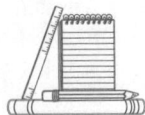

治法：疏肝泄热，利胆退黄。

方药：大柴胡汤加减。方中柴胡、黄芩、半夏和解少阳，和胃降浊；生姜、大枣养胃；枳实、大黄内泻热结；白芍和脾敛阴，柔肝利胆。

若砂石阻滞者，加金钱草、海金沙、玄明粉利胆化石；恶心呕逆明显者，加厚朴、竹茹、陈皮和胃降逆。

（4）疫毒炽盛（急黄）

证候：发病急骤，黄疸迅速加深，其色如金，皮肤瘙痒，高热口渴，胁痛腹满，神昏谵语，烦躁抽搐，或见衄血、便血，或肌肤瘀斑，舌质红绛，苔黄而燥，脉弦滑或数。

证候分析：本证以湿热疫毒炽盛，深入营血，内陷心包为基本病机。感受疫毒，来势凶猛，故发病急骤；热毒蒸迫，胆汁外溢，黄疸迅速加深，其色如金；热毒伤津竭液，故高热口渴；邪毒入营，迫血妄行，故见衄血、便血，或肌肤瘀斑；热毒内陷心包，引动肝风，故见烦躁不安，甚则狂乱抽搐，神昏谵语；舌质红绛，苔黄而燥，脉弦滑或数，为热入营血，热盛伤阴之表现。本证以发病急骤，身黄如金，与营血分证并见为辨证要点。

治法：清热解毒，凉血开窍。

方药：《千金》犀角散加减。方中犀角（用水牛角代）是清热解毒凉血之要药；配以黄连、栀子、升麻则清热解毒之力更大；茵陈清热利湿退黄。

若神昏谵语者，加服安宫牛黄丸以凉开透窍；动风抽搐者，加用钩藤、石决明，另服羚羊角粉或紫雪丹息风止痉；衄血、便血、肌肤瘀斑重者，加黑地榆、侧柏叶、紫草、茜根炭等凉血止血。

2. 阴黄

（1）寒湿阻遏

证候：身目俱黄，黄色晦黯，或如烟熏，脘腹痞胀，纳谷减少，大便不实，神疲畏寒，口淡不渴，舌淡苔腻，脉濡缓或沉迟。

证候分析：本证以中阳不振，寒湿阻遏为基本病机。中阳不振，脾胃虚弱，寒湿阻遏中焦，胆液郁滞而外溢，故肤色发黄；因寒、湿均为阴邪，故其色晦黯；脾虚湿困，运化失常，故见脘腹痞胀，纳谷减少，大便不实；寒湿伤阳，气阳亏虚，故神疲畏寒；口淡不渴，舌淡苔腻，脉濡缓或沉迟，皆为阳虚而兼寒湿之象。本证以肤色黄而晦黯，神疲畏寒，腹胀便溏为辨证要点。

治法：温中化湿，健脾和胃。

方药：茵陈术附汤加减。方中茵陈除湿利胆退黄；附子、干姜、肉桂温化寒湿；白术、甘草燥湿培脾。

若脘腹胀满，胸闷、呕恶显著者，加苍术、厚朴、半夏、陈皮，健脾燥湿，行气和胃；胁腹疼痛作胀，肝脾同病者，加柴胡、香附以疏肝理气。

（2）脾虚湿滞

证候：面目及肌肤淡黄，甚则晦黯不泽，肢软乏力，心悸气短，大便溏薄，舌质淡苔薄，脉濡细。

证候分析：本证以黄疸日久，脾气虚乏，湿滞残留为基本病机。黄疸日久，脾气虚乏，气血生化乏源，气血不足，湿邪留恋，故黄疸色萎不泽；脾气不足，则肢软乏力而气短；心血衰少，故心悸；脾虚失运，故食少，大便溏薄；舌质淡苔薄，脉濡细，亦为脾虚湿滞，气虚血少

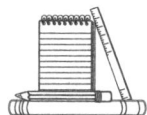

之象。本证以黄疸色萎不泽，肢软乏力，纳呆便溏为辨证要点。

治法：健脾养血，利湿退黄。

方药：黄芪建中汤加减。方中黄芪补益脾气；桂枝配生姜、大枣辛甘化阳；白芍配甘草酸甘化阴；饴糖缓中健脾。

若气虚乏力明显者，应重用黄芪，并加党参，以增强补气作用；畏寒，肢冷，舌淡者，宜加附子温阳祛寒；心悸不宁，脉细而弱者，加熟地黄、何首乌、酸枣仁等补血养心。

3. 黄疸消退后的调治

黄疸消退后，仍须根据病情及现代医学检查继续调治，以防向癥积、鼓胀转化。湿热留恋，余邪未清，症见脘痞腹胀，胁肋隐痛，饮食减少，口中干苦，小便黄赤，苔腻，脉濡数，当清利湿热，方用茵陈四苓散。肝脾不调，疏运失职，症见脘腹痞闷，肢倦乏力，胁肋隐痛不适，饮食欠香，大便不调，舌苔薄白，脉来细弦，治当调和肝脾，理气助运，方用柴胡疏肝饮或归芍六君子汤。气滞血瘀，积块留着，症见胁下结块隐痛、刺痛不适，胸胁胀闷，面颈部见有赤丝红纹，舌有紫斑或紫点，脉涩，治当疏肝理气，活血化瘀，方用逍遥散合鳖甲煎丸。

（四）其他疗法

1. 中成药 茵栀黄颗粒可用于治疗新生儿黄疸；消炎利胆片可用于治疗急性胆囊炎黄疸。对于急黄病势急剧，身目色黄如金，兼见神昏、发斑、出血等危象者，宜鼻饲安宫牛黄丸，静脉滴注清开灵注射液 40～60mL，每日 2～3 次；虚脱者可选用生脉注射液或参附注射液静脉滴注。

2. 单方验方 ①茵陈 30g，玉米须 30g，水煎温服，治疗阳黄；还可选茵陈大枣汤。②瓜蒂、丁香、赤小豆各 7 枚，共为细末备用，每次取少许，吹入鼻中，须臾有少量黄液流出，隔日吹 1 次（《证类本草》）。

【转归预后】

黄疸的转归预后与证候、体质、治疗护理等因素密切相关。阳黄身体强壮者经过正确治疗后往往能在短期内消退。素体亏虚，失治误治者易转为阴黄。急黄起病急，病势凶险，易致邪毒内陷心营，治疗及时者可转危为安。阴黄病程缠绵，疗效较慢，需耐心调治。若久病不愈，气血瘀滞，伤及肝脾，则可酿成积聚、鼓胀之病证。

【预防调护】

对有传染性的患者，从发病之日起至少隔离 30～45 天，并注意餐具消毒，防止传染他人。除药物治疗外，精神状态、生活起居、休息营养等，对本病有着重要的辅助治疗意义。在发病初期，应卧床休息；急黄患者须绝对卧床。进食富有营养而易消化的饮食，禁食辛热、油腻之品。密切观察脉证变化。

【结语】

黄疸是以目黄、身黄、小便黄为主要症状的病证，目睛黄染为本病重要特征。常因外感湿热疫毒和内伤饮食劳倦或他病继发引起。湿邪是形成黄疸的关键，湿邪困遏脾胃，壅塞肝胆，疏泄不利，胆汁泛溢是其主要病机。化湿邪、利小便为治疗大法，辨证当以阴阳为纲，阳黄当清化湿热；阴黄应温化寒湿。黄疸消退后仍应调治，以免湿邪不清，肝脾未复导致黄疸复发，甚或转成癥积、鼓胀。疫毒炽盛证即急黄，是阳黄中的危急重症，治疗当以清热解毒、凉营开

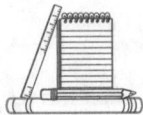

窍为主，必要时可中西医结合治疗。

复习思考

1. 如何辨别阳黄与阴黄？

2. 黄疸发病与哪些脏腑的功能密切相关？基本治法是什么？

3. 阳黄、急黄、阴黄在一定条件下是怎样相互转化的？

临证验案

方某，男，25岁。

患者因肝脾肿大，全身发黄已8年，曾住院治疗，效果不显著，继而出现腹水，黄疸指数100U以上，并经肝脏活体检查证实为"胆汁性肝硬化"。患者消瘦，面色黄黯、晦滞无光，巩膜深度黄染，周身皮肤呈深黯黄色，精神倦怠，声低息短，少气懒言，不思饮食，不渴饮，小便短少、色如浓茶，腹水鼓胀，四肢消瘦，颜面及足跗以下浮肿，两胁疼痛。脉沉弦劲而紧，舌白滑厚腻而带黄色、少津。辨证：阳虚水寒，肝气郁结，湿浊中阻，发为阴黄。治法：扶阳抑阴，疏利肝胆，健脾除湿。处方：四逆茵陈五苓散加减。附片（先煎2～3小时）100g，干姜50g，肉桂（研末泡水兑入）15g，吴茱萸（炒）15g，败酱草15g，茵陈30g，猪苓15g，茯苓50g，北细辛8g，苍术20g，甘草8g。

二诊：服上方10余剂后，黄疸已退十之八九，肝脾肿大已缩小，小便色转清，黄疸指数降至20U，食欲增加，大便正常，精神转佳。诊为肝肾虚寒，脾气尚弱，寒湿阴邪尚未肃清，宜以扶阳温化主之。附片（先煎2～3小时）150g，干姜80g，茵陈80g，茯苓30g，薏苡仁20g，肉桂（研末泡水兑入）15g，吴茱萸10g，白术20g，桂尖30g，甘草10g。

三诊：服上方6剂后，经检查症状消失，化验检查恢复正常，继以扶阳温化调理，以巩固疗效。附片（先煎2～3小时）150g，干姜80g，砂仁15g，郁金10g，肉桂（研末泡水兑入）15g，薏苡仁30g，佛手20g，甘草10g。

服上方8剂后，已基本恢复健康，随访1年，情况良好。

分析：患者久病，黄疸色黑，当诊为阴黄。寒湿邪气久留不去，耗伤脾肾阳气，阳虚不能化水，水湿内停外溢故腹水足肿，属阴黄寒湿阻遏、脾肾阳虚之重证。故以温阳重剂四逆温散寒湿，如正午之阳逐晨起之雾露。阳气充盛则气化得行，水行其道则肿退水消。

（余瀛鳌，高益民，陶广正.现代名中医类案选.2版.北京：人民卫生出版社，2008）

项目三 积 聚

积聚是以腹内结块，或痛或胀为主症的病证。其中积为有形，结块固定不移，痛有定处，病在血分，是为脏病；聚为无形，包块聚散无常，痛无定处，病在气分，是为腑病。因积与聚关系密切，故两者一并论述。

《内经》首先提出积聚的病名，并对其形成和治疗原则进行了探讨。《难经·五十五难》明确了积与聚在病机及临床表现上的区别，指出："积者五脏所生，聚者六腑所成。"《金匮要略》中的大黄䗪虫丸至今仍为治疗积聚的常用方剂。《景岳全书·积聚》认为积聚治疗"总其要不过四法，曰攻、曰消、曰散、曰补，四者而已"，并创制了化铁丹、理阴煎等新方。《医宗必

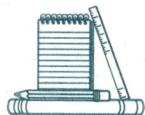

读·积聚》提出了积聚分初、中、末三个阶段的治疗原则，受到后世医家的重视。此外，《千金方》《外台秘要》《医学入门》等医籍，在治疗上不但采用内服药物，而且还注意运用膏药外贴、药物外熨、针灸等综合疗法，使积聚的辨证论治内容更加丰富。历代医籍中，积聚亦称"癥瘕"，并有"癖块""痃癖""痞块"等别名。

西医学中各种原因引起的肝脾肿大、增生型肠结核、腹腔肿瘤等多属"积"之范畴；胃肠功能紊乱、不完全性肠梗阻等疾病所致的腹部包块与"聚"关系密切，可按本病辨证论治。

【病因病机】

积聚的内因为情志失调、饮食所伤、他病（黄疸、久疟、感染虫毒、久泻、久痢）转化而成，外因为感受寒邪，导致气机阻滞，瘀血内结而发病。

（一）病因

1.情志失调 情志抑郁，肝气不舒，肝气郁结，气机阻滞；继而由气及血，血行不畅，气滞血瘀，脉络瘀阻，日积月累而成积聚。故情志为病，首先病及气分，日久才累及血分。若偏于影响气机的运行，则为聚；若气滞血瘀，日积月累，凝结成块，则为积。

2.饮食所伤 酒食不节，饥饱失宜，或恣食肥厚生冷，脾胃受损，运化失健，水谷精微不布，食滞湿浊凝聚成痰；或食滞、虫积与痰气交阻，气机壅结，则成聚证。痰浊与气血搏结，气滞血瘀，脉络瘀塞，日久则可形成积证。

3.感受寒邪 寒邪侵袭，脾阳不运，湿痰内聚，阻滞气机，气滞血瘀，积聚乃成。亦有外感寒邪，复因情志内伤，气因寒遏，脉络不畅，阴血凝聚而成积。

4.病后所致 黄疸、胁痛病后，湿浊留恋，气血蕴结；或久疟不愈，湿痰凝滞，脉络痹阻；或感染虫毒（血吸虫等），肝脾不和，气血凝滞；或久泻、久痢之后，脾气虚弱，营血运行涩滞，均可演变为积证。

（二）病机

1.基本病机 气机阻滞，瘀血内结。聚证以气滞为主，积证以血瘀为主。

2.病位 主要在于肝、脾。

3.病理性质 本病初起，气滞血瘀，邪气壅实，正气未虚，多属实；日久正气耗伤，可转为虚实夹杂之证；病至后期，气血衰少，体质羸弱，则以正虚为主。

4.病机转化 少数聚证日久不愈，可以由气入血，转化成积证。积证日久，瘀阻气滞，脾运失健，生化乏源，可导致气虚、血虚，甚或气阴并亏。若正气愈亏，气虚血涩，则癥积愈加不易消散，甚则逐渐增大。如积久肝脾两伤，藏血与统血失职，或瘀热灼伤血络，可导致出血；若湿热蕴结，肝脾失调，胆汁泛溢，可出现黄疸；若气血瘀阻，水湿泛滥，亦可出现腹满肢肿等症。故积聚的病理演变，与血证、黄疸、鼓胀等病证有较密切的联系。

【诊断与鉴别诊断】

（一）诊断依据

1.临床表现 积证以腹部可扪及或大或小、质地或软或硬的包块，并有胀痛或刺痛为临床特征。聚证以腹中气聚、攻窜胀痛、时作时止为临床特征。

2.病史 常有情志失调、饮食不节、感受寒邪，或黄疸、胁痛、虫毒、久疟久泻、久痢等病史。

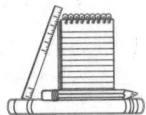

3. 相关检查 腹部 X 线、腹部 B 超、腹部 CT 或 MRI 及有关血液检查和病理组织活检有助于诊断。

（二）病证鉴别

积聚与痞满 痞满是指脘腹部痞塞胀满，系自觉症状，而无块状物可扪及，其病变部位主要在胃。积聚则是腹内结块，或痛或胀，除自觉症状外，聚证发时有形可见，积证可扪及腹内积块，其病变部位主要在肝、脾。

知识链接

癥积与瘕聚

癥就是积，癥积指腹内结块有形可征，固定不移，痛有定处，病属血分，多为脏病形成的时间较长，病情一般较重；瘕即是聚，瘕是指腹内结块聚散无常，痛无定处，病在气分，多为腑病，病程较短，病情一般较轻。《难经·五十五难》说："故积者，五脏所生；聚者，六腑所成也。积者，阴气也，其始发有常处，其痛不离其部，上下有所终始，左右有所穷处；聚者，阳气也，其始发无根本，上下无所留止，其痛无常处，谓之聚。故以是别知积聚也。"

【辨证论治】

（一）辨证要点

首先应辨其癥积与瘕聚以及虚实之主次。积证多属血分，可扪及包块，扪之有形，具有积块固定不移、痛有定处、病程较长、病情较重、治疗较难等特点。聚证多属气分，扪之无形，具有腹中包块时聚时散、发有休止、痛无定处、病程较短、病情较轻，一般容易治疗。初期邪实为主，中期邪实正虚并存，末期以正虚为主。

（二）治疗原则

攻补兼施，扶正祛邪。强调治实当顾虚，补虚勿忘实。聚证重在调气，积证重在活血。聚证病在气分，多实证，治疗以疏肝理气、行气消聚为基本治则。积证病在血分，以活血化瘀、软坚散结为基本治则。积证治疗宜分初、中、末三个阶段。积证初期邪实为主，治以消散；中期邪实正虚，治以消补兼施；后期以正虚为主，治以养正除积。

（三）分证论治

1. 聚证

（1）肝郁气滞

证候：腹中气聚，攻窜胀痛，时聚时散，脘胁之间时或不适，常随情绪波动而起伏，舌淡红，苔薄，脉弦。

证候分析：本证以肝失疏泄，气聚腹中为基本病机。肝失疏泄，气结成形，故腹中气聚；肝失疏泄，经气郁滞，故攻窜胀痛；因气滞聚散无常，故见时聚时散；肝郁气滞，故脘胁胀闷不适，情志不遂，导致肝气郁结加重，故常随情绪波动而起伏，肝气不舒，气机不利，故脉弦。本证以腹中气聚，攻窜胀痛，时聚时散为辨证要点。

治法：疏肝解郁，行气散结。

方药：逍遥散加减。方中柴胡疏肝解郁，使肝郁得以条达；当归养血和血；白芍养血柔肝，

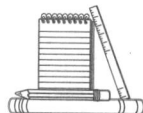

缓急止痛；木郁则土衰，肝病易传脾，故以白术、茯苓、甘草健脾益气；薄荷疏散郁遏之气，透达肝经郁热；生姜和中运脾，且能辛散达郁，亦为佐药；甘草尚能调和诸药，又兼使药之用。

若胀痛甚者，加川楝子、延胡索、木香理气止痛；瘀象者，加延胡索、莪术活血化瘀；寒湿中阻，腹胀，舌苔白腻者，加苍术、厚朴、砂仁。

（2）食滞痰阻

证候：腹胀或痛，腹部时有条索状物聚起，重按则胀痛更甚，便秘，纳呆，舌苔腻，脉弦滑。

证候分析：本证以虫积、食滞、痰浊交阻，气聚不散为基本病机。食滞肠道，脾运失司，湿痰内生，痰食互阻，气机不畅，故见腹胀或痛；痰食阻滞，气聚不散，故腹部见条状物聚起，重按胀痛更甚；食滞肠道，腑气不通，则纳呆，便秘，苔腻，脉弦滑均为湿痰和食滞之征象。本证以腹胀痛，便秘，时有条索状物聚起于腹部，苔腻为辨证要点。

治法：导滞通便，理气化痰。

方药：六磨汤加减。方中大黄、槟榔、枳实导滞通便；沉香、木香、乌药行气化痰，诸药合用使痰食滞结下行，气机畅通。

若因蛔虫结聚，阻于肠道所致者，加入鹤虱、雷丸、使君子驱蛔杀虫；痰湿较重，兼有食滞，腑气虽通，苔腻不化者，用平胃散加山楂、神曲消食导滞。

2. 积证

（1）气滞血阻

证候：腹部积块质软不坚，固定不移，胁肋疼痛，脘腹痞满，舌黯，苔薄白，脉弦。

证候分析：本证以气滞血瘀，脉络不和，积而成块为基本病机。病属初起，积犹未久，故积块较小，软而不坚；气机阻滞，瘀血内阻，脉络不和，积而成块，故觉胁肋疼痛，固定不移；肝气郁结，横逆犯脾，故见脘腹痞满；舌黯，脉弦为气滞不利，脉气不舒之象。本证以积块软而不坚，固定不移为辨证要点。

治法：理气活血，通络消积。

方药：大七气汤加减。方中青皮、香附、陈皮、桔梗、藿香、甘草行气散结；三棱、莪术活血祛瘀；配肉桂、益智仁、桂枝温通经脉。

若烦热口干，舌红，脉细数者，加牡丹皮、栀子、黄芩、赤芍凉血清热；腹中冷痛，畏寒喜温，舌苔白，脉缓者，加吴茱萸、当归祛寒散结。

（2）瘀血内结

证候：腹部积块明显，质地较硬，固定不移，时有寒热，面色晦黯黧黑，面颈胸臂或有血痣赤缕，女子可见月事不下，舌质紫黯或有瘀点、瘀斑，脉细涩。

证候分析：本证以瘀血内结为基本病机。积证日久，气血凝结，脉络阻塞，血瘀日甚，故腹部积块明显，质地较硬，固定不移；血行瘀滞，则血色变紫、变黑，故面黯；脉络瘀阻，面颈胸臂或有血痣赤缕，瘀血内结，新血不生，故月事不下；舌质紫黯或有瘀点、瘀斑，脉细，是瘀血内结之象。本证以积块明显、固定不移，伴瘀血征象为辨证要点。

治法：祛瘀软坚。

方药：膈下逐瘀汤加减。方中桃仁、赤芍、红花、川芎、牡丹皮、五灵脂、当归活血化瘀；香附、枳壳、延胡索、乌药理气止痛。

若积块疼痛者，加佛手行气止痛；痰瘀互结，苔白腻者，加白芥子、半夏、苍术化痰散结。

（3）正虚瘀阻

证候：积块坚硬，疼痛逐渐加剧，面色萎黄或黧黑，形脱骨立，饮食大减，神疲乏力，或呕血、便血、衄血，舌质淡紫，舌光无苔，脉细数或弦细。

证候分析：本证以正气虚损，瘀血结滞为基本病机。积证日久，血络阻塞，气结不行，故积块日益坚硬，疼痛加剧；病延日久，中气大伤，气血衰少，故饮食大减，形脱骨立，神疲乏力；血瘀日久，新血不生，营气大虚，故面色萎黄，甚则黧黑；气虚不统血，故见呕血、便血、衄血；舌质淡紫，舌光无苔，脉细数或弦细，均为气血耗伤，津液枯竭，血瘀气机不利之象。本证以积块坚硬，消瘦脱形，饮食大减，舌光无苔为辨证要点。

治法：补益气血，活血化瘀。

方药：八珍汤合化积丸加减。方中人参、白术、茯苓益气健脾，配当归、赤芍、白芍、熟地黄、川芎养血活血；瘀结积坚，故以三棱、莪术、五灵脂、苏木破血逐瘀，阿魏、海浮石、瓦楞子软坚散结；气行则血行，佐以香附、槟榔理气导滞。诸药合用，使正气得复，气血得充，瘀血得化，积块渐消。

若阴伤较甚，头晕目眩，舌光无苔，脉象细数者，加生地黄、北沙参、枸杞子、石斛；畏寒肢肿，舌淡白，脉沉细者，加黄芪、附子、肉桂、泽泻。

（四）其他疗法

单方验方 ①外贴阿魏膏、水红花膏等，以助活血散结，软坚消积。②地鳖虫研末，每次1.5g，红参3g，煎汤送服。治肝脾肿大不消。

【转归预后】

一般来说，聚者较之积者病情轻，只要治疗及时得当，解除病因，可望治愈。部分聚者或因病情较重，或因失治误治，而致病情反复发作，气病及血，瘀血内结，亦可发展为积。积病预后一般较差，积证初起，治疗恰当，或可治愈。积证后期因肝胆之气疏泄失常，胆汁外溢，可出现黄疸；脾失转输，水液停聚而成鼓胀；热灼脉络或气虚不能摄血，或瘀血阻塞而致吐血、便血、尿血等，均为预后不良之兆。

【预防调护】

积极治疗导致积聚的前期病变，保持情绪稳定，心情舒畅，生活有节，戒烟戒酒，注意休息，切勿过劳。多进食含纤维素的食物，避免肥甘厚味及辛辣刺激之品，保证大便通畅。锻炼身体，增强体质，提高机体抗病能力。

【结语】

积聚是以腹内结块，或胀或痛为主要临床特征的一类病证。情志失调、饮食所伤、感受外邪及他病转归是引起积聚的主要原因，积聚的基本病机是气机阻滞，瘀血内结，病位主要在肝、脾。聚证以气滞为主，以腹中气聚，攻窜胀痛为主要临床表现；积证以血瘀为主，以腹内结块，固定不移为主要临床表现。聚证重在调气，积证重在活血。聚证病在气分，多实证，治疗以疏肝理气、行气消聚为基本治则。积证病在血分，以活血化瘀、软坚散结为基本治则。积证治疗宜分初、中、末三个阶段：初期消散，中期消补兼施，后期养正除积为基本原则，并应注意攻补兼施，治实当顾虚，补虚勿忘实。积证日久，瘀阻气滞，脾运失健，生化乏源，可导致气虚、

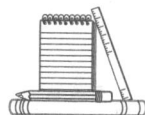

血虚，甚或气阴并亏。若正气愈亏，气虚血涩，则积证愈加不易消散，甚则逐渐增大。如病势进一步发展，还可出现一些严重变证，预后不良。

复习思考

1. 何谓积聚？积与聚有何不同？

2. 积聚的病机特点是什么？试述其治疗原则。

3. 气滞血阻型积证的主症、治法、代表方剂是什么？

临证验案

杜某，腹部结块，按之略疼，或左或右，内热神疲。脉沉弦，苔薄腻。癥病属脏，着而不移；瘕病属腑，移而不着。中阳不足，脾胃素伤，血不养肝，肝气瘀结。脉症合参，病非轻浅。若仅用攻破，恐中阳不足、脾胃素伤而有致胀满之患。辗转思维，殊属棘手。姑拟香砂六君加味，抚养脾胃，冀其消散。炒党参 9g，制香附 4.5g，云茯苓、春砂壳各 1.5g，炙甘草 2.4g，炒白术 6g，陈皮 3g，大枣 3 枚。

复诊：前方服 20 剂后，神疲内热均减，癥块略消，纳谷渐香，中阳有来复之象，脾胃得生化之机，再拟前方进治。炒潞党参 9g，炙甘草 2.4g，陈皮 3g，云茯苓 9g，制香附 4.5g，大腹皮 9g，白术 6g，春砂壳 1.5g，炒谷芽 9g，大红枣 5 枚，龙眼肉 5 粒。

分析：该病腹部结块，按之略疼为积证。属中阳不足，脾胃素伤，肝气郁结，肝络瘀阻，为本虚标实。治宜益气健脾、消散癥瘕，扶正祛邪，以补代攻，故以香砂六君子汤加减。药后癥瘕略消，纳谷渐香，中阳来复，正气渐生。本案癥瘕治疗关键在于抓住了疾病的根本，是因虚致实，此乃扶正祛邪的范例。

（丁泽万 . 丁甘仁医案 . 上海：上海科学技术出版社，1963）

项目四　鼓　胀

鼓胀是以腹胀大膨隆、皮色苍黄、脉络显露为特征的病证。

鼓胀病名最早见于《内经》。《金匮要略·水气病脉证并治》之肝水、脾水、肾水，均以腹大胀满为主要表现，亦与鼓胀类似。《诸病源候论·水蛊候》认为本病发病与感受"水毒"有关。明代戴思恭称本病为"蛊胀""膨脝""蜘蛛蛊"。明代张介宾将鼓胀又称为"单腹胀"，《景岳全书·气分诸胀论治》说："单腹胀者名为鼓胀，以外虽坚满而中空无物，其像如鼓，故名鼓胀。"并提出"治胀当辨虚实"。明代李中梓《医宗必读·水肿胀满》提出鼓胀与蛊胀之分别。喻嘉言《医门法律·胀病论》认识到癥积日久可致鼓胀。唐容川《血证论》认为"血臌"的发病与接触河中疫水，感染"水毒"有关。

西医学所指的肝硬化腹水及其他疾病出现的腹水，以鼓胀为特征者，可参照本病辨证论治。

【病因病机】

鼓胀多因酒食不节、情志刺激、虫毒感染、病后续发，导致肝、脾、肾受损，气滞、血瘀、水停，互结腹中而发病。

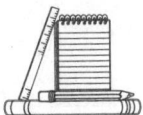

（一）病因

1. 酒食不节　嗜酒过度或恣食甘肥厚味，酿湿生热，脾胃损伤，运化失职，清浊相混，壅阻气机，气机升降失常，湿浊内聚，遂成鼓胀。

2. 情志刺激　情志抑郁，肝失疏泄，气机郁滞，日久由气及血，肝之络脉瘀阻。肝气横逆，戕伐脾胃，脾运失健，水湿内停，气、血、水壅结而成鼓胀。

3. 虫毒感染　接触血吸虫疫水，感染水毒，虫毒阻塞经隧，脉道不通，久延失治，肝脾两伤，脉络瘀阻，遂成癥积；气滞络瘀，升降失常，清浊相混，水液停聚，而成鼓胀。

4. 病后续发　黄疸日久，湿邪（湿热或寒湿）蕴阻，肝脾受损，气血运行不畅，气滞血瘀；或癥积不愈，气滞血结，脉络壅塞，正气耗伤，痰瘀留着，水湿不化；或久泻久痢，气阴耗伤，肝脾受损，生化乏源，气血滞涩，水湿停留等均可成鼓胀。

（二）病机

1. 基本病机　总属肝、脾、肾三脏受损，功能失调，气滞、血瘀、水停，气血水互结于腹中。

2. 病位　主要在于肝脾，久则及肾。

3. 病理性质　总属本虚标实，虚实错杂。本虚为肝、脾、肾受损；标实为气血水互结壅滞腹中，相因为患。

4. 病理因素　气、血、水、虫多端。主要为气滞、血瘀、水湿、虫毒。

5. 病机转化　初起肝脾先伤，肝失疏泄，脾失健运，两者互为相因，气滞湿阻，清浊相混，以实为主；进而湿浊内蕴中焦，阻滞气机，既可郁而化热，而致水热蕴结，亦可因湿从寒化，水湿困脾；久则气血凝滞，隧道壅塞，形成瘀结水留。肝脾日虚，久延及肾，肾火虚衰，不但无力温助脾阳，蒸化水湿，且开阖失司，气化不利而致阳虚水盛；若阳伤及阴，或湿热内盛，湿聚热郁，热耗阴津，则肝肾之阴亏虚，则致阴虚水停，故后期以虚为主。若肝、脾、肾三脏愈虚，运行蒸化水湿的功能就愈差，气滞、水停、血瘀三者壅结更甚，其胀日重，此即所谓邪愈盛而正愈虚，本虚标实，病势日益深重。故本病预后一般较差，故属于中医风、痨、臌、膈四大难症之一，治疗较为棘手。

【诊断与鉴别诊断】

（一）诊断依据

1. 主症　初起脘腹作胀，食后尤甚，继而腹部胀大如鼓，叩之呈鼓音或移动性浊音，腹部高于胸部；重者腹壁青筋显露，脐孔凸起。

2. 次症　乏力、纳差、尿少及齿衄、鼻衄、皮肤紫斑等出血现象，可见面色萎黄、黄疸、手掌殷红、面颈胸部红丝赤缕、血痣及蟹爪纹。

3. 病史　常有黄疸、胁痛、癥积等病史。常与酒食不节、情志内伤或虫毒感染有关。

4. 相关检查　腹腔穿刺液检查、血清病毒学相关指标检查、肝功能、腹部 B 超、腹部 CT 或 MRI、腹腔镜等检查有助于腹水原因的鉴别。

（二）病证鉴别

鼓胀与水肿　水肿是指体内水液潴留，泛溢肌肤而引起头面、眼睑、四肢甚至全身浮肿的病证，主要病机为肺、肾、脾功能失调，水湿泛溢肌肤。鼓胀则以腹胀大为主，四肢肿不甚明显，晚期方可见肢体浮肿，每伴有面色青晦，面颈部有血赤缕，胁下可扪及积块坚硬，腹壁下

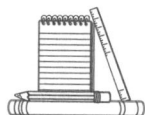

血筋怒张等，主要病机为肝脾肾受损，气血水停聚腹中。两者之鉴别要点为：鼓胀以单腹胀大为主，或兼下肢水肿，上肢及头面一般不肿，腹壁有血筋怒张；水肿则头面四肢皆肿，严重者可有腹水而见腹部胀大，但不会出现腹皮血筋怒张之体征。

知识链接

肝窦阻塞综合征（sinusoidal obstruction syndrome，SOS）

因血管内皮细胞损伤，移植可导致 SOS、植入综合征、毛细血管渗漏综合征、弥漫性肺泡出血和血栓性微血管病等各类临床综合征。SOS，原称肝静脉闭塞病，其临床特征为不明原因的体重增加、黄疸、右上腹痛、肝大和腹水。发病率约 10%，确诊需肝活检。主要因肝血管和窦状隙内皮的细胞毒损伤并在局部呈现高凝状态所致。高峰发病时间为移植后 2 周，一般都在 1 个月内发病。高强度预处理、移植时肝功能异常、接受了 HBV 或 HCV 阳性供体的干细胞是 SOS 的危险因素。低剂量肝素 100U/（kg·d）持续静脉滴注 30 天和前列腺素 E、熊去氧胆酸预防 SOS 有效。SOS 的治疗以支持为主，包括限制钠盐摄入，改善微循环和利尿治疗。轻、中型 SOS 可自行缓解且无后遗症，重型患者预后恶劣，多因进行性急性肝衰竭、肝肾综合征和多器官衰竭而死亡。

（葛均波，徐永健，王辰．内科学．9 版．北京：人民卫生出版社，2018）

【辨证论治】

（一）辨证要点

1. 辨标本　本病多属本虚标实，临床应首先辨标本之主次。需根据病期来分辨：初期以标实为主，后期以本虚为主。标实者当辨气滞、血瘀、水饮的偏盛，本虚者当辨阴虚与阳虚的不同。

2. 辨虚实　一般初起为肝脾失调，肝郁脾虚；继则肝脾损伤，正虚邪实；终则肝脾肾三脏俱损。所以，实证多见气滞湿阻、水湿困脾、湿热蕴结、肝脾血瘀；虚证多见脾肾阳虚和肝肾阴虚。

（二）治疗原则

根据标本虚实的主次确定相应治法。治疗当攻补兼施，祛邪不伤正，扶正不留邪。初期一般以实证居多，治疗以祛邪为主，根据气滞、血瘀、水停之偏重，分别侧重于理气、活血、祛湿利水，或暂用逐水之法，同时配合健脾疏肝之品。后期一般以虚证为主，治疗以补虚为要，根据阴阳的不同，分别采用温补脾肾或滋养肝肾之法，同时配合行气活血利水。鼓胀后期伴有出血、昏迷、阳气虚脱等危重证候者，应"急则治其标"，予以迅速止血、开窍醒神、回阳固脱等急救法。病情稳定后，再从根本治疗。

（三）分证论治

1. 常证

（1）气滞湿阻

证候：腹胀按之不坚，胁下胀满或疼痛，饮食减少，食后胀甚，得嗳气、矢气稍减，小便短少，舌苔薄白腻，脉弦。

证候分析：本证以肝郁气滞，脾运不健，湿浊中阻为基本病机。肝气横逆，戕伐脾胃，气

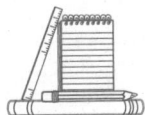

机升降失常，脾运失健，水湿内停则腹胀，胁下胀满或疼痛；病性以气滞为主，则按之不坚；脾运不健，则饮食减少，食后胀甚，嗳气；舌苔薄白腻，脉弦均为气滞湿阻之象。本证以腹胀按之不坚，胁下胀满或疼痛，食后胀甚为辨证要点。

治法：疏肝理气，运脾利湿。

方药：柴胡疏肝散合胃苓汤加减。前方以疏肝理气为主，后方以运脾利湿消胀为主。方中柴胡、枳壳、芍药、川芎、香附疏肝理气，宽中解郁；白术、猪苓、茯苓、泽泻健脾利水；桂枝辛通温阳，助膀胱之气化而增强利水之效；苍术、厚朴、陈皮健脾理气除湿。

若胸脘痞闷，腹胀，嗳气为快，气滞偏甚者，加佛手、沉香、木香行气消胀；尿少，腹胀，苔腻者，加砂仁、大腹皮、车前子运脾利湿；神倦，便溏，舌质淡者，加党参、黄芪、附片、干姜、川椒温阳益气，健脾化湿；胁下刺痛，舌紫，脉涩者，加延胡索、莪术、丹参、鳖甲活血化瘀；头晕失眠，舌质红，脉弦细数者，加何首乌、枸杞子、女贞子补益肝肾。

（2）水湿困脾

证候：腹大胀满，按之如囊裹水，甚则颜面微浮，下肢浮肿，脘腹痞胀，得热则舒，精神困倦，怯寒懒动，小便少，大便溏，舌苔白腻，脉缓。

证候分析：本证以湿邪困遏，脾阳不振，寒水内停为基本病机。湿浊内蕴中焦，阻滞气机，脾阳不振，湿从寒化，水湿困脾，则腹大胀满，按之如囊裹水；水湿泛溢，故颜面微浮，下肢浮肿，小便少，大便溏；寒湿伤阳，脾阳不健，故脘腹痞胀，得热则舒，精神困倦，怯寒懒动；舌苔白腻，脉缓均为水湿困脾之象。本证以腹大胀满，如囊裹水，下肢浮肿，怯寒，苔白腻为辨证要点。

治法：温中健脾，行气利水。

方药：实脾饮加减。方中白术、茯苓、甘草补气健脾；干姜、草果温运脾阳；附子温肾助阳，化气行水；木香、厚朴、草果、大腹子醒脾利气，疏畅三焦；木瓜与茯苓除湿利水。

若胸闷嗳气，脘腹胀满，大便不爽，苔腻脉滑者，加用半夏秫米汤和胃健脾，交通阴阳，和胃降气；心悸动，惊惕不安者，加琥珀粉；饮食停滞，嗳腐吞酸，脘腹胀痛者，加神曲、焦山楂、莱菔子，或用保和丸消导和中；痰热盛，痰火上扰心神，彻夜不寐，大便秘结者，加大黄或用礞石滚痰丸以泻火逐痰。

（3）湿热蕴结

证候：腹大坚满，脘腹胀急，烦热口苦，渴不欲饮，大便秘结或溏垢，小便赤涩，舌边尖红，苔黄腻或兼灰黑，脉象弦数。

证候分析：本证以湿热壅盛，蕴结中焦，浊水内停为基本病机。湿热壅盛，蕴结中焦，浊水内停，则腹大坚满，脘腹胀急；热蕴于内则见烦热口苦，小便赤涩，大便秘结；舌边尖红，苔黄腻，脉弦数皆为湿热之象。本证以腹大坚满，腹皮绷急，烦热口苦，苔黄腻为辨证要点。

治法：清热利湿，攻下逐水。

方药：中满分消丸加减。方中黄连、黄芩、茯苓、猪苓等清热利湿；佐以半夏、干姜辛开散结；枳实、厚朴等消除胀满；更以人参、白术等培补中气。

若热势较重者，加连翘、龙胆草、半边莲；小便赤涩不利者，加陈葫芦、蟋蟀粉行水利窍；胁痛明显者，加柴胡、川楝子；面、目、皮肤发黄者，合茵陈汤。

（4）肝脾血瘀

证候：脘腹坚满，青筋显露，胁下癥结痛如针刺，面色晦黯黧黑，或见赤丝血缕，面、胸、臂出现血痣或蟹爪纹，口干不欲饮水，或见大便色黑，舌质紫黯或有紫斑，脉细涩。

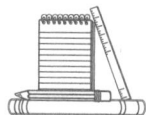

证候分析：本证以肝脾瘀结，络脉滞涩，水气停留为基本病机。肝脾受损，气血运行不畅，气滞血瘀日久致水气停留，则脘腹坚满，青筋显露，胁下癥结痛如针刺；病势日深，久则及肾，故面色晦黯黧黑；大便色黑，系络脉损伤，血溢于外所致；水气内停，不得上溢于口，故口干而不欲饮水；面、胸、臂出现血痣或蟹爪纹，舌质紫黯或有紫斑，脉细涩，均为血瘀之象。本证以脘腹坚满，青筋显露，胁下癥结痛如针刺，舌质紫黯或有瘀斑为辨证要点。

治法：活血化瘀，行气利水。

方药：调营饮加减。方中川芎、赤芍、大黄、莪术、延胡索、当归活血化瘀理气；瞿麦、槟榔、葶苈子、赤茯苓、桑白皮、大腹皮、陈皮行气利尿；官桂、细辛温经通阳助化湿。

若胁下癥积肿大明显者，加地鳖虫、牡蛎化瘀消癥；病久体虚，气血不足，或攻逐之后，正气受损者，加黄芪、党参益气养血；大便色黑者，加三七、茜草、侧柏叶化瘀止血；病势恶化，大量吐血、下血，或出现神志昏迷等危象者，当辨阴阳之衰脱予以生脉注射液或参附注射液滴注。

（5）脾肾阳虚

证候：腹大胀满，形似蛙腹，朝宽暮急，脘闷纳呆，神倦怯寒，肢冷浮肿，小便短少不利，面色苍黄，或呈苍白，舌体胖，质紫，苔淡白，脉沉细无力。

证候分析：本证以脾肾阳虚，不能温运，水湿内聚为基本病机。肝脾日虚，久延及肾，水湿不化，停聚中焦，则腹大胀满，形似蛙腹；白天阳气盛阴气弱，而入夜相反，故腹大朝宽暮急；阳气不能温养敷布，故面色苍黄，或苍白，怯寒肢冷；脾气亏虚则脘闷纳呆，肾阳不化则尿少浮肿；舌体胖，质紫，苔薄白，脉沉细无力，均为阳虚有寒之象。本证以腹大胀满，畏寒肢冷，尿少浮肿为辨证要点。

治法：温补脾肾，化气利水。

方药：附子理苓汤加减。方中附子、干姜、人参、白术温补脾肾；茯苓、泽泻、猪苓利水消胀；甘草补脾益气。

若神疲乏力，少气懒言，食少腹胀，食后尤甚，便溏者，加黄芪、山药、薏苡仁健脾益气；面色苍白，怯寒肢冷，腰膝酸冷疼痛，脉弱无力者，加肉桂、仙茅、淫羊藿温补肾阳；腹筋暴露者，加赤芍、泽兰、三棱、莪术；腰膝酸重，肢肿，小便不利，痰饮咳喘者，用济生肾气丸。

（6）肝肾阴虚

证候：腹大胀满，或见青筋暴露，面色晦滞，唇紫，口干而燥，心烦失眠，小便短少，时或鼻衄，牙龈出血，舌质红绛少津，苔少或光剥，脉弦细数。

证候分析：本证以肝肾阴虚，津液失布，水湿内停为基本病机。病程日久，致阳伤及阴，或湿热内盛，湿聚热郁，热耗阴津，则肝肾之阴亏虚；水津失布，留聚腹中，故腹大胀满；阴血亏耗，络脉枯涩，留瘀渐生，且兼肾气外泛，故面色晦滞，唇紫；阴虚内热，则口干而燥，心烦失眠；虚热迫血妄行，故时或鼻衄，牙龈出血；舌质红绛少津，苔少或光剥，脉弦细数，皆阴液耗伤，虚热内蕴之象。本证以腹大胀满，形体消瘦伴见虚热之象为辨证要点。

治法：滋肾柔肝，养阴利水。

方药：一贯煎合六味地黄丸加减。前方侧重养阴柔肝，后方重在滋养肾阴。方中熟地黄、山茱萸、山药滋养肝肾；茯苓、泽泻、牡丹皮淡渗利湿；生地黄、沙参、麦冬、枸杞子滋肾柔肝；当归、川楝子养血活血疏肝。

若津伤，口干明显者，加石斛、玄参、芦根生津止渴；青筋显露，舌紫黯，小便短少者，

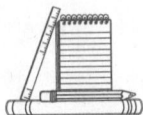

加丹参、益母草、泽兰、马鞭草化瘀利水；阴虚阳浮，耳鸣、面赤、颧红者，加龟甲、鳖甲、牡蛎滋阴潜阳；湿热留恋不清，溲赤涩少者，加知母、黄柏、金钱草、茵陈；腹内积聚痞块，痛处不移，卧则腹坠，肾虚久泻者，加膈下逐瘀汤。

2. 变证

鼓胀病变后期，正虚邪盛，若药食不当，或复感外邪，病情可迅速变化，导致黄疸，甚至出血及昏迷危重证候。

如热毒壅盛，湿邪困遏，胆汁泛溢，症见身目黄染如金，倦怠乏力，烦躁不宁，纳食欠佳或不欲食，恶心厌油，肝区胀痛，腹部膨隆，双下肢水肿，尿少如浓茶，大便溏，舌黯红，苔黄腻，脉弦滑，治当清热解毒，利湿退黄，方选甘露消毒丹加减。如火热熏灼，瘀毒互结，热迫血溢，症见骤然大量呕血，血色鲜红，大便下血，黯红或油黑，治当泻火解毒，凉血止血，方选犀角地黄汤加减。如邪热内陷，热毒互结，蒙蔽心窍，症见神昏谵语，昏不识人，发热，烦躁不宁，口臭便秘，溲赤尿少，舌质红绛，苔黄燥，脉细数，治当清热解毒，醒脑开窍，方选清营汤合安宫牛黄丸加减。

（四）其他疗法

单方验方　①鼓胀诸证均可用马鞭草、半边莲、石打穿、陈葫芦瓢，任选一二味，每味30g，每日1剂，煎汤服。②鼓胀虚证可食用鲤鱼赤豆汤，鲤鱼1斤（去鳞及内脏），赤小豆30g，每日1剂，煎汤服。

【转归预后】

本病后期以虚为主，肝、脾、肾三脏愈虚，运行蒸化水湿的功能就愈差，气滞、水停、血瘀三者壅结更甚，其胀日重，此即所谓邪愈盛而正愈虚，本虚标实，病势日益深重。故本病预后一般较差，属于中医风、痨、臌、膈四大难症之一，治疗较为棘手。如调摄有方，治疗得当，患者尚可带病延年。若晚期出现出血、昏迷、抽搐、虚脱等变化者，则预后不良。

【预防调护】

戒愤怒，畅情志，安心休养，避免过劳。饮食需清淡、富有营养、易于消化。宜低盐饮食；下肢肿甚、小便量少者，则应忌盐。鼓胀病后期，肝、脾、肾受损，若药食不当，或复感外邪，病情可迅速恶化，若出现相应症状应积极采取中西医对症处理措施。

【结语】

鼓胀是以腹胀大膨隆、皮色苍黄、脉络暴露为特征。其病位在肝、脾、肾，基本病机是肝、脾、肾三脏功能失调，气滞、血瘀、水停互结于腹中。本病多属本虚标实，临床首先应辨其虚实标本的主次，主要根据病期来分辨，如初期以标实为主、后期以本虚为主。标实者当辨气滞、血瘀、水饮的偏盛，本虚者当辨阴虚与阳虚的不同。治疗宜谨守病机，以攻补兼施为原则。实证为主者以祛邪为主，合理选用行气、化瘀、健脾利水之剂，若腹水严重，也可酌情暂行攻逐，同时辅以补虚；虚证为主者侧重扶正补虚，治以健脾温肾、滋养肝肾等法，扶正重点在脾，同时兼以祛邪。还应注意，不可只看到腹胀有水而不顾整体，妄用攻逐伤正。

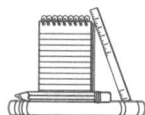

复习思考

1.鼓胀的诊断要点是什么？鼓胀与水肿、气鼓、水鼓、血鼓如何辨别？

2.临床如何应用逐水法治疗鼓胀？

临证验案

某患者，停饮吐水，水湿由脾而至胃，胃不降则便溲不行，水由内腑泛溢肌肤，腹膨足肿，脐凸青筋。决水之后，消而复肿，又加喘急，谷少神疲，小便不利，症势极重。姑拟肃肺分消。

处方：东洋参、半夏、黑丑、琥珀、茯苓、炒干姜、赤小豆、陈皮、泽泻、椒目、镑沉香、冬瓜皮。

二诊：胸腹内胀较松，已能纳谷，小溲稍利，喘疾亦平，似有转机。宗前法进治，不再反复乃佳。

处方：东洋参、半夏、泽泻、陈皮、川萆薢、西琥珀、沉香、牛膝、赤小豆、椒目、冬瓜皮、生姜皮、黑丑。

三诊：胸腹腰胁胀势稍松，少腹依然膨硬，胁痛足酸，二便不畅，幸内腑胀松，饮食渐增。还宜分消主治。

处方：归须、冬葵子、黑丑、郁李仁、防己、赤小豆、青皮、牛膝、延胡索、大腹皮、桃仁、江枳壳、陈瓢子。

（单书健.古今名医临证金鉴.北京：中国中医药出版社，1999）

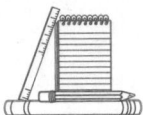

模块七　肾系病证

【学习目标】

知识目标

1. 能够陈述水肿、淋证、癃闭、阳痿、遗精、耳鸣耳聋等病证的概念、病因病机、诊断与鉴别诊断、辨证要点、治疗原则、分证论治。

2. 能够阐述阴水与阳水、癃闭与关格的鉴别要点。

3. 知晓肾系病证的预防调护。

技能目标

1. 能够对水肿、淋证、癃闭、阳痿、遗精等肾系病证者进行辨治处置。

2. 具有分析问题、解决问题及自主学习的能力。

素质目标

以患者为中心，具有爱伤观念，注重人文关怀，具有医者仁心。

肾位于腰部，脊柱两侧，左右各一，内藏元阴元阳，为水火之脏，与膀胱互为表里。肾主藏精，为人体生长、发育、生殖之源，为生命活动之根，故称先天之本。肾主五液以维持体内水液的平衡。肾主骨，生髓，荣发，充脑，上开窍于耳，下开窍于二阴，在志为恐。

若禀赋薄弱，劳倦过度，房事不节，久病失养，"五脏之伤，穷必及肾"，均可导致肾系病证的发生。如下元亏损，命门火衰，发为阳痿、五更泄；肾气亏耗，封藏失司，可致遗精、早泄、小便失禁；劳伤日久，真阴亏虚，可致眩晕、耳鸣、耳聋；肾阳衰惫，气化不及州都，可致水肿、癃闭；肾虚，湿热下注，可致尿浊；肾虚，膀胱湿热，气化失司，水道不利可致淋证；肾虚精亏或邪阻腰络，经脉不利，可致腰痛。

肾病多虚证，其辨证应辨别阴虚、阳虚。阳虚有肾气不固、肾不纳气、肾阳不振、肾虚水泛之别；阴虚有肾阴亏虚和阴虚火旺之殊。肾无实证，故当用补法而无泻法。补肾有补肾阳与滋肾阴之不同。精脱者固之，肾寒者温之，肾热者补水制火。若膀胱有邪，气化不利，水道阻塞，则宜泻之。膀胱湿热蕴结者宜清利，寒湿内聚者宜温通。肾系常见病证有淋证、癃闭、腰痛、小便不禁、遗精、阳痿、尿浊、耳鸣耳聋，亦可涉及消渴（下消）、水肿、眩晕、泄泻（肾泄）等。

项目一　水　肿

水肿是指体内水液潴留，泛溢肌肤，表现为以头面、眼睑、四肢、腹背，甚至全身浮肿为特征的病证。

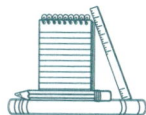

本病在《内经》中称为"水"，并根据不同症状分为"风水""石水""涌水"，如《素问·水热穴论》指出"勇而劳甚，则肾汗出，肾汗出逢于风，内不得入于脏腑，外不得越于皮肤，客于穴府，行于皮里，传为胕肿""故其本在肾，其末在肺"。《素问·至真要大论》又指出"诸湿肿满，皆属于脾"。《素问·汤液醪醴论》提出"平治于权衡，去菀陈莝……开鬼门，洁净府"的治疗原则。汉代张仲景在《金匮要略·水气病脉证并治》以表里上下为纲，分为风水、皮水、正水、石水、黄汗五种类型；提出了发汗、利尿两大治疗原则。唐代孙思邈在《备急千金要方·水肿》中首次提出了水肿必须忌盐。宋代严用和《济生方·水肿门》说："阴水为病，脉来沉迟，色多青白，不烦不渴，小便涩少而清，大腹多泄……阳水为病，脉来沉数，色多黄赤，或烦或渴，小便赤涩，大腹多闭。"这一分类方法，实际上区分了虚实两种不同性质的水肿；严用和还在前人汗、利、攻基础上，倡导温脾暖肾，开创了补法治疗水肿的先例。《仁斋直指方·虚肿方论》创用活血利水法治疗瘀血水肿。明代李梴《医学入门·水肿》提出疮毒致水肿的病因学说。

水肿主要见于西医学中急慢性肾小球肾炎、肾病综合征、继发性肾小球疾病等。其他类型的水肿，如内分泌失调、心功能不全及营养不良等疾患所出现的水肿，也可参照本病进行辨证论治。

思政主题：勤学专研，守正创新

严氏济生肾气丸

严用和，字子礼，江西庐山人，约生活于1199—1267年，12岁受学，17岁悬壶济世，行医50余载。于1253年著成《济生方》，再经15年的实践又著成《济生续方》1卷（1267年）。严用和所撰《济生方》中"肾气丸"是在张仲景的《伤寒杂病论》"肾气丸"基础上去桂枝，加车前子、川牛膝而来，用治肾阳衰惫兼湿热之水肿，倡导温脾暖肾，开创了补法治疗水肿的先例。现代多用于治疗中老年男性前列腺疾病，老年人的尿频，腰膝酸软无力，腹泻，浮肿。"严氏济生肾气丸"当属严氏长期积累的医疗经验，其注重实践，讲求实效，严肃认真的治学态度及创新创造的名方典范，实为可嘉。

【病因病机】

水肿的病因分为内因和外因。外因有外感风邪（风寒或风热）、水湿、疮毒内犯；内因有饮食不节、禀赋不足、久病劳倦。其基本病机为肺失通调，脾失转输，肾失开阖，三焦气化不利而出现水肿。

（一）病因

1. 风邪袭表　风为六淫之首，侵袭人体，每夹寒夹热。风寒或风热之邪，侵袭肺卫，肺失宣降，通调失职，水津不布而停聚，风遏水阻，风水相搏，泛溢肌肤，发为水肿。

2. 疮毒内犯　肌肤患痈疡疮毒，火热内攻，损伤肺脾，致津液气化失常，水液内停，发为水肿。

3. 外感水湿　久居湿地，或冒雨涉水，或湿衣裹身时间过久，水湿内侵，困遏于脾，运化失职，水湿内生（即外湿引发内湿，内外湿相合），终致水湿泛溢肌肤，发为水肿。

4. 饮食不节　过食肥甘，或嗜食辛辣，久则湿热中阻，损伤脾胃；或因生活饥馑，营养不足，脾气失养，以致脾运不健，脾失转输，水湿壅滞，发为水肿。

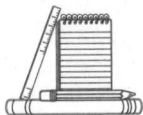

5. 禀赋不足 先天禀赋薄弱，肾气亏虚，肾与膀胱开阖不利，气化失常，气不化水，水液内停，水泛肌肤，发为水肿。或因劳倦过度，或纵欲无节，或生育过多，或久病产后，损伤脾肾，脾肾亏虚，水液的运化输布排泄失常，水湿内停，溢于肌肤，发为水肿。

（二）病机

1. 基本病机 肺失通调，脾失转输，肾失开阖，三焦气化不利，水液内停而潴留，泛溢肌肤。

2. 病位 在肺、脾、肾，关键在肾。

3. 病理性质 有阴水、阳水之分。阳水属实；阴水多虚或虚实夹杂。

4. 病理因素 风邪、水湿、疮毒、瘀血。

5. 病机转化 阳水与阴水之间可相互转化，如阳水迁延不愈，反复发作，正气渐衰，可转为阴水。阴水复感外邪，或饮食不节，使肿势加剧，呈现阳水的证候，而成本虚标实之证。另外，水肿各证型之间也可相互转化，如阳水之风水相搏证，若风去湿留，则可转化为水湿浸渍证；水湿浸渍证由于体质的不同，湿有寒化和热化之不同，水湿郁而化热，可转为湿热壅盛证，水湿伤及脾阳，则转为脾阳虚水泛证，甚至脾虚及肾成为肾阳虚水泛证。

【诊断】

诊断依据

1. 主症 水肿先从眼睑或下肢开始，继及四肢、全身。轻者仅眼睑或足胫浮肿，重者全身皆肿。

2. 次症 水肿病情严重者，患者可伴腹大胀满、气喘不能平卧；更严重者可见尿闭或尿少、恶心呕吐、口有秽味、鼻衄、牙宣、头痛、抽搐、神昏谵语等危象。

3. 病史 患者可有乳蛾、心悸、疮毒、紫癜及久病体虚等病史。

4. 相关检查 肝肾功能、尿常规、24小时尿蛋白定量、肝肾B超、利钠肽、超声心动图、自身免疫抗体谱、肾穿刺组织学检查等有助于诊断。

【辨证论治】

（一）辨证要点

水肿病证首先须辨阳水、阴水，其次应辨病变之脏腑。

首先辨阴水、阳水。阳水，一般起病较快，病程较短，病因多为风邪、湿毒、水气、湿热。肿多从头面开始，由上而下，继及全身，肿处皮肤绷急光亮，按之凹陷即起，可见表、实、热证，患者一般情况较好，无正气大亏之象。阴水，一般起病较慢，病程较长，病因多为饮食劳倦、先天或后天因素所致的脏腑亏损。肿多由下而上，继及全身，肿处皮肤松弛，按之凹陷不易恢复，甚则按之如泥，可见里、虚、寒证，患者一般情况较差，脏腑功能明显受损。阳水、阴水亦可相互转化。

其次辨病变之脏腑，在肺、脾、肾、心、肝之差异。肺水多并见咳逆；脾水多并见脘腹满闷而食少；肾水多并见腰膝酸软，或见肢冷，或见烦热；心水多并见心悸、怔忡；肝水多并见胸胁胀满。最后，对于虚实夹杂，多脏共病者，应仔细辨清本虚标实之主次。

（二）治疗原则

本病基本治则为发汗、利尿、攻下逐水。阳水以祛邪为主，发汗、利水、攻逐，同时配合清热解毒、理气化湿等法；阴水等以扶正为主，宜健脾温肾，同时配以利水、养阴、活血、祛瘀之

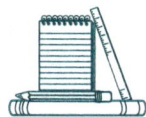

法。虚实夹杂者，则当兼顾，先攻后补，或攻补兼施。攻下逐水法，只宜用于病初体实肿甚者，正气尚旺，用发汗、利水法无效，而确有当下脉证者，可用十枣汤治疗，但应中病即止，以免过用伤正；水肿消退后，即用调补脾胃以善其后。对于脾肾两亏而水肿甚者，逐水峻药应慎用。

（三）分证论治

1. 阳水

（1）风水相搏

证候：眼睑头面浮肿，继则四肢及全身皆肿，来势迅速，多有恶寒、发热、肢节酸楚、小便不利等症。偏于风热者，伴咽喉红肿疼痛，舌质红，脉浮滑数；偏于风寒者，兼恶寒，咳喘，舌苔薄白，脉浮滑或浮紧。

证候分析：本证以风邪外袭，肺失宣降，通调失职为基本病机。风邪袭表，肺气失宣，不能通调水道，下输膀胱，风遏水阻，泛溢肌肤，故致浮肿，小便短少；风为阳性，其性轻扬上行，故浮肿先见于颜面而且较显著，来势较速；风邪虽为主因，但每易夹寒夹热，故可伴见不同的风寒、风热表证。本证以颜面浮肿较著，来势迅速，小便短少，伴有表证为辨证要点。

治法：疏风清热，宣肺行水。

方药：越婢加术汤加减。方中麻黄疏风宣肺，发汗解表，通调水道为主药，配生石膏清里泄热，并抑制麻黄之发汗太过；白术与生姜相配，健脾制水，资助麻黄发越水气；大枣、甘草护中和胃，且姜枣合用，既可辛温发散表寒而和胃气，又可散水气而不致伤津。

若风寒偏盛者，去石膏，加紫苏叶、桂枝、防风祛风散寒；风热偏盛者，可加连翘、桔梗、板蓝根、鲜芦根，以清热利咽，解毒散结；咳喘较甚者，可加杏仁、前胡，以降气定喘；见汗出恶风者，卫阳已虚，则用防己黄芪汤加减，以益气行水。

（2）湿毒浸淫

证候：眼睑头面浮肿，延及全身，皮肤光亮，尿少色赤，身发疮痍，甚则溃烂，恶风发热，舌质红，苔薄黄，脉浮数或滑数。

证候分析：本证以风湿热毒浸淫肌肤，肺脾功能失调为基本病机。风毒由皮毛入侵于肺，肺失通调，故眼睑头面浮肿；卫表失和，故恶风发热；湿毒浸淫，由肌肉入侵于脾，则肢体浮肿，尿少色黄；身发疮痍，舌红苔黄，脉滑数，为湿热毒邪见症；脉浮数为风毒在表之征。本证以颜面浮肿，延及全身，身发疮痍为辨证要点。

治法：宣肺解毒，利湿消肿。

方药：麻黄连翘赤小豆汤合五味消毒饮加减。方中麻黄、杏仁、桑白皮散风宣肺行水；赤小豆利水消肿，又能解毒活血；金银花、连翘、菊花、蒲公英、紫花地丁、紫背天葵清热解毒祛湿，消除疮痍；甘草、大枣、生姜和胃调中。

若脓毒甚者，当重用蒲公英、紫花地丁清热解毒；湿盛糜烂者，加苦参、土茯苓；风盛者，加白鲜皮、地肤子；血热而红肿者，加牡丹皮、赤芍；大便不通者，加大黄、芒硝；尿痛、尿血者，乃湿热之邪下注膀胱，伤及血络，可酌加凉血止血之品，如石韦、大蓟、荠菜花等。

（3）水湿浸渍

证候：起病缓慢，病程较长，全身水肿，下肢明显，按之没指，小便短少，身体困重，胸闷，纳呆，泛恶，苔白腻，脉沉缓。

证候分析：本证以水湿壅盛，困遏脾阳，脾失健运为基本病机。水湿之邪，浸渍肌肤，内困脾土，运化失职，水湿泛溢肌肤，故肢体浮肿；湿性趋下，往往下肢肿甚，按之没指；水湿内盛，三焦决渎失司，膀胱气化不行，故小便短少；水无出路，横溢肌肤，可致水肿日甚；脾

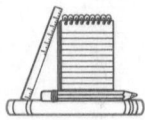

主四肢，脾为湿困，阳气不展，故见身重困倦，胸闷腹胀，纳呆泛恶；苔白腻，脉沉缓，为水湿内盛之象；湿为阴邪，黏腻难化，故病程较长。本证以全身水肿，按之没指，身体困重，小便短少为辨证要点。

治法：运脾化湿，通阳利水。

方药：五皮饮合胃苓汤加减。方中桑白皮、陈皮、大腹皮、茯苓皮、生姜皮、泽泻、猪苓、桂枝通阳化气，利水消肿；苍术、厚朴燥湿健脾；白术、茯苓健脾渗湿；生姜、大枣、甘草和胃调中。

若外感风邪，肿甚而喘者，可加麻黄、杏仁宣肺平喘；面肿，胸满，不得卧者，加紫苏子、葶苈子降气行水；湿困中焦，脘腹胀满者，可加川椒目、大腹皮、干姜温脾化湿。

（4）湿热蕴结

证候：遍体浮肿，皮肤绷急光亮，胸脘痞闷，烦热口渴，小便短赤，或大便干结，舌红，苔黄腻，脉沉数或濡数。

证候分析：本证以湿热壅盛，三焦气化不利为基本病机。湿热壅滞三焦，升降失常，气化不行，水液内停，故全身浮肿，病势急迫，发展较快；由于水停严重，故皮肤绷急光亮，腹大胀满；湿热蕴结于中，故胸脘痞闷，烦热口干；湿热壅结下焦，热盛伤津，故小便短赤，大便干结；舌红苔腻脉数，均为湿热之征。本证以全身水肿，皮肤绷急光亮，烦热口苦，苔黄腻为辨证要点。

治法：分利湿热。

方药：疏凿饮子加减。方中商陆、槟榔通利二便，配大腹皮行气导水；茯苓皮、泽泻、椒目、木通、赤小豆、生姜皮利水清湿热；羌活、秦艽散风解表。

若腹满不减，大便不通者，可合己椒苈黄丸，以助攻泻之力，使水从大便而泄；肿势严重，兼见喘促不得平卧者，加葶苈子、桑白皮泻肺利水；湿热久羁，亦可化燥伤阴，症见口燥咽干者，可加白茅根、芦根，不宜过用苦温燥湿、攻逐伤阴之品。

2. 阴水

（1）脾阳虚衰

证候：身肿日久，腰以下为甚，按之凹陷不易恢复，脘腹胀闷，纳减便溏，面色不华，神疲乏力，四肢倦怠，小便短少，舌质淡，苔白腻或白滑，脉沉缓或沉弱。

证候分析：本证以脾阳虚弱，不能制水，水湿泛滥为基本病机。水肿日久损伤脾阳，或饮食劳倦伤脾，运化无权，脾不制水，反为水侮，水湿泛溢，故身肿，下半身肿甚，按之凹陷难复，常反复发作；脾主四肢，脾虚阳衰，运化无力，故神倦肢冷，脘闷纳减，腹胀便溏；脾虚则气无华色，故面色浮黄；阳不化气，则水湿不行而小便短少色清；舌苔白腻或白滑，脉沉弱，皆为阳虚水湿内盛之象。本证以身肿，腰以下为甚，纳减便溏，神倦肢冷，小便短少为辨证要点。

治法：健脾温阳利水。

方药：实脾饮加减。方中附子、干姜、草果温运脾阳；白术、茯苓、甘草、生姜、大枣健脾和中，实脾治本；大腹皮、木瓜、厚朴、木香行气利水，气行则水行。

若气虚甚，症见气短声弱者，可加人参、黄芪以健脾益气；小便短少者，可加桂枝、泽泻，以助膀胱气化而行水。

（2）肾阳衰微

证候：水肿反复消长不已，面浮身肿，腰以下甚，按之凹陷不起，尿量减少或反多，腰酸

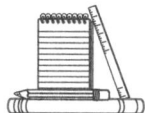

冷痛，四肢厥冷，怯寒神疲，面色㿠白，甚者心悸胸闷，喘促难卧，腹大胀满，舌质淡胖，苔白，脉沉细或沉迟无力。

证候分析：本证以肾阳虚衰，阳不化气，水湿潴留为基本病机。肾阳亏虚，命门火衰，阳不化气，水湿潴留，阴盛于下，故水肿腰以下为甚，按之凹陷难起，腰膝酸重；水气上凌心肺，则心悸，喘促；肾阳衰弱，膀胱气化不利，故尿少色清；若肾气不固，则小便反多；命门火衰，阳气不布，不能温养肢体，故怯寒肢冷，神倦乏力，面色㿠白；肾水之色外见，故面色晦黯；舌脉所示均为阳气虚衰，水湿内盛之候。本证以腰以下肿甚，腰膝酸重，怯寒肢冷，尿少或尿反多为辨证要点。

治法：温肾助阳，化气行水。

方药：济生肾气丸合真武汤加减。方中附子、肉桂温肾壮阳，以助气化为主；山药补益脾肾；水之制在脾，故配白术、茯苓、泽泻、车前子健脾渗湿利水为辅；白芍调和营阴，又能缓和附子之辛燥；牛膝强腰壮肾，引药下行，加强利水之功；生姜温散水寒之气；用熟地黄、山萸肉乃阴中求阳之意。

若小便清长量多者，去泽泻、车前子，加菟丝子、补骨脂以温固下元；面部浮肿为主，表情淡漠，动作迟缓，形寒肢冷者，治以温补肾阳为主，方用右归丸加减；肾阳久衰，阳损及阴，出现肾阴虚为主的病证，治当滋补肾阴为主，兼利水湿，但养阴不宜过于滋腻，以防伤害阳气，反助水邪，方用左归丸加泽泻、茯苓、冬葵子等。

（3）瘀水互结

证候：水肿延久不退，肿势轻重不一，四肢或全身浮肿，以下肢为主，皮肤瘀斑，腰部刺痛，或伴血尿，舌紫黯，苔白，脉沉细涩。

证候分析：本证以瘀血阻滞，水湿内停为基本病机。水湿、湿热等邪阻滞经隧；或阳气虚，血行不畅，以致血瘀不和，水瘀互结，故水肿久久不退，肌肤出现紫红斑块，或皮肤殷红深紫，妇女月经不调；舌脉所示，皆为瘀血之象。本证以水肿日久不退，舌质紫黯等瘀血征象为辨证要点。

治法：活血祛瘀，化气行水。

方药：桃红四物汤合五苓散加减。方中桃仁、红花、赤芍、川芎活血化瘀；当归、熟地黄养血活血；茯苓、白术、泽泻健脾渗湿利水。

若全身肿甚，气喘烦闷，小便不利者，此为血瘀水盛，肺气上逆，可加葶苈子、川椒目、泽兰以逐瘀泻肺；腰膝酸软，神疲乏力者，乃为脾肾亏虚之象，可合用济生肾气丸温补脾肾，利水肿。

3. 变证证治

水肿久治不愈，或误治失治出现严重变证时，须及时救治。水肿的严重变证主要有：①水毒内阻，胃失和降：本证多由湿热壅塞及通降受阻发展而来，症见神昏嗜睡、泛恶呕吐、口有尿味、不思纳食、小便短少，甚或二便不通，舌苔浊腻，脉细数。治宜通腑泄浊、和胃降逆。方用黄连温胆汤加大黄、石菖蒲。②水凌心肺，阳气衰微：本证多由阳虚水泛发展而来，症见心悸胸闷、喘促难卧、咳吐清涎、手足肿甚、舌淡胖、脉沉细而数。治宜通阳泄浊、温振心阳。方用真武汤合黑锡丹。③虚风扰动，神明不守：本证是由肾精内竭，肝风内动发展而来，症见头晕头痛、步履飘浮、肢体微颤等。治宜息风潜阳、补元固本。方用大补元煎合羚角钩藤汤。④邪毒内闭，元神涣散：本证多由各型阴水迁延不愈发展而来，症见神昏肢冷、面色晦滞、泛

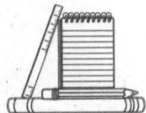

恶口臭、二便不通、肌衄牙宣、舌红绛、苔焦黄、脉细数。治宜清热解毒，通窍泄浊。方用安宫牛黄丸或紫雪丹口服，大黄煎液保留灌肠。

（四）其他疗法

1. 中成药　肾虚水肿，症见腰膝酸重、小便不利、痰饮喘咳者，可选用济生肾气丸；阳不化气，水湿内停所致的水肿，症见小便不利、水肿腹胀、呕逆泄泻、渴不思饮者，可选五苓散；气阴两虚，脾肾不足，水湿内停所致的水肿，症见神疲乏力，腰膝酸软，面目、四肢浮肿，以及慢性肾炎、蛋白尿、血尿见上述证候者，可选肾炎康复片。

2. 单方验方　①风水方：白茅根 60g，浮萍 30g，地肤子 10g。水煎服，每日 1 剂。用于风水证，以尿量增多，肿退为度。②益肾汤：当归 10g，川芎 10g，赤芍 10g，红花 10g，丹参 15g，桃仁 9g，益母草 30g，金银花 30g，白茅根 30g，板蓝根 30g，紫花地丁 30g。水煎服。适用于肾炎水肿有瘀血征象者。③急性肾炎验方：麻黄 15g，浮萍 25g，生侧柏叶 15g，知母 25g，滑石 20g，白茅根 100g，细辛 5g，当归 20g，地肤子 15g，猪苓 15g，薏苡仁 15g，连翘 15g。水煎服。

【转归预后】

一般而言，阳水易消，阴水难治。阳水患者如属初发年少，体质尚好，脏气未损，治疗及时，则病可向愈。因生活饥馑、饮食不足所致水肿，在饮食条件改善后，水肿也可望治愈。若病变后期，肾阳衰败，气化不行，浊毒内闭，则由水肿发展为关格。若肺失通调，脾失健运，肾失开阖，致膀胱气化无权，可见小便点滴或闭塞不通，则是水肿转为癃闭。若阳损及阴，造成肝肾阴虚，肝阳上亢，则可兼见眩晕之证。

【预防调护】

外邪、饮食、劳倦既是造成水肿的原因，又是导致水肿复发和加剧的重要因素，故增强体质，适其寒温，避免外邪侵袭，饮食有节，劳逸适度，是预防水肿发生，或避免水肿复发、加剧的重要措施。因乳蛾、疮毒痒疹致病者，尤须根治乳蛾、疮疹，及时控制病情，防止诱发。

【结语】

水肿是指体内水液潴留，泛溢肌肤，表现以头面、眼睑、四肢、腹背，甚至全身浮肿为特征的一类病证。病因有风邪袭表、疮毒内犯、外感水湿、饮食不节及禀赋不足、久病劳倦。病位在肺、脾、肾，关键在肾。肺失宣降通调，脾失健运，肾失开阖，三焦气化不利为其基本病机。临床辨证以阴阳为纲，阳水多表实证，阴水多里虚或虚实夹杂证。阳水治以发汗、利小便、清热化湿、健脾理气，总以祛邪为主；阴水治以温阳益气、健脾、益肾，兼利小便、养阴、活血化瘀，以扶正为主。虚实并见者，则攻补兼施。注意饮食生活调摄，防止水肿转变。水肿消退后，应谨守病机以图本，健脾益气补肾以资巩固，以防其复发。

复习思考

1. 如何辨别阴水和阳水？
2. 水肿如何辨别虚实标本？水肿的治则治法如何？
3. 试述水肿各证型的证候特点、治法及代表方。

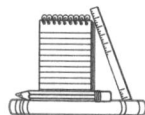

临证验案

李某，男，42岁。1982年12月12日就诊，住院号60090。

患者于1982年2月因发热、咽痛后出现全身高度浮肿，24小时尿蛋白定量7.56g，血浆蛋白浓度明显降低，白蛋白、球蛋白之比为1.2∶2.1，诊断为慢性肾炎肾病型。外院用大量强的松、环磷酰胺、潘生丁、肝素、左旋咪唑等西药治疗近9个月，未能见效。于12月12日收住本院。患者面色无华，精神委顿，胸闷腹胀，遍身高度水肿，按之没指，呼吸不利，难以平卧，腹胀大，叩之声实，阴囊呈高度水肿，伴有严重胸水、腹水征。舌质淡，脉沉细而涩。按气虚阳衰，水湿泛滥论治，并加用西药速尿、肝素等治疗，冀脾旺清升，阳运阴消。不料经治2周，水肿毫不减退，且伴恶心呕吐，食欲不振，血液检查3P试验呈强阳性，白蛋白、球蛋白之比为1.4∶1，总胆固醇6.7mmol/L，尿纤维蛋白降解产物21mg/L，血液呈高凝状态。此乃气虚无力运行，血液凝涩成瘀，改用益气活血化瘀法，同时停用西药，观察疗效。

处方：黄芪30g，丹参30g，赤芍15g，桃仁20g，红花10g，川牛膝20g，益母草60g。另：水蛭粉4.5g，温开水送下，日服2次。

上方服3剂后水肿明显减退，1周后阴囊水肿消失，恶心、呕吐亦除，纳食渐增，复查尿纤维蛋白降解产物下降为10.71mg/L，24小时尿蛋白定量下降为4.45g，病情好转，于6月9日出院，继续门诊治疗。

（田元祥.内科疾病名家验案评析·泌尿系统疾病.北京：中国中医药出版社，2000）

项目二　淋　证

淋证是指以小便频数短涩、淋沥刺痛，欲出未尽，小腹拘急，或痛引腰腹为主要特征的病证。

淋之名称，始见于《内经》，又称其为"淋闷"。汉代张仲景在《金匮要略·五脏风寒积聚病脉证并治》中称淋证为"淋秘"，并把其病机归为"热在下焦"。《中藏经》把淋证分为冷、热、气、劳、膏、砂、虚、实八种，乃为淋证临床分类的雏形。隋代巢元方《诸病源候论·诸淋病候》中对淋证的病机进行了高度概括，他指出："诸淋者，由肾虚而膀胱热故也。"还把淋证分为石、劳、气、血、膏、寒、热七种，并对诸淋各自不同的病机特性进行了探讨。唐代《千金要方》《外台秘要》把淋证分为石、气、膏、劳、热五种。宋代《济生方》又分为气、石、血、膏、劳五种。金代刘河间强调热邪在本病发病中的重要性，认为其病机与气血郁结有关。丹溪重视心与小肠病变与淋证发生的关系："淋有五，皆属于热。"张介宾认为淋证与"积热蕴毒"有关。明代戴元礼《证治要诀》认为淋证与气郁有关。清代尤在泾在《金匮翼·诸淋》中强调的"开郁行气，破血滋阴"治疗石淋的原则，对临床确有指导意义。

西医学中的急、慢性尿路感染，泌尿系结核，尿路结石，急慢性前列腺炎，乳糜尿及尿道综合征等病均可参考本病辨证论治。

【病因病机】

淋证的发生可由外感湿热、饮食不节、情志失调、体虚劳欲，引起湿热蕴结下焦，肾与膀胱气化不利或气化无权所致。

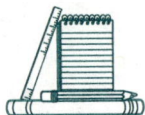

（一）病因

1.外感湿热　因下阴不洁，秽浊之邪自下侵入机体，传入膀胱，酿成湿热，湿热久蕴，致肾与膀胱气化不利，发为淋证。

2.饮食不节　多食辛热肥甘之品，或嗜酒太过，脾胃运化失常，积湿生热，湿热下注膀胱，膀胱气化不利，乃成淋证。

3.情志失调　情志不遂，肝气郁结，膀胱气滞，或气郁化火，气火郁于膀胱，膀胱气化不利，导致淋证。

4.体虚劳欲　禀赋不足，或年老肾亏，或多产多育，或久病缠身，或劳欲过度，肾气虚衰，或久淋不愈，耗伤正气，脾肾两虚，肾与膀胱气化无权，而发淋证。

（二）病机

1.基本病机　湿热蕴结下焦，肾与膀胱气化不利。而脾肾两虚，肾与膀胱气化无权，是淋证久病的病机关键。

2.病位　膀胱与肾，与肝、脾相关。

3.病理性质　有实有虚，且多见虚实夹杂之证。初起多因湿热为患，正气尚未虚损，故多实证。但淋久湿热伤正，由肾及脾，每致脾、肾两虚，由实转虚。亦可因邪气未尽，正气渐伤，或虚体受邪，则成正虚邪实的虚实夹杂证，常见阴虚夹湿热、气虚夹水湿等。因此，淋证多以肾虚为本，膀胱湿热为标。

4.病理因素　主要为湿热之邪。

5.病机转化　主要表现在两个方面：一是虚与实之间可相互转化，如实证的热淋、血淋、气淋可转化为虚证的劳淋；反之虚证的劳淋，也可能转化为实证的热淋、血淋、气淋。二是六淋之间可相互转化，如热淋可转为血淋，血淋也可诱发热淋；又如在石淋的基础上，再发生热淋、血淋，或膏淋并发热淋、血淋等。

【诊断与鉴别诊断】

（一）诊断依据

1.主症　小便频数短涩，淋沥刺痛，小腹拘急引痛。

2.次症　病久或反复发作后，常伴有低热、腰痛、小腹坠胀、疲劳等。

3.病史　多见于已婚女性，每因疲劳、情志变化、不洁房事、感受外邪而诱发。

4.相关检查　尿常规、中段尿培养、尿沉渣抗酸杆菌检查、尿脱落细胞检查、前列腺液检查、泌尿系B超、腹部平片、膀胱镜检查等有助于诊断。

（二）病证鉴别

1.淋证与癃闭　二者都有小便量少、排尿困难之症状。但淋证尿频而尿痛，且每日排尿总量多为正常；癃闭则无尿痛，每日排尿量少于正常，严重时甚至无尿。因此，二者的显著区别，一是有无尿痛，二是每日排尿总量是否接近正常。另外，二者可相互转化，即癃闭复感湿热，常可并发淋证，而淋证日久不愈，亦可发展成癃闭。

2.血淋与尿血　血淋与尿血都有小便出血，尿色红赤，甚至溺出纯血等症状。其鉴别要点是有无尿痛，尿血多无尿道疼痛之感，而血淋常有尿痛，一般以痛者为血淋，不痛者为尿血。

3.膏淋与尿浊　膏淋与尿浊在小便浑浊症状上相似，但尿浊在排尿时无疼痛滞涩感。

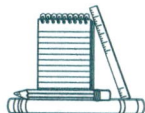

知识链接

尿浊

尿浊是以小便混浊,白如泔浆,排尿时无疼痛涩滞感为主症的病证。西医学中的乳糜尿,多属于本病范围。本病的发生多因湿热下注,脾肾亏虚所致。过食肥甘油腻食物,脾失健运,酿湿生热,或某些疾病(如血丝虫病)病后,湿热余邪未清,蕴结下焦,清浊相混,而成尿浊。如热盛灼络,络损血溢,则尿浊伴血。如久延不愈,或屡经反复,湿热邪势虽衰,但精微下泄过多,导致脾肾两伤,脾虚中气下陷,肾虚固摄无权,封藏失职,病情更为缠绵。此外,脾肾气虚阳衰,气不摄血,或阴虚火旺,络伤血溢,还可引起尿浊夹血。多食肥腻(动植物脂肪、蛋白类)食物,或劳累过度,可使本病加重或复发。本病初起以湿热为多,属实证,治宜清热利湿;病久则脾肾亏虚,治宜培补脾肾,固摄下元;虚实夹杂者,应标本兼顾。

【辨证论治】

(一)辨证要点

1. 辨六淋 六种淋证均有小便频涩,滴沥刺痛,小腹拘急引痛。此外各种淋证又有不同的特殊表现:热淋起病多急骤,小便赤热,溲时灼痛,或伴有发热,腰痛拒按。石淋以小便排出砂石为主症,或排尿时突然中断,尿道窘迫疼痛,或腰腹绞痛难忍。气淋小腹胀满较明显,小便艰涩疼痛,尿后余沥不尽。血淋为溺血而痛。膏淋症见小便浑浊如米泔水或滑腻如膏脂。劳淋小便不甚赤涩,溺痛不甚,但淋沥不已,时作时止,遇劳即发。

2. 辨虚实 实者起病急、病程短、疼痛较重,多见于膀胱湿热,砂石结聚,气滞不利;虚者起病缓或反复发作、病程长、疼痛较轻,多见脾肾亏虚。虚实常相互转化而成虚实夹杂,而见气血瘀滞之证。

3. 辨各淋证的转化与兼夹 各种淋证又常易转化。同一患者常可数种淋证并存,虚实夹杂,甚或兼夹消渴、水肿、癃闭等病证。所以既要掌握淋证共性,又要熟悉各淋证的特征,通过病因分析、虚实判别,正确分辨各种淋证的兼夹、转化。如热淋可转为血淋,血淋也可诱发热淋。又如热淋,若热伤血络,可兼血淋;在石淋的基础上,若石动损伤血络,也可兼见血淋;石淋再感湿热之邪,又可兼见热淋;或膏淋并发热淋、血淋等。淋证久病不愈,可发展成癃闭和关格。并且应用实验室检查作为辅助,明确病因、病机、病位、虚实及标本缓急。

(二)治疗原则

实则清利,虚则补益,是淋证的基本治则。实证中膀胱湿热者,治宜清热利湿;热灼血络者,治宜凉血止血;砂石结聚者,治宜通淋排石;气滞不利者,治宜利气疏导。虚证中脾虚者,治宜健脾益气;肾虚者,治宜补虚益肾。对于虚实夹杂者,当通补兼施,且审其主次缓急,兼顾治疗。

(三)分证论治

1. 热淋

证候:小便频数短涩,灼热刺痛,溺色黄赤,少腹拘急胀痛,或有寒热,口苦,呕恶,或有腰痛拒按,或有大便秘结,苔黄腻,脉滑数。

证候分析:本证以湿热蕴结下焦,膀胱气化不利为基本病机。湿热蕴结下焦,膀胱气化不利,而见尿频急,短涩黄赤灼痛;热郁气滞,则尿不畅,小腹坠胀;湿热伤肾,则腰痛拒按;

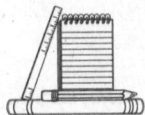

若湿热郁蒸，少阳枢机不利，可见恶寒发热，口苦，呕恶；热结于里，则大便干结或闭；苔脉所示均为湿热之征。本证以小便灼热、刺痛为辨证要点。

治法：清热利湿通淋。

方药：八正散加减。本方中瞿麦、萹蓄、车前子、滑石、萆薢利湿通淋；大黄、黄柏、蒲公英、紫花地丁清热解毒，使膀胱、小肠湿热从大小便分利而出。

若伴寒热、口苦、呕恶者，可加黄芩、柴胡以和解少阳；大便秘结、腹胀者，可重用生大黄、枳实以通腑泄热；阳明热盛者，加知母、石膏清气分之热；热毒弥漫三焦者，用黄连解毒汤合五味消毒饮以清热泻火解毒。

2. 血淋

证候：小便热涩刺痛，尿色深红，或夹有血块，疼痛满急加剧，或见心烦，舌尖红，苔黄，脉滑数。

证候分析：本证以热伤血络，渗入膀胱为基本病机。湿热下注膀胱，热盛伤络，迫血妄行，故小便热涩刺痛，尿色红赤，或夹紫色血块；血块阻塞尿路，故少腹满急疼痛；舌红，苔薄黄，脉滑数为热盛之象。本证以小便热涩刺痛，尿色红赤或夹紫色血块为辨证要点。

治法：清热通淋，凉血止血。

方药：小蓟饮子加减。方中小蓟、生地黄、栀子清热凉血以止血；蒲黄、藕节止血消瘀；淡竹叶、滑石、通草清心火，利小便；当归引血归经；甘草梢泻火而达茎中以止痛。

若有瘀血征象者，加三七、牛膝、桃仁以化瘀止血；出血不止者，可加仙鹤草、琥珀粉以收敛止血；久病肾阴不足，虚火扰动阴血，症见尿色淡红，尿痛涩滞不显著，腰膝酸软，神疲乏力者，宜滋阴清热，补虚止血，用知柏地黄丸加减。

3. 石淋

证候：尿中夹砂石，排尿涩痛，或排尿时突然中断，尿道窘迫疼痛，少腹拘急，往往突发，一侧腰腹绞痛难忍，甚则牵及外阴，尿中带血，舌红，苔薄黄，脉弦或兼数。

证候分析：本证以湿热煎熬，砂石内积，膀胱气化不利为基本病机。因湿热下注，化火灼阴，煎熬尿液，结为砂石，故尿中时夹砂石；砂石内积则膀胱气化不利，故小便艰涩；砂石闭阻气机，则可突发腰腹剧痛，牵引少腹；砂石阻塞水道，则可致排尿中断；砂石伤络则尿中带血；舌红，苔薄白或黄，脉弦或兼数，乃湿热蕴结之象。本证以小便艰涩，尿中时夹砂石，少腹胀痛或排尿中断，或突发腰腹剧痛，尿中带血为辨证要点。

治法：清热利湿，排石通淋。

方药：石韦散加减。本方中瞿麦、萹蓄、通草、滑石清热利湿通淋；金钱草、海金沙、鸡内金、石韦排石化石；穿山甲、虎杖、王不留行、牛膝活血软坚；青皮、乌药、沉香理气导滞。

若腰腹绞痛者，加芍药、甘草以缓急止痛；尿中带血者，可加小蓟、生地黄、藕节以凉血止血，去王不留行；小腹胀痛者，加木香行气通淋；石淋日久者，证见虚实夹杂，当标本兼顾；神疲乏力，少腹坠胀者，补中益气汤加金钱草、海金沙、冬葵子益气通淋；结石过大，阻塞尿路，肾盂严重积水者，不宜服用中药，宜手术治疗。

4. 气淋

证候：郁怒之后，小便涩滞，淋沥不畅，少腹胀满疼痛，苔薄白，脉弦。

证候分析：本证以肝失条达，气机郁滞，膀胱气化不利为基本病机。肝主疏泄，其脉循少腹，络阴器，肝郁气滞化火，或兼湿热蕴阻，壅滞不通，故少腹满闷胀痛，小便滞涩，淋沥不畅。本证以小便滞涩，淋沥不畅，少腹胀满而痛为辨证要点。

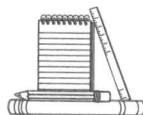

治法：理气疏导，通淋利尿。

方药：沉香散加减。本方中沉香、青皮、乌药、香附疏肝理气；石韦、滑石、冬葵子、车前子利水通淋。

若少腹胀满，上及于胁者，加川楝子、小茴香、广郁金以疏肝理气；少腹坠胀，尿频涩滞，余沥难尽，不耐劳累，面色㿠白，少气懒言，舌淡，脉细无力者，证属中气下陷，可用补中益气汤加减。

5. 膏淋

证候：小便浑浊，乳白或如米泔水，上有浮油，置之沉淀，或伴有絮状凝块物，或混有血液、血块，尿道热涩疼痛，尿时阻塞不畅，口干，苔黄腻，舌质红，脉濡数。

证候分析：本证以湿热蕴结下焦，膀胱气化不利，脂液失其常道为基本病机。下焦湿热，膀胱气化不利，脂液失其常道，故见小便混浊如米泔，上有浮油如脂，或夹凝块，尿道热涩疼痛；湿热伤络血溢，故或混血块；舌质红，苔黄腻，脉濡数为湿热蕴结之象。本证以小便混浊如米泔，尿道热涩疼痛为辨证要点。

治法：清热利湿，分清泄浊。

方药：程氏萆薢分清饮加减。本方中萆薢、石菖蒲、黄柏、车前子清热利湿泄浊；茯苓、白术健脾渗湿；莲子心、连翘心、牡丹皮、灯心草清心泄热。

若小腹胀，尿涩不畅者，加乌药、青皮疏利肝气；膏淋病久不已，反复发作，淋出如脂，涩痛不甚，形体日见消瘦，头昏无力，腰膝酸软，脾肾两虚者，用膏淋汤补脾益肾固涩；偏于脾虚中气下陷者，配用补中益气汤；偏于肾阴虚者，配用七味都气丸；偏于肾阳虚者，用金匮肾气丸加减；伴有血尿者，加仙鹤草、阿胶补气摄血；夹瘀者，加三七、当归活血通络。

6. 劳淋

证候：小便不甚赤涩，溺痛不甚，但淋沥不已，时作时止，遇劳即发，腰膝酸软，神疲乏力，病程缠绵，舌质淡，脉细弱。

证候分析：本证以脾肾两虚，膀胱气化无权为基本病机。淋证日久，病情反复，正气渐伤，或过用苦寒清利，过伐脾肾，脾肾两虚，故腰膝酸软，神疲乏力，时轻时重，每遇劳累即甚；肾虚而湿热之邪留恋，故小便淋沥，涩痛不甚；久病体虚，故舌淡苔薄，脉细弱。本证以淋证日久，时轻时重，遇劳即发，腰膝酸软为辨证要点。

治法：补脾益肾。

方药：无比山药丸加减。本方中党参、黄芪、怀山药、莲子肉补气健脾；茯苓、薏苡仁、泽泻、扁豆衣化湿利水；山茱萸、菟丝子、芡实、金樱子、煅牡蛎益肾固摄。

若中气下陷，症见少腹坠胀，尿频涩滞，余沥难尽，不耐劳累，面色无华，少气懒言，舌淡，脉细无力者，用补中益气汤加减；肾阴虚，舌红苔少者，加熟地黄、龟甲；阴虚火旺，面红烦热，尿黄赤伴有灼热不适者，用知柏地黄丸滋阴降火；低热者，加青蒿、鳖甲清虚热养肾阴；肾阳虚者，加附子、肉桂、鹿角片、巴戟天等。

（四）其他疗法

1. 中成药 膀胱湿热所致的淋证，症见尿频、尿急、尿痛、血尿者，可选用三金片、清淋片、热淋清颗粒等。尿路结石症见尿频、尿急、尿痛，或尿有砂石、血尿者，可选石淋通片、排石颗粒。慢性前列腺炎，症见腰膝酸软、尿后余沥或失禁者，可选用前列康。

2. 单方验方 ①导赤丸：清热泻火，利尿通便，用于热淋实证患者。每日 3 次，每次 5g。②复方石淋通片：利水清热，通淋排石，用于胆、肾、膀胱结石症，每次 6 片，每日 3 次，温

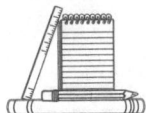

开水送服。③三金片：清热解毒，利湿通淋，补虚益肾。用于急、慢性肾盂肾炎，急性膀胱炎及尿路感染，每次 5 片，每日 3～4 次，温开水送服。

【转归预后】

初起者，病情尚轻，治疗得当，多易治愈。但热淋、血淋有时可发生热毒入血，出现高热神昏等危重证候。若病久不愈，或反复发作，不仅可转为劳淋，甚则可转变成水肿、癃闭。

【预防调护】

增强人体正气，防止情志内伤，消除各种外邪入侵和湿热内生的有关因素，如憋尿、过食肥甘辛辣、纵欲过度、外阴不洁等。积极治疗消渴、痨瘵等疾患，避免不必要的导尿及泌尿道的器械检查，也可减少本病的发生。

淋证患者应多喝水或茶水。饮食应清淡，忌肥腻、香燥、辛辣之品。禁忌房事，注意适当卧床休息，保持心情舒畅。这些对早日治愈本病，恢复健康有重要作用。

【结语】

淋证是以小便频数短涩、淋沥刺痛、小腹拘急引痛为主症的疾病，可分为热淋、血淋、石淋、气淋、膏淋、劳淋六种。病因以饮食不节、外感湿热、情志失调、体虚劳欲为主，病位在肾与膀胱，主要病机是湿热蕴结下焦，肾与膀胱气化失司。病理因素为湿热。病理性质初病多实，久则转虚，或虚实夹杂。辨证时应首分淋证类别，再审证候虚实，三别标本缓急。初起属实证者，治以清热利湿通淋；病久属虚证者，治宜培补脾肾；虚实夹杂者，宜通补兼施。并根据各个淋证的特点，或参以止血，或辅以行气，或配以排石，或佐以泄浊等。由于不同淋证之间和某些淋证本身的虚实之间可以相互转化，或同时兼见，因此在治疗淋证时，要谨守病机，辨证论治。

复习思考

1. 淋证的主要临床表现及分类各是什么？

2. 如何鉴别淋证与癃闭？血淋与尿血？

3. 六淋的鉴别要点是什么？分别说明治法、用药。

临证验案

陈某，女，28 岁，门诊号：72809008。初诊：1973 年 4 月 24 日。

患乳糜尿已 7 月余，尿浑，赤白相杂，甚则如膏，头晕，腰酸乏力，脉虚弦，舌淡红。尿检：蛋白（++），红细胞（++++），找到脂肪滴。辨证：脾肾两虚，湿热下注，膀胱气化失司，脂液制约无权。诊断：膏淋。治法：调补脾肾而化湿热。处方：党参 12g，黄芪 12g，炒白术9g，粉萆薢 12g，炒知母、炒黄柏各 6g，制熟地 15g，鱼腥草 30g，茜草 12g，墨旱莲 12g，威喜丸（分吞）9g，15 剂。

二诊：5 月 10 日。小便浑浊已减，有不爽感，头晕、腰酸较轻，脉沉细，舌红润。热渐化未清，仍应前法出入。处方：党参 12g，黄芪 12g，炒白术 9g，制熟地 15g，怀山药 12g，粉萆薢 12g，小蓟 30g，墨旱莲 15g，泽泻 12g，益母草 15g，威喜丸（分吞）9g，14 剂。

三诊：5 月 19 日。尿清，头晕腰酸亦减，脉弦细苔薄，膏淋已瘥。尿检：蛋白阴性，红细

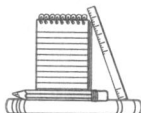

胞未见，脂肪滴未见。仍宜培补脾肾以善后。处方：党参 15g，黄芪 12g，炒白术 9g，制熟地 15g，怀山药 12g，山茱萸 9g，枸杞子 9g，沙苑子、白蒺藜各 9g，菟丝子 12g，威喜丸（分吞）9g，7 剂。

（张小萍. 中医内科医案精选·肾膀胱病证. 上海：上海中医药大学出版社，2001）

项目三　癃　闭

癃闭是以小便量少，排尿困难，甚则小便闭塞不通为主症的一种病证。其中小便不畅，点滴而短少，病势较缓者称为癃；小便闭塞，点滴不通，病势较急者称为闭。癃与闭都是指排尿困难，二者只是在程度上有差别，因此多合称为癃闭。癃闭有两种情况，一是膀胱内少尿或无尿；二是膀胱内有尿，但难以排出或排出量少。不论膀胱内有无尿液，凡见排尿少于正常，甚则小便不通的证候，均属本节范围。

癃闭之名，首见于《内经》，如《素问·宣明五气》谓："膀胱不利为癃，不约为遗溺。"《素问·标本病传论》谓："膀胱病，小便闭。"分别说明本病的病机为膀胱及三焦气化不利，病位在膀胱。又因东汉殇帝叫刘隆，由于避讳，而将癃改为"淋"，或改为"闭"。所以，《伤寒论》和《金匮要略》都没有癃闭的名称，只有淋病和小便不利的记载。直至宋、元，仍是淋、癃不分。明代以后，才将淋、癃分开，而各成为独立的疾病。在病因病机方面，《诸病源候论·便病诸候》曰："小便不通，由膀胱与肾俱有热故也。""小便难者，此是肾与膀胱热故也。"认为二者系因热的程度不同所致，"热气大盛"则令"小便不通"；"热势极微"，故"但小便难也"。唐代孙思邈在《千金要方》中载有治小便不通方剂十三首，在该书中载有用导尿术治小便不通的方法，这是世界上最早的导尿术记载。《丹溪心法·小便不通》认为该病有"气虚、血虚、有痰、风闭、实热"等类型，并根据辨证论治的精神，运用探吐法治疗小便不通。明代张介宾《景岳全书·癃闭》将癃闭的病因归纳为四个方面：有因火邪结聚小肠、膀胱者，此以水泉干涸而气门热闭不通；有因热居肝肾者，则或以败精，或以槁血，阻塞水道而不通；有因真阳下竭，元海无根，气虚而闭者；有因肝强气逆，妨碍膀胱，气实而闭者；并对气虚不化及阴虚不能化阳所致癃闭的治法独有见解。

西医学中各种原因引起的尿潴留和无尿症，如神经性尿闭、膀胱括约肌痉挛、尿路结石、尿路肿瘤、尿路损伤、尿道狭窄、老年人前列腺增生症、脊髓炎等病出现的尿潴留及肾功能不全引起的少尿、无尿症，均可参照本病辨证论治。

【病因病机】

癃闭主要由外邪侵袭、饮食不节、情志内伤、瘀浊内停及体虚久病，导致膀胱气化功能失调而发病。

（一）病因

1. 外邪侵袭　下阴不洁，湿热秽浊之邪上犯膀胱，膀胱气化不利则为癃闭；或湿热毒邪犯肺，热邪壅滞，肺气闭塞，水道通调失司，不能下输膀胱；亦有因燥热犯肺，肺燥津伤，水源枯竭而成癃闭。

2. 饮食不节　久嗜醇酒及肥甘、辛辣之品，导致脾胃运化功能失常，内湿自生，酿湿生热，

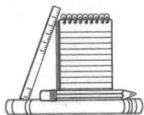

阻滞于中，下注膀胱，气化不利，乃成癃闭；或饮食不足，饥饱失调，脾胃气虚，中气下陷，无以气化则生癃闭。

3.情志内伤　惊恐、忧思、郁怒、紧张引起肝气郁结，疏泄失司，从而影响三焦水液的运行及气化功能，导致水道通调受阻，形成癃闭。

4.尿路阻塞　瘀血败精阻塞于内，或痰瘀积块，或砂石内生，尿路阻塞，小便难以排出，即成癃闭。

5.体虚久病　年老体弱或久病体虚，致肾阳不足，命门火衰，膀胱气化无权；或因久病、热病，耗损津液，致肾阴不足，化源不足，水府枯竭而无尿。

（二）病机

1.基本病机　肾与膀胱气化功能失调。

2.病位　主要在膀胱与肾，与三焦、肺、脾、肝密切相关。

3.病理因素　有湿热、热毒、气滞及痰瘀等。

4.病理性质　有虚实之分。膀胱湿热，肺热气壅，肝郁气滞，尿路阻塞，以致膀胱气化不利者为实证。脾气不升，肾阳衰惫，导致膀胱气化无权者为虚证，但各种原因引起的癃闭，常互相关联，或彼此兼夹。如肝郁气滞，可以化火伤阴；若湿热久恋，又易灼伤肾阴；肺热壅盛，损津耗液严重，则水液无以下注膀胱；脾肾虚损日久，可致气虚无力运化而兼气滞血瘀，均可表现为虚实夹杂之证。

5.病机转化　取决于病情的轻重和是否得到及时有效的治疗。若病情轻浅，病邪不盛，正气尚无大伤，且救治及时者，则可见尿量逐渐增多，此为好转的标志，可能获得痊愈。若病情深重，正气衰惫，邪气壅盛者，则可由"癃"至"闭"，变证迭生。尿闭不通，水气内停，上凌心肺，并发喘证、心悸；水液潴留体内，溢于肌肤则伴发水肿；湿浊上逆犯胃，则成呕吐。脾肾衰败，气化不利，湿浊内壅，则可导致关格，其预后多差。

【诊断与鉴别诊断】

（一）诊断依据

1.主症　起病急骤或逐渐加重，小便不利，点滴不畅，甚或小便闭塞，点滴全无，每日尿量明显减少。

2.次症　实证常伴有口苦口黏、烦渴欲饮、胁腹胀满、大便不畅等症状；虚证常伴有精神疲乏、畏寒、食欲不振等症状。

3.病史　多见于老年男性，或产后妇女、手术后患者；或患淋证、消渴、水肿等病日久不愈者。

4.相关检查　泌尿道 B 超、前列腺 B 超、尿道及膀胱造影 X 线摄片、尿流动力学检查、肾功能、血常规、血清电解质等检查有助于诊断。

（二）病证鉴别

1.癃闭与淋证　均属膀胱气化不利，故皆有排尿困难、点滴不畅的证候。但癃闭无尿道刺痛，每日尿量少于正常，甚或无尿排出，而淋证则小便频数短涩、滴沥刺痛、欲出未尽，而每日排尿量正常。

2.癃闭与水肿　临床都表现为小便不利、小便量少，但水肿是体内水液潴留，泛溢于肌肤，引起头面、眼睑、四肢浮肿，甚者伴有胸、腹水，并无水蓄膀胱之证候。而癃闭多不伴有浮肿，部分患者还兼有小腹胀满膨隆、小便欲解不能，或点滴而出的水蓄膀胱之证。

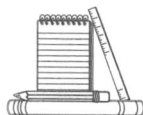

3. 癃闭与关格　主症都有小便量少或闭塞不通，但关格常由水肿、淋证、癃闭等经久不愈发展而来，是小便不通与呕吐并见的病证，常伴有皮肤瘙痒、口中尿味、四肢搐搦，甚或昏迷等症状。而癃闭不伴有呕吐，部分患者有水蓄膀胱之证候，以此可资鉴别，但癃闭进一步恶化，可转变为关格。

知识链接

尿潴留

尿潴留是指膀胱内充满尿液而不能排出，常常由排尿困难发展到一定程度引起。尿潴留分为急性和慢性两种。前者发病突然，膀胱内胀满尿液不能排出，十分痛苦，临床常需急诊处理；后者起病缓慢，病程较长，下腹部可触及充满尿液的膀胱，但患者可无明显症状。

急性尿潴留发病突然，膀胱内充满尿液不能排出，胀痛难忍，辗转不安。慢性尿潴留多表现为排尿不畅、尿频，常有排尿不尽感。膀胱过度充盈至达到膀胱容量极限时，使少量尿液从尿道口溢出，称为充溢性尿失禁。少数患者虽无明显慢性尿潴留症状，但已有明显上尿路扩张、肾积水，甚至出现尿毒症症状，如全身衰弱、食欲缺乏、恶心、呕吐、贫血、血清肌酐和尿素氮显著升高等。

急性尿潴留治疗原则是解除梗阻，恢复排尿。导尿术是解除急性尿潴留最简便的方法，即会阴部消毒后，经尿道插入无菌导尿管。尿潴留的病因短时间内不能解除者，应留置导尿管持续引流。

（陈孝平，汪建平，赵继宗.外科学.9版.北京：人民卫生出版社，2018）

【辨证论治】

（一）辨证要点

1. 辨虚实　因湿热蕴结、肺热气壅、温热毒邪、肝郁气滞、尿路阻塞所致者，多属实证；因脾气不升、肾阳不足、命门火衰、气化不及州都所致者，多属虚证。若起病较急，病程较短，体质较好，尿流窘迫，小便短赤灼热，小腹胀痛，苔黄腻或薄黄，脉弦涩或数，属于实证；若起病缓慢，病程较长，体质较差，尿流无力，精神疲乏，面色少华，气短声低，舌质淡，脉沉细弱，属于虚证。实证当辨湿热、浊瘀、肺热、肝郁之偏盛；虚证当辨脾肾虚衰之不同、阴阳亏虚之差别。

2. 辨病情缓急及病势轻重　水蓄膀胱，小便闭塞不通为急病；小便量少，但点滴能出，无水蓄膀胱者为缓证。由"癃"转"闭"为病势加重，由"闭"转"癃"为病势减轻。

（二）治疗原则

应以"六腑以通为用"为原则，着眼于"通"，但通利之法，又因证候虚实之不同而异。实证以治标为主，宜清湿热、利气机、散瘀结而通水道；虚证则以治本为法，宜补脾肾、助气化，使气化得行，小便自通，不可不经辨证，滥用通利小便之法。对于水蓄膀胱之急证，应配合针灸、导尿等法急通小便。

（三）分证论治

1. 膀胱湿热

证候：小便点滴不通，或量极少而短赤灼热，小腹胀满，口苦口黏，或口渴不欲饮，或大

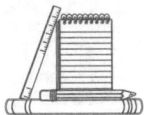

便不畅，舌质红，苔黄腻，脉数。

证候分析：本证以湿热蕴结，膀胱气化不利为基本病机。因湿热壅结膀胱，气化不利，故小便量少，点滴而下，热赤不爽，甚则尿闭不通；湿热阻滞气机，故小腹胀满，大便不畅；湿热上蒸，故口干苦；水液停聚下焦，则不欲饮水；舌质红，苔黄腻，脉数，均为湿热内蕴之象。本证以小便量少，热赤不爽或尿闭不通，口干苦不欲饮水为辨证要点。

治法：清利湿热，通利小便。

方药：八正散加减。方中木通、车前子、萹蓄、瞿麦通利小便；栀子清三焦湿热；滑石、甘草梢清利下焦湿热；大黄通便泻火。

若兼心烦、口舌生疮糜烂者，可合导赤散以清心火，利湿热；口干咽燥，潮热盗汗，手足心热，舌光红者，加知母、生地黄、牛膝等滋阴清热。

2. 肺热壅盛

证候：小便不畅或点滴不通，咽干，烦渴欲饮，呼吸急促，或有咳嗽，舌红，苔薄黄，脉数。

证候分析：本证以肺热壅盛，失于肃降，不能通调水道为基本病机。因肺热壅盛，通调失司，水津不能下输膀胱，故小便点滴不爽，或闭而不通；肺热上壅，气逆不降，故呼吸短促，咽干呛咳；气不布津，故烦渴欲饮；苔黄脉数，均为肺热内壅之象。本证以小便点滴不爽或闭而不通，呼吸短促，烦渴欲饮，咽干呛咳为辨证要点。

治法：清泄肺热，通利水道。

方药：清肺饮加减。方中黄芩、桑白皮、麦冬清肺泄热，滋养化源；栀子、木通、茯苓、车前子清热通利，使上清下通，则小便自调。

若有鼻塞、头痛、脉浮等表证者，加薄荷、桔梗宣肺解表；肺阴不足者，加沙参、黄精、石斛；兼尿赤灼热、小腹胀满者，合八正散上下并治。

3. 肝郁气滞

证候：小便不通或通而不爽，情志抑郁，或多烦善怒，胁腹胀满，舌红，苔薄黄，脉弦。

证候分析：本证以肝气郁滞，气机失调，膀胱气化不利为基本病机。因郁怒伤肝，肝气失于疏泄，气机郁滞，影响通调水道，故小便不通或通而不畅；肝气不畅则胸胁胀满；多烦喜怒，舌质红，苔薄黄，脉弦是肝郁化热之象。本证以小便不通或通而不畅，情志抑郁，多烦喜怒，胸胁胀满为辨证要点。

治法：疏利气机，通利小便。

方药：沉香散加减。方中沉香、橘皮疏达肝气；当归、王不留行行气活血；石韦、冬葵子、滑石通利水道。

若肝郁气滞症状严重者，可合六磨汤增强其疏肝理气的作用；若气郁化火，而见舌红、苔薄黄者，可加牡丹皮、栀子以清肝泻火。

4. 浊瘀阻塞

证候：小便点滴而下，或尿如细线，甚则阻塞不通，小腹胀满疼痛，舌紫黯，或有瘀点，脉涩。

证候分析：本证以瘀血败精或结石阻塞尿路为基本病机。因瘀血败精或结石阻塞于膀胱、尿道，故小便滴沥不畅，或尿如细线，时时中断，甚则阻塞不通；水蓄膀胱则小腹胀满疼痛；舌紫黯或有瘀斑，脉涩或细数为瘀阻蕴热之象。本证以小便滴沥不畅，尿如细线，时时中断为辨证要点。

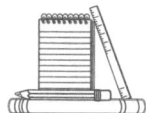

治法：行瘀散结，通利水道。

方药：代抵当丸加减。方中大黄、芒硝、当归尾、山甲片、桃仁化瘀散结；生地黄凉血滋阴；肉桂助膀胱气化，以通尿闭，唯用量宜小，以免助热伤阴。

若瘀血现象较重者，加红花、川牛膝以增强其活血化瘀作用；病久气血两虚，面色不华者，宜益气养血行瘀，加黄芪、丹参之类；尿路有结石者，加金钱草、海金沙、冬葵子、瞿麦、石韦以通淋排石利尿。

5. 脾气不升

证候：小腹坠胀，时欲小便而不得出，或量少而不畅，神疲乏力，食欲不振，气短而语声低微，舌质淡，苔薄，脉细弱。

证候分析：本证以脾气虚弱，中气不足，升运无力，膀胱气化无权为基本病机。因脾虚气弱，升运无力，影响膀胱气化，故小便欲解不得，或量少不畅；脾气虚衰，故神疲气短，语声低微，食欲不振；中气下陷，升提无力，故小腹坠胀；舌质淡，苔薄白，脉细弱，均为脾气虚弱之象。本证以小便欲解不得，或量少而不畅，小腹坠胀，神疲气短，语声低微为辨证要点。

治法：升清降浊，化气行水。

方药：补中益气汤合春泽汤加减。前方能补中气，升清气，脾气升运则浊阴自降；后方中人参益气，白术健脾运湿，桂枝辛温通阳，助膀胱气化；猪苓、茯苓、泽泻利水渗湿。诸药共奏化气利水之功。

若气虚及阴，脾阴不足，清气不升，气阴两虚，症见舌红苔少者，可改用参苓白术散；脾虚及肾者，可合济生肾气丸以温补脾肾，化气利水。

6. 肾阳衰惫

证候：小便不通或点滴不爽，排出无力，面色㿠白，神气怯弱，畏寒肢冷，腰膝酸软无力，舌淡胖，苔薄白，脉沉细或弱。

证候分析：本证以肾阳虚衰，膀胱气化无权为基本病机。肾阳亏虚，命门火衰，气化不及州都，故小便滴沥不畅，排出无力，或有尿闭；元阳衰惫故面色㿠白，神疲气怯，畏寒，腰膝冷而痿软无力；舌淡苔白，脉沉细而弱，均为肾阳不足，命门火衰之象。本证以小便滴沥不畅，排出无力，或有尿闭，畏寒，腰膝冷而酸软无力为辨证要点。

治法：温补肾阳，化气利水。

方药：济生肾气丸加减。方中肉桂、附子温肾壮阳；熟地黄、山茱萸、山药补肾养阴，以阴中求阳；茯苓、泽泻、牛膝、车前子淡渗利水。诸药合用，使阳气充足，气化水行，小便通利。

若形神委顿，腰脊酸痛者，为精血俱亏，病及督脉，多见于老年人，治宜香茸丸补养精血，助阳通窍。

7. 肾阴亏耗

证候：小便量少或全无，口咽干燥，腰膝酸软，烦躁不安，潮热盗汗，头昏耳鸣，舌绛红，少苔，脉细数。

证候分析：本证以肾阴亏虚，化源匮乏为基本病机。由于肾阴亏虚，无阴则阳无以化，故小便滴沥不畅，或时欲小便而不得；阴虚生内热，故咽干心烦，手足心热；舌质光红，脉细数，均为阴虚内热之象。本证以小便滴沥不畅或时欲小便而不得，咽干心烦，手足心热为辨证要点。

治法：滋补肾阴，育阴利水。

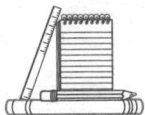

方药：六味地黄丸合猪苓汤加减。方中熟地黄、阿胶、山药、山茱萸滋补肾阴；猪苓、泽泻、滑石、牡丹皮寓泻于补，以使小便通利。

若下焦有热者，加知母、黄柏，以清热坚阴；阴虚及气者，用滋肾通关丸滋阴化气，以利小便。

（四）其他疗法

1. 中成药　肾气不足，湿热瘀阻所致的癃闭，症见腰膝酸软、尿频、尿急、尿痛、尿线细，伴小腹拘急疼痛，以及前列腺增生见上述证候者，可选用癃闭舒胶囊；水湿内停所致的癃闭，症见时欲小便而不得出，或量少不爽、胸闷、纳呆、泛恶、身体困重、小腹坠胀者，可选五苓散（片）。

2. 单方验方　①滋肾通关丸：滋阴泻火，通关利尿。用于阴虚内热，小便癃闭不行，腹胀喘急，尿道涩痛。每次 9g，每日 2 次，饭前服用。②杏仁 10 ～ 15g，熬米服之，治肺气闭阻之癃闭。③秦艽 30g 去苗，加水一大碗，煎取七分，去渣，食前分 2 次服，治湿热所致的小便艰难、小腹胀满。

【转归预后】

癃闭的转归预后，取决于病情的轻重和是否及时有效治疗。若病情轻浅，病邪不盛，正气尚无大伤，且救治及时者，则可见尿量逐渐增多，此为好转的标志，可能获得痊愈。若病情深重，正气衰惫，邪气壅盛者，则可由"癃"至"闭"，变证迭生。

【预防调护】

保持心情舒畅，忌忧思恼怒，积极锻炼身体，注意起居饮食，勿过食肥甘、辛辣、醇酒，勿憋尿、纵欲，避免久坐少动。避免外邪入侵和湿热内生的有关因素。老年人尽量减少使用抗胆碱类药物，如阿托品、颠茄等，以免癃闭发生。

【结语】

癃闭是以排尿困难，全日总尿量明显减少，点滴而出，甚则小便闭塞不通，点滴全无为临床特征的一类病证。癃闭的病位在膀胱，但和肾、脾、肺、三焦均有密切的关系。其主要病机为上焦肺之气不化，肺失通调水道，下输膀胱无能；中焦脾之气不化，脾虚不能升清降浊；下焦肾之气不化，肾阳亏虚，气不化水，或肾阴不足，水府枯竭；肝郁气滞，使三焦气化不利，尿路阻塞，小便不通。癃闭的辨证以辨虚实为主，其治疗应据"六腑以通为用"的原则，着眼于通，但通法应因证候的虚实而异。实证治宜清湿热、散瘀结、利气机而通利水道；虚证治宜补脾肾，助气化，使气化得行，小便自通。同时，还要根据病因病机、病变在肺在脾在肾的不同，进行辨证论治，不可滥用通利小便之品。内服药物缓不济急时，应配合导尿或针灸以急通小便。癃闭病机转化迅速，病情稍有延误，常易并发水肿、喘促、心悸甚或关格等危重病证，临证应正确、及时诊治，以防变证发生。

复习思考
1. 如何鉴别癃闭与关格？
2. 简述癃闭的论治要点。

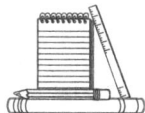

临证验案

杨某，男，70岁。1978年8月30日初诊。

主诉：小便点滴，排出困难，畏冷，大便溏。诊查：神疲气弱，腰酸膝软，面色㿠白，舌苔白，脉沉细。诊断：癃闭，证属肾阳衰惫证。治宜温补肾阳、化气行水。处方：云茯苓12g，山萸肉9g，山药12g，熟地黄12g，泽泻9g，肉桂1.5g，丹皮3g，车前子9g，补骨脂9g，牛膝4g，水煎服。服4剂。

二诊：9月4日。服上方药后，小便已利，唯便后尚有余沥，大便成形。原方去丹皮，加淡苁蓉6g，继服7剂。

（张小萍.中医内科医案精选·肾膀胱病证.上海：上海中医药大学出版社，2001）

项目四　阳　痿

阳痿是指成年男子临房时，阴茎痿软不举，或举而不坚，或坚而不久，无法进行正常性生活的病证。但因过度劳累、情绪反常等因素造成的一时性阴茎痿弱不起和男子年老精气衰之阳事不举，均不能视为病态。

《马王堆汉墓医书·天下至道谈》中对阳痿有最早命名，称其为"不能"，认为病机为肌、筋、气三者不至。《内经》记载了影响后世医家的"阴痿"的病名以及"阴器不用""筋痿"和"阴不用"等。《黄帝内经》把阳痿的病因归之于"气大衰而不起不用""热则纵挺不收""思想无穷，所愿不得"和"入房太甚"等，认识到气衰、邪热、情志和房劳可引起本病。晋、隋、唐时期医家多将阳痿称为"阴痿"，这时代的医家对阳痿的发生，多认为由劳伤、肾虚所致。明代医家对阳痿成因的认识更加深入，提出郁火、湿热、情志所伤亦可致阳痿。清代医家还主张对肝郁所致者用达郁汤，心火抑郁而不开者运用启阳娱心丸，此时对阳痿的认识已经比较全面，对其治疗也已从审因论治的原则出发。

西医学中的男子性功能障碍和某些慢性疾病表现以阳痿为主者，均可参照本病辨证施治。

【病因病机】

阳痿多由劳伤久病、七情失调、饮食不节、外邪侵袭等导致肝、脾、心、肾受损，气血阴阳亏虚，阴络失荣；或肝郁湿阻，经络失畅导致宗筋不用而成。

（一）病因

1.禀赋不足，劳伤久病　成年男子因先天不足、房事过度、手淫、早婚等，造成精气亏损，命门火衰，阳事不举，或久病劳伤，损及脾胃，气血化源不足，致宗筋失养而成阳痿。

2.七情失调　情志不遂，忧思郁怒，致肝失疏泄，肝主筋，阴器为宗筋之汇，肝失疏泄条达，不能疏通气血，宗筋失养，发为阳痿；或思虑过多，损伤心脾，以致气血化生不足，宗筋失养，而成阳痿；或惊恐过度，惊则气乱，恐则气下，渐至阳道不振，举而不坚，导致阳痿。

3.饮食不节　过食肥甘厚味，嗜酒，损伤脾胃，运化失职，聚湿生热，湿热下注，热则宗筋弛纵，阳事不兴，可导致阳痿。

4.外邪侵袭　久居湿地，湿热蕴结肝经，下注宗筋而成阳痿；或寒湿伤阳，阳为阴遏，发为阳痿；或宗筋外伤，阻滞络脉，宗筋失养，发为阳痿。

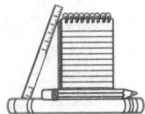

（二）病机

1. 基本病机　肝、肾、心、脾受损，气血阴阳亏虚，阴络失荣；或肝郁湿阻，经络失畅导致宗筋不用。

2. 病位　在宗筋，与肾、肝、脾、心密切相关。

3. 病理性质　有虚实之分，且多虚实相兼。肝郁不舒，湿热下注属实；命门火衰，心脾两虚，惊恐伤肾属虚。

4. 病理因素　虚、郁、湿热为主。

5. 病机转化　久病不愈，常可因实致虚；脏腑虚损，功能失调，产生各种病理产物，可因虚致实；此外，心、脾、肾虚损之阳痿，常因欲求不遂，抑郁不欢，久之大多兼夹肝郁不舒之实证，以致病情更加复杂。

【诊断与鉴别诊断】

（一）诊断依据

1. 主症　成年男子性交时，阴茎痿而不举，或举而不坚，或坚而不久，无法进行正常性生活。阴茎发育不良引起的不能性交除外。

2. 次症　常有腰酸膝软、神疲乏力、畏寒肢冷、夜寐不安、心情抑郁、胆怯多疑，或小便不畅、滴沥不尽等症状。

3. 病史

（1）病史特点　发病持续 6 个月以上，常有房劳过度、手淫频繁、久病体弱，或有消渴、惊悸、郁证等病史。

（2）诱发因素　如情志不遂、忧思郁怒、劳累、惊恐、湿热或寒湿天气、嗜酒过度等。

（3）相关检查　血液生化、性激素测定、夜间勃起测定、阴茎收缩血压测量、阴茎多普勒超声检查、化学假体试验等检查有助于诊断。

（二）病证鉴别

阳痿与早泄　阳痿是阴茎不能勃起，或举而不坚，或坚而不久，不能进行正常性生活的病证；早泄是同房时，阴茎能勃起，但因过早射精，射精后阴茎痿软的病证。鉴别要点：阳痿的阴茎痿软特点是没有射精，是勃起障碍；而早泄的阴茎勃起功能正常，只是射精过早，射精后勃起的阴茎自然痿软。若早泄日久不愈，可进一步导致阳痿，故阳痿病情重于早泄。

【辨证论治】

（一）辨证要点

应辨虚实，亦有虚实夹杂者。标实者需区别气滞、湿热；本虚者应辨气血阴阳虚损之差别，病变脏腑之不同；虚实夹杂者先辨虚损之脏器，后辨夹杂之病邪。

（二）治疗原则

实证者，肝郁宜疏通，湿热应清利；虚证者，命门火衰宜温补，结合养精，心脾血虚当补养气血，佐以温补开郁；虚实夹杂者需标本兼顾。

（三）分证论治

1. 肝气郁结

证候：临房不举，睡中自举，或举而不坚，情怀抑郁，喜太息，胸胁胀痛，嗳气，脘闷不适，食少便溏，舌质淡，苔薄白，脉弦或弦细。

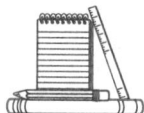

证候分析：本证以肝失疏泄，气滞郁结为基本病机。肝郁气滞，血行不畅，宗筋所聚无能，故阳痿不举；肝经气机不畅，胸胁胀满不舒，故太息则稍舒；肝气郁滞，则见胸闷嗳气；肝郁犯及脾胃，运化失健，饮食随之减少；舌苔薄白为无火象，脉弦或弦细是肝郁之象。本证以临房不举，睡中自举，胸胁胀痛，嗳气为辨证要点。

治法：疏肝解郁，行气起痿。

方药：柴胡疏肝散加减。方中柴胡、香附疏肝解郁，调理气机；芍药助柴胡和肝解郁，养血柔肝；陈皮、枳壳、川芎行气活血。

肝主宗筋，若口干口苦，急躁易怒者，加牡丹皮、栀子；湿热下注之宗筋弛纵而痿者，可用龙胆泻肝汤加蜈蚣。

2. 湿热下注

证候：阳痿不举，阴茎痿软弛长，睾丸坠胀作痛，阴囊瘙痒或潮湿多汗，泛恶口苦，胁胀腹闷，肢体困倦，尿黄灼痛，大便不爽，口黏口苦，舌质红，苔腻黄，脉滑数。

证候分析：本证以湿热下注，宗筋弛纵为基本病机。因湿热下注，宗筋弛纵，故见阴茎痿软；湿阻下焦，故阴囊潮湿，下肢痿软；热蕴于内，故小便黄赤，阴囊臊臭；苔黄腻，脉濡数，均为湿热内阻之象。本证以阴茎痿软，阴囊潮湿、臊臭为辨证要点。

治法：清利湿热。

方药：龙胆泻肝汤加减。方中龙胆草、黄芩、栀子清肝泻火；木通、车前子、泽泻、土茯苓清利湿热；柴胡、香附疏肝理气；当归、生地黄活血凉血坚阴。

若阴部瘙痒、潮湿重者，可加地肤子、苦参、蛇床子；湿盛，困遏脾肾阳气者，可用右归丸合平胃散；湿热久恋，灼伤肾阴，阴虚火旺者，可合用知柏地黄丸。

3. 命门火衰

证候：阳痿不举，性欲减退，或举而不坚，精薄清冷，神疲倦怠，畏寒肢冷，面色㿠白，头晕耳鸣，腰膝酸软，夜尿清长，五更泄泻，阴器冷缩，舌淡胖，苔薄白，脉沉迟或细。

证候分析：本证以精气虚损，命门火衰为基本病机。恣情纵欲，所伤太过，精气虚损，命门火衰，故见阳事不举，或举而不坚，精薄清冷；肾精亏耗，髓海空虚，故头晕耳鸣；五脏之精气不能上荣于面，故面色㿠白；腰为肾之府，精气亏乏，故腰膝酸软，精神萎靡；畏寒肢冷，舌淡苔白，脉沉细，均为命门火衰之象。本证以阳事不举，或举而不坚，精薄清冷，腰膝酸软，畏寒肢冷为辨证要点。

治法：温肾填精，壮阳起痿。

方药：赞育丹加减。方中肉苁蓉、巴戟天、蛇床子、韭菜子、淫羊藿、仙茅、肉桂、杜仲温肾壮阳补火；枸杞子、山茱萸、熟地黄、当归滋阴养血，从阴求阳；白术健脾以补后天。

若滑精频繁，精薄清冷者，加覆盆子、金樱子、益智仁补肾固精；火衰不甚，精血薄弱者，予左归丸或金匮肾气丸加减。

4. 心脾亏虚

证候：阳痿不举，遇劳加重，心悸，失眠多梦，神疲乏力，面色萎黄，食少纳呆，腹胀便溏，舌淡，边有齿痕，苔薄白，脉细弱。

证候分析：本证以劳伤心脾，气血不足，宗筋失养为基本病机。思虑忧郁，劳伤心脾，生化乏源，气血不足，宗筋失养，故阳事不举；劳思太过，心血暗耗，心神失养，故心悸健忘，失眠多梦；脾虚运化不健，气机不畅，故食少纳呆，腹胀便溏；气血不足，故面色萎黄，倦怠乏力；舌淡脉细为气血亏虚之象。本证以阳事不举，心悸健忘，食少纳呆，腹胀便溏为辨证

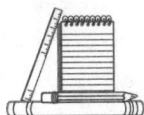

要点。

治法：健脾养心，益气起痿。

方药：归脾汤加减。方中党参、黄芪、白术、茯苓、炙甘草健脾益气；酸枣仁、远志养心安神；熟地黄、当归、龙眼肉养血生血；木香、香附理气解郁。

若气郁血瘀者，加川芎、合欢皮、延胡索；脾肾阳虚者，加淫羊藿、补骨脂、九香虫、露蜂房等；形体肥胖者，加泽泻、荷叶、薏苡仁、苍术、陈皮。

5. 惊恐伤肾

证候：临房不举，时有自举，兼见胆怯多疑，言迟声低，心悸惊惕，夜寐多梦，舌质淡，苔白，脉弦细。

证候分析：本证以惊恐伤肾，胆虚精却，阴器不用为基本病机。恐则伤肾，恐则气下，肾气亏损，阳事不举，或举而不坚；惊恐气乱，决断不能，故胆怯多疑；心气失宁，故夜寐不安；舌苔薄腻，脉弦细亦属胆虚精却所致。本证以临房不举，时有自举，或胆怯多疑，心悸惊惕为辨证要点。

治法：益肾宁神。

方药：启阳娱心丹加减。方中人参、菟丝子、当归、白芍补益肝肾；远志、茯神、石菖蒲、酸枣仁宁心安神，交通心肾；柴胡、香附、郁金理气疏郁。

若气郁化火者，可加牡丹皮、栀子、龙胆草、丹参、赤芍；惊悸不安，梦中惊叫者，可加龙齿、磁石；久病入络，经络瘀阻者，加蜈蚣、蜂房、丹参、川芎。

（四）其他疗法

单方验方 ①五子衍宗丸：滋补肾水，填精益髓，用于肾虚腰痛，遗精早泄，阳痿精薄，尿后余沥。每日2次，每次9g，淡盐汤送服。②至宝三鞭丸：生精补血，健脑补肾，用于体虚肾亏，遗精阳痿，腰背酸痛，用脑过度，贫血头晕，惊悸健忘，失眠自汗等。每次6g，每日2丸，早晚白开水送服。③参茸大补丸：补肾壮阳，益气养血。用于下焦虚寒，遗精阳痿，寒湿带下，体虚倦怠。每次25～45粒，每日2次，淡盐汤送服。

【转归预后】

阳痿大多数属功能性病变，经过适当的治疗调养，一般可以得到治愈，预后较好。

【预防调护】

切忌恣情纵欲，房事过频，手淫过度，以防精气虚损，命门火衰。宜清心寡欲，摒除杂念，怡情养心。焦虑惊恐是阳痿的重要诱因，情绪低落、精神抑郁是阳痿患者难以治愈的主要因素。因此，调畅情志，防止精神紧张是预防及治疗阳痿的重要环节。积极治疗易造成阳痿的原发病，如糖尿病、动脉硬化、甲状腺功能亢进、皮质醇增多症等。此外，某些药物可影响性功能而致阳痿，如大剂量镇静剂、降压药、抗胆碱类药物等，应尽量避免长期服用。

【结语】

阳痿是指成年男子阴茎痿软，或举而不坚，或坚而不久，不能进行正常性生活的病证。其病因有禀赋不足、劳伤久病、七情失调、过食肥甘、湿热内侵等，但以房劳太过、频繁手淫为多见。病位在肾，并与脾、心、肝关系密切。基本病理变化为肝、肾、心、脾受损，经络空虚，或经络失畅，导致宗筋失养而成。临床辨证，应辨清病情之虚实、病损之脏腑、虚实之夹杂。

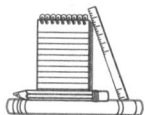

实证当疏利：肝郁不疏者，宜疏肝解郁；湿热下注者，宜清利湿热。虚证应补益：命门火衰者，宜温补下元；心脾血虚者，宜补益心脾；惊恐伤肾者，宜益肾宁神；虚实夹杂者，可先治标后治本，亦可标本同治。节制房事、戒除手淫、调节情志，都是重要的辅助治疗措施。

知识链接

因郁致痿

　　阳痿的病因复杂，分类繁多，往往非孤立的性问题，非独肾虚可以致痿，与多脏腑、多系统以及社会、心理等诸多因素有关。其中心理、情志因素是影响性功能的重要原因。由于心藏神，为五脏六腑之大主。心主神明正常，脏腑功能协调，气血畅顺，性功能才能正常发挥。不良情绪可以诱发和加重性功能障碍，性功能障碍亦可诱发和加重不良情绪。同时，精神紧张，情志内伤，肝气郁结引起阳痿，属"因郁致痿"；而阳痿日久，患者忧郁、悲观、焦虑等心理情绪，亦可加重阳痿，属"因痿致郁"。二者相互影响，往往形成恶性循环。

复习思考

1. 何谓阳痿？阳痿如何与早泄鉴别？
2. 试述肝、肾与阳痿发病的关系。
3. 阳痿如何辨证论治？

临证验案

李某，男，32 岁。

　　年龄虽壮，却患阳痿，自认为是肾虚，遍服各种补肾壮阳之药，久而无功。视其两目炯炯有神，体魄甚伟，而非虚怯之比。切其脉弦有力，视其舌苔则白滑略厚。除阳痿外，兼见胸胁苦满、口苦、心烦、手足冰冷。细询患病之由，乃因内怀忧患心情，久而不释，发生此病。肝胆气郁，抑而不伸，阳气受阻，《伤寒论》所谓"阳微结"也。气郁应疏之达之，而反服补阳壮火之品，则实其实、郁其郁，故使病不愈也。当疏肝胆之郁，以通阳气之凝结。处方：柴胡16g，黄芩10g，半夏14g，生姜8g，党参10g，炙甘草10g，白芍15g，枳实12g，大枣7枚。仅服 3 剂而愈。

（刘渡舟 . 刘渡舟验案精选 . 北京：学苑出版社，2007）

项目五　遗　精

　　遗精是指不因性生活而精液遗泄的病证。其中因梦而遗精的称"梦遗"，无梦而遗精，甚至清醒时精液流出的谓"滑精"。

　　本病的记载始见于《内经》，《灵枢·本神》云："怵惕思虑则伤神，神伤则恐惧，流淫而不止。……恐惧而不解则伤精，精伤则骨酸痿厥，精时自下。"叙述了遗精的病因、证候，明确指出遗精与情志内伤有密切关系。汉代张仲景《金匮要略》称本病为"失精"，认为本病是由虚劳所致，对其证候亦有诸多描述，创桂枝加龙骨牡蛎汤调和阴阳、潜镇摄纳。隋唐时期，巢元方

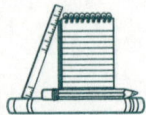

和孙思邈分别称遗精为"尿精""梦泄精""梦泄"，并进一步认识到本病由肾虚而致。宋代《普济本事方·膀胱疝气小肠精漏》载有治遗精方四首，该书正式提出了遗精和梦遗的名称。金元时期，朱丹溪除了将遗精分为梦遗与滑精外，还倡"相火"导致遗精理论。至明代，对遗精的认识渐趋完善。如《医宗必读·遗精》指出五脏之病皆可引起遗精："苟一脏不得其正，甚则必害心肾之主精者焉。"《景岳全书·遗精》比较全面地归纳出遗精之证有九种，并分别提出了治法方药，在此基础上，后世医家逐渐丰富了遗精的病机及治法。

西医学中的神经衰弱、神经官能症、前列腺炎、精囊炎等疾病以遗精为主症者，均可参照本病辨证施治。

【病因病机】

遗精多因劳心太过、恣情纵欲、饮食不节、湿热浸淫、欲念不遂等导致肾失封藏，精关不固而成。

（一）病因

1. 劳心太过　劳神太过，心阴暗耗，心火独亢，则心火不能下交于肾，肾水不能上济于心，心肾不交，水亏火旺，扰动精室致遗精；或思虑太甚，损伤心脾，脾气下陷，气不摄精致遗精。

2. 欲念不遂　年轻气盛，情动于中；心有恋慕，所欲不遂；或壮夫久旷，思慕色欲，心动神摇，心动相火亦动，君相火旺，扰动精室而遗精。

3. 饮食不节　醇酒厚味，损伤脾胃，酿湿生热，或蕴痰化火，湿热痰火流注于下，扰动精室而致遗精。

4. 恣情纵欲　早婚房事过度、频繁手淫、醉酒同房，纵欲无度，耗伤阴精，阴虚火旺，扰动精室或日久肾虚，肾不固精，乃成遗精。

5. 湿热侵袭　湿热痰火之邪侵袭下焦，扰动精室而致遗精。

（二）病机

1. 基本病机　肾失封藏，精关不固。

2. 病位　在肾，与心、肝、脾三脏密切相关。

3. 病理性质　有虚实之别，且多虚实夹杂。

4. 病理因素　湿热与火。

5. 病机转化　遗精初起以实证居多，若及时医治，痊愈较快。若久病不治，或调治不当，日久肾精耗伤，阴阳俱虚，或命门火衰，下元衰惫，可转为邪气未去而正气已虚之虚实并见之证。

【诊断与鉴别诊断】

（一）诊断依据

1. 主症　男子梦中遗精，每周超过2次以上；或清醒时，不因性生活而排泄精液。

2. 次症　头晕、耳鸣、神疲乏力、腰膝酸软、失眠多梦等症。

凡成年未婚男子，或婚后夫妻分居，长期无性生活者，一月遗精1～2次属生理现象。

3. 病史

（1）病史特点　持续发病1个月以上，本病常有恣情纵欲、情志内伤、久嗜醇酒厚味等病史。

（2）诱发因素　劳神太过、早婚房事不节、手淫、久嗜醇酒厚味等。

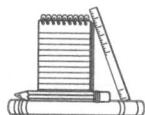

4. 相关检查　直肠指诊、前列腺液常规检查、精液抗原检查、前列腺和精囊 B 超等检查有助于诊断。

（二）病证鉴别

1. 遗精与早泄　遗精是指没有进行性交的情况下，精液流出；而早泄是性交时精液过早泄出，而影响性生活。诚如《沈氏尊生书》所描述"未交即泄，或乍交即泄"，明确指出了早泄的特征，以此可与遗精鉴别。

2. 遗精与走阳　走阳是指性交时，精泄不止，如《医宗必读·遗精》所言："有久旷之人，或纵欲之人，与女交合，泄而不止，谓之走阳。"遗精是没有同房而精液流出。

3. 遗精与精浊　遗精与精浊都是尿道有白色分泌物流出，流出物均来自精室。精浊常在大便时或排尿终了时发生，尿道口有米泔样或糊状分泌物溢出，并伴有茎中作痒作痛；而遗精多发生于梦中或情欲萌动时，不伴有疼痛。

【辨证论治】

（一）辨证要点

1. 辨明虚实　可从病之新久浅深判别。新病梦遗有虚有实，多虚实并见；久病精滑虚多实少；湿热下注常多为实证。

2. 审查脏腑病位　用心过度，邪念妄想梦遗者，多责于心；精关不固，无梦滑泄者，多由于肾。

（二）治疗原则

实证以清泄为主。君火旺者，清泄心火；相火旺者，清泄肝火；痰火湿热者，泄热利湿化痰。虚证宜用补涩为要，针对脏腑阴阳不同，分别治之。肾虚不固，封藏失职者，滋阴温肾、补肾固精；心脾亏虚者，调补心脾；心肾不交者，泻南补北、交通心肾；虚实夹杂者，应虚实兼顾；久病入络夹瘀者，可佐以活血通络。

知识链接

叶天士论治遗精

　　故先生（指叶天士）于遗精一症，亦不外乎宁心、益肾、填精固摄、清热利湿诸法。如肾精亏乏，相火易动，阴虚阳冒而为遗精者，用厚味填精、介类潜阳、养阴固涩诸法；如无梦遗精，肾关不固，精窍滑脱而成者，用桑螵蛸散填阴固摄及滑涩互施方法；如有梦而遗，烦劳过度，及脾胃受伤，心肾不交，上下交损而成者，用归脾汤、妙香散、参术膏、补心丹等方，心、脾、肾兼治之法；如阴虚不摄，湿热下注而遗滑者，用黄柏、草薢、黄连、苓、泽等，苦泄厥阴郁热，兼通腑气为主；如下虚上实，火风震动，脾肾液枯，而为遗精者，用二至百补丹及通摄下焦之法；如龙相交炽，阴精走泄而成者，用三才封髓丹、滋肾丸、大补阴丸，峻补真阴，承制相火，以泻阴中伏热为主。又有房劳过度，精竭阳虚，寐则阳陷而精道不禁，随触随泄，不梦而遗者，用固精丸，升固八脉之气；又有膏粱酒肉、饮醇厚味之人，久之脾胃酿成湿热，留伏阴中，而为梦泄者，当用刘松石猪肚丸清脾胃蕴蓄之湿热。

（《临证指南医案》）

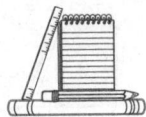

（三）分证论治

1. 君相火旺

证候：少寐多梦，梦中遗精，伴有心中烦热，头晕目眩，精神不振，倦怠乏力，心悸不宁，善恐健忘，口干，小便短赤，舌质红，脉细数。

证候分析：本证以君相火动，精室被扰为基本病机。因心火内动，神不守舍，故寐少梦多，心中烦热；君相之火扰动精室，故梦中遗精；肾精下夺，故精神不振，体倦乏力；精亏不能上奉，故头晕，耳鸣，健忘；心火内扰，故心悸不宁；阴虚火旺，灼伤津液，故口干；心火下移小肠，故小便短赤；舌质红，脉细数，均为阴虚有热之象。本证以少寐多梦，梦中遗精，心中烦热，小便短赤为辨证要点。

治法：清心泄肝。

方药：黄连清心饮合三才封髓丹加减。方中黄连、栀子清心泻火；知母、黄柏清泄相火；天冬、生地黄滋阴清热宁神；当归、熟地黄、酸枣仁和血安神；黄柏泻火坚阴；砂仁行滞醒脾；茯神、远志宁神养心；人参、甘草宁心益气；莲子补益心脾。

若心中烦热，小溲短赤灼热者，加淡竹叶、灯心草；久病肝肾阴伤者，遗精频作，潮热颧红，合知柏地黄丸或大补阴丸滋阴降火；滑泄日久者，加桑螵蛸、益智仁、山茱萸益肾固精。

2. 湿热下注

证候：遗精频作，或尿时有少量精液外流，小便热赤浑浊，或尿涩不爽，口苦黏腻，心烦少寐，口舌生疮，大便溏臭，或见脘腹痞闷，恶心，舌质红，苔黄腻，脉濡数。

证候分析：本证以湿热下注，扰动精室为基本病机。因湿热下注，扰动精室，故遗精频作，甚则尿时有少量精液外流；湿热上蒸，故口干苦而黏腻；热扰心神，故心烦；湿热下注，故小便热赤浑浊，或涩而不爽；湿热蕴阻肠道，传化失常，故大便溏臭；舌质红，苔黄腻，脉濡数，均为湿热内蕴之象。本证以遗精频作，甚则尿时精液外流，口苦而黏腻为辨证要点。

治法：清热利湿。

方药：程氏萆薢分清饮加减。方中萆薢、黄柏、茯苓、车前子清热利湿；莲子心、石菖蒲、丹参清心安神；白术、薏苡仁健脾化湿。

若口苦口黏者，加茵陈、佩兰；肝经湿热，症见阴囊湿痒，小溲短赤，口苦胁痛者，用龙胆泻肝汤；痰湿郁热者，用苍术二陈汤加黄柏。

3. 劳伤心脾

证候：劳则遗精，心悸不宁，失眠健忘，面色萎黄，神疲乏力，纳差便溏，舌淡苔薄，脉弱。

证候分析：本证以思虑伤脾，气虚下陷，气不摄精为基本病机。思虑过度，劳伤心脾，脾失健运，化源不足，气血两虚，故面色萎黄，食少便溏；脾气虚乏，故倦怠乏力；思虑过度，心神不安，故心悸不宁，失眠健忘；气虚下陷，气不摄精，故遗精；舌淡苔薄，脉细弱，均为心脾气血不足之象。本证以劳心过度即有遗精，伴心悸不宁，面色萎黄，食少便溏为辨证要点。

治法：调补心脾，益气摄精。

方药：妙香散加减。方中人参、黄芪、山药益气摄精；茯神、远志宁心安神；木香、桔梗、升麻理气升清。

若遗精频繁者，加鸡内金、莲子、芡实加强涩精止遗；中气下陷者，可加柴胡，或用补中益气汤；心脾两虚者，可改用归脾汤。

4. 肾气不固

证候：多为无梦而遗，甚则滑泄不禁，阳痿早泄，小便清长，精液清稀而冷，腰膝酸软，

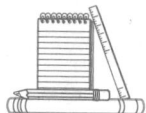

形寒肢冷，面色㿠白，头昏目眩，舌淡胖，苔白滑，脉沉细。

证候分析：本证以命门火衰，肾失封藏，精关不固为基本病机。下元虚惫，精关不固，故滑泄不禁；命门火衰，失于充养，故精神萎靡，形寒肢冷，阳痿早泄；肾阳既衰，膀胱气化失司，故见小便清长；阳气虚衰，不能上荣于面，故面色㿠白无华；舌淡，苔白滑，脉沉细而弱，均为阳虚之象。本证以滑精频作，精神萎靡，形寒肢冷，阳痿早泄为辨证要点。

治法：补肾益精，固涩止遗。

方药：金锁固精丸加减。方中沙苑子、杜仲、菟丝子、山药补肾益精；莲须、龙骨、牡蛎涩精止遗；金樱子、芡实、莲子、山茱萸补肾涩精。

若因情志失调，肝失条达，肾失固摄所致者，应疏肝益肾，合逍遥散；滑泄久遗，阳痿早泄，阴部有冷感，以肾阳虚为主者，可合用右归丸；头晕耳鸣，五心烦热，形瘦盗汗，以肾阴虚为主者，加熟地黄、黄柏、金樱子、龟甲，或合左归丸；遗精日久，阴阳失调者，用桂枝加龙骨牡蛎汤。

（四）其他疗法

1.中成药　水陆二仙丹，本方益肾滋阴，涩精止遗。用于肾虚阴亏，精关不固，遗精滑精，妇女白带过多。每次9g，日2次，淡盐汤送服。封髓丸（党参、黄柏、熟地黄、肉苁蓉、天冬、砂仁、麦粉、甘草）益肾固精，用于肾气虚弱所致梦遗滑精。每次9g，日2次，温开水送服。

2.单方验方　①刺猬皮一具，焙干研末，每次服3～5g，每日2次。无论虚证、实证皆可应用。②五倍子粉适量，卧床前以温开水少许调成糊状，置脐中，以膏药或胶布固定。

【转归预后】

本病预后一般较好。若讳疾忌医，久病不治，肾精亏耗过甚，可兼见早泄、阳痿、不育等证。肾受五脏之精而藏之，因此本病失治也可能发展为虚劳，则预后不良。

【预防调护】

修心养性，注意调摄心神，排除杂念，应节制房事，戒除手淫恶习，不接触黄色书刊、影像。注意生活起居，避免脑力和体力过劳，晚餐不宜过饱，养成侧卧习惯，被褥不宜过重，内裤不宜过紧，以减少局部刺激，并应少食辛辣刺激性食物。

【结语】

遗精是指以不因性生活而精液频繁遗泄为临床特征的病证。有梦而遗精者，称为梦遗；无梦而遗精，甚至清醒时精液自出者，称为滑精。本病的发病因素比较复杂，多因劳心太过、欲念不遂、饮食不节、恣情纵欲等引起，基本病机为肾失封藏，精关不固。病变脏腑责之于肾、脾、心、肝。临床辨证应分清虚实或虚实夹杂。始病以君相火旺、心肾不交为多，病机虚实参见，治宜清心安神、疏泄相火为先；湿热扰肾，肾气不藏，病机多为实证，应导湿利肾；气虚下陷，不能摄精，宜予升清益气；久遗伤肾，下元滑脱，多由以上各型转化而成，其虚明显，当补虚固本，收摄精关。本病的预防关键在于平时应注意调摄心神，排除杂念，以持心为先，同时应节制房事，戒除手淫。

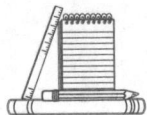

复习思考

1.何谓遗精、早泄？生理性遗精与病理性遗精又如何区分？

2.遗精如何辨证论治？

临证验案

王某，男，32 岁。

患慢性肝炎已有五载，近期出现五心烦热，急躁易怒，头晕耳鸣，每隔三五日即"梦遗"一次，阳易勃起，不能控制，腰膝酸软，口渴思饮，两颊绯红，目有血丝，眼眦多眵。脉弦而数，舌光红少苔。证属肝阳过亢，下汲肾阴，风阳鼓动，相火内灼。乃用王太仆"壮水之主，以制阳光"的治疗原则。处方：生地黄 20g，熟地黄 20g，丹皮 10g，白芍 16g，黄柏 8g，山药 15g，知母 10g，龟甲 10g，山茱萸 15g，茯苓 12g，天冬 10g，麦冬 6g，酸枣仁 20g，夜交藤 15g，丹参 12g，黄连 8g。服至 8 剂则神倦欲睡，又进 4 剂，则觉心神清凉，烦躁顿消，阳不妄动，走泄不发。后以知柏地黄丸巩固而愈。

（刘渡舟.刘渡舟验案精选.北京：学苑出版社，2007）

项目六　耳鸣耳聋

耳鸣，是指患者自觉耳中鸣响如闻蝉声，或如潮声，而周围环境中并无相应的声源，是一种主观感觉。耳鸣可发生于单侧，也可发生于双侧。耳聋，是听觉系统的传音、感音功能异常导致不同程度的听力减退，甚至消失。耳鸣可伴有耳聋，耳聋亦可由耳鸣发展而来。

有关耳鸣、耳聋的记载最早见于《内经》。《灵枢·口问》曰："故上气不足，脑为之不满，耳为之苦鸣，头为之苦倾，目为之眩。"《灵枢·决气》曰："精脱者耳聋。"隋唐时期详述了本病的病因病机，《诸病源候论·耳病诸候》发展了《内经》的学说，认为耳鸣、耳聋虽有内伤、外感之别，但无不与肾虚有关，并进一步指出了五脏六腑、十二经脉病变均可发生耳鸣、耳聋。《千金要方·耳疾》对耳鸣、耳聋分类较为详细，分为劳聋、气聋、风聋、虚聋、毒聋、久聋、耳鸣，内服剂型设有汤、散、丸、酒剂等多种，尚有外治塞耳、滴耳之剂，达数十种之多。《丹溪心法》提出"耳聋皆属于热"，并认为少阳、厥阴患病而耳聋亦是热多；还有阴虚火动耳聋，因邪化火耳聋等，即使大病后耳聋亦应降火。明代王纶《明医杂著·耳鸣》曰："耳鸣……世人多作肾虚治不效，殊不知此是痰火上升，郁于耳中而为鸣，郁甚则壅闭矣；若遇此证，但审其平昔饮酒厚味，上焦素有痰火，只作清痰降火治之。"清代医家对本病的论述源于《内经》，但用药用方有所偏重。如《寓意草》从"痰"治，《医林改错》从"瘀"治，丰富了耳鸣、耳聋辨证论治的内容。

西医学的五官科、内科患者以自觉耳中鸣响，或听力减退为主症者，均可参照本病辨证施治。

【病因病机】

耳鸣、耳聋内因多由恼怒、惊恐，肝胆风火上逆，以致少阳经气闭阻；或因肾虚气弱，肝肾亏虚，精气不能上濡于耳而成。外因多由风邪侵袭，壅遏清窍所致；亦有因突然暴响震伤耳窍引起者。

（一）病因

1.体虚肾亏　素体不足，或病后精血衰少，或恣情纵欲，肾精耗伤；或劳累过度，病后脾胃虚弱，气血生化之源不足，经脉空虚，不能上奉于脑；或脾虚阳气不振，清气不升，均可导致耳鸣、耳聋的发生。

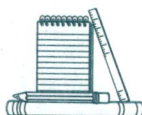

2. 外邪侵袭 若感受风邪或风热，壅闭清窍；或因耵聍塞耳，复感风热亦可发病。

3. 肝火上扰 情志抑郁，肝气失于疏泄，郁而化火，清窍被蒙。足少阳经脉上入于耳，因而发生耳鸣、耳聋。

4. 痰浊阻耳 形体素胖，多食厚味，痰浊内盛，上阻清窍；或因素有湿热，蕴聚成痰，郁久化火，痰火上升，壅塞清窍。

5. 瘀阻宗窍 耳是宗脉之所聚，经脉瘀阻，经气不通于耳，致耳失于经气的滋养，产生耳鸣、耳聋。

（二）病机

1. 基本病机 实证多为肝胆实火上扰清窍；虚证多为肾精不足，耳失所养所致。

2. 病位 在肝、胆、脾、肾等，尤与肾关系密切。

3. 病理性质 早期为外邪、肝火、痰浊、瘀血所致者，多属实证；后期脾胃虚弱、肾精不足者，多属虚证。

4. 病理因素 风（风热）、火（肝火）、痰（痰火）、瘀（瘀血）、虚（脾胃气虚、肾精不足）。

5. 病机转化 一般新病突发之耳鸣、耳聋尚易调治，但重度久聋久治难愈。

【诊断与鉴别诊断】

（一）诊断依据

1. 主症 自觉耳中鸣响，或听力减退。耳鸣常以夜间为甚。

2. 次症 头痛面赤，口苦咽干，心烦易怒，手足心热，腰酸膝软，神疲乏力，食少便溏等症状。

3. 病史 常因外界环境刺激、恼怒太过、过度疲劳、睡眠不足、情绪紧张、恣情纵欲等因素而诱发。

4. 相关检查 外耳道及鼓膜检查、听力学检测、CT 或 MRI 等检查有助于诊断。

（二）病证鉴别

1. 耳鸣、耳聋与耳胀、耳闭 耳胀、耳闭是指以耳内胀闷堵塞感及听力下降为主要特征的中耳疾病。耳胀多为病之初起，以耳内胀闷为主，或兼有疼痛，多因风邪侵袭而致。耳闭多为病之久者，耳内如物阻隔，清窍闭塞，听力明显下降。耳鸣、耳聋是指自觉耳中鸣响，或听力减退。耳胀、耳闭以耳闷、耳痛、耳鸣、听力下降为主要症状。

2. 耳鸣、耳聋与耳疖 耳疖是指发生于外耳道的疖肿，以耳痛，局限性红肿、突起为其特征，当疖肿堵塞外耳道时，可致耳鸣、耳聋。耳鸣、耳聋是指自觉耳中鸣响，或听力减退。

【辨证论治】

（一）辨证要点

1. 辨新久 突发性聋是指突然出现耳聋，多属外感或痰热；久聋则是逐渐出现听觉障碍，或由耳鸣转化而来，多属肾虚。

2. 辨虚实 一般暴起者多实，渐起者多虚。实证宜分风、火、痰、瘀；虚证宜分气、血、肝、肾。

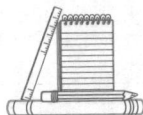

知识链接

干祖望论耳鸣耳聋

　　干祖望认为耳鸣、耳聋发生的病因病机复杂多样,大致可有以下几类:六淫外感、痰浊上蒙、肝胆火旺、心火内炽、瘀滞清窍、六郁之结、肾阳不足、肾虚精脱、中气不足、营血虚损、气血双亏等。总之,无外乎虚实两端,可用以下两种方法进行鉴别:一是辨音调音量法:凡音调高的为实,低的为虚。在从实转虚过程中也能循序渐进(无由虚转实的)。音量大多实,音量小多虚,但特大则又为大虚证。二是依据能否接受外来噪音法:一般外来噪音加之于耳鸣者,有三种不同的反应:一是可把鸣声减轻或抑制到消失,干老称为"能接受";二是非但不能抑制鸣音,反而其鸣更响,甚至产生厌恶或烦躁,干老称为"拒绝";三是对噪音无任何感觉,干老认为无参考价值。凡能接受者为虚证;拒绝者为实证。而且由能接受或拒绝的程度还能反映虚实的程度。

　　(干祖望.干氏耳鼻咽喉口腔科学.南京:江苏科学技术出版社,1999)

(二)治疗原则

体虚失聪,治在脾肾;邪扰窍闭,治在肝胆。病位在上宜清疏,中宜升补,下宜滋降。

(三)分证论治

1. 肝胆火盛

证候:突然耳鸣或耳聋,头痛面赤,口苦咽干,心烦易怒,怒则更甚,或夜寐不安,胸胁胀闷,小便短赤,大便秘结,舌红苔黄,脉弦数。

证候分析:本证以肝胆之火上炎,清窍被扰为基本病机。暴怒伤肝,肝胆火逆,或药物损害,毒火上壅于耳,清窍失灵,故耳鸣、耳聋,头痛面赤,口苦咽干;肝胆火旺,扰动心神,故心烦易怒,夜寐不安;肝脉布胁肋,肝气郁滞则胸胁胀闷;怒则气逆,故遇怒则耳鸣、耳聋更甚;肝火内郁,肠中津液被灼,故大便秘结,小便短赤;舌红苔黄,脉弦数,均为肝胆火盛之象。本证以突然耳鸣、耳聋,口苦咽干,胸胁满闷,心烦易怒,怒则更甚为辨证要点。

治法:清肝泄热。

方药:龙胆泻肝汤加减。本方乃清肝泻火利湿之剂,方中龙胆草、栀子苦泄肝火;柴胡、黄芩清热疏肝;木通、车前子、泽泻导热下行;生地黄、当归滋阴养肝。

　　若下焦湿热不甚者,可去车前子、泽泻;肾阴虚明显者,加牡丹皮、女贞子、墨旱莲以滋肾阴;肝气郁甚者,加白芍、夏枯草、川楝子清肝解郁;大便秘结者,加大黄泻火通便;本证还可选用当归龙荟丸。

2. 痰火郁结

证候:两耳蝉鸣,有时闭塞如聋,胸中烦闷痰多,口苦,或胁痛,喜太息,喉中不适如梅核气,耳下胀痛,二便不畅,苔薄黄而腻,脉弦滑。

证候分析:本证以痰火上壅,阻塞清窍为基本病机。饮食偏嗜肥甘醇酒,痰火郁结,壅阻清窍,故耳鸣如蝉,时轻时重,重时耳闭如聋,或耳下胀痛;痰火郁滞,故咽中痰阻,胸闷痰多,痰火阻滞气机,故胁痛,喜太息,口苦,二便不畅;苔黄腻,脉弦滑,为痰火之征。本证以耳鸣如蝉,重则耳聋,胸闷痰多,胁痛口苦为辨证要点。

治法:化痰清火,通窍降浊。

方药:黄连温胆汤加减。本方具有理气化痰,清热和胃之功效,用于肝胃不和,痰热内扰之证。方中半夏燥湿化痰,降逆和胃;黄连、竹茹清化热痰,除烦止呕;枳实行气消痰,陈皮

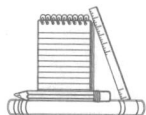

理气燥湿；茯苓健脾渗湿；甘草和胃。

若痰火甚而胸闷心烦者，加栀子、黄芩清热；痰多者，加胆南星、海浮石以化痰；痰热郁结甚者，加浙贝母、瓜蒌皮清化热痰；痰火郁结甚，大便干结者，可用礞石滚痰丸，对形气壮实者用之效佳，但气虚体弱之人，不可轻用。

3. 风热上扰

证候：猝然耳鸣、耳聋，伴有头痛、眩晕，恶风或有发热，或耳内作痒，舌红苔薄白，脉浮数。

证候分析：本证以风热上扰，壅闭清窍为基本病机。外感风热之邪，上扰清窍，故见头痛、眩晕，耳鸣或耳聋；风热上扰，耳窍被遏，故耳中作痒；外邪袭表则见恶风发热；苔薄白或黄，脉浮数，乃风热表证之象。本证以突然耳鸣、耳聋，耳内作痒，伴头痛，恶寒发热为辨证要点。

治法：疏风清热。

方药：银翘散加减。方中金银花、薄荷、连翘、竹叶、牛蒡子清热散邪；荆芥穗、淡豆豉解表疏风；芦根、桔梗清热化痰生津，共奏清热解表之功。

若头目不爽者，加蔓荆子、菊花、僵蚕祛风清热；耳内作痒者，加蝉蜕、防风、蒺藜疏风止痒；发热咽痛者，加板蓝根、山豆根清热利咽；热甚者，加羚羊角、苦丁茶。

4. 肾精亏虚

证候：耳鸣，耳聋，甚则眩晕，颧赤口干，手足心热，腰酸膝软，遗精，舌红，脉细弱或尺脉虚大。

证候分析：本证以肾精亏损，不能上充清窍为基本病机。肝肾不足，精血衰少，或因恣情纵欲，耗伤肾精，不能上充清窍，致耳鸣或耳聋；肾阴亏虚，虚火上扰，故头晕目眩，颧赤口干，手足心热；相火妄动，扰动精室，故遗精；肾亏精髓不足，故腰膝酸软；舌红，脉细弱，均为肾精不足之象，兼有阴虚火旺则尺脉虚大。本证以耳鸣或耳聋，头晕目眩，腰酸膝软，手足心热为辨证要点。

治法：补肾益精。

方药：耳聋左慈丸加减。方中用六味地黄丸补益肝肾；柴胡、磁石疏肝、镇肝以治耳鸣、耳聋。各药合用，具有补益肾精，滋阴潜阳的作用。

若肝阴不足明显者，加枸杞子、女贞子、墨旱莲滋阴养肝；遗精频繁者，加金樱子、芡实、五味子补肾涩精；畏寒肢冷，舌淡，脉弱者，为肾阳虚，加杜仲、补骨脂、巴戟天以温补肾阳。

5. 清气不升

证候：耳鸣，耳聋，神疲乏力，食少便溏，时轻时重，休息暂缓，烦劳加重，苔白腻，脉细弱。

证候分析：本证以脾胃虚弱，中气不足，清阳不升为基本病机。素体脾胃虚弱，或饮食失宜，中气不足，清阳不升，故耳鸣、耳聋；脾虚运迟，胃弱纳呆，故食少便溏，面黄神疲，四肢困倦；劳则气耗，故耳鸣、耳聋加重；苔薄白腻，脉细弱均为脾气虚弱之象。本证以耳鸣、耳聋，四肢困倦，食少便溏，劳则加重为辨证要点。

治法：益气升清。

方药：益气聪明汤加减。方中黄芪、党参补中益气；升麻、葛根升举清气；蔓荆子升清通窍；黄柏、芍药反佐和降，以清阴火。

若兼肾气不足者，加熟地黄、菟丝子、杜仲以补益肾气；兼心气不足者，加五味子、远志、酸枣仁、柏子仁以补心气；脾虚湿盛者，去黄柏、芍药，加半夏、白术、天麻。

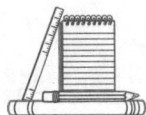

（四）其他疗法

1. 中成药 全鹿丸温壮肾阳，固精益气，用于肾阳亏损引起的耳鸣耳聋；大补阴丸适用于耳鸣耳聋的肾阴不足证；清气不升可选用补中益气丸。

2. 单方验方 ①核桃肉 3 只，五味子 7 粒，蜂蜜适量，于睡前嚼服，治肾虚耳鸣、耳聋。②仙芪聪耳饮：淫羊藿、川芎、肉苁蓉、山萸肉各 12g，熟地黄、制黄精、丹参各 30g，黄芪、石菖蒲、泽泻、红花各 10g，山药 15g。水煎服，日 1 剂。

【转归预后】

在耳鸣、耳聋病程中可以见到从实转虚，因虚致实的病理变化过程。一般新病突发之耳鸣、耳聋尚易调治，但重度久鸣、久聋久治不愈，治疗难度较大。因此，耳鸣、耳聋初发病时应及早就医，完善相关检查，积极治疗，防止贻误病情，影响预后。

【预防调护】

加强身体锻炼，增强体质，调适冷暖，谨防虚邪贼风侵袭。如有受邪发病，应及早专科治疗，以免发生或遗留耳鸣、耳聋。保持心情舒畅，注意精神调理，避免过度忧郁与发怒，以预防肝气郁结与肝火上扰而致耳鸣、耳聋。节制饮食，少食醇甘厚味，减少痰浊内生。脾虚者，避免过饥过饱，不过服寒凉，宜食清淡易消化食物。

【结语】

耳鸣、耳聋作为一种临床证候，可见于多种内伤、外感疾病。一般新病多因风邪、火热，邪遏少阳，火扰清窍，但多夹有内虚因素，治宜疏风散寒、和解少阳，注意补虚治内。内伤耳聋和耳鸣，不外风、火、痰、郁引起经络闭塞，要针对不同病机予清热、降火、化痰、理气、散风通窍等以通其闭塞。耳鸣、耳聋不已，内伤以劳倦、精脱为主，治宜分别予宁心、补肾、益气升清。一般来说，气厥耳聋（标邪）尚易调治，精脱劳伤（本伤），不易药愈。病位方面，外感不离少阳，风火痰郁，病在肝胆为多；气弱在脾；精脱在肾。从体质来说，少壮者实证火扰居多，中年之后虚证肾惫多见。对于虚证，调治不能急于求成，要慢慢补益亏虚，渐收效益。

复习思考

1. 耳鸣、耳聋的病因病机是什么？
2. 论述耳鸣、耳聋的辨证要点及治疗原则。

扫一扫，查阅
复习思考题答案

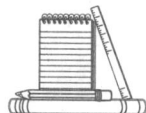

临证验案

王某，男，53 岁。1994 年 3 月 16 日初诊。

患者因恼怒，8 天前突发右侧耳鸣，其声甚大，如闻潮汐，头部轰响，右侧颐部灼热而胀，吞咽时耳内作响，以致不闻外声。西医诊断为"急性非化脓性中耳炎"与"传音性聋"。患者夜寐不安，晨起咳吐黏痰，两目多眵。舌红，苔白，脉弦滑小数。辨为肝胆火盛，循经上攻耳窍。治宜清泻肝胆、养阴通窍。处方：连翘 10g，柴胡 16g，漏芦 10g，白芷 8g，玄参 15g，丹皮 10g，夏枯草 16g，天花粉 10g，黄连 8g，黄芩 4g，石决明 30g，牡蛎 30g。服药 3 剂，耳鸣大减，能闻声音。7 剂服完耳鸣自除，听力复聪。再以柔肝养心安神之剂以善其后。

（刘渡舟 . 刘渡舟验案精选 . 北京：学苑出版社，2007）

扫一扫，查阅
本模块 PPT、
视频等数字资源

模块八　气血津液病证

【学习目标】

知识目标

1. 能够陈述郁证、血证、痰饮、消渴、汗证、内伤发热、虚劳、肥胖、癌病、厥证的概念、病因病机、诊断与鉴别诊断、辨证要点、治疗原则、分证论治。

2. 能够阐述自汗、盗汗、脱汗、战汗的鉴别要点，内伤发热与外感发热的鉴别要点；能够识别虚劳与其他疾病的虚证。

技能目标

1. 能够对郁证、血证、痰饮、消渴、汗证、内伤发热、虚劳、肥胖、癌病、厥证等气血津液病证者进行辨治处置。

2. 具有分析问题、解决问题及自主学习的能力。

素质目标

1. 学会医患沟通技巧，能够正确引导消渴、肥胖、癌病病证者进行科学、合理的饮食调养、精神情志调理、起居劳逸等。

2. 能以患者为中心，注重人文关怀，具有医者仁心、家国情怀和健康中国意识。

气和血既是人体生命活动的动力和源泉，又是脏腑功能活动的产物，两者相互依存，相互资生，相互为用。津液是人体内一切正常水液的总称，具有滋润濡养、排泄代谢产物以及调节机体阴阳平衡的作用，是构成人体和维持人体生命活动的基本物质之一。

气血津液病证是指机体在外感或内伤等病因作用下，导致气、血、津液运行失常，输布失度，生成不足，亏损过度而表现出的一类病证。临床常见有郁证、血证、痰饮、消渴、自汗盗汗、内伤发热、虚劳、肥胖、癌病等病证。

一般来说，气血津液代谢失常多继发于脏腑病变，气血津液病证的病理变化主要表现在气血津液运行失常和生成不足两大方面，如气血病变，主要表现为气血的亏虚和气血的运行失常；津液病变，主要表现为津液亏虚和水液停聚而形成的痰证、饮证、水停证及湿证。

气血津液病证，其证候有虚实之分。虚证常见有气虚、气陷、气不固、气脱、血虚、血脱、津液亏虚等证；实证常见有气滞、气逆、气闭、血瘀、血热、血寒、痰证、饮证、水停证等证。气血津液病证，以本虚标实居多，且常气血同病。

气血津液病证辨证，应首辨气血津液亏虚和运行失常两大方面。其治疗原则，应在首分其虚和运行失常基础上，采用补其不足和纠正其运行失常之法，并注重攻补兼施，注重脾胃及气血津精之间的关系等。

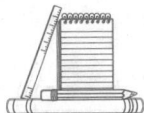

项目一　郁　证

郁证是由于情志内伤、体质因素等导致气机郁滞，临床以心情抑郁、情绪不宁、胸部满闷、胁肋胀痛，或易怒善哭，或咽中如有异物梗塞等为主要表现的病证。

《内经》虽无郁证病名，但有五气之郁的论述，并有较多关于情志致郁的论述，如《素问·六元正纪大论》曰："郁之甚者，治之奈何？""木郁达之，火郁发之……水郁折之。"《素问·举痛论》曰："思则心有所存，神有所归，正气留而不行，故气结矣。"《金匮要略》记载了属于郁证的脏躁及梅核气两种病证。隋代巢元方《诸病源候论》指出忧思导致气机郁结。金元时代，明确地把郁证作为一个独立的病证加以论述，如《丹溪心法·六郁》已将郁证列为专篇，强调郁在疾病发生中的作用，如"气血冲和，万病不生，一有怫郁，诸病生焉"，提出了气、血、火、食、湿、痰六郁之说，创立了六郁汤、越鞠丸等相应的治疗方剂。郁证病名首见于明代《医学正传》，明代之后，逐渐把情志之郁作为郁证的主要内容。《临证指南医案·郁》所载的病例，均属情志之郁，治疗涉及疏肝理气、苦辛通降、平肝息风、清心泻火、健脾和胃、活血通络、化痰涤饮、益气养阴等法，用药清新灵活，颇多启发，并且充分注意到精神治疗对郁证具有重要意义，认为"郁证全在病者能移情易性"。王清任对郁证中血行郁滞的病机做了必要的强调，对于活血化瘀法在治疗郁证中的应用做出了贡献。

西医学中的焦虑症、抑郁症、癔症、神经衰弱症、更年期综合征及反应性精神病等出现郁证的临床表现者，均可参照本病辨证论治。

【病因病机】

郁证的病因总属情志所伤，导致肝失疏泄、脾失健运、心失所养、脏腑阴阳气血失调。

（一）病因

1.忧思郁怒，肝气郁结　七情刺激过极、过久，尤以悲忧恼怒最易伤肝，使肝失条达，气失疏泄，肝气郁结，气机郁滞；气郁日久化火而成火郁；或气滞血瘀，则为血郁。

2.忧愁思虑，脾失健运　谋虑不遂，忧思过度，久郁伤脾，脾失健运，食滞不消则蕴湿、生痰、化热，而成为食郁、湿郁、痰郁、热郁。

3.体质因素　原本肝旺，或体质素弱、脏气素虚，复加情志所伤，而致肝气郁结。肝郁抑脾，脾失健运，饮食渐减，生化乏源，日久则气血不足，心脾失养而致心脾两虚；或郁火暗耗阴血，使心神失养，而致心神不安，精神神志异常，甚则阴虚火旺，心病及肾，又可导致心肾阴虚。

（二）病机

1.基本病机　情志所伤，肝气郁结，导致气机郁滞，脏腑阴阳气血失调。

2.病位　主要在肝，涉及心、脾、肾。

3.病理性质　初起多实，日久转虚或虚实夹杂。

4.病机转化　本病虽以气、血、湿、痰、火、食六郁邪实为主，但病延日久则易由实转虚，或因火郁伤阴而导致阴虚火旺、心肾阴虚之证；或因脾伤气血生化不足，心神失养，而导致心脾两虚之证。

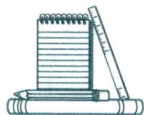

【诊断与鉴别诊断】

（一）诊断依据

1. 临床表现　以心情抑郁、情绪不宁、胸胁胀满疼痛，或善怒易哭，或咽中如有炙脔，吞之不下、咯之不出为主要临床表现。

2. 病史　患者多有忧愁、焦虑、悲哀、恐惧、愤懑等情志内伤的病史，即常因精神情志因素诱发，且病情随情志变化而波动。

3. 发病特点　多发于青中年女性，素体肝旺或脏气素虚的体质易发。

4. 相关检查　抑郁量表、焦虑量表测定、消化道 X 线、内镜、心电图、脑电图检查等有助于诊断。

（二）病证鉴别

1. 郁证梅核气与虚火喉痹　两者皆有咽部异物感。梅核气多见于青中年女性，因情志抑郁而起病，自觉咽中有物梗塞，但无咽痛及吞咽困难，咽中梗塞的感觉与情绪波动有关，在心情愉快、工作繁忙时，症状可减轻或消失，而当心情抑郁或注意力集中于咽部时，则梗塞感觉加重。虚火喉痹则以青中年男性发病较多，多因感冒、长期吸烟饮酒及嗜食辛辣食物而引发，咽部除有异物感外，尚觉咽干、灼热、咽痒，咽部症状与情绪无关，若过度辛劳或感受外邪则易加剧。

2. 郁证梅核气与噎膈　两者皆有咽中有物梗塞感觉。梅核气咽中梗塞的感觉与情绪波动有关，当心情抑郁或注意力集中于咽部时，则梗塞感觉加重，但无吞咽困难。噎膈多见于中老年人，男性居多，梗塞的感觉主要在胸骨后的部位，与情绪波动无关，吞咽困难的程度日渐加重，做食管检查可有异常发现。

3. 郁证脏躁与癫证　两者均与五志过极、七情内伤有关，临床表现都有心神失常症状。脏躁多发于青中年女性，在精神因素的刺激下呈间歇性发作，在不发作时可如常人。而癫证则多发于青壮年，男女发病率无显著差别，病程迁延，主要表现为精神错乱，失去自控能力，心神失常等症状，极少自行缓解。

【辨证论治】

（一）辨证要点

1. 辨六郁　郁证以气郁为主要病机，常兼有瘀血、化火、痰结、湿阻、食积。临证需辨清六郁之不同。胸胁胀痛，痛无定处者，为气郁；胸胁胀痛，痛有定处，舌有瘀点，则为血郁；性情急躁易怒，口苦咽干，便秘，舌红苔黄者，为火郁；胸胁满闷，咽中如有异物梗塞者，为痰郁；身重，脘腹胀满，口腻，便溏者，为湿郁；胃脘胀满，嗳气酸腐，不思饮食者，为食郁。

2. 辨虚实　实证病程较短，表现为精神抑郁，胸胁胀痛，咽中梗塞，时欲太息，脉弦或滑；六郁中的气郁、血郁、火郁、食积、湿滞、痰积均属实证。虚证则病已久延，病程较长，症见精神不振，心神不宁，心慌，虚烦不寐，悲忧善哭，脉细或细数等；心、肝、脾等脏腑的气血或阴精亏虚所致的郁证均属虚证。另外，还需注意虚实夹杂的复杂证候。

3. 辨脏腑　一般说来，气郁、血郁、火郁主要关系于肝，食郁、湿郁、痰郁主要关系于脾，而虚证则与心的关系最为密切，如心神失养、心血不足、心阴亏虚等均为心系的病变，其次是肝、脾、肾的亏虚。

（二）治疗原则

理气开郁，调畅气机，怡情易性是治疗郁证的基本原则。

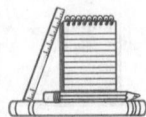

对于实证，首当理气开郁，并应根据是否兼有血瘀、火郁、痰结、湿滞、食积等而分别采用活血、降火、祛痰、化湿、消食等法。虚证则应根据损及的脏腑及气血阴精亏虚的不同情况而补之，或养心安神，或补益心脾，或滋养肝肾。对于虚实夹杂者，则又当视虚实的偏重而兼顾之。

郁证一般病程较长，用药不宜峻猛。在实证的治疗中，应注意理气而不耗气，活血而不破血，清热而不败胃，祛痰而不伤正；在虚证的治疗中，应注意补益心脾而不过燥，滋养肝肾而不过腻。除药物治疗外，精神调摄、心理治疗对郁证均有重要作用。

（三）分证论治

1. 肝气郁结

证候：精神抑郁，情绪不宁，胸部满闷，胁肋胀痛，痛无定处，脘闷嗳气，不思饮食，大便不调，舌苔薄腻，脉弦。

证候分析：本证以肝气不舒，气机郁滞为基本病机。情志所伤，肝失疏泄，气机郁滞，则精神抑郁，情绪不宁，善太息；气机不畅，肝脉不利，则胸部满闷，胁肋胀痛，痛无定处；肝气犯胃，胃失和降，则脘闷嗳气，不思饮食；肝郁乘脾，脾失健运，则大便不调；肝郁则气血失和，冲任不调，故月经不调，经前乳胀；舌苔薄腻，脉弦为肝郁乘脾之征。本证以精神抑郁，胸胁胀痛，痛无定处，脉弦为辨证要点。

治法：疏肝解郁，理气畅中。

方药：柴胡疏肝散加减。方中柴胡、香附、枳壳、陈皮疏肝解郁，理气畅中；川芎、芍药、甘草活血定痛，柔肝缓急。

若胸胁胀满疼痛较甚者，加郁金、青皮、延胡索疏肝理气；嗳气频作，脘闷不舒，呕吐者，加旋覆花、代赭石、法半夏和胃降逆；兼有食滞腹胀者，加神曲、麦芽、山楂、鸡内金；兼有血瘀而见胸胁刺痛，舌质有瘀点瘀斑者，加当归、丹参、郁金、红花活血化瘀。

2. 气郁化火

证候：性情急躁易怒，胸胁胀满，口苦而干，或头痛，目赤，耳鸣，嘈杂吞酸，大便秘结，舌质红，苔黄，脉弦数。

证候分析：本证以气郁化火，肝火上炎为基本病机。肝气郁结，气机不畅，则胸胁胀痛；气郁化火，火热内扰，则性情急躁易怒，失眠多梦，头痛，目赤，耳鸣；肝火犯胃，胃肠热盛，则嘈杂吞酸，口苦而干，大便秘结；舌红，苔黄，脉弦数，均为肝郁化火之征。本证以性情急躁易怒和火热内盛症状为辨证要点。

治法：疏肝解郁，清肝泻火。

方药：丹栀逍遥散加减。方中逍遥散疏肝调脾，加入牡丹皮、栀子以清肝泻火。

若热势较甚，口苦，大便秘结者，加龙胆草、大黄泄热通腑；肝火犯胃而见胁肋疼痛，口苦，嘈杂吞酸，嗳气，呕吐者，加黄连、吴茱萸清肝泻火，降逆止呕。

3. 痰气郁结

证候：精神抑郁，胸部闷塞，胁肋胀满，咽中如有异物梗塞，吞之不下，咯之不出，并随情绪变化而波动，苔白腻，脉弦滑。

证候分析：《医宗金鉴·诸气治法》将本证称为"梅核气"。本证以肝郁乘脾，痰气交结为基本病机。肝郁气滞，则精神抑郁，胸部闷塞，胁肋胀满；肝郁脾虚，运化失健，聚湿生痰，痰气交阻咽中，则觉咽中如有异物梗塞，咯之不出，吞之不下，并随情绪变化而波动；舌脉之象为肝郁夹痰湿之征。本证以精神抑郁，咽部有异物感为辨证要点。

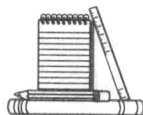

治法：行气开郁，化痰散结。

方药：半夏厚朴汤加减。方用厚朴、紫苏叶理气宽胸，开郁畅中；半夏、茯苓、生姜化痰散结，和胃降逆，合用则有辛香散结，行气开郁，降逆化痰之作用。

若湿郁气滞而兼胸脘痞闷，嗳气，苔腻者，加香附、佛手、苍术理气除湿；痰郁化热而见烦躁，舌红苔黄者，加竹茹、瓜蒌、黄芩、黄连清化痰热；病久入络而有瘀血征象，胸胁刺痛，舌质紫黯或有瘀点瘀斑，脉涩者，加郁金、丹参、降香、姜黄活血化瘀。

4. 心神失养

证候：精神恍惚，心神不宁，多疑易惊，悲忧善哭，喜怒无常，或时时欠伸，或手舞足蹈，骂詈喊叫，舌质淡，苔薄白，脉弦细。本证多发于女性，常因精神刺激而诱发。

证候分析：《金匮要略·妇人杂病脉证并治》将此证候称为"脏躁"。本证以忧郁伤神，营阴暗耗，心神失养而惑乱为基本病机。忧郁伤神，心气耗伤，营阴暗耗，心神失养而惑乱，故精神恍惚，心神不宁，多疑易惊，或时时欠伸，悲忧欲哭，喜怒无常；舌淡脉细弱，均为心气不足之征。本证以精神恍惚，心神不宁，喜怒无常为辨证要点。

治法：甘润缓急，养心安神。

方药：甘麦大枣汤加减。方中甘草甘润缓急；小麦味甘微寒，补益心气；大枣益脾养血。

若血虚生风而见手足蠕动或抽搐者，加当归、生地黄、白芍、珍珠母、钩藤；躁扰失眠者，加酸枣仁、柏子仁、茯神、何首乌；喘促气逆者，合五磨饮子开郁散结，理气降逆。

5. 心脾两虚

证候：多思善疑，心悸胆怯，失眠健忘，头晕神疲，面色不华，纳差，舌质淡，苔薄白，脉细。

证候分析：本证以心脾两虚，心神失养为基本病机。忧愁思虑日久，损伤心脾，心脾两虚，气血不足，心神失养，则多思善疑，心悸胆怯，失眠健忘；气血不能上荣，则头晕神疲，面色不华；脾失健运，则纳差。本证以多思善疑，心悸胆怯，头晕神疲，失眠，纳差为辨证要点。

治法：健脾养心，补益气血。

方药：归脾汤加减。方中党参、茯苓、白术、甘草、黄芪、当归、龙眼肉等益气健脾生血；酸枣仁、远志、茯神安神定志；木香理气醒脾，使之补而不滞。

若心胸郁闷，情志不舒者，加郁金、佛手理气开郁；头痛者，加川芎、白蒺藜活血祛风而止痛。

6. 心肾阴虚

证候：虚烦少寐，心悸多梦，头晕耳鸣，五心烦热，盗汗，口咽干燥，舌质红少津，少苔或无苔，脉细数。

证候分析：本证以心阴亏虚，阴虚火旺，心神失养为基本病机。思虑太过，或情志内伤，暗耗心阴，心神失养，则心悸，健忘，失眠多梦；阴虚内热，心神被扰，则心烦，五心烦热，盗汗，口咽干燥；舌红少津，脉细数为阴虚火旺之征。本证以心烦，心悸，失眠多梦与阴虚内热症状并见为辨证要点。

治法：滋养心肾。

方药：天王补心丹合六味地黄丸加减。方中生地黄、天冬、麦冬、玄参滋补心阴；当归、丹参补血养心；党参、茯苓益心气安心神；配柏子仁、酸枣仁、远志、五味子宁心安神，收敛心气；桔梗载药上行；朱砂入心安神；后方滋补肾阴。

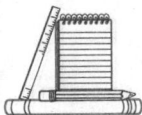

若心肾不交而见心烦失眠，多梦遗精者，合交泰丸以交通心肾；遗精较频者，加芡实、莲须、金樱子以补肾固涩。

（四）其他疗法

1.心理治疗　在施用上述治疗的同时配合中医心理治疗可提高疗效。移情疗法是一种通过释疑、顺意、怡悦、暗示等方法，消除患者的精神刺激，宣泄或转移忧郁、焦虑等不良情绪的心理治疗方法。应用时要根据患者的个体差异分别用之。

2.易性疗法　根据患者病前的不良性格的种种表现，通过说理开导，改易心志等方法，逐步指导患者改变其错误的为人处世态度。

3.以情胜情疗法　根据中医的五志相胜的原理进行的一种心理治疗。常用悲哀、喜乐、惊恐、激怒等情绪刺激来纠正相应所胜的情绪，如怒伤肝、悲胜怒等，抑郁情绪可用喜胜忧的办法治之。

4.情境疗法　根据"天人相应"的整体观，故可通过改变外界环境来达到改善、消除异常的情绪变化。抑郁情绪多采用清洁、热烈、欢快的环境治疗。

5.电休克疗法　是严重抑郁症的首选治疗手段。适用于内源性抑郁症（严重精神性抑郁症）或其他抑郁症出现自杀观念和行为明显者。

6.电针疗法　对各种抑郁症均有效。可针刺内关、神门、后溪、三阴交等穴位。

【预防调护】

避免忧思郁怒，防止情志内伤，正确认识和对待各种事物。医务人员应深入了解病史，用诚恳、关怀、同情、耐心的态度对待患者。患者要增强治愈疾病的信心，并解除情志致病的原因，以促进郁证的完全治愈。

【结语】

郁证是以心情抑郁、情绪不宁、胸胁胀满疼痛，或善怒易哭，或咽中如有炙脔，吞之不下，咯之不出为主要临床表现的病证。常由情志内伤，气机郁滞所致，以气机郁滞为病变基础，病位主要在肝，与心、脾相关。辨证可分为实证和虚证两类。初病多实，实证以气机郁滞为基本病变。病久则由实转虚，引起心、脾、肝、肾气血阴精的亏损，而成为虚证类型。实证治疗，以疏肝理气解郁为主，并视其兼夹而配合清肝泻火、化痰散结、活血化瘀、健脾燥湿或芳香化湿、消食和胃等。虚证治疗宜补，可根据阴阳气血偏虚的不同，分别采用养心安神、补益心脾、滋养肝肾等法。虚实互见者，则当虚实兼顾。结合精神治疗及解除致病原因，对促进疾病的痊愈具有重要作用。

复习思考

1.何谓郁病？郁病的证候特征有哪些？

2.如何针对郁证"六郁"进行辨证治疗？

3.如何对郁证患者进行"怡情易性"治疗？

临证验案

李某，女，48岁。初诊：1975年5月17日。

近年来头痛持续不已，剧痛时引起泛恶，抑郁不乐，急躁易怒，多疑，精神恍惚，耳中时

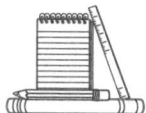

闻言语声，听后更增烦闷，有时悲伤欲哭，睡眠甚差，恶梦引起惊恐，耳鸣头昏，腰酸，白带甚多，神疲乏力，面色无华，舌苔薄腻，脉细数。长期服用镇静剂，效果不显。以上诸症，由于思虑忧愁过度，耗伤心气，兼有肝郁气滞，风阳上扰所致。治拟养心安神、疏肝解郁。炙甘草 9g，淮小麦 30g，大枣 5 枚，郁金 9g，菖蒲 9g，陈胆星 9g，铁落（先煎）60g，夜交藤 30g，蝎蜈片 6 片（分 2 次吞服），7 剂。

二诊：1975 年 5 月 24 日。月经来潮，性情急躁，头痛较以往经期减轻，余症如前。目前小便频急而痛，尿常规检查见白细胞满视野，曾服西药抗菌药片，胃中不舒，现已停服。原方去大枣、菖蒲，加黄芩、知母，7 剂。

患者于 1975 年 5 月 31 日来院三诊，1975 年 6 月 7 日四诊，1975 年 6 月 14 日五诊，1975 年 6 月 21 日六诊，每次均以初诊的处方为基础稍加化裁，每次服药 7 剂。经 1 个多月的治疗，头痛、心烦、梦多等症均明显减轻，平时已未闻耳语，仅安静时偶有出现，睡眠改善，日夜可睡 9 小时，情绪开朗，脉细，苔薄腻。

（上海中医学院附属龙华医院 . 黄文东医案 . 上海：上海人民出版社，1979）

项目二　血　证

血证是指由多种原因引起火热熏灼或气虚不摄，致使血液不循常道，或上溢于口鼻诸窍，或下泄于前后二阴，或渗出于肌肤所形成的一类出血性疾患。

《内经》对血的生理及病理有较深入的认识，对血溢、血泄、衄血、咳血、呕血、溺血、溲血、便血等病证均有记载，并对引起出血的原因及部分血证的预后有所论述，其中关于络伤血溢的理论，成为后世医家阐述多种血证病机的重要理论依据之一。《金匮要略·惊悸吐衄下血胸满瘀血病脉证治》将血证列为一篇，对吐血、衄血、下血的病机、证治与预后做了重点论述，将下血分为远血、近血分别论治，其中泻火止血的泻心汤与温脾摄血的黄土汤至今仍为治疗吐血、便血的常用方剂。明代虞抟《医学正传·血证》将各种出血病证归纳在一起，率先以"血证"之名概之，自此血证之名为许多医家所采用。《先醒斋医学广笔记》明确提出了治吐血的三要法，强调行血、补肝、降气在治疗吐血中的重要作用。《景岳全书·血证》曰："凡治血证，须知其要，而血动之由，唯火唯气耳。故察火者但察其有火无火，察气者但察其气虚气实。知此四者而得其所以，则治血之法无余义矣。"将引起出血的病机提纲挈领地概括为"火盛"和"气伤"两个方面。清代唐宗海《血证论》为血证专著，对各种出血的病因、病理及辨证施治都有精辟论述，提出"止血、消瘀、宁血、补血"的治血四法，是通治血证之大纲。

西医学中多种急慢性疾病所引起的出血，包括各系统疾病有出血症状者，以及造血系统病变所引起的出血性疾病，均可参考本病辨证论治。

【病因病机】

血证主要由感受外邪、情志过极、饮食不节、劳倦过度、久病或热病，导致火热熏灼，迫血妄行，或气虚不摄，血不循经，溢于脉外而成。

（一）病因

1. 感受外邪　六淫外邪侵袭，以热邪及湿热之邪为主，均可损伤脉络，而致出血。

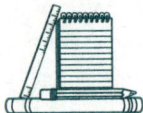

2. 情志过极　恼怒过度，肝失疏泄，肝气郁结，气郁化火，上逆犯肺，损伤肺络，则咳血、衄血；横逆犯胃，胃络损伤则吐血。

3. 饮食不节　饮酒过多或过食辛辣厚味，滋生湿热，热伤脉络，迫血妄行，则衄血、吐血、便血；或损伤脾胃，脾胃虚衰，血失统摄，而致吐血、便血等。

4. 劳欲体虚　神劳伤心，体劳伤脾，房劳伤肾，劳欲过度，心、脾、肾气阴损伤，损伤于气，气虚不能摄血，血液外溢而成衄血、吐血、便血、紫斑；损伤于阴，阴虚火旺，迫血妄行，而致衄血、尿血、紫斑。

5. 久病之后　久病可致阴精伤耗，阴虚火旺，迫血妄行，而致出血；或正气亏损，气虚不摄，血溢脉外而出血；久病入络，血脉瘀阻，血不循经而出血。

（二）病机

1. 基本病机　火热熏灼，迫血妄行；气虚不摄，血溢脉外。

2. 病位　根据出血部位，分属不同脏腑。鼻衄病位在鼻、肺、胃，与肝、脾、肾均有密切关系；齿衄主要在胃、肾；咳血在肺，与肝、脾、肾三脏有关；吐血主要在胃，与肝、脾有关；便血主要在胃肠，与肝、脾有关；尿血在膀胱和肾，与心、脾、肺、小肠密切相关；紫斑表现在肌肤、血脉，脏腑病变多在胃、脾、肝、肾。

3. 病理性质　有虚实之分，实证常向虚证转化。由气火亢盛所致者属于实证；由阴虚火旺及气虚不摄所致者，则属于虚证。且出血之后常留瘀，使出血反复难止。

4. 病机转化　虚实常发生转化。如开始为火盛气逆，迫血妄行，但在反复出血之后，阴血亏损，虚火内生；或因出血过多，血去气伤，气虚阳衰，不能摄血。因此，有时阴虚火旺及气虚不摄，既是引起出血的病理因素，又是出血所导致的结果。此外，出血之后，已离经脉而未排出体外的血液，留积体内，蓄结而为瘀血，妨碍新血的生长及气血的正常运行，又会导致血虚，使出血加重或反复不止。

思政主题：大医精诚，济世救人

血证之临证创新的践行者——唐容川

唐容川是清代著名医家，也是中西医汇通早期代表人物之一。其《血证论》阐述了血证研究之精髓，是中医治疗血证最新最全也是最好的成果体现，是唐容川一生中最具价值的一本血证专著，对后世影响极大。

唐容川小时候，嗜好医学，"习方书"，其父患血证，他就亲自为父调治，但最终没获救治，对他震动、打击极大。于是，唐容川就刻苦钻研经典医著，触类旁通，豁然心有所得，遂掌握了治疗血证的要旨。他还钻研各家学说，秉持"好古而不迷信古人，博学而能取长舍短"之理念，既吸取其长，又指其不足。如他对李东垣的认识：东垣重脾胃，但只知补脾阳，而不知滋养脾阴；对朱丹溪的认识：治病以血为主，所以用药偏于寒凉，但不知病在火脏宜寒凉，病在土脏宜甘缓一类药，等等。他在长期临床实践中，逐渐探索、总结出一套治疗血证的经验，用于临床，"十愈七八"，比较满意。后来，其妻也患血证，他便亲制方剂，终将妻病治愈。他将失血证的精微奥义，逐一探究出来，写出了《血证论》一书。他对治疗血证有着独特见解，在该书中提出了"止血、消瘀、宁血、补血"治血四法。书写成后，他感慨万千道：……能著出此书，可以救天下后世之人了！足见其"大医精诚"的优秀品质和"济世活人"的仁爱之心、家国情怀！

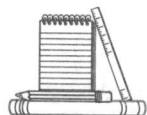

【诊断与鉴别诊断】

（一）诊断依据

1. 鼻衄　凡血自鼻道外溢而非因外伤、倒经所致者，可诊断为鼻衄。

2. 齿衄　血自齿龈或齿缝外溢，且排除外伤所致者，即可诊断为齿衄。

3. 咳血　血由肺、气道而来，经咳嗽而出，或觉喉痒胸闷，一咳即出，血色鲜红，或夹泡沫，或痰血相兼，痰中带血。多有慢性咳嗽、痰喘、肺痨等病史。

4. 吐血　发病急骤，吐血前多有恶心、胃脘不适、头晕等症。血随呕吐而出，常伴有食物残渣等胃内容物，血色多为咖啡色或紫黯色，也可为鲜红色，大便色黑如漆，或呈黯红色。有胃痛、胁痛、黄疸、癥积等病史。

5. 便血　大便色鲜红、黯红或紫黯，甚至黑如柏油样，次数增多。有胃肠或肝病病史。

6. 尿血　小便中混有血液或夹有血丝，排尿时无疼痛。

7. 紫斑　肌肤出现青紫斑点，小如针尖，大者融合成片，压之不褪色。紫斑好发于四肢，尤以下肢为甚，常反复发作。重者可伴有鼻衄、齿衄、尿血、便血及崩漏。小儿及成人皆可患此病，但以女性为多见。

（二）病证鉴别

1. 鼻衄

（1）内科鼻衄与外伤鼻衄　因碰伤、挖鼻等引起血管破裂而致鼻衄者，出血多在损伤的一侧，且经局部止血治疗不再出血，没有全身症状，与内科所论鼻衄有别。

（2）内科鼻衄与经行衄血　经行衄血又名倒经、逆经，其发生与月经周期有密切关系，多于经前期或经期出现，与内科所论鼻衄机理不同。

2. 齿衄

齿衄与舌衄　齿衄为血自齿缝、牙龈溢出；舌衄为血出自舌面，舌面上常有如针眼样出血点。

3. 咳血

（1）咳血与吐血　血液均经口出，但两者截然不同。咳血是血由肺来，经气道等随咳嗽而出，血色多为鲜红，常混有痰液，咳血之前多有咳嗽、胸闷、喉痒等症状，大量咳血后，可见痰中带血数天，大便一般不呈黑色。吐血是血自胃而来，经呕吐而出，血色紫黯，常夹有食物残渣，吐血之前多有胃脘不适或胃痛、恶心等症状，吐血之后无痰中带血，但大便多呈黑色。

（2）咳血与鼻咽、齿龈、口腔出血　鼻咽部、齿龈及口腔其他部位出血的患者，常为纯血或随唾液而出，血量少，并有口腔、鼻咽部病变的相应症状可寻，可与咳血相区别。

4. 吐血

吐血与鼻腔、口腔及咽喉出血　吐血经呕吐而出，血色紫黯，夹有食物残渣，常有胃病史。鼻腔、口腔及咽喉出血，血色鲜红，不夹食物残渣，在五官科做有关检查即可明确具体部位。

5. 便血

肠风与脏毒　两者均属便血。肠风血色鲜泽清稀，其下如溅，属风热为患。脏毒血色黯浊黏稠，点滴不畅，因湿热（毒）所致。

6. 尿血

（1）尿血与血淋　均表现为血由尿道而出，两者以小便时痛与不痛为鉴别要点，不痛者为

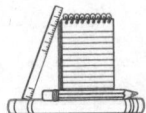

尿血，痛（滴沥刺痛）者为血淋。

（2）尿血与石淋 两者均有血随尿出。但石淋尿中时有砂石夹杂，小便涩滞不畅，时有小便中断，或伴腰腹绞痛等症，若砂石从小便排出则痛止，此与尿血不同。

7. 紫斑

（1）紫斑与出疹 紫斑与出疹均有局部肤色的改变，紫斑呈点状者需与出疹的疹点区别。紫斑隐于皮内，压之不褪色，触之不碍手；疹高出于皮肤，压之褪色，摸之碍手。且二者成因、病位均有不同。

（2）紫斑与丹毒 丹毒属外科皮肤病，以皮肤色红如红丹得名，轻者压之褪色，重者压之不褪色，但其局部皮肤灼热肿痛，与紫斑有别。

【辨证论治】

（一）辨证要点

1. 辨病证 根据临床表现、病史即可辨清血证不同的病证类型。如从口中吐出的血液有吐血与咳血之分，这时，只要根据出血的病因、部位（病史）、临床表现特点，即可分辨出是吐血还是咳血；小便出血有尿血与血淋之别，需根据小便时尿道痛与不痛，即排除血淋、石淋，即可确认为尿血；大便下血，则需排除痔疮、痢疾等。

2. 辨脏腑 同一血证，可以由不同的脏腑病变而引起，应注意辨明。如同属鼻衄，但病变脏腑有在肺、在胃、在肝的不同；吐血有病在胃、在肝之别；齿衄有病在胃、在肾之分；尿血则有病在膀胱、肾或脾的不同。

3. 辨虚实 初病多实，久病多虚。火热迫血所致者属实；阴虚火旺，气虚不摄，阳气虚衰所致者属虚。

（二）治疗原则

血证的基本治疗原则为治火、治气、治血。治火当分虚实，实火宜清热泻火，虚火宜滋阴降火。治气也分虚实，实证宜清气降气，虚证宜补气益气。治血即止血，有凉血止血、收敛止血或祛瘀止血之分。

（三）分证论治

1. 鼻衄 凡血自鼻道外溢而非因外伤、倒经所致的鼻腔出血，称为鼻衄，是血证中最常见的一种。多由火热迫血妄行所致，其中以肺热、胃热、肝火为常见，也可因阴虚火旺所致。少数患者可由正气亏虚，血失统摄引起。

（1）热邪犯肺

证候：鼻燥衄血，血色鲜红，口干咽燥或咽痛，或兼有身热，恶风，头痛，咳嗽，痰少，舌质红，苔薄黄，脉数。

证候分析：本证以邪热犯肺，血热妄行，上溢清窍为基本病机。肺内积热或热邪犯肺，血热妄行，上溢清窍，并耗伤肺阴，则鼻燥衄血；火为阳邪，故血色鲜红；风热上受，表卫受遏，则身热咽痛；热邪犯肺，肺气不宣，则咳嗽；肺热伤津，故痰少，口干咽燥；舌质红，脉数为热盛之征。本证以鼻衄，口干，舌红，脉数为辨证要点。

治法：清泄肺热，凉血止血。

方药：桑菊饮加减。方中桑叶、菊花、薄荷、连翘辛凉透表，宣散风热；桔梗、杏仁、甘草宣降肺气，利咽止咳；芦根清热生津。可酌加牡丹皮、白茅根、墨旱莲、侧柏叶以加强凉血

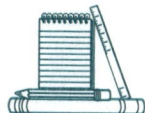

止血之功。

若肺热盛而无表证者，去薄荷、桔梗，加黄芩、栀子清泄肺热；阴伤较甚，口、鼻、咽干燥显著者，加玄参、麦冬、生地黄养阴润肺。

（2）胃热炽盛

证候：鼻衄，或兼齿衄，血色鲜红，口渴欲饮，鼻干，烦躁，便秘尿赤，口干臭秽，龈肿牙宣，舌红苔黄，脉数。

证候分析：本证以胃火上炎，迫血妄行为基本病机。胃中火热亢盛，循经上干于肺，灼伤肺络，迫血妄行，上出清窍，则鼻衄；血色鲜红，胃火炽盛，热迫血行，循经外溢，故致齿衄；胃火上熏，消灼胃津，则口气臭秽，鼻干，口渴欲饮；胃热损伤肠中津液，肠道失濡，故便秘；胃热上扰心神则烦躁；舌红，苔黄，脉数均为胃热炽盛之征。本证以鼻衄，口干臭秽，便秘，舌红，苔黄，脉数为辨证要点。

治法：清胃泻火，凉血止血。

方药：玉女煎加减。方中用石膏、知母清胃泻火；生地黄、麦冬养阴清热；牛膝引血下行。可酌加白茅根、大蓟、小蓟、藕节等以凉血止血。

若热势甚者，加栀子、牡丹皮、黄芩清热泻火；大便秘结者，加生大黄通腑泄热；阴伤较甚，口渴，舌红苔少，脉细数者，加天花粉、石斛、玉竹养胃生津。

（3）肝火上炎

证候：鼻衄，头痛，目眩，耳鸣，烦躁易怒，两目红赤，口苦，舌红，脉弦数。

证候分析：本证以肝郁化火，迫血妄行，上溢清窍为基本病机。气郁化火，迫血妄行，上溢清窍，故鼻衄；肝火上炎，故头痛，目眩，耳鸣；肝火旺盛，则烦躁易怒，口苦，两目红赤；舌红，脉弦数为肝经实火之征。本证以鼻衄，烦躁易怒，舌红，脉弦数为辨证要点。

治法：清肝泻火，凉血止血。

方药：龙胆泻肝汤加减。方中龙胆草、柴胡、栀子、黄芩清肝泻火；木通、泽泻、车前子清利湿热；生地黄、当归滋阴养血；甘草调和诸药，全方泻中有补，清中有养。可酌加白茅根、牡丹皮、大蓟、小蓟、藕节等凉血止血。

若阴液亏耗，口鼻干燥，舌红少津，脉细数者，去车前子、泽泻、当归，酌加玄参、麦冬、女贞子、墨旱莲滋阴凉血止血；阴虚内热，手足心热者，加玄参、龟甲、地骨皮、知母滋阴清热。

（4）气血亏虚

证候：鼻衄，血色淡红，或兼齿衄、肌衄，神疲乏力，面色㿠白，头晕，耳鸣，心悸，夜寐不宁，舌质淡，脉细无力。

证候分析：本证以气血亏虚，统摄失职为基本病机。气虚统摄失司，血溢清窍，故鼻衄，甚或齿衄、肌衄；气血亏虚，故面色苍白，神疲乏力；心神失养，则心悸失眠；气血不足，髓海失养，则头晕耳鸣。本证以鼻衄，神疲乏力，舌淡，脉细无力为辨证要点。

治法：补气摄血。

方药：归脾汤加减。方中人参、白术、甘草、补气健脾；当归、黄芪益气生血；酸枣仁、远志、茯神、龙眼肉补心益脾，安神定志；木香理气醒脾，使其补而不滞。

以上各种证候的鼻衄，除内服汤药治疗外，尚可在鼻衄发生时，结合局部用药治疗及时止血。

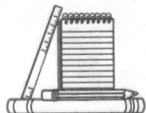

2. 齿衄 齿龈出血，且排除外伤所致者，称为齿衄，又称为牙衄、牙宣。由于阳明经脉入齿龈，齿为骨之余，故齿衄主要与胃肠及肾的病变有关。

（1）胃火炽盛

证候：齿衄，血色鲜红，齿龈红肿疼痛，头痛，口臭，大便秘结，舌红，苔黄，脉洪数。

证候分析：本证以胃火内炽，循经上犯，灼伤龈络，络破血溢为基本病机。上龈属于足阳明经，下龈属于手阳明经，胃火炽盛，循经上犯，以致齿龈红肿疼痛；络损血溢，则齿龈出血，血色鲜红；胃热上蒸，故头痛，口臭；热结阳明，耗伤胃肠津液，则大便秘结；舌红，苔黄，脉洪数为阳明热盛之征。本证以齿衄，齿龈红肿疼痛，舌红，苔黄，脉洪数为辨证要点。

治法：清胃泻火，凉血止血。

方药：加味清胃散合泻心汤加减。前方以生地黄、牡丹皮、犀角（用水牛角代）清热凉血，黄连、连翘清热泻火，当归、甘草养血和中；后方药用黄芩、黄连、大黄苦寒清热。两方合用，可增强清胃泻火作用。可酌加白茅根、大蓟、藕节以凉血止血。

若烦热口渴者，加生石膏、知母清热除烦；阴伤较甚，口渴者，加天花粉、石斛、玉竹养阴清热。

（2）阴虚火旺

证候：齿衄，血色淡红，起病较缓，齿摇不坚，常因受热及烦劳而发，舌质红，苔少，脉细数。

证候分析：本证以肾阴不足，虚火上炎，络损血溢为基本病机。肾主骨，齿为骨之余，肝肾阴亏，相火上浮，热迫血行，以致齿衄，齿摇不坚；舌红苔少，脉细数为阴虚火旺之征。本证以齿衄，齿摇不坚，舌红苔少，脉细数为辨证要点。

治法：滋阴降火，凉血止血。

方药：六味地黄丸合茜根散加减。前方重在滋养肝肾，方中熟地黄、山萸肉、山药滋补肝肾之阴，牡丹皮清退虚热，茯苓、泽泻泄浊；后方重在凉血止血，滋阴养血，方中茜草根、侧柏叶、黄芩清热凉血止血，生地黄、阿胶滋阴养血，甘草调中解毒。两方合用，互为补充。可酌加白茅根、仙鹤草、藕节以止血。

若虚火较甚，而见低热，手足心热者，加地骨皮、白薇、知母以清退虚热；盗汗明显者，加五味子、玉米须敛汗。

3. 咳血 血由肺及气管外溢，经口而咳出，表现为痰中带血，或痰血相兼，或纯血鲜红，间夹泡沫，均称为咳血，亦称为嗽血或咳血。

咳血见于多种疾病，如许多杂病及温热病都会引起咳血。内科范围之咳血，主要见于西医学之呼吸系统疾病，如支气管扩张症、急性气管-支气管炎、慢性支气管炎、肺炎、肺结核、肺癌等。

（1）燥热伤肺

证候：喉痒咳嗽，痰少而黏，痰中带血，口干鼻燥，或有身热，舌质红，少津，苔薄黄，脉数。

证候分析：本证以燥热伤肺，肺失清肃，肺络受损为基本病机。感受风热燥邪，损伤于肺，肺络受损，外溢气道，故致喉痒咳嗽，痰中带血；燥热伤津，故口干鼻燥；舌红少津，苔薄黄，脉数，为燥热伤津之征。本证以干咳少痰，痰中带血，舌红少津，苔薄黄，脉数为辨证要点。

治法：清热润肺，宁络止血。

方药：桑杏汤加减。方中桑叶、栀子、淡豆豉清宣肺热；沙参、梨皮养阴清热；杏仁、贝

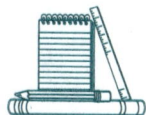

母润肺化痰止咳。可加白茅根、茜草、藕节、侧柏叶凉血止血。

若兼见发热，头痛，咳嗽，咽痛等症者，为风热犯肺，加金银花、连翘、牛蒡子；津伤较甚，而见干咳无痰，或痰黏不易咳出，苔少，舌红少津者，加麦冬、玄参、天冬、天花粉；热势较甚，咳血较多者，加连翘、黄芩、白茅根、芦根，并可冲服三七粉。

（2）肝火犯肺

证候：咳嗽阵作，痰中带血或纯血鲜红，胸胁胀痛，烦躁易怒，口苦目赤，舌质红，苔薄黄，脉弦数。

证候分析：本证以肝火犯肺，肺络受损为基本病机。肝火上逆犯肺，肺失清肃，肺络受损，故咳嗽，咳血；肝之脉络布于胁肋，肝火偏亢，脉络壅滞，故胸胁胀痛；肝火上炎，胆气上逆，故口苦，烦躁易怒；舌红，苔薄黄，脉弦数为肝火偏亢之征。本证以痰中带血，烦躁易怒，舌红苔薄黄，脉弦数为辨证要点。

治法：清肝泻肺，凉血止血。

方药：泻白散合黛蛤散加减。前方清泻肺热，后方泻肝化痰。其中桑白皮清泻肺热；海蛤壳、甘草清肺化痰；青黛清肝凉血。可酌加生地黄、墨旱莲、白茅根、大蓟、小蓟以凉血止血。

若肝火较甚，头痛目赤，心烦易怒者，加牡丹皮、栀子以清肝泻火；咳血量较多，纯血鲜红者，用犀角地黄汤加三七粉冲服以清热泻火，凉血止血。

（3）阴虚肺热

证候：咳嗽少痰，痰黏不易咯出，痰中带血或反复咳血，血色鲜红，口干咽燥，颧红，潮热，盗汗，舌质红，脉细数。

证候分析：本证以虚火灼肺，肺络受损为基本病机。阴虚肺热，肺失清肃，故咳嗽痰少；虚火灼肺，肺络损伤，故痰中带血或反复咳血；阴虚津乏，不能上承，故口干咽燥；阴虚火旺，则颧红，潮热，盗汗；舌红少苔或无苔，脉细数为阴虚有热之征。本证以痰中带血，潮热，盗汗，舌红少苔或无苔，脉细数为辨证要点。

治法：滋阴润肺，宁络止血。

方药：百合固金汤加减。方中百合、麦冬、玄参、生地黄、熟地黄滋阴清热，养肺生津；当归、白芍柔润养血；贝母、甘草肃肺化痰止咳。可加白及、藕节、白茅根、茜草等以止血，或合十灰散以凉血止血。

若反复咳血及咳血量多者，加阿胶、三七养血止血；潮热，颧红明显者，加青蒿、鳖甲、地骨皮、白薇；盗汗明显者，加糯稻根、浮小麦、五味子、煅牡蛎收敛固涩。

4.吐血 血由胃来，经呕吐而出，称为吐血，亦称为呕血。血色紫黯或呈咖啡色，常夹有食物残渣。主要见于上消化道出血，其中以消化性溃疡出血及肝硬化所致的食管、胃底静脉曲张破裂最多见，其次见于急慢性胃炎、食管炎、胃黏膜脱垂症，以及某些全身性疾病（如血液病、尿毒症、应激性溃疡）等所引起的出血。

（1）胃热壅盛

证候：吐血色红或紫黯，常夹有食物残渣，脘腹胀闷，嘈杂不适，甚则作痛，口臭，便秘，大便色黑，舌质红，苔黄腻，脉滑数。

证候分析：本证以胃热壅盛，热伤胃络为基本病机。胃中积热，热伤胃络，故吐血鲜红或紫黯；胃失和降，故胃脘胀闷，甚则疼痛；胃气上逆，故呕血夹食；胃热伤津，肠道失濡，则便秘；血随糟粕而下，则大便色黑；舌红，苔黄腻，脉滑数为内有积热之征。本证以吐血，口臭，便秘或大便色黑，舌红，苔黄腻，脉滑数为辨证要点。

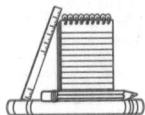

治法：清胃泻火，化瘀止血。

方药：泻心汤合十灰散加减。前方清胃泻火，后方清热凉血，收涩止血。方中黄芩、黄连、大黄苦寒泻火；大蓟、小蓟、侧柏叶、茜草根、白茅根清热凉血止血；棕榈皮收敛止血；牡丹皮、栀子清热凉血；大黄通腑泄热。其中大黄、大蓟、小蓟、茜草根、牡丹皮，具有活血化瘀作用，止血而无凝滞积瘀之弊。

若胃气上逆而见恶心呕吐者，加代赭石、竹茹、旋覆花和胃降逆；热伤胃阴而表现为口渴、舌红而干、脉象细数者，加麦冬、石斛、天花粉养胃生津。

（2）肝火犯胃

证候：吐血色红或紫黯，口苦胁痛，心烦易怒，寐少梦多，舌质红绛，脉弦数。

证候分析：本证以肝火犯胃，胃络损伤为基本病机。肝火横逆犯胃，胃络受伤，则吐血，色红或紫黯；肝火上炎，胆失疏泄，故口苦；肝气不舒，则胁痛；热扰心神，故心烦易怒，寐少梦多；舌红绛，脉弦数为肝火亢盛之征。本证以吐血，心烦易怒，舌红苔黄，脉弦数为辨证要点。

治法：泻肝清胃，凉血止血。

方药：龙胆泻肝汤加减。方中龙胆草、柴胡、栀子、黄芩清肝泻火；木通、泽泻、车前子清利湿热；生地黄、当归滋阴养血；甘草调和诸药，全方具有清肝泄热，清利湿热功效，加止血药后适用于肝火犯胃的吐血。可加白茅根、藕节、墨旱莲、茜草等，或合用十灰散以凉血止血。

若胁痛甚者，加郁金、香附理气活络定痛；血热妄行，吐血量多者，加犀角、赤芍清热凉血止血。

（3）气虚血溢

证候：吐血缠绵不止，时轻时重，血色黯淡，神疲乏力，心悸气短，面色苍白，舌质淡，脉细弱。

证候分析：本证以脾气亏虚，气虚不摄，血溢脉外为基本病机。脾气亏虚，气虚不摄，统摄失司，血溢脉外，故吐血缠绵不止，时轻时重，血色黯淡；反复出血，气随血去，气血亏虚，心失所养，则心悸气短；形体失养则神疲乏力；血虚不能上荣于面，则面色苍白；舌淡，脉细弱，为气血亏虚之征。本证以吐血，神疲乏力，舌淡，脉细弱为审证要点。

治法：健脾益气摄血。

方药：归脾汤加减。方中人参、茯苓、白术、甘草健脾益气；黄芪、当归、益气生血；龙眼肉、酸枣仁、远志、补血养心安神；木香理气醒脾。可加仙鹤草、白及、乌贼骨、炮姜炭温经固摄止血。

若气损及阳，脾胃虚寒，症见肤冷、畏寒、便溏者，治宜温经摄血，改用柏叶汤。方中侧柏叶凉血止血，艾叶、炮姜炭温经止血，童便化瘀止血，共奏温经止血之效。

上述三种证候的吐血，若出血过多，导致气随血脱，表现面色苍白、四肢厥冷、汗出、脉微等症者，亟当用独参汤等益气固脱，并结合西医方法积极救治。

5. 便血　便血系胃肠脉络受损，出现血液随大便而下，或大便色黑如柏油为主要临床表现的病证。内科杂病的便血主要见于西医学之胃肠道炎症、溃疡、肿瘤、息肉、憩室炎等。

（1）肠道湿热

证候：便血色红，大便不畅或稀溏，或有腹痛，口苦，舌质红，苔黄腻，脉濡数。

证候分析：本证以湿热蕴结肠道，脉络受损为基本病机。湿热蕴结肠道，脉络受损，血溢

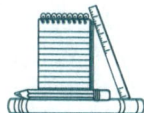

肠道，以致便血；湿热蕴结，肠道传化失常，则大便不爽或稀溏；湿热蕴结，肠道气机阻滞，则腹痛；舌红苔黄腻，脉濡数为内有湿热之征。本证以便血色红，大便不爽或稀溏，舌红，苔黄腻，脉濡数为辨证要点。

治法：清化湿热，凉血止血。

方药：地榆散合槐角丸加减。两方均能清热化湿，凉血止血，但两方比较，地榆散清化湿热之力较强，而槐角丸兼能理气活血。方中地榆、茜草凉血止血；栀子、黄芩、黄连清热燥湿，泻火解毒；茯苓淡渗利湿；槐角、地榆凉血止血；黄芩清热燥湿；防风、枳壳、当归疏风、理气、活血。

若便血日久，湿热未尽而营阴已亏者，应清热除湿与补益阴血双管齐下，虚实兼顾，扶正祛邪，酌情选用清脏汤或脏连丸。

（2）气虚不摄

证候：便血色红或紫黯或紫黑光亮，脘腹不适，食少，面色萎黄，头晕目眩，体倦乏力，心悸，少寐，舌质淡，脉细。

证候分析：本证以脾气亏虚，气虚不摄，血溢胃肠为基本病机。脾气亏虚，气血不足，气虚不摄，血液外溢，故便血色淡红或黯淡；日久不愈，反复发作，脾虚运化无力，气血生化乏源，失于濡养，故食少体倦，面色苍白，心悸，少寐；舌淡，脉细为气血亏虚之征。本证以便血日久，血色淡红或黯淡，食少体倦，面色苍白，舌淡，脉细弱为辨证要点。

治法：益气摄血。

方药：归脾汤加减。方中人参、茯苓、白术、甘草健脾益气；黄芪、当归、益气生血；龙眼肉、酸枣仁、远志补血养心安神；木香理气醒脾。可酌加槐花、地榆、白及、仙鹤草以加强止血作用。

若中气下陷，神疲气短，肛坠者，加柴胡、升麻、黄芪益气升陷。

（3）脾胃虚寒

证候：便血紫黯，甚则黑色，脘腹隐痛，喜温喜按，或渴喜热饮，面色不华，神倦懒言，便溏，舌质淡，脉细。

证候分析：本证以中焦虚寒，统血无力，血溢胃肠为基本病机。脾胃虚寒，中气不足，统血无力，血溢胃肠，故便血紫黯，甚则黑色；中虚有寒，寒凝气滞，故脘腹隐痛，喜热饮；脾虚失运，水湿不化，故便溏；脾胃虚寒，气血不足，失于温养，故面色不华，神倦懒言；舌淡，脉细，为气血不足之征。本证以便血紫黯，脘腹隐痛，神倦懒言，喜热饮，舌淡，脉细为辨证要点。

治法：健脾温中，养血止血。

方药：黄土汤加减。方中灶心土温中止血；白术、附子、甘草温中健脾；阿胶、生地黄养血止血；黄芩苦寒坚阴。可加白及、乌贼骨，收敛止血；三七、花蕊石以活血止血。

若阳虚较甚，畏寒肢冷者，去黄芩、生地黄，加鹿角霜、炮姜、艾叶温阳止血。

6. 尿血 小便中混有血液，甚或伴有血块的病证，称为尿血。随出血量多少的不同，而使小便呈淡红色，鲜红色，或茶褐色。若出血量微少，用肉眼不易观察到，仅在显微镜下才能发现红细胞的"镜下血尿"，也应包括在尿血之中。

尿血是临床上的常见病证，西医学之尿路感染、肾结核、肾小球肾炎、泌尿系肿瘤，以及全身性疾病，如血液病、结缔组织疾病等出现的血尿，均可参照本病进行辨证论治。

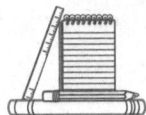

（1）下焦热盛

证候：小便黄赤灼热，尿血鲜红，心烦，夜寐不安，面赤口疮，口渴，舌质红，脉数。

证候分析：本证以下焦湿热蕴结，热伤阴络，血渗膀胱为基本病机。热盛于下焦，故小便黄赤灼热；热伤阴络，脉络受损，血渗膀胱，故尿血鲜红；热扰心神，故夜寐不安；火热上炎，故面赤口疮；热伤津液，则口渴；舌红，苔黄腻，脉数为湿热壅盛之征。本证以尿血，小便黄赤灼热，面赤口疮，舌红，苔黄腻，脉数为辨证要点。

治法：清热利湿，凉血止血。

方药：小蓟饮子加减。方中小蓟、生地黄、藕节、蒲黄凉血止血；栀子、木通、竹叶清热泻火；滑石、甘草利水泄热，导热下行；当归养血活血。

若尿血较甚者，加槐花、白茅根以加强凉血止血；尿中夹有血块者，加桃仁、红花、牛膝活血化瘀；热盛而心烦口渴者，加黄芩、天花粉清热生津；大便秘结者，酌加大黄通腑泄热。

（2）肾虚火旺

证候：小便短赤带血，头晕耳鸣，腰膝酸软，神疲，颧红潮热，舌质红，脉细数。

证候分析：本证以肾阴亏虚，虚火内炽，热伤脉络为基本病机。肾阴亏虚，虚火内炽，灼伤脉络，故小便短赤带血；肾阴亏虚，髓海不足，故头晕耳鸣；肾虚失养，故腰膝酸软，神疲乏力；虚火上炎，故颧红，潮热，盗汗；舌红，脉细数，为阴虚火旺之征。本证以尿血，颧红，潮热盗汗，腰膝酸软，舌红，脉细数为辨证要点。

治法：滋阴降火，凉血止血。

方药：知柏地黄丸加减。方中六味地黄丸滋补肾阴；知母、黄柏滋阴降火。可加墨旱莲、大蓟、小蓟、藕节、蒲黄以凉血止血。

若颧红潮热者，加地骨皮、白薇清退虚热；遗精者，加莲须、芡实、桑螵蛸、生龙骨、生牡蛎收涩固摄；腰膝酸软者，加狗脊、桑寄生、续断、怀牛膝益肾壮腰。

（3）脾不统血

证候：久病尿血，甚或兼见齿衄，肌衄，伴食少，体倦乏力，气短声低，面色不华，舌质淡，脉细弱。

证候分析：本证以脾气亏虚，统血无力，血渗膀胱为基本病机。脾气亏虚，生化源乏，气血不足，气虚统血无力，血不循经，下渗膀胱，故见血尿，甚则见齿衄，肌衄；脾虚运化无力，气血生化乏源，故食少，体倦乏力，气短声低，面色不华；舌淡，脉细弱，为气血亏虚，血脉不充之征。本证以久病尿血，面色不华，体倦乏力，舌淡，脉细弱为辨证要点。

治法：补中健脾，益气摄血。

方药：归脾汤加减。方中党参、茯苓、白术、甘草补气健脾；当归、黄芪益气生血；酸枣仁、远志、龙眼肉补心益脾，安神定志；木香理气醒脾。可加熟地黄、阿胶、仙鹤草、槐花等养血止血。

若气虚下陷而少腹坠胀者，加升麻、柴胡，配合原方中的党参、黄芪、白术，以起到益气升阳的作用。

（4）肾气不固

证候：久病尿血，血色淡红，头晕耳鸣，精神困惫，腰膝酸软，舌质淡，脉沉弱。

证候分析：本证以肾虚不固，血失藏摄为基本病机。劳倦或久病及肾，肾虚不固，血随尿出，故久病尿血；肾气亏虚，肾精不足，失于濡养，故精神困倦，腰膝酸软，头晕耳鸣；舌淡，脉沉细，为肾气虚衰之征。本证以久病尿血，头晕耳鸣，腰膝酸软，舌淡，脉沉细为辨证要点。

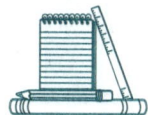

治法：补益肾气，固摄止血。

方药：无比山药丸加减。方中熟地黄、山药、山茱萸、怀牛膝补肾益精；肉苁蓉、菟丝子、杜仲、巴戟天温肾助阳；茯苓、泽泻健脾；五味子、赤石脂益气固涩止血；可酌加仙鹤草、蒲黄炭、槐花、紫珠草止血。

若尿血较重者，再加牡蛎、金樱子、补骨脂固涩止血；腰脊酸痛，畏寒神怯者，加鹿角片、狗脊温补督脉。

7. 紫斑　血液溢出于肌肤之间，皮肤表现青紫色斑点或斑块的病证，称为紫斑，亦称为肌衄。外感温毒所致的紫斑，称为葡萄疫。即内伤与外感，都会引起紫斑。本节主要讨论内科杂病范围的紫斑。内科杂病的紫斑，常见于西医学之原发性血小板减少性紫癜及过敏性紫癜。此外化学和物理因素等引起的继发性血小板减少性紫癜，亦可参考本节进行辨证论治。

（1）血热妄行

证候：皮肤出现青紫色斑点或斑块，或伴有鼻衄、齿衄、便血、尿血，口渴，便秘，舌质红，苔黄，脉弦数。

证候分析：本证以热壅经络，迫血妄行，血溢肌肤为基本病机。热壅脉络，迫血妄行，血溢肌肤，故见青紫斑点或斑块；若热毒极盛，损伤鼻、齿、肠胃、膀胱等处脉络，则见鼻衄、齿衄、便血、尿血；内热郁蒸，故发热；热盛津伤，故口渴，便秘；舌红苔黄，脉弦数为实热之征。本证以皮肤出现青紫斑点或斑块，舌红苔黄，脉弦数为辨证要点。

治法：清热解毒，凉血止血。

方药：十灰散加减。本方清热凉血止血，并兼有化瘀止血的作用，适用于血热妄行之紫斑，伴咳血、衄血，面赤，身热，舌绛等；方中大蓟、小蓟、侧柏叶、茜草根、白茅根清热凉血止血；棕榈皮收敛止血；牡丹皮、栀子清热凉血；大黄通腑泄热，化瘀止血。

若热毒炽盛，发热，出血广泛者，加生石膏、龙胆草、紫草，冲服紫雪丹；热壅胃肠，气血郁滞，症见腹痛、便血者，加白芍、甘草、地榆、槐花缓急止痛，凉血止血；邪热阻滞经络，兼见关节肿痛者，酌加秦艽、木瓜、桑枝舒筋通络。

（2）阴虚火旺

证候：皮肤出现青紫色斑点或斑块，时发时止，常伴鼻衄、齿衄或月经过多，心烦，颧红，手足心热，或有潮热，盗汗，口渴，舌质红，苔少，脉细数。

证候分析：本证以阴虚火旺，灼伤脉络，血溢肌腠为基本病机。阴虚则火旺，灼伤血络，故见肌肤或他处出血；水亏不能上济于心火，心火扰动，故心烦；火热迫津外泄，则盗汗；阴虚火旺，故颧红，潮热，口渴；舌红，苔少，脉细数为火旺而阴液不足之征。本证以皮肤青紫斑点或斑块，颧红，潮热，盗汗，舌红，苔少，脉细数为辨证要点。

治法：滋阴降火，宁络止血。

方药：茜根散加减。本方养阴清热，凉血止血。方中茜草根、黄芩、侧柏叶清热凉血止血；生地黄、阿胶滋阴养血止血；甘草和中解毒。

若阴虚较甚者，加玄参、龟甲、女贞子、墨旱莲加强养阴清热止血；潮热明显者，加地骨皮、白薇、秦艽清退虚热。

（3）气不摄血

证候：反复发生肌衄，日久不愈，神疲乏力，头晕目眩，面色苍白或萎黄，食欲不振，腹胀便溏，舌质淡，脉细弱。

证候分析：本证以脾气亏虚，统摄无力，血溢肌肤为基本病机。脾气亏虚，气血生化乏源，

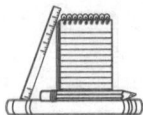

气虚不摄，血溢肌肤，故反复发生肌衄；气血亏耗，形体失养，故神疲乏力，头晕目眩，面色苍白或萎黄；脾虚运化失职，故食欲不振；舌淡，脉细弱，为气血亏虚之征。本证以肌衄，神疲乏力，食欲不振，面色萎黄，舌淡，脉细弱为辨证要点。

治法：补气摄血。

方药：归脾汤加减。方中党参、茯苓、白术、甘草补气健脾；当归、黄芪益气生血；酸枣仁、远志、龙眼肉补心益脾，安神定志；木香理气醒脾。可加仙鹤草、棕榈炭、地榆、蒲黄、茜草根、紫草止血消斑。

若兼肾气不足而见腰膝酸软者，可加山茱萸、菟丝子、续断补益肾气。

【转归预后】

血证的转归预后主要与三个因素有关：一是与引起出血的原因有关，二是与出血量的多少有关，三是与伴有症状有关。一般来说，外感因素所致者易治，内伤因素所致者难愈；新病者相对易治，久病者则相对难疗。出血量少者其病较轻，预后相对良好，出血量多者病则较重，甚至形成气随血脱危证，预后则相对不良。出血伴有发热、咳喘、脉数等症者，一般病情较重，较难治疗；而身凉、脉静者，病情较轻，则较易治疗；出血伴有单一脏器病变者，病情相对较轻，预后相对良好，若出血伴有多脏腑病变者，病情相对较重，预后则相对不良。

【预防调护】

注意饮食有节，起居有常，劳逸结合，避免情志过激。若患者吐血量大而频频吐血者，应暂予禁食，并应积极治疗引起血证的原发疾病。若出现头昏、心慌、汗出、面色苍白、四肢湿冷、脉芤或细数等，应及时救治，以防厥脱的发生。

【结语】

血证以血液不循常道，溢于体外为共同特点，临床主症为出血。根据出血部位的不同，分为鼻衄、齿衄、咳血、吐血、便血、尿血、紫斑等多种病证。外感、内伤多种原因，均可导致血证，其基本病机可概括为火热熏灼及气虚不摄两大类；火热有实火、虚火之分；气虚又有气虚和气损及阳之别。治疗主要掌握治火、治气、治血三个基本原则，实火当清热泻火，虚火当滋阴降火，实证当清气、降气，虚证当补气、益气，各种血证在辨证治疗时均可酌情选用凉血止血、收敛止血或活血止血的药物。积极治疗引起出血的原发疾病，并严密观察病情，做好调摄护理，是治疗血证的关键。

复习思考

1. 何谓血证？引发血证的常见病因有哪些？血证的基本病机、病性是什么？哪些既是出血的结果又是引起出血的病理因素？

2. 试鉴别：咳血与吐血；紫斑与温病发斑；紫斑与丹毒；血证三类证。

3. 血证治疗原则可归纳为哪三个方面？如何理解治火、治气、治血？

4. 试述咳血、吐血不同证型的证候特点、基本病机、治法、方药。

5. 名词解释：鼻衄、咳血、吐血、便血、紫斑、葡萄疫。

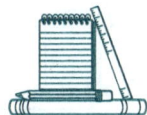

临证验案

苗某，女，58 岁。患者大便后流鲜血，或无大便亦流鲜血，每次流血量 1～2 茶碗之多，每日 2～3 次，已 20 余日。两少腹隐痛，自觉头晕心慌，气短自汗，脸肿，饮食尚可，素有失眠及关节疼痛，已停经 2 年。脉沉数，舌微淡，无苔。《内经》谓："结阴者便血一升，再结二升，三结三升。"以阴气内结，不得外行，血无所秉，渗入肠间。今去血过多，治宜温养脾肾，方用《金匮要略》黄土汤加味。熟地黄 30g，白术 18g，炙甘草 18g，附子 9g，黄芩 6g，阿胶 15g，侧柏叶 9g，黄土 60g，用开水泡黄土，澄清取水煎药，服 2 剂。复诊：服上方已有好转，昨日大便 3 次，只有 1 次流血，今日又便后流血 1 次，仍有心跳气短，已无头晕及自汗，饮食尚可，眠佳，舌无苔，脉仍沉数，原方再服 3 剂。

三诊：便血已很少，心跳气短亦减，苔薄微黄，脉沉数。此证血虽渐止，但日久伤血，中气亦伤，仍宜益气滋阴补血以资善后。黄芪 15g，当归 6g，地黄 12g，阿胶 9g，甘草 6g，地榆 6g，侧柏叶 6g，黄芩 4.5g，炒槐花 6g，地骨皮 6g，5 剂。

3 个月后随访，未再便血，心跳气短亦较前好转。

（高辉远.蒲辅周医案.北京：人民卫生出版社，1973）

项目三　痰　饮

痰饮是指体内水液输布、运化失常，停积于某些部位的一类病证。痰饮有广义和狭义之分，广义痰饮包括痰饮、悬饮、溢饮、支饮四类，是诸饮的总称。饮停胃肠则为狭义的痰饮；饮流胁下则为悬饮；饮溢肢体则为溢饮；饮聚于胸肺则为支饮。本节讨论的是广义痰饮。

《内经》无"痰"之证，而有"饮""饮积"之说，如《素问·经脉别论》曰："饮入于胃，游溢精气，上输于脾，脾气散精，上归于肺，通调水道，下输膀胱，水精四布，五经并行。"论述了正常水液的代谢。《素问·至真要大论》曰："太阴在泉……湿淫所胜……民病饮积心痛。"《素问·气交变大论》又曰："岁土太过，雨湿流行，肾水受邪，甚则饮发，中满食减。"这是对痰饮认识的开端，又为后世痰饮学说的形成与发展奠定了理论基础。《金匮要略》首创"痰饮"名称，并立专篇对痰饮的分类、证候、治法、方药等加以论述，提出"用温药和之"的治疗原则，成为后世对痰饮病进行辨治的重要依据。隋唐至金元，有痰证、饮证之分，发展了痰的病理学说，提出"百病兼痰"的论点。《仁斋直指方》首先将饮与痰的概念做了明确的区分，提出饮清稀而痰稠浊。叶天士总结前人治疗痰饮病的经验，重视脾肾，提出了"外饮治脾，内饮治肾"的大法。

西医学中的慢性支气管炎、支气管哮喘、渗出性胸膜炎、慢性胃炎、心力衰竭、肾炎水肿等均可参照本病进行辨证论治。

【病因病机】

痰饮为外感寒湿、饮食不当，或劳欲所伤，导致肺、脾、肾三脏功能失调，三焦气化不利，水液输布运化失常，津液停积为患。

（一）病因

1.外感寒湿　气候湿冷、冒雨涉水、坐卧湿地，寒湿之邪侵袭肌表，困遏卫阳，致肺气不能宣布水津；或寒湿由表及里，中阳受困，脾失健运，水液不化，水津停滞，积而成饮。

2.饮食不当　暴饮过量，恣饮冷水，进食生冷，损伤中阳；或炎夏受热、饮酒后，因热伤

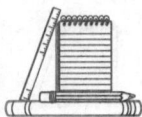

冷，冷热交结，中阳被遏，均可致脾失健运，水湿内生，水液停积而致痰饮。

3. 劳欲所伤　劳倦、纵欲太过，或年高体弱、久病体虚，伤及脾肾之阳，致脾肾阳虚，水液失于输布、气化，停而成饮。或体虚气弱，劳倦太过之人，伤于水湿，更易停蓄为病。

（二）病机

1. 基本病机　肺、脾、肾三脏功能失调，三焦气化失宣，津液停积于机体某部位而成。

2. 病位　在肺、脾、肾及三焦。三脏之中，脾运失司，首当其冲。

3. 病理性质　总属阳虚阴盛，运化失调，因虚致实，水饮停积为患。故中阳素虚，脏气不足，是发病的内在病理基础。

4. 病机转化及预后　痰饮病的转归，主要表现为脾病及肺、脾病及肾、肺病及肾。若肾虚开阖不利，痰饮也可凌心、射肺、犯脾。痰饮病多为慢性病，病程日久，常有寒热虚实之间的相互转化。且饮积可以生痰，痰阻致瘀，痰瘀互结，使症情更加缠绵、复杂，故应注意对本病的早期治疗。若施治得法，一般预后尚佳。若饮邪内伏或久留体内，其病势多缠绵难愈，且易因感外邪或饮食不当而诱发。

【诊断与鉴别诊断】

（一）诊断依据

1. 痰饮　心下满闷，呕吐清水痰涎，胃中振水声，肠间沥沥有声，头昏目眩，形体昔肥今瘦，属饮停胃肠。

2. 悬饮　胸胁饱满，咳唾胸胁引痛，喘促不能平卧，属饮流胁下。

3. 溢饮　身体疼痛而沉重，甚则肢体浮肿，当汗出而不汗出，或伴咳喘，属饮溢肢体。

4. 支饮　咳逆倚息，短气不得平卧，其形如肿，属饮邪支撑胸肺。

5. 相关检查　胸部X线或CT、腹部B超、胃镜、尿液分析、痰培养和胸腔积液检查等有助于诊断。

知识链接

恶性胸腔积液

国际癌症研究机构《2020年全球癌症统计报告》显示，2020年有1930万新发癌症病例和近1000万人死于癌症，预计2040年新发癌症病例数将增加47%，癌症已严重危害人类生命健康。恶性胸腔积液（MPE）由恶性肿瘤细胞侵犯胸膜而产生，可引起胸痛、呼吸困难、乏力等症状。MPE是癌症患者晚期常见的并发症之一，约15%的癌症患者随着疾病的进展出现MPE，其中肺癌和乳腺癌出现MPE占50%～65%，患者中位生存期为3～12个月。目前临床常用局部联合全身治疗的模式治疗MPE。其中局部治疗包括胸腔穿刺置管引流术及腔内注射给药，全身治疗包括化疗、靶向免疫治疗等。MPE的疗效虽有所提高，但仍面临部分药物毒副作用大、患者耐受性差、胸水易复发等治疗难题。

MPE属于中医学"支饮""悬饮"范畴，随着医学理论的不断碰撞、交融，中医学"辨证施治""整体观念""扶正祛邪""标本兼治"等治疗原则已广泛应用于现代医学癌症治疗中，中西医优势互补、融会贯通，逐渐形成了具有中国特色的恶性肿瘤中西医结合诊疗体系。中西医结合治疗MPE的增效减毒优势在临床实践中亦不断凸显。

［石玮，邢烙涛，陈恩杨，等.恶性胸腔积液的中西医结合治疗进展.广西中医药大学学报，2024，27（3）：61-64］

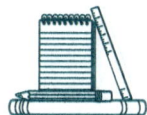

（二）病证鉴别

1. 痰、饮、水、湿的鉴别　痰多厚浊，可分有形之痰和无形之痰，痰之在人，无处不到，故病变多端，病证复杂，多因热煎熬而成；饮呈稀涎，多停于体内局部或体位低下之处，如胃肠、胁下、胸肺、四肢，多由阳虚阴寒，积聚而生；水属阴类，其形质最为清稀，有阴水、阳水之分，每每泛溢肌肤、四末，甚至全身，多流聚于体位低下或机体的松弛部位；湿为阴邪，其性黏滞，发病缓慢，缠绵难解，每与他邪相兼为患。但四者同出一源，皆为体内津液不能正常输布、气化，停聚而成，在一定条件下可相互转化。

2. 悬饮与胸痹　胸痹为胸膺部或心前区憋闷疼痛，甚则疼痛放射至左侧肩背或左臂内侧，历时较短（疼痛持续数秒至 15 分钟，多为 1～5 分钟），休息或用药后得以缓解，常于劳累、饱餐、受寒、情绪激动后突然发作；悬饮以胸胁胀痛，持续不解，多伴咳唾、转侧、呼吸时疼痛加重，胁间饱满，并有咳嗽、咯痰等肺系证候。

3. 溢饮与风水证　水肿之风水相搏证，可分为表实、表虚两个类型。表实者，水肿而无汗，身体疼重，与水泛肌表之溢饮基本相同。如见肢体浮肿而汗出恶风，则属表虚，与溢饮有异。

4. 支饮、伏饮与肺胀、喘证、哮病　这些病证均有咳逆上气、喘满、咳痰等表现。但肺胀是肺系多种慢性疾患日久积渐而成，以喘、咳、痰、胀（胀闷如窒）、瘀为临床特征；喘证是多种急慢性疾病的主症，以呼吸困难、短促急迫，甚则张口抬肩、鼻翼扇动、难以平卧为临床特征；哮病是呈反复发作的一个独立疾病，以喉中有哮鸣音为临床特征；支饮是痰饮的一个类型，因饮邪支撑胸肺而致，以咳逆倚息、短气不得平卧为临床特征；伏饮是指伏而时发的饮证。其发生、发展、转归均有不同，但亦存在一定联系。

【辨证论治】

（一）辨证要点

1. 辨四饮　从病位而言，痰饮（狭义）为饮停胃肠，悬饮为饮留胸胁，溢饮为饮溢四肢，支饮为饮停胸肺。另外，四饮的临床表现特点各不相同（参前）。从临床表现来看，痰饮以脘痞、肠鸣、吐清涎为主；悬饮以胸胁不适、咳嗽时引起胸胁疼痛为特点；溢饮以四肢肿胀重痛为主症；支饮主要表现为咳逆倚息、短气不得卧。

2. 辨标本虚实　痰饮为病，本虚标实，虚多实少。本虚为阳气不足，标实指水饮留聚。因饮为阴邪，易闭遏阳气，常表现为阳虚阴盛之证候。又有偏于阳虚，或偏于阴盛饮聚，或阳虚与阴盛俱显之不同，此与患者平素正气的强弱有关。在疾病不同阶段，或表现以本虚为主，或表现以表实为主。无论病之新久，都要根据症状辨别虚实之主次。

3. 辨病邪兼夹　本病临床所见以寒证居多，但也有郁久化热者。初起若有寒热见症，为夹表邪；饮积不化，气机升降受阻，常兼气滞。

（二）治疗原则

痰饮的治疗当以温化（温阳化饮）为基本原则。因饮为阴邪，遇寒易聚，得温则行，通过温阳以化气，则饮易化且水易行，饮随水散。此即《金匮要略》提出的"病痰饮者，当以温药和之"治疗原则。具体治法，要根据表里虚实不同，灵活运用温、清、消、补之法。如水饮壅盛者，应祛饮以治标；邪在表者，当温散发汗；在里者，应温化利水；正虚者补之；邪实者攻之；如属邪实正虚，则当消补兼施；饮热相杂者，又当温清并用。

（三）分证论治

1. 痰饮　多由素体脾虚，运化不健，复加饮食不当，或为外湿所伤，而致脾阳虚弱，饮留胃肠引起。

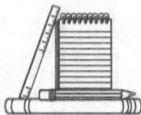

（1）脾阳虚弱

证候：胸胁支满，心下痞闷，胃中有水声，伴腹喜温畏冷，泛吐清水痰涎，饮入易吐，口渴不欲饮水，头晕目眩，心悸气短，食少，大便或溏，形体逐渐消瘦，舌苔白滑，脉弦细而滑。

证候分析：本证以清阳不升，水饮停胃为基本病机。胃中停饮，支撑胸胁，故胸满脘痞，胃中有振水音；寒饮内聚，阳气不能外达，则见脘冷、背寒；水饮上逆故呕吐痰涎，水入易吐；水停中焦，津不上承则渴不欲饮；饮凌心肺故心悸、气短；水饮中阻，清阳不升，则头昏目眩；脾运不健故食少、便溏；脾虚水谷不能化为精微充养形体，而致形体日瘦；舌苔白滑，脉弦细滑，均系阳虚饮停之征。本证以胸胁支满，畏寒，水入易吐，苔白滑，脉弦为辨证要点。

治法：温脾化饮。

方药：苓桂术甘汤合小半夏加茯苓汤加减。前方茯苓健脾渗湿，以绝生痰之源；桂枝通阳化气，温化痰饮；白术健脾燥湿，甘草益气调中。后方半夏、生姜、茯苓化饮和胃降逆。

若水饮内阻，清气不升而见眩冒、小便不利者，加泽泻、猪苓；脘部冷痛，吐涎沫者，为寒凝气滞，饮邪上逆，酌配干姜、吴茱萸、川椒目、肉桂；心下胀满者，加枳实以开痞。

（2）饮留胃肠

证候：心下坚满或痛，自利，利后反快，或虽利，但心下续坚满，或水走肠间，沥沥有声，腹满，排便不畅，舌苔腻，色白或黄，脉沉弦或伏。

证候分析：本证以水饮壅结，留于胃肠，郁久化热为基本病机。水饮留胃，则心下坚满或痛；水饮下行故利后反快；饮去难尽，新饮复积，故虽利心下续坚满；饮邪从胃下流于肠，则肠间沥沥有声；饮结于中而致腹满、便秘；饮郁化热故口舌干燥、苔黄；脉沉弦或伏，舌苔白腻为水饮壅盛，阳气郁遏之象。本证以心下满痛，下利，苔腻，脉沉弦或伏为辨证要点。

治法：攻下逐饮。

方药：甘遂半夏汤或己椒苈黄丸加减。前方化痰逐饮，散结通脉，其中甘遂、半夏逐饮降逆；白芍、蜂蜜酸甘缓中，以防伤正；甘草与甘遂相反相激，驱逐留饮。后方苦辛宣泄，前后分消，以大黄、葶苈子攻坚决壅，泻下逐水；防己、椒目辛宣苦泄，通利小便。

若心下坚而满者，加陈皮、厚朴行气散饮；心下痛者，加木香理气止痛；利下腹满反复者为正气已伤，加干姜温脾助阳，加黄芪、白术补中益气；肠鸣腹满者，加枳壳、大腹皮理气。

2. 悬饮　多因素体不强，或原有其他慢性疾病，肺虚卫弱，时邪外袭，肺失宣通，饮停胸胁，络气不和。如若饮阻气郁，久则可以化火伤阴或耗损肺气。

（1）邪犯胸肺

证候：咳痰胸痛，咳甚气急，伴寒热往来，身热起伏，汗少，或发热不恶寒，有汗而热不解，咳嗽，痰少，呼吸、转侧则疼痛加重，心下痞硬，舌苔薄白或黄，脉弦数。

证候分析：本证以时邪外袭，少阳枢机不利为基本病机。邪犯胸肺，枢机不利，故寒热往来，身热弛张起伏，胸胁疼痛；邪郁少阳，胆热上泛，故心下痞硬，喜呕，口苦咽干；肺失宣肃，则身热有汗，不恶寒，咳嗽少痰，气急；苔薄白，脉弦数均为少阳邪伏之象；若有化热趋势，积饮渐生，则苔黄，脉弦滑数较为明显。本证以寒热往来，胸胁刺痛，咳嗽少痰，口苦为辨证要点。

治法：和解宣利。

方药：柴枳半夏汤加减。方中柴胡疏解少阳半表之邪；黄芩清泄少阳半里之热；瓜蒌、半夏宽胸化痰开结；枳壳、青皮理气止痛；桔梗、杏仁宣肺止咳；甘草调和诸药。

若痰饮内结，肺失肃降，见咳逆气急者，加白芥子、桑白皮；咳嗽而痰难出者，加浙贝母、

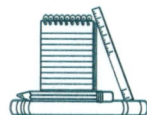

鲜竹沥清化痰热；胁痛较甚者，加郁金、桃仁、延胡索通络止痛；心下痞硬，口苦，干呕者，加黄连以配半夏、瓜蒌苦辛开痞散结；身热盛而汗出，咳嗽气粗者，去柴胡，加麻黄、杏仁、石膏清热宣肺化痰。

（2）饮停胸胁

证候：胸胁疼痛，咳唾引痛，痛势较前减轻，而呼吸困难加重，伴咳逆气喘，息促不能平卧，或仅能偏卧于停饮一侧，病侧肋间胀满，甚则可见偏侧胸廓隆起，舌苔白，脉沉弦或弦滑。

证候分析：本证以水饮停蓄胸胁，饮邪迫肺为基本病机。由于肺气郁滞，脾失健运，水津不布，停而为饮，水流胁间，脉络受阻，气机升降不利，故咳唾引痛，呼吸困难；饮邪大量停聚，上迫于肺，呼吸受阻，故咳逆气喘不能平卧，仅能卧于患侧；胸胁积饮增多，故肋间胀满隆起；舌苔白腻，脉沉弦或沉滑，皆是水结于里之候。本证以胸胁疼痛不甚，呼吸困难加重，偏卧于停饮一侧，肋间胀满为辨证要点。

治法：泻肺祛饮。

方药：椒目瓜蒌汤合十枣汤或控涎丹加减。椒目瓜蒌汤具泻肺行水利气之功，方中葶苈子、桑白皮泻肺逐饮；椒目、茯苓利水导饮；紫苏子、全瓜蒌、半夏、橘红宽胸利气化痰，开胸中郁结；白蒺藜疏肝调畅气机；生姜和胃。本方可于平稳中取效，对于积饮量较大，但正气不足，身体虚弱者，最为合适。十枣汤中甘遂、大戟、芫花研末，大枣煎汤送下，空腹顿服，适用于体壮证实，积饮量多者。控涎丹为十枣汤去芫花，加白芥子为丸，善祛皮里膜外之痰水，具宣肺理气之功。后两方使用时，剂量均应从小量递增，一般连服3～5日，必要时停2～3日后再服。应注意顾护胃气，如药后呕吐、腹痛、腹泻过剧，宜减量或停服。

若痰浊偏盛，胸部满闷，舌苔浊腻者，加薤白、杏仁通阳宽胸宣肺；水饮久停难去，胸胁支满，体弱，食少者，加桂枝、白术、甘草等通阳健脾化饮，不宜再予峻攻，徒劳伤正；咳喘不减者，加桔梗、枇杷叶、杏仁宣发肺气。

（3）络气不和

证候：胸胁疼痛，如灼如刺，伴胸闷不舒，呼吸不畅，或有闷咳，甚则迁延，经久不已，阴雨天更甚，可见病侧胸廓变形，舌黯，苔薄，脉弦。

证候分析：本证以饮邪久郁，气机不利，脉络痹阻为基本病机。饮邪久郁，脉络受阻，气机不畅，故胸胁胀闷疼痛，呼吸不畅或闷咳；气郁化火，则痛势如灼；气滞血瘀或久痛入络，络脉痹阻，则刺痛经久不已，活动、天阴时更为明显；脉弦，苔薄，舌质黯，乃气滞络阻之候。本证以胸胁胀痛或刺痛，呼吸欠畅，阴雨天加重为辨证要点。

治法：理气和络。

方药：香附旋覆花汤加减。方中香附、旋覆花疏肝理气化饮，以通肝络；苏子霜、杏仁宣肺降气，以利呼吸；陈皮、半夏、茯苓、薏苡仁燥湿健脾，以化痰饮。诸药合用有理气通络，化饮止痛之效。

若痰气郁阻，胸闷苔腻者，加瓜蒌、陈皮行气化痰；久痛入络，痛势如刺者，加桃仁、红花、乳香、没药活血通络；饮留不净，胁痛迁延，经久不已者，加通草、路路通、冬瓜皮；病久正气已伤者，加黄芪、人参。

（4）阴虚内热

证候：咳呛时作，胸胁闷痛，咳吐少量黏痰，伴口干咽燥，或午后潮热，颧红，心烦手足心热，盗汗，或伴胸胁闷痛，病久不复，形体消瘦，舌偏红，少苔，脉稍数。

证候分析：本证以津液耗伤，虚热内生为基本病机。饮阻气郁，郁热伤阴，阴虚肺燥，故

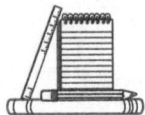

咳呛痰黏量少，口干咽燥；虚热内扰，则潮热盗汗，颧红，心烦，手足心热；络脉不和，故胸胁闷痛；病久正虚而致形体消瘦；舌红少苔，脉细数，乃阴虚内热之候。本证以咳呛少痰，胸胁闷痛，口燥咽干，潮热盗汗，舌红少苔，脉细数为辨证要点。

治法：滋阴清热。

方药：沙参麦冬汤合泻白散加减。前方清肺润燥，养阴生津，后方为清肺止咳之剂。方中沙参、麦冬、玉竹、天花粉养阴生津；桑白皮、地骨皮、甘草清肺降火止咳；配桑叶宣肺润燥；白扁豆、粳米培土调中。

若潮热甚者，加鳖甲、功劳叶清虚热；虚热灼液成痰，咳嗽咳痰者，加百部、川贝母；胸胁闷痛者，加瓜蒌皮、郁金、丝瓜络化痰通络；日久积液未尽者，加牡蛎、泽泻利水化饮；神疲、气短、易汗者，加太子参、黄芪、五味子补气敛阴助肺。

3. 溢饮 多因外感风寒，玄府闭塞，以致肺脾输布失职，水饮流溢四肢肌肉，寒水相杂为患；或宿有痰饮，复加外寒客表而致者，多属表里俱寒。若饮邪化热，可见饮溢体表而热郁于里之候。

证候：身体沉重而疼痛，甚则肢体浮肿，伴恶寒无汗，或有咳喘，多白沫，胸闷，干呕，口不渴，苔白，脉弦紧。

证候分析：本证以寒饮内伏，风寒束表为基本病机。水饮流溢四肢体表，则身体重痛、浮肿；风寒束表，故恶寒、无汗；寒饮内伏，上逆迫肺，则喘咳，痰多白沫，胸闷，干呕；口不渴，苔白，脉弦紧，为表里俱寒之象。本证以恶寒发热，咳喘痰多，苔白，脉弦紧为辨证要点。

治法：解表化饮。

方药：小青龙汤加减。方中麻黄、桂枝解表散寒；半夏、干姜、细辛温化寒饮；五味子、芍药收敛肺气，以缓和麻、桂辛散太过；炙甘草甘缓和中。

若表寒外束，内有郁热，伴有发热、烦躁、苔白兼黄者，加石膏；表寒之象已不显著者，用大青龙汤；水饮内聚，见肢体浮肿明显、尿少者，加茯苓、猪苓、泽泻；饮邪犯肺，喘息痰鸣不得卧者，加杏仁、射干、葶苈子。

4. 支饮 多由受寒饮冷，饮邪留伏，或因久咳致喘，迁延反复伤肺，肺气不能布津，阳虚不运，饮邪留伏，支撑胸膈，上逆迫肺。此证多反复发作，在感寒触发之时，以邪实为主，缓解期以正虚为主。

（1）寒饮伏肺

证候：咳逆喘满不得卧，伴痰吐白沫量多，经久不愈，天冷受寒加重，甚至引起面浮跗肿，或平素伏而不作，遇寒即发，发则寒热，背痛，腰痛，目泣自出，身体振振瞤动，舌苔白滑或白腻，脉弦紧。

证候分析：本证以寒饮伏肺，遇寒引动，肺失宣降为基本病机。水饮上逆，肺气不降，故咳喘上逆不能平卧，水液不能下输而泛滥，故多肿在面部；水饮内扰阴寒盛，则见痰沫多而色白；舌苔白腻，脉弦紧，均为内有水饮之象。本证以咳喘吐痰沫，遇寒即发，经久不愈，苔白，脉弦紧为辨证要点。

治法：宣肺化饮。

方药：小青龙汤加减。方中麻黄、桂枝解表散寒；半夏、干姜、细辛温化寒饮；白芍、五味子敛肺，使散中有收；炙甘草甘缓和中，配合白芍、五味子防止麻黄、桂枝辛散太过。

若饮邪壅实，咳逆喘急，胸痛烦闷者，加甘遂、大戟峻逐水饮以缓其急；无寒热、身痛等表证，动则喘甚，易汗出者，为肺气已虚，用苓甘五味姜辛汤，不宜再用麻黄、桂枝散表；饮

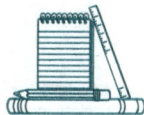

多寒少，外无表证，喘咳痰稀或不得息，胸满气逆者，用葶苈大枣泻肺汤加白芥子、莱菔子以泻肺祛饮。

（2）脾肾阳虚

证候：喘促动则为甚，心悸气短，或咳而气怯，痰多胸闷，伴怯寒肢冷，神疲，少腹拘急不仁，脐下动悸，小便不利，足跗浮肿，或吐涎沫而头目昏眩，舌体胖大，质淡，苔白润或腻，脉沉细而滑。

证候分析：本证以支饮日久，脾肾阳虚，饮凌心肺为基本病机。脾肾阳虚，不能化气行水，水气凌心则心悸气短；阳虚水无所制，故小便不利而肢体浮肿；阳虚不煦则肢冷；脾肾阳虚，无力推动则腹胀便溏；肾不纳气则自汗气喘；舌胖大，苔薄白，脉沉细为脾肾阳虚之象。本证以形寒肢冷，面色苍白，舌淡胖，苔白滑，脉沉细为辨证要点。

治法：温脾补肾，以化水饮。

方药：金匮肾气丸合苓桂术甘汤加减。前方补肾行水，后方温阳化饮。方中附子、桂枝温阳化饮；山药、白术、炙甘草补气健脾；茯苓、泽泻、牡丹皮泻肾利水；熟地黄、山茱萸补肾纳气。

若痰涎壅盛，食少痰多者，加半夏、陈皮化痰和中；水湿偏盛，足肿，小便不利，四肢沉重疼痛者，加薏苡仁、猪苓、泽兰利水除湿；津血同源，痰瘀互生，久病多唇舌发绀，加泽兰、川牛膝、益母草化瘀行水；脐下悸，吐涎沫，头目昏眩，是饮邪上犯，虚中夹实之候，用五苓散化气行水。

【转归预后】

本病早期及时治疗，多能控制病情，预后良好。但若饮邪内伏或久留体内，正气不复，则其病多缠绵难愈，且易因感受外邪、饮食不当、劳欲过度等因素而反复发作，导致病势逐渐加重。

【预防调护】

预防本病应在平时加强体质锻炼，提高抗病能力；避免风寒湿冷，预防感冒；注意劳逸适度；饮食宜清淡，忌肥甘生冷；戒烟酒。既病之后，尤其要注意防寒保暖，调畅情志，加强护理，避免病情反复或迁延，耗伤正气。

【结语】

痰饮是体内水液不得输化，停聚在某些部位而形成的一类病证。痰饮有广义、狭义之分。广义的痰饮为诸饮之总称，有痰饮、悬饮、溢饮、支饮四种；狭义者仅为四饮中的痰饮。痰饮的病机主要为中阳素虚，复加外感寒湿，或为饮食、劳欲所伤，致使三焦气化失常，肺、脾、肾通调、转输、蒸化无权，阳虚阴盛，津液停聚而成。辨证应先从饮停部位分别四饮：痰饮属饮停胃肠，悬饮属饮流胁下，溢饮属外溢四肢肌表，支饮属饮伏胸膈等。然后抓住体虚邪实的特点，分清标本虚实的主次。治疗应以温阳化饮为原则。因痰饮总属阳虚阴盛、本虚标实，故有治标、治本、善后调理等。其中发汗、利水、攻逐为治标之法，只可权宜用之；健脾、温肾为治本之法，亦用作善后调理。痰饮停积，影响气机升降，久郁又可化热，故本病有夹气滞、夹热的不同。饮邪内蓄，复感外邪，易诱发而使症情加剧，故治疗本病，应注意辨明有无兼夹，施治方可中的。

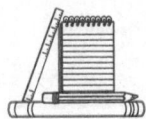

复习思考

1. 何谓痰饮？常见病因有哪些？

2. 痰饮病之四饮，饮邪分别停留于何部位？四饮临床表现特征各是什么？

3. 为何痰饮的治疗当以"温化"为原则？如何根据表里虚实确立具体治法？

临证验案

唐某，男，46岁，农民。初诊（1999年3月2日）：10天前因受凉感冒后咳嗽，未予重视。昨日开始全身酸软乏力，往来寒热，右侧胸胁苦满，心烦，口苦，咽干，咳嗽，有少量泡沫痰，气短，心悸较前几日更甚，咳嗽、打喷嚏时右侧胸胁更痛，饮食不香。形体偏瘦，精神不振，面色萎黄，口唇微紫黯，呼吸短气，呈抑制性咳嗽，咳时呈痛苦面容。察其右侧胸廓明显高于左侧，右侧胸廓语颤消失，呼吸音明显减弱，舌苔白而干，脉濡数。CT检查："自发性气胸，胸腔积液（少量），慢性支气管炎"。辨治为少阳不和，痰热结滞，形成悬饮。处方：柴胡20g，黄芩20g，法半夏15g，泡参20g，炙甘草6g，黄连10g，全瓜蒌15g，生姜10g，大枣10g。每日1剂，每剂浓煎2次，每日分4次服。

二诊（1999年3月8日）：寒热尽除，精神好转，很少咳，胸胁疼痛亦显著减轻，口苦咽干等症消失，饮食知味，仍觉心悸、气短，其右侧胸仍无语颤，呼吸音未闻及，苔白润，脉细数。仍以小柴胡汤输转气机，合小陷胸汤、葶苈大枣泻肺汤、栝蒌薤白汤化裁。处方：柴胡10g，黄芩15g，法半夏15g，泡参20g，炙甘草6g，大枣20g，全瓜蒌15g，黄连10g，葶苈子15g，白芥子15g，茯苓15g，薤白15g，苏子15g。每日1剂，服4剂。

三诊（1999年3月16日）：自觉心悸、气短大减，已全日上班工作，右侧胸语颤明显，呼吸音清晰可闻及，且较前平坦，但比左胸仍略高起，苔白润，脉细有力。原方加谷芽30g，服4剂。

患者至4月16日，共服二诊方16剂，自觉已无任何不适，恢复体力动工作。

按： 本例患者为表邪不解，与宿饮相合，内陷胸胁，结于少阳半表半里之位，形成悬饮之证。初诊以小柴胡和解少阳为主，略加小陷胸汤辛开苦降。至二诊，半表之邪已解，着重攻逐胸胁结滞之痰热，除续用小柴胡汤输转气机之外，方中实际包括小陷胸汤、葶苈大枣泻肺汤、三子养亲汤、栝蒌薤白汤诸方之意，集逐痰散结之大成，疗效卓著。

（黄学宽.全国著名中医经验集丛书·郭子光临床经验集.人民卫生出版社，2009）

项目四 消 渴

消渴是以多饮、多食、多尿、乏力、消瘦，或尿有甜味为主要临床表现的病证。

消渴之名首见于《素问·奇病论》，《内经》还有消瘅、肺消、膈消、消中等名称的记载，认为五脏虚弱、过食肥甘、情志失调是引起消渴的原因，内热是其主要病机。《金匮要略》立专篇讨论，最早提出治疗方药。《诸病源候论》论述其并发症："其病变多发痈疽。"刘完素《三消论》为我国第一部消渴病专著。《证治要诀》明确提出上、中、下消的分类。《证治准绳》对三消的临床分类做了规范并提出："渴而多饮为上消，消谷善饥为中消，渴而便数有膏为下消。"

西医学的糖尿病、尿崩症、神经性多尿症等可参照本病辨证论治。

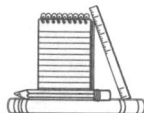

知识链接

消渴在《内经》中的记载

《素问·奇病论》记载:"帝曰:有病口甘者,病名为何?何以得之?岐伯曰:此五气之溢也,名曰脾瘅。夫五味入口藏于胃,脾为之行其精气,津液在脾,故令人口甘。此肥美之所发也。此人必数食甘美,而多肥也。肥者令人内热,甘者令人中满,故其气上溢,转为消渴。"认为过食肥甘,内热炽盛是消渴的主要病机。

【病因病机】

消渴病的病因较复杂,禀赋不足、饮食失节、情志失调、劳欲过度等均可导致消渴。

(一)病因

消渴多由体质因素、饮食失节、情志失调、年老劳倦、邪毒所伤等引起。

1.禀赋不足 先天禀赋不足,后天失养,致五脏柔弱,体质偏颇,如素体阳明胃热、少阴阴虚、厥阴肝旺、少阳气郁体质等所形成的内热、阴虚常是引起消渴病的重要内在因素。而其中以阴虚体质最易罹患本病。

2.饮食失节 长期过食肥甘醇酒、辛辣香燥、煎炸烧烤,使脾胃损伤而致运化失职,可内生湿热、痰火、积热内蕴,化燥伤津;或有胃肠结热,消谷耗液,热伤气阴,则发为消渴病。

3.情志失调 长期过度的情志刺激,如郁怒不解,气郁化火,郁热伤阴耗气;或劳心竭虑,营谋强思等劳伤心脾,耗伤阴血,致阴虚火旺,火热内燔,上蒸肺津,中灼胃液,下耗肾阴而发为消渴。

4.年老劳倦 年高体虚,劳逸失度,或房劳伤肾,阴精亏损,虚火内生,发为消渴。房劳过度,损伤肾精,可致虚火内生,火因水竭而益烈,水因火烈而益干,终致肾虚、肺燥、胃热俱现,发为消渴。

5.邪毒所伤 外感温热邪毒,或过服温燥壮阳药物,不仅可直接伤阴劫液,进而也可伤气,日久使燥热内生,气阴亏耗,则可引发消渴病。

(二)病机

1.基本病机 阴津亏损,燥热偏胜,而以阴虚为本、燥热为标。两者互为因果,阴愈虚则燥热愈盛,燥热愈盛则阴愈虚。

2.病位 主要在肺、胃、肾,尤以肾为关键。三脏之中,虽有所偏重,但往往又互相影响。

3.病理性质 本虚标实、虚实夹杂为本病特点。肺、胃(脾)、肾阴虚为本(以肾虚为主),燥热、阳亢为标;阴虚为本,燥热为标。消渴病虽有在肺、胃、肾的不同,但常常互相影响。如肺燥津伤,津液失于输布,则脾胃不得濡养,肾精不得滋助;脾胃燥热偏盛,上可灼伤肺津,下可耗伤肾阴;肾阴不足则阴虚火旺,亦可上灼肺胃,终致肺燥胃热肾虚,故"三多"之症常可并见。

4.病机转化 消渴病日久,则易发生以下两种病机转化:一是阴损及阳,阴阳俱虚,其中以肾阳虚及脾阳虚较为多见;二是病久入络,血脉瘀滞。血瘀是消渴病的重要病机之一,且消渴病多种并发症的发生也与血瘀密切相关。

【诊断与鉴别诊断】

(一)诊断依据

1.主症 口渴多饮、多食易饥、尿频量多、形体消瘦或尿有甜味等具有特征性的临床症状,是诊断消渴病的主要依据。

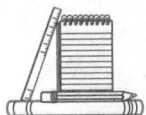

2. 次症 神疲乏力。临床上"三多一少"症状可并见，也可只见一二症，或"三多一少"症状不显著，仅见乏力、口干咽燥。部分患者常因眩晕、肺痨、胸痹、中风、雀目、疮痈等就诊，或健康体检时被发现。部分严重者可见烦渴、头痛、呕吐、腹痛、呼吸深大，甚或昏迷厥脱危象。

3. 病史 多发于中年以后，体质偏颇，劳倦，平素嗜食膏粱厚味、醇酒炙煿，肥胖，缺乏运动，或平素情志不调之人多见，部分有家族史。青少年期发病者，多病情较重。常因体质偏颇、饮食不节、情志失调、年老劳倦、外感邪毒等诱发。

4. 相关检查 空腹血糖、随机血糖及口服葡萄糖耐量试验（OGTT）、糖化血红蛋白（HbA1c）、胰岛素–C肽释放试验、小便常规等检查有助于诊断。

（二）病证鉴别

1. 消渴与口渴症 口渴症是指口渴欲饮，饮水能止渴的一个临床症状，可出现于多种疾病过程中，尤以外感热病为多见。但这类口渴各随其所患病证的不同而出现相应的临床症状，不伴多食、多尿、尿甜、消瘦等消渴的特点。而消渴渴而多饮，饮水不止渴。

2. 消渴与瘿病 瘿病中气郁化火、阴虚火旺的类型，以情绪激动、多食易饥、形体日渐消瘦、心悸、眼突、颈部一侧或两侧肿大为特征。常伴烦热、多汗、心悸、手颤等，多见于20~40岁的女性。其中的多食易饥、消瘦，类似消渴病的中消，但眼球凸出、颈前有肿物则与消渴有别，且无消渴病的多饮、多尿、尿甜等症，也无血糖、尿糖异常现象。

3. 消渴与尿崩症 尿崩症以尿多如崩、尿清如水、烦渴多饮为主症，但尿糖阴性，血糖正常，尿比重低，有别于消渴。禁水试验、禁水–加压素试验、高渗盐水试验、放射免疫法测加压素等可帮助诊断。

【辨证论治】

（一）辨证要点

1. 辨病位 消渴病的"三多"症状可同时存在，也可突出表现一二症，临床根据其程度的轻重不同，有上、中、下三消之分，以及肺燥、胃热、肾虚之别。通常把以肺燥为主，多饮症状较突出者，称为上消；以胃热为主，多食症状较为突出者，称为中消；以肾虚为主，多尿症状较为突出者，称为下消。

2. 辨标本 本病以阴虚为本、燥热为标，两者互为因果。常因病程长短及病情轻重的不同，而阴虚和燥热之表现各有侧重。一般初病多以燥热为主，病程较长者则阴虚与燥热互见，日久则以阴虚为主，进而由于阴损及阳，导致阴阳俱虚。瘀血作为标证之一，也常兼夹于消渴的病程中。

3. 辨本证与并发症 多饮、多食、多尿、消瘦、乏力为消渴病本证的基本临床表现，随着病情的发展，而易发生并发症为本病的特点。本证与并发症的关系中，一般以本证为主，并发症为次。多数患者先见本证，随病情的发展而出现并发症。但亦有少数患者与此相反，如少数中老年患者，"三多一少"的本证表现不明显，常因痈疽、眼疾、心脑病证等来就诊，才发现本病。

（二）治疗原则

消渴的基本病机是阴虚燥热，阴虚为本，燥热为标，故清热润燥、养阴生津为本病的基本治疗原则。临床应根据肺、胃、脾、肾病位偏重的不同，配合润肺、养胃、健脾、滋肾等法。《医学心悟·三消》说："治上消者，宜润其肺，兼清其胃。""治中消者，宜清其胃，兼滋其

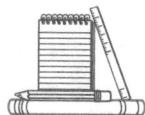

肾。""治下消者，宜滋其肾，兼补其肺。"临证时要上下同治，清补结合，标本兼顾。由于本病常发生血脉瘀滞及阴损及阳的病理变化，以及易并发心脑疾病、眼疾、痈疽、水肿、肺痨、肢体麻木等病证，故还应针对具体病情，及时合理地选用活血化瘀、通络祛风、滋养肝肾、清热解毒、健脾益气、温补肾阳等治法。

（三）分证论治

1. 上消

肺热津伤

证候：口渴多饮，口舌干燥，尿频量多，烦热多汗，舌边尖红，苔薄黄，脉洪数。

证候分析：本证以肺脏燥热，津液失布为基本病机。肺脏热盛，耗伤津液，欲饮水自救，口渴多饮，口干舌燥；饮水虽多，但燥热伤肺，肺失治节，不能管摄水液以敷布全身，水液直趋于下，故尿频量多；热蒸津液外泄，则烦热多汗；热灼肠液，津液不足，则大便干燥或便秘；舌红苔黄，脉洪数，皆是内热炽盛之象。本证以口渴多饮，口舌干燥，尿频量多，苔薄黄，脉洪数为辨证要点。

治法：清热润肺，生津止渴。

方药：消渴方加减。方中黄连苦寒泻心火；生地黄性寒生肾水；天花粉、藕汁降火生津，火退燥除，津生血旺，则渴自止矣。

若烦渴不止，小便频数，脉数乏力者，为肺热津亏，气阴两伤，用玉泉丸或二冬汤；形体肥胖，脘腹胀满，心烦口苦者，为痰热互结，化燥伤阴，用小陷胸汤。

2. 中消

（1）胃热炽盛

证候：多食易饥，口渴，尿多，形体消瘦，大便干燥，苔黄，脉滑实有力。

证候分析：本证以胃热阴伤为基本病机。胃火炽盛，腐熟水谷力强，时欲水谷以资充填，但所食之物随火而化，故虽能食而善饥；热灼肠液，津液不足，则大便干燥或便秘；舌红苔黄，脉滑实有力，皆是胃热炽盛之象。本证以多食易饥，口渴多尿，脉滑实有力为辨证要点。

治法：清胃泻火，养阴增液。

方药：玉女煎加减。方中石膏辛甘大寒清泄胃火；熟地黄甘温滋肾阴，二药合用，清火而滋水；知母助石膏清胃火；麦冬助熟地黄滋阴；牛膝活血化瘀，引热下行。

若大便秘结不行者，用增液承气汤润燥通腑，待大便通后再转上方治疗；口渴难耐，舌苔少津者，加乌梅滋阴生津；火旺伤阴，舌红而干，脉细数者，方用竹叶石膏汤。本证亦可选用白虎加人参汤。

（2）气阴亏虚

证候：口渴引饮，能食与便溏并见，或饮食减少，精神不振，四肢乏力，体瘦，舌质淡红，苔白而干，脉弱。

证候分析：本证以阴伤及气，气阴两伤为基本病机。病久燥热渐减，肺、胃、肾之阴津亏虚，故"三多"症状虽存，而内热渐轻；阴伤及气，脾气虚弱则倦怠气短多汗；阴精气血耗伤，不能充养肌肉，则形体日渐消瘦；苔薄黄，舌质红，脉细数无力，皆为气阴双亏之征。本证以"三多"症状伴神倦气短等气虚症状为辨证要点。

治法：益气健脾，生津止渴。

方药：七味白术散加减。方中人参、白术、茯苓、甘草甘温益气健脾；木香、藿香醒脾行

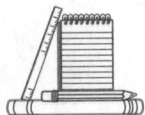

气散津；葛根升清生津。

若肺有燥热者，加地骨皮、知母、黄芩；口渴明显者，加天花粉、生地黄、乌梅养阴生津；气短汗多者，加五味子、山茱萸敛气生津；食少腹胀者，加砂仁、鸡内金健脾助运。

3. 下消

（1）肾阴亏虚

证候：尿频量多，浑浊如脂膏，或尿甜，腰膝酸软，乏力，头晕耳鸣，口干，皮肤干燥，瘙痒，舌红苔少，脉细数。

证候分析：本证以肾阴亏虚，肾失固摄为基本病机。多由上、中消证日久不愈，传及于下，发展而来；或由酒色劳倦过度，真阴耗伤，肾阴大亏，肾失固摄，而致尿频量多，混浊如膏；水谷精微下注，多随小便而去，故尿有甜味，身体虚弱；津液不能上承口咽则口干咽燥，但中上焦热不甚，故消水不多；腰为肾之府，腰酸说明本病病位在肾；舌红少苔，脉沉细数，是肾阴亏虚，虚热内生之象。本证以尿频量多，混浊如脂膏，尿有甜味，舌红少苔为辨证要点。

治法：滋阴固肾。

方药：六味地黄丸加减。方中熟地黄滋肾水，填精补髓为主药；山药养脾阴而摄精微；山茱萸滋补肝肾而收敛精气，不使水谷精微下注，药用量宜大；肾阴不足虚热易生，故配泽泻制肾火，牡丹皮清肝火，茯苓健脾渗湿。各药合用，使滋补而不留邪，降泄而不伤正，适合消渴患者长期服用。

若五心烦热，盗汗，失眠者，加知母、黄柏滋阴泻火；尿量多而浑浊者，加益智仁、桑螵蛸益肾缩尿；烦渴，头痛，唇红舌干，呼吸深快者，用生脉散加天冬、鳖甲、龟甲育阴潜阳；神昏、肢厥、脉微细者，合参附龙牡汤益气敛阴，回阳救脱。

（2）阴阳两虚

证候：小便频数，浑浊如膏，甚至饮一溲一，面容憔悴，耳轮干枯，腰膝酸软，四肢欠温，畏寒肢冷，阳痿或月经不调，舌苔淡白而干，脉沉细无力。

证候分析：本证以阴损及阳，肾阳衰微为基本病机。下消日久，肾阴日损，肾阳亦衰，肾失固藏，故小便量多，浑浊如膏；甚则命火式微，约摄无权，致小溲无度，饮一溲一；肾失气化，津不上承，故口渴饮少；水谷精微随尿下注，无以充养周身肌肤，故身体消瘦；肾开窍于耳，腰为肾之府，黑色属肾，肾虚则精气失充，不能濡养，故面色黑，耳轮焦干，腰膝酸软；命门火衰，宗筋弛缓，故形寒肢冷，阳痿不举；苔脉所示皆系肾阴阳俱虚，尤以肾阳虚为甚。本证以尿频量多，混浊如膏，面色黧黑，腰酸肢冷为辨证要点。

治法：滋阴温阳，补肾固涩。

方药：金匮肾气丸加减。六味地黄丸滋阴补肾，用附子、肉桂温阳暖肾，意在微微生火，以鼓舞肾气，取"少火生气"之义。

若尿多而浑浊者，加益智仁、桑螵蛸、覆盆子、金樱子益肾收涩；肢体困倦，气短乏力者，加党参、黄芪、黄精补益正气；阳痿者，加巴戟天、淫羊藿、肉苁蓉温补肾阳；畏寒者，加鹿茸粉 0.5g 冲服，以启动元阳，助全身阳气之生化。

（四）其他疗法

肺热津伤证，可用玉泉丸；胃热炽盛证，可用消渴安胶囊；气阴两虚证，可用消渴灵片；肾阴亏虚证，可用麦味地黄丸；肾阴阳两虚证，可用金匮肾气丸；气虚兼内热证，可用金芪降糖丸。

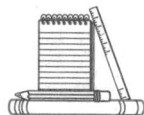

【转归预后】

消渴病常病及多个脏腑，病变影响广泛，若未及时医治而发展至中、后期，以及病情严重者，常可并发多种病证。如上焦肺燥津伤，肺失滋润之时，复因瘵虫乘虚侵袭而发肺痨；燥热内结，脉络瘀阻，蕴毒成痈，而发疮疖痈疽；若脾肾衰败，不能化气行水，水液潴留，泛溢肌肤，而发为水肿；肝肾阴亏，精血不能上承耳目，可致白内障、雀目、暴盲、耳聋；阴虚阳亢，内风暗动，炼液为痰，风痰上扰，或蒙蔽神机，可致中风偏瘫。症状的轻重、血糖控制情况、并发症及脏腑衰竭情况的有无，是判断预后的重要因素。若症状较轻，血糖控制较好，并发症少或不严重，脏腑衰竭之象不明显者，则病情较轻，预后较好；反之则病重，预后不良。

【预防调护】

本病除药物治疗外，饮食、生活调摄也具有十分重要的意义。

饮食调摄是本病重要的基础治疗措施。制定饮食治疗措施，在保证机体合理需要的情况下，严格控制饮食，饮食规律，养成定时定量进餐的习惯，这直接关系到病情的控制和血糖的稳定。饮食宜以适量米、麦、杂粮配以蔬菜、豆类、瘦肉、鸡蛋等；限制粮食、油脂的摄入，忌食糖类及甜食。戒烟戒酒，限制浓茶、咖啡等。适当的体力活动和适度的运动、锻炼，避免久卧、久坐，避免超重、肥胖，是预防消渴的有效方法。起居适宜，作息规律，劳逸结合。保持心情舒畅、情绪稳定，消除悲观情绪，避免郁怒、紧张、恐惧、忧虑等。

【结语】

消渴是以多饮、多食、多尿及消瘦为临床特征的一种慢性疾病。前三个症状是作为上消、中消、下消临床分类的侧重症状。病因有禀赋不足、饮食失节、情志失调、劳欲过度等。病机是阴津亏损，燥热偏胜，而以阴虚为本、燥热为标。病位主要在肺、胃（脾）、肾，尤与肾的关系最为密切。在治疗上，以清热润燥、养阴生津为基本治则，对上、中、下消有侧重润肺、养胃（脾）、益肾之别。但上、中、下三消之间有着十分密切的内在联系，其病理性质是一致的，正如《圣济总录·消渴门》所说："原其本则一，推其标有三。"由于消渴易发生血脉瘀滞、阴损及阳的病变，易发生多种并发症，故应注意及时发现、诊断和治疗。

复习思考

1. 消渴有何临床特征？
2. 消渴的主要病机是什么？治疗原则是什么？
3. 上、中、下三消的特征是什么？如何进行分型论治？

临证验案

顾某，男，56岁，病案号546450。

病已经年，口干思饮，食不知饱，小溲如膏，精神不振，身倦乏力，在唐山医院检查血糖、尿糖均高，诊为糖尿病。舌质红不润，脉豁大三部皆然。辨证立法：燥热为害，三消全备，缘以平素恣欲，喜食膏腴，郁热上蒸，则口干欲饮，胃热则消谷善饥，病及下焦，则小溲如膏。脉豁大，元气已伤，证属气阴两亏，治宜益气为主，佐以养阴生津。处方：西党参15g，生黄芪30g，绿豆衣12g，生熟地各10g，怀山药60g，五味子10g，金石斛10g，天冬10g，南花粉18g，鲜石斛10g，麦冬10g。

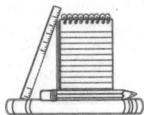

二诊：服药 7 剂，诸症均减，小便已清，食量渐趋正常，仍易疲倦，大便时干燥，仍宗前法。处方：西党参 15g，生黄芪 60g，五味子 10g，怀山药 60g，晚蚕沙 10g，天冬 6g，瓜蒌子 10g，火麻仁 12g，麦冬 6g，天花粉 10g，油当归 12g，生熟地各 10g，肉苁蓉 18g，绿豆衣 12g。

三诊：服药 6 剂，诸症均减，血糖、尿糖均已恢复正常，精神健旺，但多劳则疲乏无力。改丸药：金匮肾气丸，每日早晚各服 10g；大补阴丸，每日中午服 10g。

［田元祥，杨倩，王志红，等 . 内科疑难病名家验案 1000 例评析（中册）. 北京：中国中医药出版社，2005］

项目五 汗 证

汗证是指由于阴阳失调，营卫失和，腠理不固，而致汗液外泄失常的病证。其中，不因外界环境因素的影响，而白昼时时汗出，动辄益甚者，称为自汗；寐中汗出，醒来自止者，称为盗汗，亦称为寝汗。自汗、盗汗作为症状，既可单独出现，也常伴见于其他疾病过程中。

《内经》对汗的生理及病理有了一定的认识，指出汗液为人体津液的一种，并与血液有密切关系，即所谓血汗同源；在出汗异常的病症方面，谈到了多汗、寝汗、灌汗、绝汗等。《金匮要略》首先记载盗汗名称，认为由虚劳所致者较多。《三因极一病证方论》对自汗、盗汗做了鉴别。朱丹溪对自汗、盗汗的病理属性做了概括，认为自汗属气虚、血虚、湿、阳虚、痰；盗汗属血虚、阴虚。《景岳全书》认为："自汗、盗汗亦各有阴阳之证，不得谓自汗必属阳虚，盗汗必属阴虚也。"《临证指南医案》谓："阳虚自汗，治宜补气以卫外；阴虚盗汗，治当补阴以营内。"王清任《医林改错》补充了针对血瘀所致自汗、盗汗的治疗方药。

西医学中的甲状腺功能亢进、自主神经功能紊乱、风湿热、结核病等所致的自汗、盗汗，感染及慢性消耗性疾病或手术、大出血、产后等，以汗出异常为主要症状时，均可参考本病辨证论治。

【病因病机】

汗证的病因为病后体虚，表虚受风，思虑烦劳过度，情志不舒，嗜食辛辣，致使阴阳失调，腠理不固，汗液外泄失常。

（一）病因

1. 病后体虚 素体薄弱，病后体虚，或久患咳喘，耗伤肺气，肺与皮毛相表里，肺气不足之人，肌表疏松，表虚不固，腠理开泄，自汗。或因表虚卫弱，复加微受风邪，营卫不和，卫外失司，汗出。

2. 情志不调 思虑烦劳过度，损伤心脾，血不养心，心不敛营，则汗液外泄。或因耗伤阴精，虚火内生，阴津被扰，不能自藏而汗泄。亦有因忿郁恼怒，致气机郁滞，肝郁化火，火热逼津外泄，而见自汗、盗汗。

3. 嗜食辛辣 嗜食辛辣厚味，或素体湿热偏盛，以致湿热内盛，邪热郁蒸，津液外泄，汗出增多。

（二）病机

1. 基本病机 阴阳失调，营卫失和，腠理不固，汗液外泄失常。

2. 病位 主要在肺卫，与肝有关。

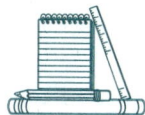

3. 病理性质　有虚实之分，但虚多实少。自汗多为气虚，盗汗多为阴虚。属实证者，多由肝火或湿热郁蒸所致；属虚证者，多与气虚、血虚、阴虚、阳虚有关。

4. 病机转化　虚实之间每可兼见或相互转化。邪热郁蒸，久则伤阴耗气，转为虚证；虚证亦可兼有火旺或湿热。虚实之间，自汗日久，可伤阴，盗汗久延，则伤阳，以致出现气阴两虚或阴阳两虚之候。

【诊断与鉴别诊断】

（一）诊断依据

1. 主症　不因外界环境影响，在头面、颈项或四肢、全身出汗者，昼日汗出溱溱，动则益甚为自汗；睡眠中汗出津津，醒后汗止为盗汗。

2. 次症　可伴有气虚、血虚、阴虚、湿热内蕴等相关证候。

3. 病史　有病后体虚、表虚受风、思虑烦劳过度、情志不舒、饮食不节等病史。

4. 相关检查　红细胞沉降率、抗链球菌溶血素"O"、基础代谢率、胸部 X 线、痰涂片及培养、结核菌素试验等有助于诊断。

（二）病证鉴别

1. 自汗、盗汗与脱汗　脱汗表现为大汗淋漓，汗出如珠，常同时出现声低息微、精神疲惫、四肢厥冷、脉微欲绝或散大无力，多在疾病危重时出现，为病势危急的征象，故脱汗又称为绝汗。其汗出的情况及病情的程度均较自汗、盗汗为重。

2. 自汗、盗汗与战汗　战汗主要出现于急性热病过程中，表现为突然恶寒战栗、全身汗出、发热、口渴、烦躁不安，为邪正交争的征象。若汗出之后，热退脉静，气息调畅，为正气拒邪，病趋好转。与阴阳失调，营卫不和之自汗、盗汗迥然有别。

3. 自汗、盗汗与黄汗　黄汗表现为汗出色黄，染衣着色，常伴见口中黏苦、渴不欲饮、小便不利、苔黄腻、脉弦滑等湿热内郁之症，与自汗、盗汗中的邪热郁蒸型相似，但黄汗汗出色黄的程度较重。

【辨证论治】

（一）辨证要点

1. 辨虚实　应着重辨明阴阳虚实。一般来说，汗证属虚者多。自汗多属气虚不固，盗汗多属阴虚内热。因肝火、湿热等邪热郁蒸所致者，则属实证。病程较久或病重者，会出现阴阳虚实错杂的情况。自汗久则可以伤阴，盗汗久则可以伤阳，出现气阴两虚或阴阳两虚之证。

2. 辨类别　辨自汗、盗汗、脱汗、战汗、黄汗的不同。

（二）治疗原则

虚证宜分别益气、养阴、补血、调和营卫；实证当清肝泄热、化湿和营、固涩敛汗；虚实夹杂需根据虚实的主次而适当兼顾。

（三）分证论治

1. 肺卫不固

证候：汗出恶风，稍劳汗出尤甚，或表现半身、某一局部出汗，易于感冒，周身酸楚，体倦乏力，面色㿠白少华，苔薄白，脉细弱。

证候分析：本证以肺气不足，表虚失固，营卫不和，汗液外泄为基本病机。肺主皮毛，脾

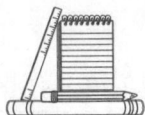

主肌肉，肺脾气虚，肌腠疏松，卫表不固，故汗出恶风，易于感冒；劳则气耗，气不摄津，故汗出益甚；脾主四肢，脾气亏虚，故四肢倦怠乏力；气不上荣于面，故面色㿠白少华；舌淡苔白，脉细弱，皆为气阳不足之象。本证以汗出恶风，动则尤甚，倦怠乏力为辨证要点。

治法：益气固表。

方药：玉屏风散加减。方中黄芪益气固表；白术补脾气，培土生金，助黄芪实卫固表；少佐防风走表疏风，而助黄芪固表御风之力。

若汗出多者，可加浮小麦、糯稻根、牡蛎固表敛汗；气虚甚者，加党参、黄精益气固摄；兼有阴虚而见舌红、脉细数者，加麦冬、五味子养阴敛汗。

2. 心血不足

证候：自汗或盗汗，心悸少寐，面色不华，神疲气短，舌质淡，脉细。

证候分析：本证以心血亏虚，心液不藏为基本病机。劳心过度，心血耗伤，或久病脾虚，气血生化乏源，心血不足，神气浮越，心液不藏而外泄，故汗出，心悸少寐；气血不足，血不华色，故神疲气短，面色无华；舌质淡，脉细，为血虚之象。本证以汗出心悸，面色不华，舌质淡，脉细为辨证要点。

治法：补血养心。

方药：归脾汤加减。人参、黄芪、白术、茯苓益气健脾；当归、龙眼肉养血；酸枣仁、远志养心安神；木香、甘草、生姜、大枣理气调中，共奏益气补血、养心安神之功。

若心悸甚者，加龙骨、琥珀镇惊安神；血虚甚者，加何首乌、枸杞子、熟地黄补益精血；不寐者，加柏子仁、合欢花、夜交藤养心安神。

3. 阴虚火旺

证候：夜寐盗汗，或有自汗，口燥咽干，五心烦热，或兼午后潮热，两颧色红，口渴，舌红少苔，脉细数。

证候分析：本证以阴精亏虚，虚火内生，热迫液泄为基本病机。阴虚内热，蒸迫津液外泄，故见盗汗或有自汗；虚热内蒸，故见五心烦热，潮热，颧红；阴虚有热，津液不足，故口干口渴，舌红少苔，脉细数。本证以盗汗，五心烦热，口干渴，舌红少苔，脉细数为辨证要点。

治法：滋阴降火。

方药：当归六黄汤加减。方中当归、生地黄、熟地黄滋阴养血，壮水之主，以制阳光；黄连、黄芩、黄柏苦寒清热，泻火坚阴；黄芪益气固表。

若汗出多者，加牡蛎、浮小麦、糯稻根；潮热甚者，加秦艽、银柴胡、白薇；兼气虚者，重用黄芪。

4. 邪热郁蒸

证候：蒸蒸汗出，汗黏，汗液易使衣服黄染，面赤烘热，烦躁，口苦，脘痞纳呆，小便色黄，舌苔薄黄或黄腻，脉弦数。

证候分析：本证以郁热或湿热内盛，迫津外泄为基本病机。邪热蒸迫，津液外泄，故蒸蒸汗出；湿热郁蒸脾土，脾色外泄，故汗出而黏或衣服黄染；肝火亢盛，郁热上攻，故面赤烘热，烦躁，口苦；苔黄腻，脉濡数为湿热内蕴之象。本证以汗出而黏或衣服黄染，口苦，尿黄，苔黄或黄腻为辨证要点。

治法：清肝泄热，化湿和营。

方药：龙胆泻肝汤加减。方中以龙胆草、黄芩、栀子、柴胡清肝泄热；泽泻、木通、车前

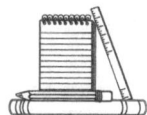

子清利湿热；当归、生地黄滋阴养血和营；甘草调和诸药。

若里热较甚，小便短赤者，加茵陈清解郁热；湿热内蕴而热势不盛者，用四妙丸清热除湿；汗出色黄染衣者，加茵陈、秦艽。

（四）其他疗法

气虚所致的自汗可用玉屏风散、复芪止汗颗粒（或冲剂）；肺阴虚所致的盗汗可用养阴清肺丸、百合固金丸；心阴虚引起的盗汗可用天王补心丹；肝肾阴虚引起的盗汗可用六味地黄丸、知柏地黄丸；气阴不足之自汗、盗汗及小儿盗汗可用虚汗停颗粒；妇女绝经期前后而见潮热面红、自汗盗汗可用坤泰胶囊。

【转归预后】

单纯出现的自汗、盗汗，一般预后良好，经过治疗大多可在短期内治愈或好转。伴见于其他疾病过程中的自汗，尤其是盗汗，则病情往往较重，治疗时应着重针对原发疾病，且常需待原发疾病好转、痊愈，自汗、盗汗才能减轻或消失。

【预防调护】

加强体育锻炼，注意劳逸结合，避免思虑烦劳过度，保持精神愉快，少食辛辣厚味，是预防自汗、盗汗的重要措施。汗出之时，当避风寒，以防感冒。汗出之后，应及时用干毛巾将汗擦干。出汗多者，需经常更换内衣，并注意保持衣服、卧具干燥清洁。

【结语】

汗证是指由于阴阳失调，营卫失和，腠理不固，而致汗液外泄失常的病证。不因天暑、衣厚、劳作及其他疾病，而白昼时时汗出者，称为自汗；寐中汗出，醒来自止者，称为盗汗。基本病机是阴阳失调，营卫失和，腠理不固。自汗多由气虚不固，营卫不和；盗汗多因阴虚内热。由邪热郁蒸所致者，则属实证。益气固表、养血补心、滋阴降火、清化湿热，是治疗自汗、盗汗的主要治法，可在辨证方药的基础上酌加固涩敛汗之品，以提高疗效。

复习思考

1. 何谓汗证？人体正常出汗与汗证如何区别？

2. 自汗、盗汗、脱汗、战汗、黄汗的特点各是什么？

3. 如何灵活运用止汗药物？

临证验案

李某，男，52岁，干部。1964年1月20日门诊。

患者于3个月前染重感冒后，自汗迄今未愈。目前主要症状：头晕，耳鸣，头皮左侧发麻，遇事紧张或闻电话铃响即汗出，不能看书报文件，睡眠甚差，每夜服安眠药后才能睡4～5小时，醒来感觉疲乏不适，左手小指发麻，脉沉细，左关独弦，舌质正常，无苔。

西医诊断：自主神经功能失调。

中医诊断：自汗。属肝阴不足，肝阳上亢。

治法：滋水涵木，息风潜阳。

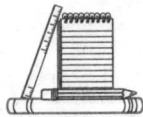

处方：玳瑁二钱，石决明（煅）四钱，珍珠母四钱，灵磁石（醋炙）三钱，菊花二钱，白蒺藜三钱，天麻三钱，钩藤三钱，桑寄生三钱，白芍二钱，炙甘草一钱，木瓜一钱五分。

前4味另包先煎1小时，纳余药再煎20分钟，取汁分早晚2次温服。

复诊：服前方5剂，汗出减半，头皮及手指发麻亦减，脉弦细，病势初减，再进原方5剂，兼服杞菊地黄丸，每晚临睡前服三钱。

三诊：病势再减，左关脉微弦，余脉缓和，但入睡困难，乃阴虚阳浮，水火不济，仍宜滋阴潜阳为治。

处方：龙齿五钱，石决明五钱，灵磁石五钱，牡蛎五钱，菊花二钱，桑寄生五钱，白蒺藜三钱，天麻三钱，黄精四钱，酸枣仁五钱，山茱萸二钱，大枣三枚。

煎服法同前。此方服3剂后，睡眠好转，改用丸剂，早服柏子养心丹1丸，晚服杞菊地黄丸1丸，连服20日。

四诊：左手指发麻已消失，其余症状亦解除，不服安眠药每夜亦能睡7小时左右，脉缓和，舌淡无苔，饮食、二便俱调，续进丸剂，以资巩固。

分析：肝脏体阴而用阳，喜条达，故肝阴不足者必见阳亢。本例头晕、耳鸣，实为阴虚阳亢之征。阳动则风生，故见左侧头皮及手小指发麻。自感冒后，自汗3个月不止，紧张则汗甚，亦为肝阳易动外候，故予以平肝息风、滋阴潜阳为治。3剂而汗减半，继以柏子养心丹育阴养血，杞菊地黄丸滋肾养肝。虚则补其母，水升火降而诸症息。不治汗而汗止。

（高辉远.蒲辅周医案.北京：人民卫生出版社，2005）

项目六　内伤发热

内伤发热是指以内伤为病因，脏腑功能失调，气血阴阳失衡为基本病机，以发热为主要临床表现的病证。一般起病较缓，病程较长，或有反复发热的病史，热势高低不一，但以低热为多，或自觉发热而体温并不升高。

《素问·调经论》提出"阴虚则内热"，并有详细记载，认为劳倦过度，阴阳失调可致发热。《素问·至真要大论》提出"诸寒之而热者取之阴"，即"壮水之主，以制阳光"的治疗原则。汉代张仲景《金匮要略·血痹虚劳病脉证并治》用小建中汤治疗虚劳"手足烦热"，开后世甘温除热治法之先河。宋代钱乙《小儿药证直诀》在《内经》五脏热病学说的基础上，提出心热用导赤散、肝热用泻青丸、脾热用泻黄散、肺热用泻白散，并将肾气丸化裁为六味地黄丸，治疗阴虚内热。元代李东垣用补中益气汤治疗气虚发热，他还在《内外伤辨惑论》中以当归补血汤治疗血虚发热，并对内伤发热与外感发热的鉴别做了详细的论述。朱丹溪提出"阳有余阴不足"学说，创制大补阴丸等方治疗"阴虚火动"之证。明代张介宾《景岳全书·火证》说："阳虚者亦能发热，此以元阳败竭，火不归元也。"并用右归饮、理中汤等治疗阳虚发热。明代秦景明《症因脉治·内伤发热》最先明确提出"内伤发热"这一病证名称，并用气虚柴胡汤治疗气虚发热、血虚柴胡汤治疗血虚发热。清代李用粹《证治汇补·发热》将外感发热以外的发热分为郁火发热、阳郁发热、骨蒸发热、内伤发热（主要指气虚发热）、阳虚发热、阴虚发热、血虚发热、痰证发热、伤食发热、瘀血发热、疮毒发热11种，并分别列有治疗方剂，有助于对内伤发热的详细辨证论治。清代王清任《医林改错》及唐容川《血证论》详细论述瘀血发热的临床表现，为瘀血发热的辨证论治做出了重要贡献。

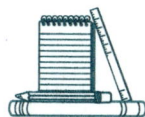

知识链接

"甘温除热"法

　　甘温除热法又称甘温除大热，始于《内经》，彰于东垣。金元四大家之一的李东垣首次提出"气虚发热"的理论，创立了补中益气汤等名方，使甘温除热法得到迅速发展。《素问·调经论》载："帝曰：阴虚生内热奈何？岐伯曰：有所劳倦，形气衰少，谷气不盛，上焦不行，下脘不通，胃气热，热气熏胸中，故内热。"《经》中所言"阴虚生内热"，即指劳倦消耗太过，损伤脾气，气虚而生内热，可谓是"气虚发热"理论之渊源。《素问·至真要大论》提出"劳者温之""损者温之"，则是"甘温除热"治疗方法的先声。东汉张仲景用小建中汤治疗虚劳手足烦热，可谓开"甘温除热"法运用之先河。李东垣明确指出"气虚发热"是由饮食劳倦伤及脾胃而致，创制"甘温除热"之法，《脾胃论》言："为以甘温之剂，补其中而升其阳，甘寒以泻其火，则愈矣。"并创制补益脾胃、益气升阳的代表方剂补中益气汤，使"气虚发热"理论臻于完善。

　　［燕欣朋.小议李东垣之"气虚发热"与"甘温除热".四川中医，2010，28（4）：44.］

　　凡不因感受外邪所致的发热，可归属内伤发热的范畴。西医学的功能性低热，肿瘤、血液病、结缔组织病、内分泌疾病及部分慢性感染性疾病所引起的发热，和某些原因不明的发热，具有内伤发热的特点时，均可参照本病辨证论治。

【病因病机】

　　内伤发热主要因久病体虚、劳倦过度、饮食失调、情志内伤、外伤失血、血瘀、素体虚弱等，导致脏腑功能失调，气、血、阴、阳亏虚，或气、血、水湿等郁结壅遏而发热。

（一）病因

　　1.久病体虚　大病久病或原本体虚，失于调理，以致机体的气、血、阴、阳亏虚，阴阳失衡而引起发热。若中气不足，阴火内生，可引起气虚发热；久病心肝血虚，或脾虚不能生血，或长期慢性失血，以致血虚阴伤，无以敛阳，导致血虚发热；素体阴虚，或热病日久，耗伤阴液，或治病过程中误用、过用温燥药物，导致阴精亏虚，阴衰则阳盛，水不制火，而导致阴虚发热；寒证日久，损伤阳气，或久病气虚，气损及阳，脾肾阳气亏虚，虚阳外浮，导致阳虚发热。

　　2.饮食劳倦　饮食失调，或劳倦过度，使脾胃受损，以致中气不足，阴火内生，或脾虚不能化生阴血，而引起发热，即气虚发热。另外，脾胃受损，运化失职，以致湿邪内生，湿邪阻遏气机，郁而化热，可致湿郁发热。

　　3.情志失调　情志抑郁日久，肝失条达，气郁化火；或恼怒过度，肝火内盛，而致气郁发热。

　　4.外伤及血证时出血　主要有两方面，一是外伤以及血证时出血，可产生瘀血，瘀阻经络，使气血壅遏不通，进而引起瘀血发热。二是外伤以及血证时出血过多，或长期慢性失血，可致阴血不足，无以敛阳，而引起血虚发热。

（二）病机

　　1.基本病机　脏腑功能失调，气血阴阳亏虚。

　　2.病位　脾、胃、肝、肾，以脾、肾为主。

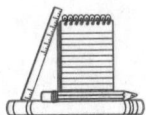

3. 病理性质　分虚实两类。由气郁化火、瘀血阻滞及内湿停聚所致者属实；由中气不足、血虚失养、阴精亏虚及阳气虚衰所致者属虚。

4. 病机转化　本病可由一种也可由多种病因同时引起发热，久病常由实转虚，由轻转重，其中以瘀血病久，损及气、血、阴、阳，分别兼见气虚、血虚、阴虚或阳虚，而成为虚实兼夹之证的情况较为多见。其他如气郁发热，日久伤阴，则转化为气郁阴虚之发热；气虚发热日久，病损及阳，阳气虚衰，则发展为阳虚发热。

【诊断与鉴别诊断】

（一）诊断依据

1. 主症　内伤发热起病缓慢，病程较长，多为低热，或自觉发热，或五心烦热，或骨蒸潮热，或面部烘热，而体温多不升高，表现为高热者较少。不恶寒，或虽感怯冷，但得衣被则减轻或消失。发热持续，或时作时止，或发有定时。无感受外邪所致的头身疼痛、鼻塞、流涕、脉浮等症。

2. 次症　常伴有头痛、头晕、神疲、自汗、盗汗、脉弱等症。因内伤发热主要由于气、血、阴、阳亏损，或气、血、水湿的郁滞壅遏所致，故在发热的同时，分别伴有相关症状。

3. 病史　一般有气、血、阴、阳亏虚，或气郁、血瘀、湿阻的病史，或有反复发热史。

4. 相关检查　血常规、尿常规、粪常规、血沉、心电图、胸部 X 线检查、肝功能、甲状腺功能、血清免疫学检查及骨髓象检查有助于诊断。

（二）病证鉴别

内伤发热与外感发热　内伤发热多由内伤因素所致，虚证居多，起病缓，病程较长，或有反复发作史，以低热为主，或自觉发热而体温并不升高，不恶寒，或虽有怯冷，但得衣被则温，常兼见头晕、神疲、自汗、盗汗、脉弱等症。外感发热由感受外邪，正邪相争所致，实证居多，起病较急，病程较短，发热初期大多伴有恶寒，其恶寒得衣被而不减，发热的程度（体温）大多较高，发热的类型随病种的不同而有所差异，初起常兼有头身疼痛、鼻塞、流涕、咳嗽、脉浮等表证。

【辨证论治】

（一）辨证要点

1. 辨证候虚实　依据病史、病因、症状、舌象、脉象等辨别证候的虚实。虚证病程较长，而实证相对较短；虚证舌或胖大或瘦小，苔少或无苔，而实证或舌质紫黯，或苔黄腻；虚证脉多细弱无力，而实证脉多实、弦、滑、数；由气郁、血瘀、痰湿阻滞所致的内伤发热属实，由气虚、血虚、阴虚、阳虚所致的内伤发热属虚。若邪实伤正及因虚致实，表现虚实夹杂证候者，应分辨其主次。

2. 辨病情轻重　一般病程较长，热势亢盛，持续发热，或反复发作，久治不愈，胃气衰败，正气虚甚，兼夹证多，则病情较重；反之则病情较轻。若内脏无实质性病变，仅属一般体虚所致者，病情亦轻。

（二）治疗原则

属实者，应视肝郁、瘀血及湿阻之异，分别予以行气、活血、化湿法为主，可适当合用清热法。属虚者，应根据气虚、血虚、阴虚、阳虚的不同，分别予以益气、养血、滋阴、温阳法。

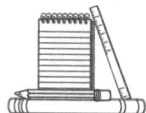

虚证中除阴虚发热可适当配伍清虚热药物外，其余均应以补为主。对虚实夹杂者，则须分清主次兼顾之。

（三）分证论治

1. 阴虚发热

证候：午后潮热，或夜间发热，不欲近衣，手足心热，烦躁，少寐多梦，盗汗，口干咽燥，舌质红，或有裂纹，苔少甚至无苔，脉细数。

证候分析：本证以阴虚阳盛，水不制火为基本病机。阴虚阳盛，虚火内炽，故午后或夜间发热，手足心热，骨蒸潮热；虚火上炎，扰乱心神，故心烦少寐；内热逼津液外泄，则盗汗；阴虚火旺，津亏失润，故口干咽燥，尿少便干；舌干红少苔，甚至无苔，脉细数，皆为阴虚火旺之象。本证以午后或夜间发热，手足心热，或骨蒸潮热，并见口干咽燥等阴虚症状为辨证要点。

治法：滋阴清热。

方药：清骨散或知柏地黄丸加减。清骨散方中银柴胡、地骨皮、胡黄连、青蒿、秦艽清退虚热；知母清热养阴；鳖甲滋阴潜阳；甘草调和诸药。知柏地黄丸全方奏滋阴清热之功，用于治疗肝肾阴虚，虚火上炎者。

若盗汗较甚者，可去青蒿，加牡蛎、浮小麦、糯稻根固表敛汗；阴虚较甚者，加玄参、生地黄、何首乌滋养阴精；兼有气虚而见头晕气短、体倦乏力者，加太子参、麦冬、五味子益气养阴。

2. 血虚发热

证候：发热多为低热，头晕目眩，心悸不宁，身倦乏力，面白少华，唇甲色淡，或妇女月经量少而色淡，甚至闭经，舌质淡，苔白，脉细弱。

证候分析：本证以血虚失养，阴不配阳为基本病机。血属阴，阴血亏虚则无以敛阳，故引起低热；血虚不能上滋头目，外濡肢体，故见头晕眼花，身倦乏力；血不养心则心悸怔忡；血虚不能上荣于面及充盈血脉，故致面白少华，唇甲色淡，舌淡，脉细弱。本证以低热伴有血虚症状或有失血病史为辨证要点。

治法：益气养血。

方药：归脾汤加减。方中黄芪、党参、白术、茯苓、炙甘草健脾益气生血；当归、龙眼肉补血养血；酸枣仁、远志养心安神；木香、生姜、大枣理气调脾，补而不滞。

若血虚较甚者，加熟地黄、枸杞子、何首乌补益精血；发热较甚者，可加银柴胡、白薇清退虚热；由慢性失血所致的血虚，仍有少许出血者，酌加三七粉、仙鹤草、茜草、棕榈炭等止血。

3. 气虚发热

证候：发热，热势或低或高，常在劳累后发作或加重，头晕，倦怠乏力，气短懒言，食少便溏，自汗，易于感冒，舌质淡，苔薄白，脉细弱或细数。

证候分析：本证以脾胃气衰，中气不足，气虚阳浮为基本病机。本有气虚，劳则耗气使中气更虚，故发热多在劳累后发生或加重；脾胃虚衰，气血生化不足，脏腑经络无以充养，以致头晕乏力，气短懒言，舌质淡，脉细弱；气虚卫表不固，则自汗，易于感冒；脾虚不能健运则食少便溏。本证以发热常在劳累后发生或加重，伴有气短乏力等气虚症状为辨证要点。

治法：益气健脾，甘温除热。

方药：补中益气汤加减。方中黄芪、党参、白术、甘草益气健脾；当归养血活血；陈皮理

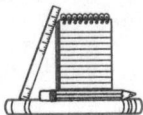

气和胃；升麻、柴胡升举清阳，透泄邪热。

若自汗较多者，加牡蛎、浮小麦、糯稻根固表敛汗；时冷时热，汗出恶风者，加桂枝、芍药调和营卫；脾虚夹湿，而见胸闷脘痞，舌苔白腻者，加苍术、茯苓、厚朴健脾燥湿。

4. 阳虚发热

证候：发热而欲近衣被，形寒怯冷，四肢不温，少气懒言，头晕嗜卧，腰膝酸软，纳少便溏，面色㿠白，舌体胖或有齿痕，舌质淡，苔白润，脉沉细无力。

证候分析：本证以肾阳亏虚，火不归元，虚阳外浮为基本病机。肾阳亏虚，火不归原，失于温煦，而见形寒怯冷，四肢不温或下肢发冷，面色㿠白，头晕嗜寐，腰膝酸痛。本证以发热而欲近衣被，形寒怯冷，四肢不温，少气懒言等阳虚症状为辨证要点。

治法：温补阳气，引火归原。

方药：金匮肾气丸加减。方中附子、桂枝温补阳气；山茱萸、生地黄补养肝肾；山药、茯苓补肾健脾；牡丹皮、泽泻清泻肝肾。

若短气甚者，加人参补益元气；阳虚甚者，加仙茅、淫羊藿温肾助阳；便溏腹泻者，加白术、干姜温运中焦。

5. 气郁发热

证候：发热多为低热或潮热，热势常随情绪波动而起伏，精神抑郁，胁肋胀满，烦躁易怒，喜叹息，妇女常兼月经不调，经来腹痛，或乳房发胀，口干而苦，纳食减少，舌质红，苔黄，脉弦数。

证候分析：本证以气郁化火为基本病机。肝郁化火，故发热烦躁易怒，情绪激动，气火愈盛，故热亦随之增高，精神愉快，气机顺畅，则热势随之而降；肝郁气滞，疏泄失常，故胁肋胀闷，妇女则月经不调，乳房发胀；口干而苦，苔黄，脉弦数，均为肝经郁热之象。本证以发热常随情绪波动而起伏，伴有精神抑郁、胁肋胀闷等肝气郁结症状为辨证要点。

治法：疏肝理气，解郁泄热。

方药：丹栀逍遥散加减。方中牡丹皮、栀子清肝泄热；柴胡、薄荷疏肝解热；当归、白芍养血柔肝；白术、茯苓、甘草培补脾土。

若气郁较甚者，加郁金、香附、青皮理气解郁；热象较甚，舌红口干，便秘者，去白术，加龙胆草、黄芩清肝泻火；妇女兼月经不调者，加泽兰、益母草活血调经。

6. 湿郁发热

证候：低热，午后热甚，心中烦热，胸闷脘痞，身体困重，头重如裹，不思饮食，渴不欲饮，呕恶，大便稀薄或黏滞不爽，舌苔白腻或黄腻，脉濡或濡数。

证候分析：本证以湿阻三焦，郁而化热为基本病机。湿为阴邪，阴邪自旺于阴分，故与阴虚发热相似，以午后发热较甚；湿邪阻滞气机，故见胸脘痞闷；湿阻中焦，胃失和降，故纳呆食少，渴不欲饮，甚则呕恶；湿邪伤脾，脾失运化，故便溏；若湿热停滞肠中，则大便黏滞不爽；苔黄腻，脉濡数，为湿郁化热之象。本证以低热午后较甚，胸闷纳呆，呕恶，渴不欲饮，苔黄腻为辨证要点。

治法：燥湿化痰，清热和中。

方药：三仁汤加减。方中杏仁宣降肺气，善开上焦；蔻仁芳化湿浊，和畅中焦；薏苡仁健脾渗湿，疏导下焦；配半夏、厚朴运脾燥湿；滑石、通草、竹叶清热利湿，共奏宣化畅中，利湿清热之效。

若呕恶者，加竹茹、藿香和胃泄浊；胸闷、苔腻者，加郁金、佩兰芳化湿浊；湿热阻滞少

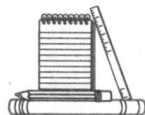

阳枢机，症见寒热如疟，寒轻热重，口苦呕逆者，加青蒿、黄芩清解少阳。

7. 血瘀发热

证候：午后或夜晚发热，或自觉身体某些部位发热，口干咽燥，但不多饮，肢体或躯干有固定痛处或肿块，面色萎黄或晦黯，舌质青紫或有瘀点、瘀斑，脉弦或涩。

证候分析：本证以瘀血阻滞，气血壅遏而发热为基本病机。瘀血病在血分，属阴，故新血不生，血气不能濡养头面肌肤，故面色萎黄或黯黑，肌肤甲错；瘀热在内则口干咽燥，发热多在下午或夜间；瘀血停着之处，气血运行受阻，故表现为疼痛不移或有肿块；瘀血内阻，但热郁于营血中，故不欲饮水；舌紫脉涩等均是血行不畅，瘀血内阻之象。本证以午后或夜间发热，伴有舌质紫黯等瘀血症状为辨证要点。

治法：活血化瘀。

方药：血府逐瘀汤加减。方中桃仁、红花、赤芍、川芎活血化瘀；生地黄、当归养血凉血清热；柴胡疏肝解郁；枳壳、桔梗开胸行气，使气行血行；甘草调和诸药。

若发热较甚者，加秦艽、白薇、牡丹皮清热凉血；肢体肿痛者，加丹参、郁金、延胡索活血散肿定痛。

（四）其他疗法

气虚发热可用补中益气丸；阳虚发热可用金匮肾气丸；血虚发热可用归脾丸；阴虚发热可用六味地黄丸、龟甲胶、知柏地黄丸；瘀血发热可用血府逐瘀口服液；阴虚火旺证之发热可用大补阴丸、天王补心丹；少阳郁热证之发热可用小柴胡冲剂；肝郁化火证之发热可用加味逍遥丸。

【预防调护】

内伤发热者应注意休息，发热体温高者应卧床休息，长期低热者可适当进行户外活动。饮食宜清淡，要食用富有营养且易于消化的食物，少食油腻，忌烟酒。内伤发热患者常卫表不固而有自汗、盗汗，故应注意保暖、避风，防止感受外邪。

【结语】

内伤发热是由久病体虚、饮食劳倦、情志失调及外伤出血等因素导致脏腑功能失调，气血阴阳失衡，以发热为主要临床表现的病证。一般起病较缓，病程较长，或有反复发热的病史。热势高低不一，但以低热为多，或自觉发热，或五心烦热而体温并不升高。一般发热而不恶寒，或虽感怯冷但得衣被则冷感减轻或消失。或发热持续，或时作时止，或作有定时。发热的同时多伴有头晕、神疲、自汗盗汗、脉弱无力等症。气滞、血瘀、湿邪郁滞，壅遏化热，或气、血、阴、阳亏虚发热，是内伤发热的两类病机。前者属实，后者属虚。在治疗上，实热宜泻，虚热宜补，并应根据证候的不同而采用解郁泄热、活血化瘀、健脾燥湿、甘温除热、益气养血、滋阴清热、引火归原等治法，对虚实夹杂者，当分清主次，适当兼顾。

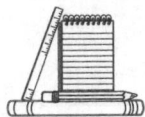

复习思考

1. 何谓内伤发热？内伤发热与外感发热如何区别？

2. 试述内伤发热的证候特征。

3. 对内伤发热属气虚兼湿热、阴虚兼血瘀证者应如何治疗？

临证验案

龚某，男，58岁。1965年3月5日初诊。

主诉：低热2天。

临床表现：低热2天，手足心热，午后热甚，体温偏高，常自汗出，头晕，周身酸困，咳嗽，二便正常。

检查：舌淡苔薄白，脉迟。

诊断：低热（气阴不足）。

治法：益气养阴。

处方：浮小麦12g，炙甘草6g，大枣（切）5枚，黄芪12g，北五味子（打）3g，天冬9g，地骨皮6g，枸杞子6g。5剂，水煎服，每剂2煎，取150mL，早晚空腹服。

3月9日复诊：药后低热见退，汗出减少，头晕、咳嗽亦减，但晚间手足仍发热，二便正常，脉舌正常，停药观察。

3月12日三诊：停药后又发热，原方再服5剂。

3月20日四诊：药后偶有低热，脉细沉，舌无苔，属脾气虚弱，治宜益气缓肝。处方：党参6g，炒白术4.5g，云苓3g，炙甘草1.5g，陈皮2.4g，木瓜3g，炒小麦9g，五味子3g，大枣3枚。

4月2日五诊：低热已去，食欲好转，原方继服5剂，诸症悉平。

分析：低热一症比较常见，致病原因亦多。本例有手足心热、午后热甚，为阴液不足；但自汗、头晕、身困、脉迟、舌淡，又见阳气不足，单纯养阴清热不能胜任，必须甘温益气，后以养阴之品方可气阴两补。甘麦大枣汤加黄芪亦为甘温除热法，加天冬、五味子生津增液，而地骨皮和枸杞子又能养阴除热。

（中医研究院 . 蒲辅周医疗经验 . 北京：人民卫生出版社，1976）

项目七　虚　劳

虚劳又称虚损，是以脏腑功能衰退，气血阴阳亏损，日久不复为主要病机，以五脏虚证为主要临床表现的多种慢性虚弱证候的总称。

历代医籍对虚劳的论述甚多。《素问·通评虚实论》"精气夺则虚"可视为虚证的提纲。《素问·三部九候论》提出"虚则补之"，《素问·至真要大论》提出"劳则温之""损则温之"的治疗虚证总则。

隋代巢元方《诸病源候论·虚劳病诸候》以五劳、六极、七伤来概括虚劳的病因。五劳指心劳、肝劳、肺劳、脾劳、肾劳；七伤指大饱伤脾、大怒气逆伤肝、强力举重久坐湿地伤肾、形寒寒饮伤肺、忧愁思虑伤心、风雨寒暑伤形、大恐惧不节伤志；六极指气极、血极、筋极、骨极、肌极、精极。金元以后，对虚劳的理论认识及临床治疗都有较大的发展。如李东垣长于用甘温补中法调理脾胃虚损；朱丹溪善用滋阴降火及泻火保阴之法，善从肝肾论治，重视调养精血。明代张景岳提出："善补阳者，必于阴中求阳，则阳得阴助而生化无穷；善补阴者，必于阳中求阴，则阴得阳升而泉源不竭。"他还创制了左归丸、右归丸等方剂，对肾脏虚损的治疗有所创新。明代汪绮石《理虚元鉴》为虚劳专书，对虚劳的病因、病机、治疗、预防及护理均有

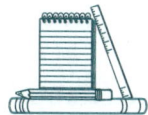

深刻的论述。清代吴澄的《不居集》对虚劳的资料做了比较系统的汇集整理，是研究虚劳的一部有价值的参考书。

西医学中多个系统的多种慢性和功能衰退性疾病，出现类似虚劳的临床表现时，均可参照本病辨证论治。

知识链接

癌症相关性疲乏

癌症相关性疲乏（CRF）是由癌症或癌症治疗引起的一种痛苦的、持续的倦怠或体力不支，与近期运动量不符，且不能通过休息缓解。临床表现为持续2周以上出现倦怠，常伴有认知障碍及情绪低落等，且妨碍日常生活。CRF发生率高、持续时间长，严重影响患者的抗肿瘤治疗及生活质量，甚至缩短患者的生存时间。

CRF为多因素相互作用所致的肿瘤常见症状。目前认为其影响因素包括肿瘤性因素，抗肿瘤治疗相关性因素（手术、化疗、放疗、免疫治疗/生物治疗等），肿瘤并发症或合并症相关因素（贫血、甲状腺功能紊乱、感染、电解质紊乱及营养不良等），慢性合并症状因素（慢性疼痛、睡眠紊乱及低免疫力等）和社会心理因素（应对方式、焦虑和沮丧等）。

中医认为内伤、外感均可造成CRF，正气不足、脏腑损耗、气血阴阳亏虚等是CRF的主要病机。对于CRF的治疗大多采用益气扶正、固本培元、养血益气等扶正法，通过调整人体阴阳平衡，振奋人体正气进而改善患者的整体机能来抵御邪毒。

（《中国癌症相关性疲乏临床实践诊疗指南》2021版）

【病因病机】

多种原因均可导致虚劳。《理虚元鉴·虚证有六因》云："有先天之因，有后天之因，有痘疹及病后之因，有外感之因，有境遇之因，有医药之因。"对引起虚劳的原因做了比较全面的归纳。多种病因作用于人体，引起脏腑气血阴阳的亏虚，日久不复而成为虚劳。

（一）病因

1.禀赋薄弱，因虚致病　多种虚劳证候的形成，都与禀赋薄弱，体质不强密切相关。或因父母体弱多病，年老体衰，或胎中失养，孕育不足，或生后喂养失当，水谷精气不充，均可导致禀赋薄弱。先天不足、禀赋薄弱之体，易于罹患疾病，并在病后易形成久病不复的状态，使脏腑气血阴阳亏虚日甚，而成为虚劳。

2.烦劳过度，损伤五脏　适当的劳作，包括脑力及体力的劳动，为人的正常生活以及保持健康所必需。但烦劳过度则有损健康，因劳致虚，日久而成虚劳。在烦劳过度中，以劳神过度及恣情纵欲较为多见。忧郁思虑，积思不解，所欲未遂等劳神过度，易使心失所养，脾失健运，心脾损伤，气血亏虚，久则形成虚劳。而早婚多育、房事不节、频繁手淫等，易使肾精亏虚，肾气不足，久则形成虚劳。

3.饮食不节，损伤脾胃　暴饮暴食，饥饱不调，嗜食偏食，营养不良，饮酒过度等原因，均会导致脾胃损伤，不能化生水谷精微，气血来源不充，脏腑经络失于濡养，日久形成虚劳。

4.大病久病，失于调理　大病之后，邪气过盛，脏气损伤，正气短时难以恢复，日久而成虚劳。久病而成虚劳者，随疾病性质的不同，损耗人体的气血阴阳各有侧重。如热病日久，则

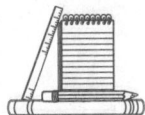

耗伤阴血；寒病日久，则伤气损阳；瘀血日久，则新血不生；或病后失于调理，正气难复，均可演变为虚劳。

5. 误治失治，损耗精气　由于辨证诊断有误，或选用药物不当，以致精气损伤。若多次失误，既延误疾病的治疗，又使阴精或阳气受损难复，从而导致虚劳。在现今的临床实践中，也有过用某些化学药物或接触有害物质（如放射线）过多，使阴精及气血受损，而形成虚劳者。

（二）病机

1. 基本病机　脏腑亏损，气血阴阳虚衰，久虚不复成劳。

2. 病位　主要在五脏，尤以脾胃为主。

3. 病理性质　气、血、阴、阳的虚损属里证、虚证。

4. 病理因素　气虚、血虚、阴虚、阳虚。

5. 病机转化　五脏相关，气血同源，阴阳互根，所以在虚劳的病变过程中常互相影响。一般来说，气虚以肺、脾为主，但病重者每可影响心、肾；血虚以心、肝为主，并与脾之化源不足有关；阴虚以肾、肝、肺为主，涉及心、胃；阳虚以脾、肾为主，重者每易影响到心。

【诊断与鉴别诊断】

（一）诊断依据

1. 主症　多见神疲体倦、心悸气短、面容憔悴、自汗盗汗，或五心烦热，或畏寒肢冷、脉虚无力等。

2. 次症　慢性病面容、形容枯槁、瘦削肉脱或臃肿虚浮。

3. 病史　具有引起虚劳的致病因素及较长的病史。发病前多有较长时间的疾病，或轻或重，反复发作，日久不愈。或有明显的诱因，如遇到天气变化、恼怒、劳累、暴饮暴食、饥饿、饮食生冷干硬会使病情加重。排除其他病证中的虚证。

4. 相关检查　血常规、血生化、心电图、X线、超声、免疫功能测定、内分泌功能测定等有助于诊断。

（二）病证鉴别

1. 虚劳与其他疾病的虚证　虚劳与内科其他病证中的虚证在临床表现、治疗方药方面有类似之处。两者主要区别有二：其一，虚劳的各种证候，均以出现一系列精气亏虚的症状为特征，而其他病证的虚证则各以其病证的主要症状为突出表现；其二，虚劳病程较长，程度更重，往往涉及多脏甚至整体，而其他病证中的虚证虽然也以久病属虚者为多，但亦有病程较短而呈现虚证者，且病变脏器单一。

2. 虚劳与肺痨　肺痨系正气不足而被痨虫侵袭所致，主要病位在肺，具有传染性，以阴虚火旺为其病理特点，以咳嗽、咳痰、咳血、潮热、盗汗、消瘦为主要临床症状；而虚劳则由多种原因所致，久虚不复，病程较长，无传染性，以脏腑气、血、阴、阳亏虚为其基本病机，分别出现五脏气、血、阴、阳亏虚的多种症状。

【辨证论治】

（一）辨证要点

1. 辨五脏气血阴阳亏虚　虚劳的证候虽多，但总不离乎五脏，而五脏之辨，又不外乎气、血、阴、阳，故对虚劳的辨证应以气、血、阴、阳为纲，五脏虚证为目。由于五脏相关、气血同源、阴阳互根，所以，各种原因所致的虚损往往互相影响，由一虚渐致多虚，由一脏而累及

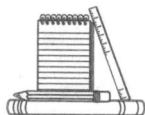

他脏，使病情趋于复杂和严重，辨证时须悉心分析。临证时，应根据不同脏腑虚损的证候特点、气血阴阳亏虚的不同证候特点来进行综合分析、归纳、辨别。

2. 辨证候的标本主次 虚劳之病，阳损及阴者，阳虚为本，阴虚为标；气虚及血者，气病为本，血病为标；血虚及气者，血病为本，气病为标；虚损及脾肾者，脾肾之损为本，他脏之损为标；虚劳复有新感外邪者，虚损为本，新感为标；虚损不甚而又兼积聚、痰瘀等宿病者，宿病为本，虚损为标。

3. 辨有无兼夹病证 虚劳多有较长的病程，可存在兼夹病证，辨治时应注意以下几种情况：其一，对因病致虚，久虚不复者，应辨明原有疾病是否还继续存在，如因热病、寒病或瘀结致虚者，原发疾病是否已经治愈；其二，有无因虚致实的表现，如因气虚运血无力，形成瘀血，或阳虚水气不化，以致水饮停滞，发为水肿，或脾气虚不能运化水湿，以致水湿内停等；其三，是否兼夹外邪，因虚劳之人卫外不固，易感外邪为患，且感邪之后不易恢复，治疗用药也与常人感邪有所不同。

（二）治疗原则

对于虚劳的治疗，根据"虚则补之""损者益之"的理论，当以补益为基本原则。在进行补益的时候，一是必须根据病理属性的不同，分别采取益气、养血、滋阴、温阳的治疗方药；二是要密切结合五脏病位的不同而选方用药，以加强治疗的针对性。

（三）分证论治

1. 气虚

（1）肺气虚

证候：咳嗽无力，痰液清稀，短气自汗，声音低怯，时寒时热，平素易于感冒，面白，舌质淡，脉弱。

证候分析：本证以肺气不足，表虚不固为基本病机。肺气虚损多系肺部疾患长期不愈发展而来，也是全身虚弱的一种表现。肺气虚弱，气失所主，肺失宣肃，故咳嗽无力，声音低怯；气虚津液不布，聚而成痰，故痰液清稀较多；肺气不足，卫外不固，营卫失和，故自汗畏风，时寒时热，易于感冒。本证以咳嗽无力，吐痰清稀，短气自汗为辨证要点。

治法：补益肺气。

方药：补肺汤加减。方中人参、黄芪补肺益气固表；熟地黄、五味子益肾固元敛肺；紫菀、桑白皮肃肺止咳。

若自汗较多者，加牡蛎、麻黄根固表敛汗；气阴两虚而兼见潮热、盗汗者，加鳖甲、地骨皮、秦艽等养阴清热；气虚卫弱，外邪入侵，寒热，身重，头目眩冒，表现为正虚感邪者，当扶正祛邪，佐防风、大豆黄卷、桂枝、生姜、杏仁、桔梗。

（2）心气虚

证候：心悸，气短，劳则尤甚，神疲体倦，自汗，舌质淡，脉弱。

证候分析：本证以心气虚损，心失所养为基本病机。心气亏损，运血无力，心失所养，故心悸，气短；汗为心液，心气不足，汗液不藏，故自汗；劳则耗气，故神疲体倦，诸症加重。本证以心悸，气短，神疲体倦，动则加重为辨证要点。

治法：益气养心。

方药：七福饮加减。方中人参、白术、炙甘草益气养心；熟地黄、当归滋补阴血；酸枣仁、远志宁心安神。

若自汗多者，加黄芪、五味子益气固摄；饮食少者，加砂仁、茯苓开胃健脾。

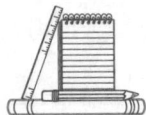

（3）脾气虚

证候：饮食减少，食后胃脘不舒，倦怠乏力，大便溏薄，面色萎黄，舌淡，苔薄，脉弱。

证候分析：本证以脾气虚弱，运化无力为基本病机。脾虚则气血生化不足，故面色萎黄，倦怠乏力；脾虚运化无力，故饮食减少，食后胃脘不适，大便溏薄。本证以面黄，食少，便溏，气短乏力为辨证要点。

治法：健脾益气。

方药：加味四君子汤加减。方中人参、黄芪、白术、甘草益气健脾；茯苓、白扁豆健脾除湿。

若中气不足，气虚下陷，脘腹坠胀，气短，脱肛者，改用补中益气汤补气升陷；腹痛即泻，手足欠温者，加肉桂、炮姜温补脾阳。

（4）肾气虚

证候：神疲乏力，腰膝酸软，小便频数而清，白带清稀，舌质淡，脉弱。

证候分析：本证以肾气虚损，肾失固摄为基本病机。肾气亏虚，不能充养肾府，经脉筋骨失养，故腰膝酸软，神疲乏力；肾气不固，膀胱失约，则小便频数而清；肾虚冲任不固，故白带清稀。本证以腰膝酸软，神疲乏力，尿频而清为辨证要点。

治法：益气补肾。

方药：大补元煎加减。方中人参、山药、炙甘草益气固肾；杜仲、山茱萸温补肾气；熟地黄、枸杞子、当归补养精血。

若神疲乏力甚者，加黄芪益气；尿频较甚及小便失禁者，加菟丝子、五味子、益智仁补肾固摄；脾失健运而兼见大便溏薄者，去熟地黄、当归，加肉豆蔻、补骨脂温补固涩。

2. 血虚

（1）心血虚

证候：心悸怔忡，健忘，失眠，多梦，面色不华，舌质淡，脉细或结代。

证候分析：本证以心血亏虚，心神失养为基本病机。心血不足，血不养心，心神不安，故心悸怔忡，失眠多梦，健忘；血脉不充，故脉细或结代。本证以心悸怔忡，失眠多梦，面色不华，脉细为辨证要点。

治法：养血宁心。

方药：养心汤加减。方中黄芪、党参、茯苓、甘草益气以生血；当归、川芎、五味子、柏子仁、酸枣仁、远志养心安神；肉桂、半夏曲温中健脾，以助气血之生化。

若失眠、多梦较甚者，加合欢花、夜交藤宁心安神；心悸甚者，加龙骨、牡蛎镇心安神。

（2）肝血虚

证候：头晕目眩，胁痛，肢体麻木，筋脉拘急，或肌肉瞤动，妇女月经不调甚则闭经，面色不华，舌质淡，脉弦细或细涩。

证候分析：本证以肝血亏虚，筋脉、头目失养为基本病机。肝虚血亏，不能上养头目，故头晕目眩，面色不华；血不养肝，肝失疏泄，肝气郁滞，故胁痛；肝血不足，筋脉失养，血虚生风，故肢体麻木，筋脉拘急，或肌肉瞤动；肝血虚亏，妇女冲任空虚，则致月经不调或闭经；脉弦细为肝血虚，血脉不充之象。本证以头晕目眩，胁肋隐痛，肢体麻木，脉弦细为辨证要点。

治法：补血养肝。

方药：四物汤加减。方中熟地黄滋阴养血；当归补血养肝，和血调经；佐白芍和营柔肝；川芎和血行滞，四药合用补血养血，和血柔肝。

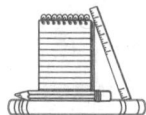

若血虚甚者，加何首乌、枸杞子、鸡血藤增强补血养肝的作用；目失所养，视物模糊者，加楮实子、枸杞子、决明子养肝明目。

3. 阴虚

（1）肺阴虚

证候：干咳，咽燥，甚或失音，咳血，潮热，盗汗，面色潮红，舌红少津，脉细数。

证候分析：本证以肺阴亏虚，清肃失司为基本病机。肺阴亏耗，肺失濡润，清肃之令不行，故干咳；肺阴虚，虚火内灼，肺络损伤则咳血，虚热内炽则潮热，热扰营阴为盗汗，阴虚津不上承，故咽燥，甚则失音。本证以干咳，咽燥，舌红少津，脉细数为辨证要点。

治法：养阴润肺。

方药：沙参麦冬汤加减。方中沙参、麦冬养阴润肺；玉竹、花粉生津润燥止渴；白扁豆、甘草养胃；桑叶轻宣燥热。诸药合用，清养肺胃，生津润燥。

若咳嗽甚者，加百部、款冬花肃肺止咳；咳血者，加白及、仙鹤草、小蓟凉血止血；潮热者，加地骨皮、银柴胡、秦艽、鳖甲养阴清热；盗汗者，加五味子、乌梅敛阴止汗。

（2）心阴虚

证候：心悸，失眠，烦躁，潮热，盗汗，或口舌生疮，面色潮红，舌红少津，脉细数。

证候分析：本证以心阴亏虚，心阳偏旺为基本病机。心阴不足，心阳偏亢，故心悸而烦；心失濡养，心神浮越，故少寐多梦；心阴亏虚，心火上炎，故口舌生疮；阴不制阳，虚热内生，故潮热盗汗，面色潮红。本证以心悸，烦躁，失眠，舌红，脉细数为辨证要点。

治法：滋阴养心。

方药：天王补心丹加减。方中生地黄、玄参、麦冬、天冬养阴清热；当归、丹参补血养心；太子参、茯苓补益心气；远志、柏子仁、酸枣仁、五味子养心安神，敛心气；桔梗载药上行。

若火热偏盛而见烦躁不安，口舌生疮者，去当归、远志之辛温，加黄连、木通、淡竹叶清心泻火，导热下行；潮热者，加地骨皮、银柴胡清退虚热；若盗汗，加牡蛎、浮小麦敛汗止汗。

（3）脾胃阴虚

证候：口渴，唇舌干燥，不思饮食，甚则干呕，呃逆，大便燥结，面色潮红，舌红少苔，脉细数。

证候分析：本证以脾胃阴虚，失于濡润为基本病机。脾胃阴津不足，胃失濡润，故不思饮食；肠腑失于滋润，则大便燥结；若阴亏较甚，胃失润降，则致干呕，呃逆；阴津不能上滋，则口渴，唇舌干燥，面色潮红。本证以不思饮食，干呕，大便燥结，舌干无苔，脉细数为辨证要点。

治法：养阴和胃。

方药：益胃汤加减。方中沙参、麦冬、生地黄、玉竹滋阴养液。

若口干唇燥，津亏较甚者，加石斛、花粉滋养胃阴；不思饮食甚者，加麦芽、白扁豆、山药益胃健脾；呃逆者，加刀豆、柿蒂、竹茹降逆止呃。

（4）肝阴虚

证候：头痛，眩晕，耳鸣，目干畏光，视物不明，急躁易怒，或肢体麻木，筋惕肉瞤，面潮红，舌干红，脉弦细数。

证候分析：本证以肝阴亏损，肝阳偏亢为基本病机。肝肾阴虚，肝阳上亢，故头痛眩晕，耳鸣，急躁；肝开窍于目，肝阴不足，不能上荣于目，故目干畏光，视物不明；阴血不能濡养筋脉，虚风内动，故肢体麻木，筋惕肉瞤。本证以头痛，眩晕，目干，急躁，肢体麻木，脉弦细

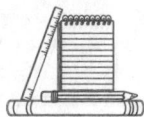

数为辨证要点。

治法：滋养肝阴。

方药：补肝汤加减。方中当归、川芎、熟地黄、白芍养血柔肝；木瓜、甘草、酸枣仁酸甘化阴，滋阴养肝。

若头痛、眩晕、耳鸣较甚，或筋惕肉瞤者，为风阳内盛，加石决明、菊花、钩藤、刺蒺藜平肝息风潜阳；目干涩畏光，或视物不明者，加枸杞子、女贞子、决明子养肝明目。

（5）肾阴虚

证候：腰酸，遗精，两足痿弱，眩晕，耳鸣，甚则耳聋，口干，咽痛，颧红，舌红少津，脉沉细。

证候分析：本证以肾阴亏虚，虚火内动为基本病机。肾之阴精亏虚，上不能濡养脑髓，下不能充养腰膝，故眩晕，耳鸣，甚则耳聋，腰酸；肾阴亏损，虚热内蒸，则口干，咽痛，颧红；肾阴亏虚，虚火内动，热扰精室，精关不固，故遗精。本证以眩晕，耳鸣，腰酸，遗精为辨证要点。

治法：滋补肾阴。

方药：左归丸加减。方中熟地黄、枸杞子、山药、龟甲胶、牛膝滋补肾阴；鹿角胶、菟丝子填补肾精，温补肾气。

若遗精者，加牡蛎、金樱子、芡实、莲须固肾涩精；潮热，口干咽痛，脉数者，为阴虚火旺，去鹿角胶，加知母、黄柏、地骨皮滋阴降火。

4. 阳虚

（1）心阳虚

证候：心悸，自汗，神倦嗜卧，心胸憋闷疼痛，形寒肢冷，面色苍白，舌淡或紫黯，脉细弱或沉迟。

证候分析：本证以心阳虚衰，心脉瘀阻为基本病机。心阳不足，心气亏虚，心脉失养，心液不藏，故心悸，自汗；阳虚不能温养四肢百骸，故形寒肢冷，神倦嗜卧；阳虚气弱，难以推动血液运行，心脉瘀阻，气机滞塞，故心胸憋闷疼痛；面青苍白，舌质紫黯等皆为阳虚有瘀之象。本证以心悸，自汗，形寒肢冷，心胸憋闷为辨证要点。

治法：益气温阳。

方药：保元汤加减。方中党参、黄芪、甘草益心气；肉桂、生姜温通阳气。

若心胸疼痛者，酌加郁金、川芎、丹参、三七活血定痛；形寒肢冷者，为阳虚较甚，酌加附子、巴戟天、仙茅、淫羊藿、鹿茸温补阳气。

（2）脾阳虚

证候：面色萎黄，食少，形寒，神倦乏力，少气懒言，大便溏薄，肠鸣腹痛，每因受寒或饮食不慎而加剧，舌淡，苔白，脉弱。

证候分析：本证以脾阳虚衰，温煦乏力，运化失常为基本病机。脾胃气虚进一步发展为脾阳亏虚，不能运化水谷，故面色萎黄，神倦乏力，少气懒言，食少；阳虚温煦乏力则寒，故形寒；阳虚则寒，清阳不展，寒凝气滞，故肠鸣腹痛；感受寒邪或饮食不慎，更伤脾阳，故使病情加重；舌淡，苔白，脉弱，均为中阳虚衰之象。本证以食少，形寒，肠鸣腹痛，便溏为辨证要点。

治法：温中健脾。

方药：附子理中汤加减。方中党参、白术、炙甘草益气健脾；附子、干姜温中祛寒。

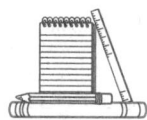

若腹中冷痛较甚者，为寒凝气滞，加高良姜、香附或丁香、吴茱萸温中散寒，理气止痛；食后腹胀及呕逆者，为胃寒气逆，加砂仁、半夏、陈皮温中和胃降逆；腹泻较甚者，为阳虚寒甚，加肉豆蔻、补骨脂、薏苡仁温补脾肾，涩肠除湿止泻。

（3）肾阳虚

证候：腰背酸痛，遗精，阳痿，多尿或不禁，面色苍白，畏寒肢冷，下利清谷或五更泄泻，舌淡，舌边齿痕，脉沉迟。

证候分析：本证以肾阳虚衰，阴寒内盛，失于温煦、固摄为基本病机。腰为肾之府，督脉贯背络肾而督诸阳，肾阳衰微，失于温煦，故腰背酸痛，畏寒肢冷；肾气衰微，精关不固，故遗精，阳痿；阳虚化气行水功能低下，肾气不固则多尿或不禁；命门火衰，火不生土，不能蒸化腐熟水谷，故下利清谷或五更泄泻。本证以腰背酸痛，滑精，阳痿，畏寒肢冷为辨证要点。

治法：温补肾阳。

方药：右归丸加减。方中附子、肉桂温补肾阳；杜仲、山茱萸、菟丝子、鹿角胶补益肾气；熟地黄、山药、枸杞子、当归补益精血，滋阴助阳。

若遗精者，加金樱子、桑螵蛸、莲须，或金锁固精丸以收涩固精；脾虚以致下利清谷者，去熟地黄、当归等滋腻滑润之品，加党参、白术、薏苡仁益气健脾，渗湿止泻；命门火衰以致五更泄泻者，合四神丸温脾暖肾，固肠止泻；阳虚水泛以致浮肿、尿少者，加茯苓、泽泻、车前子，或合五苓散利水消肿。

（四）其他疗法

肝肾阴虚者可用六味地黄丸、知柏地黄丸；脾气虚弱者可用人参归脾丸、补中益气丸；气血两虚者可用十全大补丸、人参养荣丸、八珍颗粒、生血宝颗粒。

【转归预后】

虚劳一般病程较长，多为久病痼疾，其转归预后，与体质的强弱、脾肾的盛衰、五脏的虚损劳伤程度有关。一般来说，脾肾未衰，元气未败，纳食尚可，脉象和缓者，病属顺证，预后良好；反之，元气先衰，脾肾已败，形神衰惫，不思饮食，喘急气促，腹泻不止，脉象微弱、数疾、迟涩者，病属逆证，预后不良。

【预防调护】

消除并避免诱因是预防虚劳的根本措施。虚劳患者由于正气不足，卫外不固，又容易招致外邪入侵，故应注意冷暖，避风寒，适寒温，尽量减少伤风感冒。注重调饮食，饮食以富于营养、易于消化、不伤脾胃为原则，且需戒烟酒；生活起居要有规律，做到动静结合、劳逸适度；宜注意舒情志，少烦忧，如保持情绪稳定、舒畅乐观等，有利于虚劳的康复。

【结语】

虚劳是多种慢性衰弱性证候的总称，其范围相当广泛。禀赋薄弱、劳倦过度、饮食损伤、久病失治等多种原因均会导致虚劳，其共同点是久虚不复而成劳。五脏功能衰退，气血阴阳亏损，是虚劳的基本病机。辨证应以气血阴阳为纲、五脏虚证为目。由于气血同源，阴阳互根，五脏相关，故应同时注意气血阴阳相兼为病及五脏之间的相互影响。"虚则补之"，补益是治疗虚劳的基本原则，应根据病理属性的不同，分别采用益气、养血、滋阴、温阳的治法，并结合五脏病位的不同而选方用药，以加强治疗的针对性。对于虚中夹实及兼感外邪者，治疗当补中

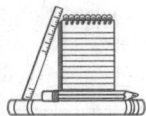

有泻、补泻兼施，防止因邪恋而进一步耗伤正气。做好调摄护理，对虚劳的康复具有重要作用。

复习思考

1.虚劳如何与肺痨及一般的虚证相鉴别？

2.如何理解肺、脾、肾三脏在虚劳治疗中的地位？

3.试述虚劳的辨证要点、治疗原则。

4.虚劳患者应如何调护？

临证验案

万某，男，27岁。1961年4月4日会诊。

住某医院，诊为"慢性髓性白血病"，面色苍白，头晕，左偏头痛，胸膺闷痛，牙龈渗血，有时低烧，纳少，大便正常。舌质淡，苔薄腻，脉沉细弦。属血痹虚劳，治宜益气补血、通络消瘀。生黄芪八钱，当归尾二钱，党参五钱，苏木二钱，生龟甲五钱，生鳖甲五钱，石决明五钱，地骨皮三钱，丹皮二钱，生地黄四钱，阿胶四钱。

5月4日复诊：低烧退，头晕减轻，胸闷痛已去，大便偏稀。原方去地骨皮。

5月23日三诊：口干欲饮，烦不能眠，皮肤易出血，小便黄。脉左沉细弱，右弦细数，舌苔薄黄燥。属阴虚血热，治宜益气凉血养阴。犀角粉（冲服）四分（现一般用水牛角代，但需加大剂量），生地黄四钱，白芍三钱，丹皮二钱，玉竹五钱，玄参三钱，麦冬三钱，山萸肉三钱，石斛五钱，阿胶（烊化）三钱。水煎，童便200mL兑服，日3次。

6月4日四诊：出血现象有好转，睡眠亦较好。脉略缓，苔减。仍宜益气养血祛瘀。党参五钱，苏木三钱，黄芪五钱，归尾二钱，牡丹皮二钱，生地黄六钱，龟甲五钱，鳖甲五钱，地榆三钱，地骨皮三钱，炙甘草三钱。

6月11日五诊：牙龈已不出血，皮肤出血点亦少，精神好转，饮食增加。燥苔退，沉微缓有力。原方续服。

（中医研究院.蒲辅周医疗经验.北京：人民卫生出版社，1976）

项目八 肥 胖

肥胖是由于多种原因导致体内膏脂堆积过多，体重异常增加，身肥体胖，并多伴有头晕乏力、神疲懒言、少动气短等症状的病证。

历代医籍对肥胖病的论述非常多。对本病的最早记载见于《素问·阴阳应象大论》，有"肥贵人"及"年五十，体重，耳目不聪明"的描述。在证候方面，《灵枢·逆顺肥瘦》记载："广肩腋项，肉薄厚皮而黑色，唇临临然，其血黑以浊，其气涩以迟。"《灵枢·卫气失常》根据人的皮肉气血的多少对肥胖进行分类，分为"有肥，有膏，有肉"三种证型。此外，《素问·奇病论》中有"喜食甘美而多肥"的记载，说明肥胖的发生与过食肥甘、先天禀赋、劳作运动太少等多种因素有关。后世医家在此基础上认识到肥胖的病机还与气虚、痰湿、七情及地理环境等因素有关，如《景岳全书·杂证谟·非风》认为肥人多气虚，《丹溪心法》《医门法律》认为肥人多痰湿。在治疗方面，《丹溪心法·中湿》认为肥胖应从湿热及气虚两方面论治。《石室秘录·肥治法》认为治肥须补气兼消痰，并补命火，使气足而痰消。此外，前人还认识到肥胖与

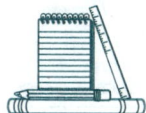

其他多种病证有关，《内经》认识到肥胖可转化为消渴，还与仆击、偏枯、痿厥、气满发逆等多种疾病有关。《女科切要》中指出："肥白妇人，经闭而不通者，必是痰湿与脂膜壅塞之故也。"

西医学的单纯性（体质性）肥胖病、继发性肥胖病（如继发于下丘脑、垂体病、胰岛病及甲状腺功能低下等的肥胖病），以及无症状的 2 型糖尿病，若肥胖者可参考本病辨证治疗。

【病因病机】

（一）病因

1. 饮食不节　暴饮暴食，食量过大，或过食肥甘。长期饮食不节，一方面可致水谷精微在人体内堆积成为膏脂，形成肥胖；另一方面也可损伤脾胃，不能布散水谷精微及运化水湿，致使湿浊内生，蕴酿成痰，痰湿聚集体内，使人体臃肿肥胖。

2. 年老体弱　肥胖的发生与年龄有关，40 岁以后明显增高。这是由于人至中年以后（多在 40 岁后），人体的生理机能由盛转衰，脾的运化功能减退，复又因过食肥甘，运化不及，聚湿生痰，痰湿壅结，或肾阳虚衰，不能化气行水，酿生水湿痰浊，聚于体内皮下，故而肥胖。

3. 劳逸失调　缺乏运动或喜坐懒动之人，则气血运行不畅，脾胃呆滞，或阴盛阳弱之人，阳气气化不足，运化功能低下，水谷精微失于正常输布，遂化为膏脂、痰浊，聚于肌肤、脏腑、经络，而致肥胖。

4. 先天禀赋　《内经》认识到肥胖与人的体质有关，现代已明确认识到，肥胖的发生具有家族性。如阳热体质，胃热偏盛者，食欲亢进，食量过大，脾运不及，可致膏脂痰湿堆积，而成肥胖。

此外，肥胖的发生还与性别、地理环境等因素有关，由于女性活动量较男性少，故女性肥胖者较男性为多。妇女在妊娠期或产后由于营养过多，亦容易发生肥胖。

（二）病机

1. 基本病机　总属阳气虚衰，痰湿偏盛。

2. 病位　病位主要在脾与肌肉，与肾虚关系密切，亦与心肺的功能失调及肝失疏泄有关。

3. 病理性质　本病多属本虚标实之候。本虚多为脾肾气虚，或兼心肺气虚；标实为痰湿膏脂内停，或兼水湿、血瘀、气滞等，临床常有偏于本虚及标实之不同。

4. 病理因素　主要是痰湿、湿浊、痰热、气滞、瘀血。

5. 病机转化　肥胖病变日久，常变生他病。《内经》中已经认识到肥胖与消瘅等病证有关，极度肥胖者，常易合并消渴、头痛、眩晕、胸痹、中风、胆胀、痹证等。

【诊断与鉴别诊断】

（一）诊断依据

1. 临床表现　体重明显超过标准体重一定范围，以形体肥胖为主要临床表现。具体如下：体重超出理想体重 20% 以上，或身体体重质量指数（BMI）超过 28 者为肥胖，但需排除肌肉发达或水分潴留因素。初期轻度肥胖仅体重增加 20%～30%，常无自觉症状；中重度肥胖常见伴随症状如身体沉重、头晕乏力、腹胀满、神疲倦怠、少气懒言、喜卧懒动、行动迟缓，甚或动则喘促等。

2. 病史　有长期饮食过多、食欲旺盛，或恣食膏粱厚味等的不良饮食习惯，或缺乏运动，或有肥胖家族史。本病是一个慢性过程，发病前无明显诱因。

3. 相关检查　测定腹部脂肪、垂体功能、甲状腺功能、雌二醇、睾酮、肾上腺皮质激素及

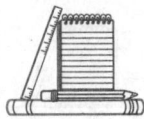

超声 CT、心电图、肝肾功能检查等有助于诊断。

（二）病证鉴别

1. 肥胖与水肿 水肿严重时，体重亦增加，也可出现肥胖的伴随症状，但水肿以颜面及四肢浮肿为主，严重者可见腹部胀满、全身皆肿，与本病症状有别。水肿经治疗，病理性水湿排出体外后，体重可迅速减轻降至正常，肥胖患者体重减轻则相对较缓。

2. 肥胖与黄胖 黄胖由肠道寄生虫与食积所致，以面部黄胖肿大为特征，或伴有喜食异物，与肥胖迥然有别。

【辨证论治】

（一）辨证要点

1. 辨标本虚实 本病多为标实本虚之候。本虚要辨明气虚，还是阳虚。标实要辨明痰湿、水湿及瘀血之不同。气虚表现为神疲乏力、少气懒言、倦怠气短、动则喘促、舌胖边有齿痕等；阳虚多表现为神疲乏力、腹胀便溏、畏寒肢冷、下肢浮肿、舌淡胖等；痰湿明显者，表现为形体肥胖、腹大胀满、四肢沉重、头重胸闷、时吐痰涎；水湿偏重，多有腹泻便溏、暮后肢肿、舌苔薄白或白腻；瘀血内停者，常见面色紫黯、舌黯或有瘀点瘀斑、舌下脉络迂曲，其中舌淡紫胖者属气虚血瘀，舌黯红苔黄腻者属痰热瘀血互结。

2. 辨明脏腑病位 肥胖病有在脾、在肾、在心肺的不同，临证时需加详辨。肥胖病变与脾关系最为密切，临床症见身体重着、神疲乏力、腹大胀满、头沉胸闷，或有恶心、痰多者，病变主要在脾。病久累及于肾，症见腰膝酸软疼痛、动则气喘、嗜睡、形寒肢冷、下肢浮肿、夜尿频多。病在心肺者，则见心悸气短、少气懒言、神疲自汗等。

（二）治疗原则

针对肥胖本虚标实的特点，治疗当以补虚泻实为原则。补虚常用健脾益气；脾病及肾，结合益气补肾。泻实常用祛湿化痰，结合行气、利水、消导、通腑、化瘀等法，以祛除体内病理性痰浊、水湿、瘀血、膏脂等。其中，祛湿化痰法是治疗本病的最常用方法，贯穿本病治疗过程的始终。

（三）分证论治

1. 胃热滞脾

证候：多食，消谷善饥，形体肥胖，面色红润，心烦头昏，口干口苦，脘腹胀满，胃脘灼痛嘈杂，得食则缓，舌红苔黄腻，脉弦滑。

证候分析：本证以胃热脾湿，精微不化，膏脂聚集为基本病机。胃热炽盛则面色红润，多食，消谷善饥，胃脘灼痛嘈杂，得食则缓；但由于脾湿运化无力，水谷精微不能转化利用，膏脂聚集，形体肥胖；湿热内蕴，阻滞气机，导致脘腹胀满，心烦头昏，口干口苦；舌红苔黄腻，脉弦滑为湿热内蕴征象。本证以多食善饥，形体肥胖，脘腹胀满为辨证要点。

治法：清胃泻火，佐以消导。

方药：小承气汤合保和丸加减。方中大黄泻热通便；连翘清胃泻火；枳实、厚朴行气散结；神曲、山楂、莱菔子消食导滞；半夏、陈皮理气化痰和胃；茯苓健脾利湿。

若肝胃郁热，胸胁苦满，烦躁易怒，口苦舌燥，腹胀纳呆，月经不调，脉弦，加柴胡、黄芩、栀子清肝泻火；肝火盛便秘者，加更衣丸泻火通便；食积化热，形成湿热，内阻肠胃，脘腹胀满，大便秘结或泄泻，小便短赤，苔黄腻，脉沉有力，用枳实导滞丸或木香槟榔丸，消积导滞，清利湿热。

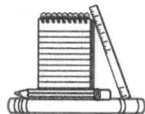

2. 痰湿内盛

证候：形体肥胖，身体沉重，肢体困倦，脘痞胸满，可伴头晕，口干而不欲饮，大便少行，嗜食肥甘醇酒，喜卧懒动，舌质淡胖或大，苔白腻或白滑，脉滑。

证候分析：本证以痰湿内盛，困遏脾运，阻滞气机为基本病机。痰湿内盛，困遏脾阳，脾不健运，进一步加重痰湿形成，导致形体肥胖；痰湿阻滞气机，气机不畅，则身体困重，脘痞胸满，大便少行；痰湿内盛，津液不能上承，故口干口渴，但体内有饮邪，故口干而不欲饮；痰湿上蒙清窍，则头晕；湿困中焦，清阳被遏，则喜卧懒动；舌质淡胖或大，苔白腻或白滑，脉滑为痰湿内盛之征。本证以体胖身重，胸膈痞满，喜卧懒动为辨证要点。

治法：燥湿化痰，理气消痞。

方药：导痰汤加减。方中半夏、制南星、生姜燥湿化痰和胃；陈皮、枳实理气化痰；茯苓、甘草健脾化湿。

若湿邪偏盛者，加苍术、薏苡仁、赤小豆、防己、车前子利水渗湿；痰湿化热，症见心烦少寐，纳少便秘，舌红苔黄，脉滑数者，酌加竹茹、浙贝母、黄芩、黄连、瓜蒌仁等清热化痰；痰湿郁久，壅阻气机，以致痰瘀交阻，伴见舌黯或有瘀斑者，酌加当归、赤芍、川芎、桃仁、红花、丹参、泽兰活血化瘀。

3. 脾虚湿盛

证候：肥胖臃肿，神疲乏力，身体困重，胸闷脘胀，四肢轻度浮肿，晨轻暮重，劳累后明显，饮食如常或偏少，既往多有暴饮暴食史，小便不利，便溏或便秘，舌淡胖，边有齿印，苔薄白或白腻，脉濡细。

证候分析：本证以脾虚气弱，运化无力，水湿内停为基本病机。暴饮暴食等损伤脾胃，致脾虚气弱，运化无力，则饮食偏少，胸闷脘胀，便秘；脾虚不能充养形体，故神疲乏力；脾虚水湿不运，泛溢肌肤，可见身体肥胖臃肿，四肢轻度浮肿；劳累则加重脾虚，故水肿晨轻暮重，劳累后明显；水湿停聚，阻滞气机，身体困重，小便不利；水湿下注肠道则便溏；舌淡胖，边有齿痕，苔薄白或白腻，脉濡细为脾虚水湿内停之征。本证以肥胖臃肿，神疲乏力，胸闷脘胀，便溏或便秘为辨证要点。

治法：健脾益气，渗利水湿。

方药：参苓白术散合防己黄芪汤加减。前方太子参、黄芪、白术、山药健脾益气；茯苓、白扁豆、莲子肉、薏苡仁淡渗利湿以实脾；砂仁化湿醒脾；桔梗开肺气，宣肺化痰。后方益气健脾利水，方中防己祛风行水，黄芪益气固表，兼可利水；白术补气健脾祛湿；生姜、大枣调和营卫；甘草和中，兼可调和诸药。

若脾虚水停，肢体肿胀明显者，加大腹皮、桑白皮、木瓜，或加入五皮饮利水消肿；腹胀便溏者，加厚朴、陈皮、广木香以理气消胀；腹中畏寒者，加肉桂、干姜等以温中散寒。

4. 脾肾阳虚

证候：形体肥胖，颜面虚浮，自汗气喘，动则更甚，神疲嗜卧，腹胀便溏，畏寒肢冷，下肢浮肿，尿昼少夜频，舌淡胖苔薄白，脉沉细。

证候分析：本证以脾肾阳虚，气化不行，水饮内停为基本病机。脾肾阳虚，不能温化，水湿内停，形体肥胖，颜面虚浮，下肢浮肿；阳气不足，无力运化，自汗气喘，动则更甚，神疲嗜卧，腹胀便溏；肾阳不足，气化不行，尿昼少夜频；阳虚则寒，故畏寒肢冷；舌淡胖苔薄白，脉沉细为阳虚水停之象。本证以形体肥胖，腹胀便溏，畏寒肢冷为辨证要点。

治法：温补脾肾，利水化饮。

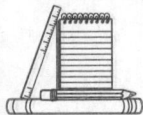

方药：真武汤合苓桂术甘汤加减。前方具温阳利水之功效，适宜于治疗肾阳虚衰，水气内停之肥胖；后方健脾利湿，温阳化饮，适宜于治疗脾虚湿聚饮停之肥胖。两方合用，共奏温补脾肾，利水化饮之功效。方中以附子、桂枝补脾肾之阳，温阳化气行水；白术、茯苓健脾益气行水；生姜温阳散寒；白芍敛阴，制姜、桂、附之燥性；甘草和中。

若气虚明显，伴见气短、自汗者，加人参、黄芪益气固表；水湿内停明显，症见尿少浮肿者，加五苓散，或泽泻、猪苓、大腹皮化湿利水；畏寒肢冷者，加补骨脂、仙茅、淫羊藿、益智仁补益肾阳，并重用肉桂、附子以温肾祛寒。

（四）其他疗法

食积化热者可用保和丸；痰湿内盛者可用苍附导痰丸；脾虚湿盛者可用参苓白术丸；浊瘀内阻所致的单纯性肥胖可用排毒清脂胶囊。

知识链接

王琦院士辨体质治疗肥胖

王琦院士认为肥胖与痰湿体质关系最为密切，察肥胖临证之规律，将肥胖分为气虚肥胖、痰湿肥胖和血瘀肥胖三型。气虚肥胖，多呈现肤白肌松、稍活动即气喘吁吁、容易感冒、疲乏、困倦、嗜睡、舌苔白腻等气虚证候，临床常用黄芪、白术、苍术、茯苓、泽泻、薏苡仁等健脾益气之法治疗气虚肥胖。痰湿肥胖，多为腹部肥满松软、面部皮肤油脂较多、多汗且黏、胸闷、痰多、口黏腻或甜、喜食肥甘、舌苔腻、脉滑等证候。王琦院士采用祛"邪"逐层分消的方法，痰壅在肺者，多用紫苏子、莱菔子、白芥子等；痰结在胸者，多用半夏、薤白、瓜蒌等；痰凝在脾者，多用白术、茯苓、苍术，并用制何首乌补肾益精、肉桂补命门心包之火，以助痰消。血瘀肥胖，临床可见皮肤色素沉着、身体某部位疼痛等表现。治以行气活血，化瘀消脂，药用姜黄、生蒲黄、熟大黄、当归、苏木等。

【预防调护】

肥胖重在预防，预防的关键则是拥有健康的生活方式。饮食宜清淡，忌肥甘醇酒厚味，膳食均衡，忌多食、暴饮暴食，忌食零食，多食蔬菜、水果，适当补充蛋白质，宜低脂、低糖、低盐，养成良好的饮食习惯；必要时可有针对性地配合药膳疗法；平素不可懒动贪睡，应主动做适当的体育锻炼或体力劳动，可根据情况选择散步、快走、慢跑、骑车等，但运动不可太过，且贵在持之以恒。减肥须循序渐进，使体重逐渐减轻，不宜骤减，以免损伤正气。

【结语】

肥胖是以体重异常增加，身肥休胖，并多伴有头晕乏力、神疲懒言、少动气短等症状的一类病证。由年老体弱、过食肥甘、缺乏运动、先天禀赋等原因导致，其病机总属阳气虚衰、痰湿偏盛。肥胖的病位主要在脾与肌肉，与肾虚关系密切，亦与心肺的功能失调有关。临证时要辨明标本虚实、脏腑病位，以补虚泻实为原则，治本用补益脾肾，治标常用祛湿化痰，结合行气、利水、消导、通腑、化瘀等法。肥胖多为本虚标实之候，虚实之间、各种病理产物之间常发生相互转化，病久还可变生消渴、头痛、眩晕、胸痹、中风、胆胀、痹证等疾病，因此必须积极治疗。药物治疗的同时，积极进行饮食调摄及体育锻炼，以提高疗效。

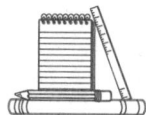

复习思考

1. 何谓肥胖？肥胖的诊断标准是什么？

2. 如何理解脾胃病理变化与肥胖发病的相关性？

3. 试述肥胖胃热滞脾型和痰湿内盛型的证治方药。

临证验案

董某，女，38 岁。1978 年 7 月 10 日初诊。

诉五六载来形体逐渐肥胖，并伴眩晕、闭经、漏乳等症，至 1976 年年底体重增至 88kg。于 1978 年 7 月 10 日来诊。患者形体呈均匀性肥胖，眩晕耳鸣，步履不实，时欲倾跌，肢体重滞不利，手握不紧，心悸间作，咯吐大量白色稠黏细沫痰，痰出则神清气爽，口干欲饮，月经常延期或闭，舌苔腻，脉象沉滑。辨证属水谷成痰，痰凝气滞血瘀。治以运脾燥湿化痰，执中央以运上下。

处方：炒苍术 6g，炒白术 6g，法半夏 9g，陈皮 6g，茯苓 15g，黑豆皮 9g，生薏苡仁 12g，石菖蒲 3g，竹茹 9g，荷叶 15g，梗通草 3g，服药 17 剂。形肥减，腹围小，眩悸均轻，大便三四日一行，月汛后期旬日来潮，量较多，5 天告尽，咯痰减而不已，质稠黏，苔脉同前。拟初议增其制，参入活血通瘀之品。

处方：制半夏 9g，茯苓 12g，陈皮 5g，炒枳壳 9g，竹茹 6g，风化硝（分冲）4g，全瓜蒌 12g，大麻仁 12g，川贝母 5g，桃仁 6g，石菖蒲 3g，荷叶 15g。

连投药 24 剂，体重已降至 76.5kg，肢体灵活，两手伸摄自如，体力增加。又间断服用上方药 30 剂，最后来诊，已无不适。

（董建华. 中国现代名中医医案精华·周筱斋医案. 北京：北京出版社，1990）

项目九　癌　病

癌病是多种恶性肿瘤的总称，以脏腑组织发生异常增生为其基本特征。临床以肿块逐渐增大、表面凹凸不平、质地坚硬、时有疼痛、发热，常伴乏力、纳差、消瘦并进行性加重为主要症状的病证。

殷墟甲骨文就有"瘤"的记载。《内经》对癌病的临床表现及预后进行了叙述，如《素问·玉机真脏论》说："大骨枯槁，大肉陷下，胸中气满，喘息不便，内痛引肩项，身热，脱肉破䐃，真脏见，十月之内死。"所述症状类似肺癌晚期临床表现，并明确指出预后不良。唐代时已有我国手术治疗癌病的最早记载，如《晋书·景帝纪》记载："初，帝目有瘤疾，使医割之。""癌"字首见于宋代东轩居士所著的《卫济宝书》。明代张介宾《景岳全书·积聚》提出了治癌四法："曰攻，曰消，曰散，曰补。"清代祁坤《外科大成·论痔漏》论及癌病的病因病机，多认为是由于情志失调、七情郁结、脏腑受损等原因，导致气滞血瘀所致。

癌病是一类常见病、多发病、难治病，是全身性疾病的局部表现，任何单一手段的局部治疗，均难以彻底治愈。中医药治疗癌病以扶正祛邪为指导思想，中西医结合治疗可以取长补短，充分发挥各种治疗方法在癌病各阶段中的作用，可起到提高疗效或减毒增效的作用，能改善症状，提高生存质量，延长生存期。

癌病包括脑瘤、肺癌、大肠癌、肾癌、膀胱癌、肝癌、食道癌、胃癌、甲状腺癌、乳腺癌、

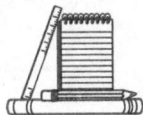

直肠癌、皮肤癌以及白血病等。

【病因病机】

癌病是发生于五脏六腑、四肢百骸的一类恶性疾病。多由于正气内虚、感受邪毒、情志怫郁、饮食损伤、宿有旧疾等因素，使脏腑功能失调，气血津液运行失常，产生气滞、血瘀、痰凝、湿浊、热毒等病理变化，蕴结于脏腑组织，相互搏结，日久渐积而成。

（一）病因

1.体质内虚 体质状况决定了正气的强弱和癌病的易患性和倾向性，机体正气在防治癌病的发生发展中起主导作用。素体虚弱，或久病伤正，或年老体衰，正气内虚，阴阳失衡，脏腑失调，外邪每易乘虚而入，客邪留滞不去，气机不畅，终致血行瘀滞结而成块。正如《医宗必读·积聚》所说："积之成也，正气不足，而后邪气居之。"

2.六淫邪毒 风、寒、暑、湿、燥、火六淫，代表了癌病的外因，具有发病与季节气候、居处环境有关，可从口鼻或肌肤多途径入侵机体，可单独或同时合并其他因素致病等特点，由表入里。若正气不能抗邪，则致客邪久留，脏腑气血阴阳失调，而致气滞、血瘀、痰浊、热毒等病变，久则可形成结块。人们逐渐认识到自然界中存在着很多化学、物理以及生物致癌物质，如工业废气、石棉、煤焦烟炱、放射性物质等，这些致癌物质亦可以归属于中医六淫的范畴。

3.七情内伤 情志不遂，气机郁结，久则导致气滞血瘀，或气不布津，久则津凝为痰，血瘀、痰浊互结，渐而成块。正如《类证治裁·郁证》说："七情内起之郁，始而伤气，继必及血。"

4.饮食失调 不当的饮食习惯及恣食甘肥厚腻，或辛辣腌炸烧烤，或烟酒海腥发物，导致脏腑功能失调及气血津液的紊乱，使正气亏虚，邪自内生，津伤气结痰凝而变生肿块。正如《医宗必读·痰饮》所说："脾土虚湿，清者难升，浊者难降，留中滞膈，瘀而成痰。"

（二）病机

1.基本病机 正气亏虚，脏腑功能失调，气机郁滞，痰瘀酿毒久羁而成有形肿块。

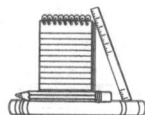

2.病位 不同的癌病其病变部位不同。但由于肝主疏泄，调畅气机，脾为气血生化之源，肾主髓、藏元阴元阳，故癌病的发生、发展与肝、脾、肾的关系较为密切。

3.病理性质 标实本虚，虚实夹杂。常见全身属虚而局部属实。

4.病理因素 主要是正气内虚，气滞、血瘀、痰结、湿聚、热毒等相互纠结。

5.病机转化 发病初期邪盛而正虚不显，故以气郁、血瘀、痰结、湿聚、热毒等实证为主。中晚期由于癌瘤耗伤人体气血津液，故多出现阴伤、气虚、气血亏虚、阴阳两虚等病机转变。由于邪愈盛而正愈虚，本虚标实，病变错综复杂，病势日益深重。

【诊断与鉴别诊断】

（一）诊断依据

1.临床表现 病程早期可能发生与病变部位有关的局部表现。如脑瘤患者常以头痛、呕吐、视力障碍、肢体活动不利为主；肺癌患者以顽固性干咳或痰中带血，以及胸痛、气急、发热多见；肝癌患者可见右胁疼痛、乏力、纳差、黄疸等；大肠癌患者可有大便习惯改变，如腹泻或便秘等；肾癌患者可有腰部不适、尿血等。

病变局部可有坚硬、表面不平的肿块，肿块进行性增大，伴乏力、纳差、疼痛，或不明原因发热及消瘦，并进行性加重，多为癌病诊断的主要依据。

2.相关检查 实验室痰、血、大小便检查，胸片、B超、CT、MRI等影像学检查，胃镜、肠镜、支气管镜等器械检查，以及手术或病灶穿刺活体组织病理学检查可有助于明确诊断。

（二）病证鉴别

癌病与良性肿瘤 良性肿瘤生长缓慢，皮肤无改变，除皮脂腺囊肿外，与皮肤无粘连，肿块表面光滑，与周围不粘连，边界清，活动度好，一般质地较软，一般无全身症状，肿瘤体积较大或发生于特殊部位，可产生压迫症状。癌病生长较快，凹陷或形成溃疡，肿块表面粗糙，无包膜，常与周围组织或皮肤粘连，活动度差或固定，质硬，无弹性，早期症状隐匿，中晚期可伴有明显的全身症状如消瘦、神疲倦怠、发热、出血，或发病部位的相应症状，预后不良。

【辨证论治】

（一）辨证要点

临床首先应辨癌病的脏腑病位；其次，辨病期，明确癌病患者处于早、中、晚期的不同；再次，辨虚实，分清虚实标本的主次。

1.辨病位 可根据癌病患者的临床表现、部位的经络循行以及所属脏腑功能、体征等特点，结合相关检查结果来综合分析、辨别病位。

2.辨病期 临床上常根据邪正的盛衰，将癌病分为早、中、晚三期。早期以邪实为主，痰湿、气滞、血瘀与毒互结成癌块，正虚不显；中期则正虚渐甚，癌块增大、变硬，侵犯的范围增大；晚期以正虚为主，正气消残，邪气侵凌范围广泛，或有远处转移。

3.辨虚实 癌病多为正虚邪实。正虚首先明确何脏腑之虚，是两脏还是多脏；其次分清气血阴阳亏虚及兼夹。邪实应分清痰结、湿阻、气滞、血瘀、毒聚的不同，以及是否有兼夹。

（二）治疗原则

癌病治疗的基本原则是扶正祛邪、攻补兼施。早期以邪盛为主，正虚不显，当先攻邪。祛邪主要采用理气、除湿、化痰、散结、祛瘀、解毒等法，并适当配伍有抗肿瘤作用的中药。中期宜攻补兼施。晚期正气大伤，不耐攻伐，当以扶正为主。扶正要根据正虚的不同，结合主要

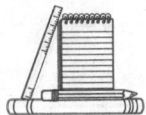

病变脏腑，分别采用补气、养血、滋阴、温阳。

（三）分证论治

1. 气郁痰瘀

证候：胸膈痞闷，脘腹胀满，或胀痛不适，或隐痛或刺痛，善太息，神疲乏力，纳呆食少，便溏，或呕血、黑便，或咳嗽咳痰，痰质稠黏，痰白或黄白相兼，舌质黯隐紫，苔薄腻，脉弦或细涩。

证候分析：本证以气机郁滞，痰瘀交阻为基本病机。肝失疏泄，经气郁滞，气阻血瘀，瘀血阻于心胸，气机升降不利，故胸膈痞闷，善太息；肝气横逆犯脾，脾气虚弱，运化失常，则脘腹胀满或胀痛不适，或隐痛或刺痛，纳呆食少，神疲乏力；日久气郁化火，横逆犯胃，损伤胃络，则见呕血、黑便；痰浊阻肺，壅遏肺气，则咳嗽痰黏，痰白或黄白相兼；舌质紫黯，脉细涩，为气滞血阻之象。本证以胸膈痞闷，脘腹胀痛，舌黯苔薄腻为辨证要点。

治法：行气解郁，化痰祛瘀。

方药：越鞠丸合化积丸加减。方中香附、槟榔行气活血；苍术、半夏燥湿祛痰行气；三棱、莪术、瓦楞子、五灵脂、川芎、苏木活血化瘀，行气消癥；炒谷麦芽、神曲消食行气。

若疼痛明显者，加郁金、延胡索、石见穿活血定痛；肿块明显者，加桃仁、半夏、浙贝母、土鳖虫破血逐瘀，软坚散结；呕血、黑便者，加三七粉、白及、仙鹤草止血。

2. 热毒炽盛

证候：局部肿块灼热疼痛，发热，口咽干燥，心烦寐差，或热势壮盛，久稽不退，咳嗽，无痰或少痰，或痰中带血，甚则咳血不止，胸痛或腰酸背痛，小便短赤，大便秘结，舌质红，苔黄腻或薄黄少津，脉细数或弦细数。

证候分析：本证以热毒炽盛，热阻血瘀为基本病机。热毒炽盛，瘀热内结，故见肿块灼热疼痛，发热或壮热不退；邪热内扰，则心烦寐差；热毒壅阻肺气，瘀阻肺络，可见咳嗽，无痰或少痰，或痰中带血；瘀血阻滞不通，则见胸痛或腰背酸痛；热邪耗津，故见口咽干燥，小便短赤，大便秘结；舌红苔黄少津，脉细数均为热毒炽盛之象。本证以肿块灼热疼痛，发热，口咽干燥，舌红苔黄为辨证要点。

治法：清热解毒，凉血散瘀。

方药：犀角地黄汤合犀黄丸加减。方中水牛角清心、凉血、解毒；牡丹皮、石上柏、半枝莲、白花蛇舌草凉血散瘀；土茯苓、苦参、藤梨根清热祛湿，解毒散结；山慈菇清热解毒，化痰散结；龙葵、红藤清热解毒，活血抗癌；重楼清热解毒，消肿止痛；冬凌草清热解毒，散瘀消肿。

若热毒伤阴，口咽干燥，咳嗽少痰者，加天冬、麦冬、生地黄、北沙参；热毒久稽，损伤络脉，痰中带血或尿血者，加大蓟、小蓟、藕节炭、侧柏叶、白茅根；热毒壅盛，腑气不通者，加生大黄、芒硝。

3. 湿热郁毒

证候：时有发热，恶心，胸闷，口干口苦，心烦易怒，胁痛或腹部阵痛，身黄，目黄，尿黄，便中带血或黏液脓血便，里急后重，或大便干稀不调，肛门灼热，舌质红，苔黄腻，脉弦滑或滑数。

证候分析：本证以湿阻化热，蕴结成毒为基本病机。湿热蕴结，脾胃失运，湿阻化热，热毒内结，升降失司，故见发热，恶心，胸闷，口干口苦；湿热毒邪熏灼肝胆，则见胁痛，心烦易怒；胆液宣泄不循常道，故见身黄，目黄，尿黄；湿热阻络，气滞血瘀，湿热瘀互结，发为

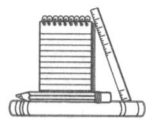

肿物；湿热下注，血热妄行，故腹痛，便血，里急后重或大便干稀不调；湿热下注，故肛门灼热；舌红，苔黄腻，脉滑数均为湿热郁毒蕴蒸之象。本证以恶心胸闷，肛门灼热，苔黄腻为辨证要点。

治法：清热利湿，解毒散结。

方药：龙胆泻肝汤合五味消毒饮加减。方中龙胆草、黄芩、栀子清热除湿，泻火解毒，兼以利胆退黄；泽泻、木通、车前子清热利湿；金银花、野菊花、蒲公英、紫花地丁、天葵子清热解毒，消肿散结。

若大便脓血黏液，泻下臭秽者，加白头翁、败酱草、苦参、马齿苋清热解毒；身目发黄，尿黄，便秘者，合用茵陈蒿汤加金钱草利湿退黄。

4. 瘀毒内阻

证候：局部肿块，质地坚硬，面色晦黯，或肌肤甲错，胸痛或腰腹疼痛，痛有定处，如锥如刺，痰中带血或尿血，血色黯红，口唇紫黯，舌质黯或有瘀点，瘀斑，苔薄或薄白，脉涩或细弦或细涩。

证候分析：本证以瘀血蓄结，壅阻气机为基本病机。气机阻滞，脉络阻塞，积而成块，故局部肿块，质地坚硬；日久气血凝结，血瘀阻滞不通，气机不畅，故面色晦黯，或肌肤甲错，胸痛或腰腹疼痛，痛有定处，如锥如刺；瘀阻肺络，血溢脉外，可见痰中带血，瘀血结于肾与膀胱，络破血溢，可见尿血，血色黯红；口唇紫黯，舌质紫黯，脉细涩，是瘀毒内阻之象。本证以肿块坚硬，痛有定处，口唇紫黯为辨证要点。

治法：化瘀软坚，理气止痛。

方药：血府逐瘀汤加减。方中桃仁、红花、五灵脂、牡丹皮、赤芍、当归、川芎活血通经，化瘀止痛；香附、乌药、枳壳调理气机。

若发热者，加丹参、白薇清热凉血；反复咳血者，去桃仁、红花，加蒲黄、三七、藕节、仙鹤草、茜草根祛瘀止血；肢体麻木疼痛者，加桂枝、鸡血藤活血通络。

5. 气血两虚

证候：形体消瘦，面色无华，唇甲色淡，气短乏力，动则尤甚，伴头昏心悸，目眩眼花，动则多汗，口干舌燥，纳呆食少，舌质红或淡，脉细或细弱。

证候分析：本证以久病伤正，气虚血亏为基本病机。病久气血化源不足，不能上荣头目，故气短乏力，面色无华，唇甲色淡，头昏目眩；脾气不足，运化失职，故纳呆食少；气虚固摄功能减弱，可见动则多汗；心悸为血不养心所致；舌淡脉细弱乃气血双亏之象。本证以面色无华，气短乏力，头昏心悸为辨证要点。

治法：补益气血，扶正抗癌。

方药：十全大补丸加减。方中人参、生黄芪补气；白术、茯苓、炙甘草健脾益气；当归、白芍、熟地黄、川芎养血补血和血。

若血虚甚者，加阿胶、何首乌、鸡血藤；纳呆食少者，加砂仁、薏苡仁、焦山楂、神曲、炒谷芽、炒麦芽运脾开胃；下利清谷，腰酸膝冷者，加补骨脂、肉豆蔻、吴茱萸、五味子温补脾肾，涩肠止泻。

6. 气阴两虚

证候：神疲乏力，口咽干燥，盗汗，头晕耳鸣，视物昏花，五心烦热，腰膝酸软，纳差，大便秘结或溏烂，舌质淡红，少苔，脉细或细数。

证候分析：本证以阴伤气耗，气阴两伤为基本病机。脾气亏虚，运化不健，则见神疲乏力，

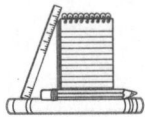

纳差；阴津亏损，内热自生，虚热内炽，则口咽干燥，五心烦热，盗汗；阴亏不能上养清窍，濡养腰膝，则头晕耳鸣，视物昏花，腰膝酸软；舌红，少苔，脉细或细数均为气阴两虚之征。本证以神疲乏力，口咽干燥，五心烦热为辨证要点。

治法：益气养阴，扶正抗癌。

方药：生脉地黄汤加减。方中人参大补元气；麦冬养阴生津；五味子敛补肺津；生地黄、熟地黄、玄参滋阴补肾；百合、麦冬、甘草滋阴润肺。

若阴虚甚者，加沙参、石斛、炙鳖甲；气虚甚者，加生黄芪、太子参、白术；口渴明显者，加芦根、天花粉、知母滋阴生津；咳痰不利，痰少而黏者，加贝母、百部、杏仁润肺化痰；五心烦热，潮热盗汗者，加知母、地骨皮、煅龙骨、煅牡蛎清退虚热，安神敛汗。

（四）其他疗法

热毒炽盛者可用西黄丸、西黄胶囊、华蟾素胶囊；瘀血阻滞者可用华蟾素胶囊、槐耳颗粒、通关藤胶囊；正气虚损者可用康艾注射液、参麦注射液、贞芪扶正颗粒。

【预防调护】

精血不足，脏气亏虚，气血阴阳失调，加之外邪入侵是重要的致病因素，因此，保养精气，劳逸适度，养成良好的生活、饮食习惯，戒烟少酒，保持心情愉快，加强必要的防护措施，对预防本病有重要的意义。对癌症患者加强精神护理，树立战胜疾病的信心，对本病预后有积极意义。另外，加强防癌普查工作，做到早期发现、早期诊断、早期治疗（尤其手术根治术），也是防治癌病的重要手段。

【结语】

癌病是多种恶性肿瘤的统称，以脏腑组织发生异常增生为其基本特征。癌病是在脏腑阴阳气血失调的基础上，六淫邪毒入侵，并与气、痰、湿、瘀、热等相搏结积滞而成。癌病的病因病机重点是本虚标实的病性，本虚为脏腑气血阴阳的亏虚，标实为气滞、瘀血、痰浊、热毒互结，结而成块。

癌病的诊断重视中西医结合，其治疗原则强调扶正祛邪、攻补兼施。癌病的预后一般都差，但近年来通过大量临床研究、实验研究，运用中医的理论进行辨证论治，并在癌病的不同阶段，采用中西医相结合的方法，在提高疗效，减少不良反应，提高生存质量，延长生存期等方面都取得了一些成果，值得进一步总结、研究。

复习思考

1.试述癌病的病因病机。

2.癌病的主要诊断依据包括哪些？

3.叙述癌病如何辨证论治。

临证验案

高某，女，30岁。1987年10月24日初诊。

患者素体健康，2个月来少腹坠胀疼痛，阵发性加剧，大便夹带血性黏液，里急后重，当地医院诊断为"痢疾"，经用呋喃唑酮、庆大霉素等住院治疗十多天，少腹坠胀不减，血便日益严重，特转诊我科求治。

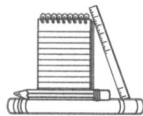

刻诊：大便下血，每日数次，血多粪少，夹带脓液，甚则纯血无便，血色鲜红，气味异常，伴少腹胀痛、里急后重，口干喜饮，饮食尚可。

检查：形体消瘦，精神尚佳，面色晦暗，体温正常；少腹腹肌紧张，按压疼痛；肠镜检查疑直肠癌（浸润型），病灶组织经洛阳医专附院病检，确诊为直肠癌。舌质红，苔黄腻，边不齐，脉象弦滑数。

证属湿热毒邪结聚，下焦气机阻滞，灼伤肠道血络。治以清热燥湿、凉血解毒、行气导滞。

方用白头翁汤化裁：白头翁 15g，黄连 9g，黄柏 10g，苦参 10g，广木香 9g，槟榔 13g，沉香 3g，生大黄 5g，焦山楂 13g，枳壳 7g，地榆 10g，白芍 30g，白花蛇舌草 30g。10 剂，水煎顿服。

1987 年 11 月 10 日二诊。上方显效，胀失痛消，下血明显减少，患者喜不自禁，唯后重不除。查：舌质红，苔黄略腻，脉弦滑数。病虽有减，病机未变，治仍宗上方加白花蛇舌草 30g，继进 10 剂。

2 个月后患者相告：上药尽剂，血止痛失，精神大振，已正常劳动，遂劝其趁正气不虚及时手术，以求根治。

（乔振刚．乔保钧医案．北京：北京科学技术出版社，1998）

项目十　厥　证

厥证是以突然昏倒，不省人事，或伴有四肢厥冷为主要临床表现的病证。轻者短时苏醒，醒后无偏瘫、失语、口眼歪斜等后遗症；重者昏厥时间较长，甚则可一厥不醒而死亡。

有关厥的记载始于《内经》，论述甚多，从症状而言可分为两种情况：一种是指突然昏倒，不知人事。如《素问·厥论》指出："厥……或令人暴不知人，或至半日，远至一日乃知人者。"《素问·大奇论》亦认为："暴厥者，不知与人言。"另一种是指肢体和手足逆冷。如《素问·厥论》说："寒厥之为寒也，必从五指而上于膝。"汉代张仲景继承了《内经》中手足逆冷为厥的论点，在《伤寒论·辨厥阴病脉证并治》中指出："凡厥者，阴阳气不相顺接，便为厥。厥者，手足逆冷是也。"元代张子和《儒门事亲》对厥证立专篇论述，不仅记载了手足逆冷之厥，而且还论证了昏不知人之厥，并将昏厥分为尸厥、痰厥、酒厥、气厥、风厥等，此后医家对厥证的理论不断充实和系统化，提出了气、血、痰、食、暑、尸、酒、蛔等厥，并以此作为辨证的重要依据，指导临床治疗。

本节厥证所讨论的范围是以内伤杂病中具有突然发生的一时性昏倒不知人事为主症，伴有四肢逆冷的病证。西医学中多种原因所致之晕厥，如癔症、神经源性晕厥、心源性晕厥、低血糖、休克等，均可参考本病进行辨证论治。

【病因病机】

引起厥证的病因较多，常在素体亏虚或素体气盛有余的基础上，因情志内伤、久病体虚、亡血失津、饮食不节等因素诱发。主要病机为气机突然逆乱，升降乖戾，气血阴阳不相顺接。

（一）病因

1.禀赋异常　平素气血运行不畅，或素体阳旺阴亏，突遇巨大精神刺激，随之气血逆乱，发为厥证。

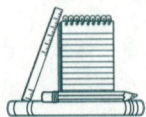

2. 情志内伤 七情刺激，气逆为病，以恼怒致厥者为多。若所愿不遂，肝气郁结，郁久化火，肝火上炎，或因大怒而气血并走于上，以致阴阳不相顺接而发为厥证。此外，其人若平素神气衰弱，加上突如其来的外界影响，如见死尸，或见鲜血喷涌，或闻巨响等，亦可使气血逆乱而发为昏厥。

3. 暑邪内传 暑邪其性炎热，内侵人体，传变迅速，传入心包，扰乱心神，以致昏不知人而成暑厥。

4. 体虚劳倦久病 元气素虚者，如因过度饥饿，以致中气不足，脑海失养；劳倦太过，阴阳气血亏耗，心神失养；大汗吐下，气随液耗，或因创伤出血，或血证失血过多，以致气随血脱，阳随阴消，津血亏虚，不能上荣，神明失主，而发为厥证。

5. 饮食不节 暴饮暴食，饮食积滞，停于中焦，气机阻滞，胃失和降，脾失升清，上下痞隔，发为厥证。或嗜食酒酪肥甘，脾胃受伤，运化失常，聚湿生痰，痰浊阻滞，气机不畅，如遇恼怒，痰随气逆上壅，阻遏清阳，发为厥证。

6. 蛔虫内扰 饮食不节，蛔虫内侵，寄生肠中，窜扰胆道，气血逆乱发为厥证。

（二）病机

1. 基本病机 主要是突然气机逆乱，升降乖戾，气血运行失常，阴阳不相顺接。

2. 病位 病变所属脏腑主要在于心、肝，涉及脑（清窍），与脾、肾密切相关。

3. 病理性质 病理性质有虚有实：虚者多为气血不足，不能上荣心脑，神明失养所致；实者多为气盛有余，气逆上冲，壅塞清窍；或血随气逆，或夹痰夹食，壅滞于上，闭阻清窍所致。

4. 病理因素 主要是气、血、痰、食、酒、暑热、蛔虫。

5. 病机转化 厥证之病理转归主要有三：一是阴阳气血不相顺接，进而阴阳离决，发展为一厥不复之死证。二是阴阳气血失常，或为气血上逆，或为中气下陷，或气血痰瘀内闭，气机逆乱而阴阳尚未离决，此类厥证或生或死，取决于正气来复与否及治疗措施是否及时得当。若正气来复，治疗得当，则气复返而生；反之，则气机逆乱加重，气不复返而死。三是表现为各种证候之间的转化。如气厥和血厥之实证，常转化为气滞血瘀之证；血厥虚证常转化为脱证等。

【诊断与鉴别诊断】

（一）诊断依据

1. 主症 突然昏仆，不省人事，或伴四肢逆冷为主要临床表现。

2. 次症 发作时常伴有恶心、汗出，醒后感头晕、疲乏、口干，但无失语、偏瘫等后遗症，缓解后一如常人。

3. 病史 既往大多有类似病证发生。发病前常有先兆症状，如头晕、心悸、视物模糊、面色苍白、出汗等，而后突然发生昏仆，不知人事，移时苏醒。发病前常有明显的精神刺激、情绪波动等因素，或有大失血病史，或有暴饮暴食史，或有痰盛宿疾。

4. 相关检查 血压、血糖、血常规、脑电图、脑干诱发电位、头颅 CT 或 MRI、胸部 X 线、心电图等有助于诊断。

（二）病证鉴别

1. 厥证与中风 中风以中老年人为多见，高年之体，上盛下虚，水不涵木，致肝阳化风，其中中脏腑者，多突然昏仆，昏迷持续时间较长，病势重，不易自醒，有口眼歪斜、失语、半身不遂等后遗症。厥证可发生于任何年龄，因骤逢惊惕恐吓及暴感邪气，致气血逆乱，出现昏仆，或四肢厥冷，昏倒时间较短，醒后无后遗症，轻者预后良好，但血厥之实证重者可发展为中风。

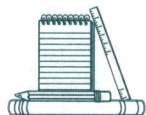

2. 厥证与痫病 痫病常有先天因素，多见于青少年，有类似发作史，病因为痰浊。由于痰浊内盛，侵及心肝，出现神志异常，虽有突然昏倒，不省人事，但移时苏醒，或昏不知人，醒后如常人，发作时间短暂，伴有抽搐，口吐涎沫，两目上视，喉中叫吼，常反复发作，难以根治。厥证之昏仆，仅伴有四肢厥冷等表现，无叫吼、吐涎、抽搐等症。

3. 厥证与昏迷 昏迷为多种疾病发展到一定阶段出现的危重证候，各个年龄皆可发生，昏迷时间一般较长，病势较重，一般不可自醒，或伴谵语、抽搐，苏醒后原发病仍然存在，重者预后不良。厥证之昏仆，突然发生，昏倒时间较短。

【辨证论治】

（一）辨证要点

1. 辨病因 厥证的发生常有明显的病因可寻，详问病史、体质情况、发病时的诱因，有助于分辨病情轻重与虚实：如气厥虚证，多发生于体质素虚，且有过度疲劳、睡眠不足、饥饿受寒、突受惊恐等诱因；血厥虚证，常继发于大出血之证；气厥、血厥实证，多发生于形壮体实者，而发作多与急躁恼怒、情志过极密切相关；痰厥好发于恣食肥甘、体丰湿盛之人。

2. 辨虚实 此为厥证辨证之关键所在。实证者表现为突然昏仆、面红气粗、声高息促、口噤握拳，或夹痰涎壅盛，舌红苔黄腻，脉洪大有力。虚证者表现眩晕昏厥、面色苍白、声低息微、口开手撒，或汗出肢冷，舌胖或淡，脉细弱无力。

（二）治疗原则

厥证总由气机逆乱，升降失常，阴阳之气不相顺接而致，故发作时的治疗原则是回厥醒神，醒后则需辨证论治，调治气血。气厥实证顺气开郁，气厥虚证补气回阳；血厥实证活血顺气，血厥虚证补养气血；痰厥行气豁痰；食厥和中消导。

（三）分证论治

1. 气厥

（1）实证

证候：多因情志异常、精神刺激而发作，突然昏倒，不知人事，或四肢厥冷，呼吸气粗，口噤握拳，舌苔薄白，脉伏或沉弦。

证候分析：本证以肝郁不舒，气机上逆，壅阻心胸，内闭神机为基本病机。情志不遂，肝气郁滞，肝失疏泄，肝气上逆，经气壅滞，阻塞清窍，故突然昏倒，不知人事，口噤握拳；肝气上逆，肺气不得宣降，见呼吸气粗；阳气被郁，四肢失于温煦，兼见四肢逆冷；舌苔薄白，脉伏或沉弦为实证。本证以精神刺激而发作，突然昏倒，不知人事，或四肢厥冷为辨证要点。

治法：顺气降逆开郁。

方药：急取通关散，继用五磨饮子加减。通关散辛香通窍，散剂吹鼻取嚏，促其苏醒；五磨饮子中沉香、乌药降气调肝，槟榔、枳实、木香行气破滞，檀香、丁香、藿香理气宽胸。

若肝阳偏亢，头晕而痛，面赤躁扰者，加钩藤、石决明、磁石以平肝潜阳；兼有痰热，症见喉中痰鸣，痰壅气塞者，加胆南星、贝母、橘红、竹沥等涤痰清热；醒后哭笑无常，睡眠不宁者，加茯神、远志、酸枣仁等安神宁志。

（2）虚证

证候：眩晕昏仆，面色苍白，呼吸微弱，汗出肢冷，舌淡，脉沉细微，患者多素体虚弱，因突受惊恐，或过度劳倦、饥饿受寒而诱发。

证候分析：本证以元气素虚，清阳不升，神明失养为基本病机。元气素虚，骤遇恐吓，恐

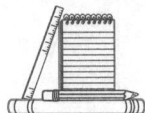

则气下，清阳不升，故眩晕昏仆，面色苍白；肺气虚弱则呼吸微弱；阳气衰微，难以温通则四肢厥冷；卫外不固则汗出；舌淡，脉沉细微为阳虚气陷之证。本证以眩晕昏仆，面色苍白，呼吸微弱，汗出肢冷为辨证要点。

治法：补气回阳醒神。

方药：急救可用生脉注射液、参附注射液；方用生脉饮、参附汤、四味回阳饮加减。三方均能补益正气，生脉饮重在益气生津，参附汤、四味回阳饮可益气回阳。四味回阳饮药用人参大补元气；附子、炮姜温里回阳；甘草调中缓急。

若汗出多者，加黄芪、白术、煅龙骨、煅牡蛎益气固涩止汗；心悸不宁者，加远志、柏子仁、酸枣仁养心安神；纳谷不香、食欲不振者，加白术、茯苓、陈皮健脾和胃。

2. 血厥

（1）实证

证候：多因急躁恼怒而发，突然昏倒，不知人事，牙关紧闭，面赤唇紫，舌黯红，脉弦有力。

证候分析：本证以怒而气上，血随气升，闭阻清窍为基本病机。因急躁恼怒致暴怒伤肝，肝气上逆，血随气升，闭阻清窍而发，故见突然昏倒，不知人事，牙关紧闭；气逆而血菀于上则见面赤唇紫；舌黯红，脉弦有力为气滞血瘀之象。本证以因急躁恼怒而发，突然昏倒，不知人事，牙关紧闭，面赤唇紫为辨证要点。

治法：平肝息风，理气通瘀。

方药：急用清开灵注射液静推或静滴，继用通瘀煎加减。方中当归尾、红花、山楂活血散瘀；乌药、青皮、木香、香附顺气开郁；泽泻性下行而泻，引气血而下。

若急躁易怒，肝热甚者，加菊花、牡丹皮、龙胆草清泻肝火；兼见阴虚不足，眩晕头痛者，加生地黄、枸杞子、珍珠母育阴潜阳。

（2）虚证

证候：常因失血过多，突然昏厥，面色苍白，口唇无华，四肢震颤，自汗肢冷，目陷口张，呼吸微弱，舌质淡，脉芤或细数无力。

证候分析：本证以血出过多，气随血脱，神明失养为基本病机。常发生于失血过多后，血虚不能上荣而突然昏厥，面色苍白，口唇无华；气血不能达于四末，筋脉失养致四肢震颤；营阴内衰，气随血脱而见目陷口张，自汗肢冷，呼吸微弱；失血过多，阴伤气耗则舌质淡，脉芤或细数无力。本证以失血过多，突然昏厥，面色苍白，口唇无华，自汗肢冷为辨证要点。

治法：补养气血。

方药：急用独参汤灌服，或人参注射液、生脉注射液静推或静滴，继用人参养营汤加减。独参汤重用人参，大补元气。同时，对失血过多者，应及时止血，并采取输血措施；继而用人参养营汤补益气血，方中人参、黄芪益气，熟地黄、当归养血，白芍、五味子敛阴，白术、茯苓、远志、炙甘草健脾安神，肉桂温养气血，陈皮行气，生姜、大枣和中补益。

若自汗肤冷、呼吸微弱者，加附子、干姜回阳救逆；口干少津者，加麦冬、玉竹、沙参养阴生津；心悸少寐者，加龙眼肉、酸枣仁养心安神。

3. 痰厥

证候：素有咳喘宿痰，多湿多痰，恼怒或剧烈咳嗽后，突然昏厥，喉有痰声，或呕吐涎沫，呼吸气粗，舌苔白腻，脉沉滑。

证候分析：本证以恼怒伤肝，肺气上逆，痰随气升，闭阻清窍为基本病机。素有咳喘宿疾，

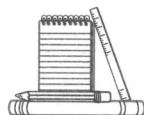

多湿多痰，多遇恼怒或外感六淫邪气后发病。痰随气升，上闭清窍而见突然昏厥；痰壅气道，痰气相击则见喉有痰声，或呕吐涎沫；痰浊阻滞，气机不畅而致气粗；舌苔白腻，脉沉滑为痰浊内阻之象。本证以平素多湿多痰，恼怒或剧烈咳后突然昏厥，喉有痰声为辨证要点。

治法：行气豁痰。

方药：导痰汤加减。方中陈皮、枳实理气降逆；半夏、南星、茯苓燥湿祛痰。

若兼外感表证者，加荆芥、薄荷、金银花、连翘以散风解表；痰湿化热，便干便秘，舌苔黄腻，脉滑数者，加黄芩、栀子、竹茹、瓜蒌仁清热降火；肝气郁滞，胸闷如窒者，加郁金、沉香降气开郁。

4. 食厥

证候：暴饮暴食之后，突然昏厥，脘腹胀满，呕恶酸腐，头晕，舌苔厚，脉滑。

证候分析：本证以食填中脘，胃气不降，气逆于上，清窍闭塞为基本病机。暴饮暴食，食滞中脘，气逆而上壅，使清窍闭塞而昏厥，眩晕；脾胃受伤，运化失调，食填中脘，故脘腹胀满；胃气不降，食浊随胃气上逆，见呕恶酸腐；舌苔厚，脉滑为食滞不消，浊气不降之征。本证以暴饮暴食，突然昏厥，脘腹胀满为辨证要点。

治法：和中消导。

方药：昏厥若在食后未久，应用盐汤探吐以祛实邪，再用神术散合保和丸加减治之。方中山楂、神曲、莱菔子消食；藿香、苍术、厚朴、砂仁理气化浊；半夏、陈皮、茯苓和胃化湿；连翘祛积热；甘草和中。

若腹胀而大便不通者，用小承气汤导滞通腑；呕恶者，加黄芩、竹茹清热止呕；腹痛者，加木香行气止痛。

（四）其他疗法

气厥实证可用苏合香丸、玉枢丹，平时可服柴胡疏肝散、逍遥散；气厥虚证，平时可用香砂六君子丸、归脾丸；血厥虚证可用人参养荣丸；痰厥可用二陈丸；食厥可用保和丸。

【预防调护】

避免不良的强烈的精神刺激，保持精神愉快舒畅，是预防厥证的重要措施。平时应加强锻炼，增强体质；注意饮食有节、营养，保持充足的睡眠。对已发厥证者，要加强护理，密切观察病情的发展变化，采取相应的措施救治。所有厥证患者，要及时消除其紧张情绪，严禁烟酒及辛辣香燥之品，以免助热生痰，加重病情。

【结语】

厥证是一种急性病证，临床上以突然发生一时性昏倒，不知人事，或伴有四肢逆冷为主要症状。轻者短时间内即可苏醒，重者一厥不醒，预后不良。其病因有体质禀赋脏腑气血偏颇、情志精神刺激以及暴感外邪等，病机在于气机逆乱，升降失调，气血阴阳不相顺接。厥证分为五种，即气、血、痰、暑、食厥，由于病机转归有虚实之分，临证时应根据不同类型，区别虚实而辨治。在治疗上，鉴于本证为危急之候，故应采用综合急救措施，及时救治，使之神醒厥回。

厥证每一型有其明显的特征，但也有其内在的联系，这种联系主要是由生理上的关联和病因病机的共性所决定的。例如气厥与血厥，因气为血帅，血为气母而互相影响；又如痰厥与气厥，由于痰随气动而互相联系。至于情志过极以致气血逆乱而发厥，则与气厥、血厥、痰厥均

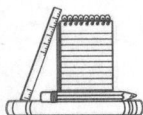

有密切关系。因此，临床上既要注意厥证不同类型的特点，又要把握厥证的共性，相互参见，全面兼顾，方能提高疗效。

复习思考

1. 厥证的临床特征是什么？

2. 厥证如何与中风、痫病、昏迷相鉴别？

3. 如何分辨气厥之虚实？

扫一扫，查阅
复习思考题答案

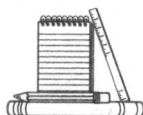

临证验案

何某，女，26 岁。

因初产后失血颇多，遂感心悸。一日突然昏仆，不省人事，面色苍白，移时苏醒，复如常人。初则自以为偶然之患，尚不介意，继则发作频繁，二三日一作，殆十数次。经多方治疗不效。脉象沉弱，舌质淡红无苔，面色㿠白无华，无手足抽搐、口眼歪斜、痰涎上涌等症，殊非中风，乃血厥也。治宜调理阴阳，用白薇汤加味。

处方：党参 30g，当归 24g，白薇 10g，丹参 10g，酸枣仁 12g，甘草 10g。

服十余剂病瘳，三年未见复发。

（湖南省中医药研究所 . 湖南省老中医医案选·曾绍裘 . 长沙：湖南科技出版社，1981）

模块九　肢体经络病证

【学习目标】

知识目标

1. 能够陈述痹证、痉证、颤证、腰痛的概念、病因病机、诊断与鉴别诊断、辨证要点、治疗原则、分证论治。

2. 能够阐述痹证与痿证的鉴别要点。

3. 知晓痹证、痿证、颤证、腰痛的预防调护。

技能目标

1. 能够对痹证、痿证、颤证、腰痛等肢体经络病证者进行辨治处置。

2. 具有分析问题、解决问题及自主学习的能力。

素质目标

1. 树立以中医内科理论治疗肢体经络病证的信心。

2. 以患者为中心，注重人文关怀，具有医者仁心。

肢体即四肢和外在躯体，与经络相连，具有防御外邪、保护内在脏腑组织的作用；经络是经脉和络脉的总称，具有联络脏腑肢节，沟通脏腑表里，纵行人体上下，运行全身气血，协调阴阳，调节人体各部的作用。

经络与脏腑、肢体关系密切。若肢体受邪，邪气可以通过经络内传脏腑，脏腑病变也可以经络为通道外达肢体。经络肢体的功能状态实质上取决于脏腑气血的盛衰。

肢体经络病证是由于外感或内伤等因素，导致肢体经络机能失调，出现相关病理变化，甚或肢体功能障碍、结构失常的一类疾病。

风、寒、湿、热等邪气痹阻经络，影响气血运行，则发痹证；外邪壅络，阴血亏虚，筋脉失养，则发痉证；精津不足，气血亏耗，肌肉筋脉失养，则发痿证；气血阴精亏虚，或痰瘀壅阻经脉，扰动筋脉，则发颤证；经脉痹阻，腰府失养，则发腰痛。

肢体经络病证的治疗以通经活络为大法。虚则补益，助之使通；实则去其阻滞，泻之使通，亦通法也。

项目一　痹　证

痹证是因风寒湿热邪气，闭阻经络，气血运行不畅，肢体筋骨、关节、肌肉发生疼痛、酸楚、麻木、重着，或关节屈伸不利、僵硬、肿大、变形等症状。轻者病在四肢关节肌肉，重者可内舍于脏腑。

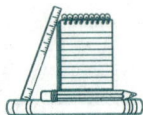

《内经》提出痹之病名，对其病因病机、证候分类以及转归、预后等均做了较详细的论述。如《素问·痹论》云："风、寒、湿三气杂至，合而为痹。其风气胜者为行痹；寒气胜者为痛痹；湿气胜者为着痹也。"《内经》又有五痹之分，即骨痹、筋痹、脉痹、肌痹、皮痹。《圣济总录》补充了热痹的病因病机内容，认为脏腑内热，复感外邪可致热痹。李中梓《医宗必读·痹》阐明了"治风先治血，血行风自灭"的治则；叶天士对痹久不愈，邪入于络者，用活血化瘀法治疗，并重用虫类药剔络搜风，对临床有较大指导意义。

本病的临床表现多与西医学的结缔组织病、骨与关节疾病相关，常见疾病如风湿性关节炎、类风湿关节炎、反应性关节炎、系统性红斑狼疮、皮肌炎、多发性肌炎、硬皮病、混合性结缔组织病、肌纤维炎、强直性脊柱炎、骨软骨炎、慢性纤维组织炎、腰肌劳损、肌腱炎、痛风等，其他如增生性骨关节炎等出现痹证的临床表现时，均可参考本病辨证论治。

【病因病机】

痹证多因风寒湿热之邪，乘虚侵袭人体，引起气血不畅，经络阻滞，或痰浊瘀血，阻痹经络，留着关节筋骨而成。

（一）病因

1. 外因

（1）风寒湿邪　久居潮湿寒冷之地、贪凉露宿、睡卧当风、冒雨涉水、水中作业或出汗后淋浴等，风寒湿邪注于肌腠经络，滞留于关节筋骨，气血痹阻，发为风寒湿痹。

（2）风湿热邪　久居炎热潮湿之地，感受风湿热邪，袭于肌腠，壅于经络，痹阻气血经脉，滞留于关节筋骨，发为风湿热痹。

2. 内因

（1）劳逸不当　劳欲过度，精气亏损，卫外不固，防御机能降低；或汗出肌疏，外邪乘袭；或激烈活动后体力下降，外邪乘袭。

（2）久病体虚　年老体虚，肝肾不足，肢体筋脉失养；病后、产后气血不足，腠理空疏，外邪乘虚而入。

（3）其他因素　恣食肥甘厚腻或酒热海腥发物，使脾失健运，而致湿热痰浊内生；或跌仆外伤，损及肢体筋脉，气血经脉痹阻，亦与痹证发生有关。

（二）病机

1. 基本病机　风、寒、湿、热、痰、瘀等邪气滞留肢体筋脉、关节、肌肉，气血痹阻不通，不通则痛。

2. 病位　病初邪在经脉、筋骨、肌肉、关节，日久也可累及脏腑。

3. 病理因素　风、寒、湿、热、痰、瘀。

4. 病机转化　痹证日久，容易出现下述三种病理变化：一是风寒湿痹或热痹日久不愈，气血运行不畅日甚，瘀血痰浊阻痹经络，出现皮肤瘀斑、关节周围结节、关节肿大畸形、屈伸不利等症；二是病久使正气耗伤，呈现不同程度的气血亏损或肝肾不足证候；三是痹证日久不愈，病邪由经络而累及脏腑，出现脏腑痹的证候，其中以心痹较为多见。

【诊断与鉴别诊断】

（一）诊断依据

1. 临床表现　肢体关节、肌肉疼痛、酸楚、麻木、重着、屈伸不利，或疼痛游走不定，甚则关节剧痛、肿大、强硬、变形。

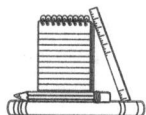

2. 病史 发病及病情的轻重常与劳累及寒冷、潮湿等天气有关，某些痹证的发生和加重可与饮食不当有关。本病可发生于任何年龄，但疾病的类型与不同年龄发病有一定关系。某些痹证女性多发。

3. 相关检查 病变部位 X 线和 CT 有助于本病的诊断和了解骨关节疾病的病变部位与损伤程度；抗溶血性链球菌 "O"、红细胞沉降率、C- 反应蛋白、黏蛋白、血清免疫球蛋白、类风湿因子、血清抗核抗体、血清蛋白电泳、血尿酸等检查，有助于西医相关疾病的诊断与鉴别诊断；心脏彩色多普勒超声检查可提示心脏瓣膜是否受损。

（二）病证鉴别

痹证与痿证 鉴别要点首先在于痛与不痛，痹证以关节疼痛为主，而痿证则为肢体力弱，无疼痛症状；其次要观察肢体的活动障碍，痿证是无力运动，痹证是因痛而影响活动；再次，部分痿证病初即有肌肉萎缩，而痹证则是由于疼痛甚或关节僵直不能活动，日久废而不用导致肌肉萎缩。

【辨证论治】

（一）辨证要点

1. 辨邪气的偏盛 痹痛游走不定者为行痹，属风邪盛；痛势较甚，痛有定处，遇寒加重者为痛痹，属寒邪盛；关节酸痛、重着、漫肿者为着痹，属湿邪盛；关节肿胀，肌肤焮红，灼热疼痛为热痹，属热邪盛；关节疼痛日久，肿胀局限，或见皮下结节者，为痰湿重；关节肿胀、僵硬、疼痛不移，肌肤紫黯或瘀斑等，为瘀血重。

2. 辨虚实 痹证新发，风、寒、湿、热、痰、瘀之邪明显者，为实；痹证日久，耗伤气血，损及脏腑，肝肾不足者，为虚；病程缠绵，日久不愈，常为痰瘀互结，肝肾亏虚者，为虚实夹杂证。

（二）治疗原则

祛邪通络为基本治疗原则。根据邪气的偏盛，分别予以祛风、散寒、除湿、清热、化痰、行瘀，兼顾"宣痹通络"。久痹正虚者，应重视扶正，补肝肾、益气血是常用之法。痹在上肢可选用姜黄、羌活、桂枝以通经达络，祛风胜湿；下肢疼痛者可选用独活、川牛膝、木瓜以引药下行；痹证累及颈椎，出现颈部僵硬不适、疼痛，左右前后活动受限者，可选用葛根、伸筋草、桂枝、羌活以舒筋通络，祛风止痛；痹证腰部疼痛、僵硬，弯腰活动受限者，可选用桑寄生、杜仲、巴戟天、淫羊藿、䗪虫以补肾强腰，化瘀止痛；痹证两膝关节肿胀，或有积液者，可用土茯苓、车前子、薏苡仁、猫爪草以清热利湿，消肿止痛；痹证四肢小关节疼痛、肿胀、灼热者，可选用土贝母、猫眼草、蜂房、威灵仙以解毒散结，消肿止痛；痹证久病入络，抽掣疼痛，肢体拘挛者，多用虫类搜风止痛药物。

知识链接

藤类药物在痹证中的应用

《本草便读》云："藤蔓之属，皆可通经入络。此物味苦平，善治风疾，故一切历节麻痹皆治之。"藤类药物盘根错节，缠绕蔓延，形如络脉，具舒展、蔓延之性，多善走经络，有"引经通络止痛"之用。临床上多用如鸡血藤、海风藤、络石藤、忍冬藤、钩藤、青风藤、穿山龙、天仙藤、鸡屎藤、大血藤、威灵仙等藤类中药治疗各种痹证。

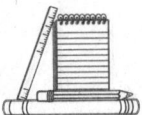

（三）分证论治

1.风寒湿痹

（1）行痹

证候：肢体关节、肌肉疼痛酸楚，屈伸不利，疼痛呈游走性，初起可见恶风、发热等表证，舌苔薄白，脉浮或浮缓。

证候分析：本证以风邪偏盛，痹阻经络，气血不通为基本病机。风寒湿邪留滞经络，阻痹气血，以致关节疼痛，屈伸不利，此为痹证的共同病机及症状；风性善行数变，风邪偏胜，故关节酸痛游走不定，多见于上肢、肩背；邪在卫表，营卫失和，故恶寒、发热；舌苔薄白，脉浮为邪气在表之征。本证以肢体关节酸痛，游走不定为辨证要点。

治法：祛风通络，散寒除湿。

方药：防风汤加减。方中防风、秦艽、麻黄、桂枝祛风散寒；当归、葛根活血通络，解肌止痛；茯苓健脾渗湿；生姜、大枣、甘草和中调营。

若腰背酸痛为主者，加杜仲、桑寄生、淫羊藿、巴戟天、续断等补肾壮骨；见关节肿大，苔薄黄，邪有化热之象者，用桂枝芍药知母汤。

（2）痛痹

证候：肢体关节疼痛，痛势较剧，部位固定，遇寒则痛甚，得热则痛缓，关节屈伸不利，局部皮肤或有寒冷感，舌质淡，舌苔薄白，脉弦紧。

证候分析：本证以寒邪偏胜，阻痹经络，气血运行受阻为基本病机。寒为阴邪，其性凝滞，以致气血闭阻较甚，故肢体关节疼痛较剧，痛处固定，得热痛减，遇寒痛增；寒主收引，筋脉不利，又加之剧痛，故关节屈伸不利；舌质淡，苔薄白，脉弦紧，为寒邪偏胜之征。本证以关节疼痛剧烈，得热痛减为辨证要点。

治法：温经散寒，祛风除湿。

方药：乌头汤加减。方中乌头、麻黄温经散寒，除湿止痛；芍药、甘草缓急止痛；黄芪益气固表，并能利气通痹。

关节发凉，疼痛剧烈，遇冷更甚，加附子、细辛、桂枝、干姜、当归温经散寒，通脉止痛。

（3）着痹

证候：肢体关节、肌肉酸楚、重着、疼痛，肿胀散漫，关节活动不利，肌肤麻木不仁，舌质淡，舌苔白腻，脉濡缓。

证候分析：本证以湿邪偏胜，阻痹经络，气血运行受阻为基本病机。湿性重浊黏滞，痹阻肢体经络，故肢体关节、肌肉酸楚、重着、疼痛；湿留肌肉，阻滞关节，故肿胀散漫，关节活动不便；湿阻经络，阳气不布，血行不畅，故肌肤麻木不仁；舌质淡，苔白腻，脉濡缓为湿盛之征。本证以肢体关节重着麻木，苔腻，脉濡缓为辨证要点。

治法：除湿通络，祛风散寒。

方药：薏苡仁汤加减。方中薏苡仁、苍术健脾除湿；羌活、独活、防风祛风胜湿；川乌、麻黄、桂枝温经散寒除湿；当归、川芎养血活血；生姜、甘草健脾和中。

若关节肿胀甚者，加萆薢、五加皮以利水通络；肌肤麻木不仁者，加海桐皮、豨莶草以祛风通络；小便不利，浮肿，加茯苓、泽泻、车前子以利水祛湿；痰湿盛者，加半夏、南星。

2.风湿热痹

证候：游走性关节疼痛，可涉及一个或多个关节，活动不便，局部灼热红肿，痛不可触，得冷则舒，可有皮下结节或红斑，常伴有发热、恶风、汗出、口渴、烦躁不安等全身症状，舌

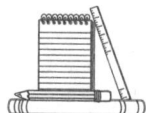

质红，舌苔黄或黄腻，脉滑数或浮数。

证候分析：本证以风湿热邪壅滞经脉，气血闭阻不通为基本病机。热为阳邪，与风湿相合，交阻于经络关节，故见游走性关节疼痛，局部红肿灼热，活动不便，得冷则舒；热邪内盛，津液耗伤，故见红斑，发热口渴，烦躁不安；邪犯肌表，营卫失和，故汗出；舌质红，苔黄腻，脉滑数或浮数，皆为风湿热象。本证以关节疼痛、灼热红肿，发热，汗出为辨证要点。

治法：清热通络，祛风除湿。

方药：白虎加桂枝汤或宣痹汤加减。前方以清热宣痹为主，用于偏风热明显者；后方重在清热利湿，用于偏湿热盛者：常用生石膏、知母、黄柏、连翘清热坚阴；桂枝疏风解肌通络；防己、杏仁、薏苡仁、滑石、赤小豆、蚕沙清利湿热，通络宣痹。

若皮肤有红斑者，加牡丹皮、赤芍、生地黄、紫草以清热凉血，活血化瘀。

3. 痰瘀痹阻

证候：痹证日久，肌肉关节刺痛，固定不移，或关节肌肤紫黯、肿胀，按之较硬，肢体顽麻或重着，或关节僵硬变形，屈伸不利，有硬结、瘀斑，面色黯黧，眼睑浮肿，或胸闷痰多，舌质紫黯或有瘀斑，舌苔白腻，脉弦涩。

证候分析：本证以痰瘀互结，闭阻经络，留滞肌肤为基本病机。痰浊与瘀血互结，瘀阻脉络，故肌肉关节刺痛，固定不移，肌肤紫黯、肿胀，见硬结、瘀斑；痰瘀阻滞，经脉肌肤失去气血荣养，故肢体顽麻重着；邪气深入筋骨，致骨变筋缩，则关节僵硬变形，屈伸不利；面色黯黧，舌质紫黯或有瘀斑，脉弦涩为血瘀之象；眼睑浮肿，胸闷痰多，舌苔白腻，为痰饮之征。本证以关节肌肉刺痛不移，僵硬变形为辨证要点。

治法：化痰行瘀，蠲痹通络。

方药：双合汤加减。本方乃桃红四物汤与二陈汤合方化裁而成。方中桃仁、红花活血化瘀，通络止痛；当归、川芎加强化瘀通络之力；白芍养血和营；半夏、白芥子、竹沥、陈皮燥湿化痰；茯苓健脾，姜汁和胃。

若痰浊滞留，皮下有结节者，加胆南星、天竺黄；瘀血明显，关节疼痛、肿大、强直、畸形，活动不利，舌质紫黯，脉涩，可加莪术、三七、地鳖虫。

4. 肝肾亏虚

证候：痹证日久不愈，关节屈伸不利，肌肉瘦削，腰膝酸软，或畏寒肢冷，阳痿，遗精，或骨蒸劳热，心烦口干，舌质淡红，舌苔薄白或少津，脉沉细弱或细数。

证候分析：本证以肝肾不足，筋骨失养为基本病机。肝肾两虚，筋骨失于濡养，故关节疼痛经久不愈，屈伸不利，腰膝酸软；偏阳虚者，则畏寒肢冷，阳痿，遗精；偏阴虚者，则骨蒸劳热，心烦口干；舌脉所见，亦为肝肾亏虚之象。本证以关节疼痛经久不愈，腰膝酸软为辨证要点。

治法：补益肝肾，舒筋活络。

方药：独活寄生汤加减。药用独活、桑寄生祛风湿，补肝肾，强筋骨，除痹痛；防风、秦艽祛风化湿止痛；杜仲、牛膝补益肝肾；桂枝、细辛温经通络；当归、川芎、生地黄、白芍养血活血；党参、白术、茯苓、甘草健脾益气。

若肾气虚，腰膝酸软，乏力较著，加鹿角霜、续断、狗脊；肾阳虚，畏寒肢冷，关节疼痛拘急，加附子、干姜、巴戟天。

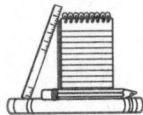

（四）其他疗法

1.中成药 风寒湿痹兼肝肾亏虚、气血不足者，可选用独活寄生丸；风寒湿痹兼痰瘀痹阻者，可选用小活络丹；风湿热痹证，可选用当归拈痛丸；正虚邪实之尪痹，可选用尪痹冲剂；风寒湿痹证，可选用正清风痛宁。

2.单方验方 ①老鹳草、豨莶草各30g，水煎服，每日2次。具有温经散寒，通络止痛之功，用于风寒湿痹证。②豨莶草30g，桑枝30g，嫩柳枝15g，嫩槐枝15g，水煎服，每日3次。具有清热消肿，通络止痛之功，用于风湿热痹证。

【转归预后】

痹证日久，耗伤气血，可逐渐演变为虚劳；内损于心，心脉闭阻，胸闷心悸，喘急难于平卧而为心悸、喘证；内损于肺，肺失肃降，气不化水，则咳嗽频作，胸痛，少痰，气急，可转为咳喘、悬饮等证。

【预防调护】

本病发生多与气候和生活环境有关，平素应注意防风、防寒、防潮，避免居潮湿之地。痹证初发，应积极治疗，防止病邪传变。病邪入脏，病情较重者应卧床休息。行走不便者，应防止跌仆，以免发生骨折。长期卧床者，既要保持患者肢体的功能位，有利于关节功能恢复，还要经常变换体位，防止褥疮发生。

【结语】

痹证是以风、寒、湿、热、痰、瘀等邪气滞留肢体筋脉、关节、肌肉，经脉闭阻，不通则痛为基本病机；以筋骨、关节、肌肉等疼痛、重着、酸楚、麻木，或关节屈伸不利、僵硬、肿大、变形等为主要症状。正虚卫外不固是痹证发生的内在基础，感受外邪为引发本病的外在条件。临床辨证应根据热象之有无，首先辨清风寒湿痹与热痹。风寒湿痹中，风邪偏盛者为行痹；寒邪偏盛者为痛痹；湿邪偏盛者为着痹。其治疗以祛风、散寒、除湿、清热和疏经通络为大法。病久耗伤气血，则注意调气养血、补益肝肾；痰瘀相结，当化痰行瘀、畅达经络；若寒热并存，虚实夹杂者，当明辨标本虚实而兼顾之。痹证初发，正气尚未大虚，病邪轻浅，采取及时有效的治疗，多可痊愈。若虽初发而感邪深重，或痹证反复发作，或失治、误治等，往往可使病邪深入，由肌肤而渐至筋骨脉络，甚至损及脏腑，病情缠绵难愈，预后较差。

复习思考

1.何谓痹证？常见痹证有哪些？各有何临床特点？

2.痹证与痿证应如何鉴别？

3.痹病应如何防治？

临证验案

周某，女，40岁。初诊：1975年4月17日。

素患痹证，近日来遍体关节酸痛，游走不定，怕冷，恶风出汗，咽痛充血，胃纳欠香。苔薄腻，舌边尖红，脉细。风湿留恋经络，气血流行不畅，《素问·痹论》以"风气胜者为行痹"，风邪所盛，故有恶风汗出之表证，咽痛充血，兼有内热之象。治拟祛风化湿、清热通络。按

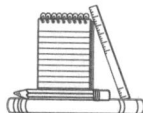

《金匮要略》桂枝芍药知母汤加减。

处方：桂枝6g，赤芍15g，知母12g，生地黄15g，炙甘草9g，制川乌（先煎）9g，鸡血藤30g，陈皮9g，6剂。

二诊：4月24日。关节痛已减，仍觉怕冷，咽痛消失，胃纳进步，神疲乏力，再守原意，原方7剂。另：黄芪片100片，每次吞服5片，1日3次。

三诊：5月3日。关节酸痛续减，昨起感腰部酸冷，纳香，精神好转。再予前法加减。原方去陈皮，加狗脊15g，6剂。另：黄芪片100片，服法同上。

（张小萍，陈明人.中医内科医案精选.上海：上海中医药大学出版社，2001）

项目二　痿　证

痿证是指肢体筋脉弛缓、软弱无力、不能随意运动，或伴有肌肉萎缩的病证。临床以下肢痿弱较为常见，亦称"痿躄"。痿是指痿弱不用，躄是指下肢软弱无力，不能步履之意。

《内经》阐述了痿证的病因病机、病证分类及治疗原则。《素问·痿论》指出本病的主要病机是"肺热叶焦"，将痿证分为皮、脉、筋、骨、肉五痿。在治疗上，《素问·痿论》提出"治痿独取阳明"的基本原则。金代张子和《儒门事亲》强调"痿病无寒"。朱丹溪承张子和之说，力纠"风痿混同"之弊，提出了"泻南方、补北方"的治疗原则，"泻南方则肺金清而东方不实……补北方则心火降而西方不虚"。在具体的辨证方面又有湿热、湿痰、气虚、瘀血之别，对后世影响很深。明清以后对痿证的辨证论治日趋完善。《景岳全书》指出痿证并非尽是阴虚火旺，认为"元气败伤则精虚不能灌溉，血虚不能营养者，亦不少矣"。《临证指南医案·痿》指出本病为"肝、肾、肺、胃四经之病"。

西医学中多发性神经炎、运动神经元疾病、脊髓病变、急性脊髓炎、重症肌无力、周期性瘫痪、进行性肌营养不良、癔症性瘫痪、肌萎缩侧索硬化，以及中枢神经系统感染并发软瘫的后遗症等，凡见到肢体痿软无力、不能随意运动者，均可参照本病辨证论治。

知识链接

肌萎缩侧索硬化

肌萎缩侧索硬化（amyotrophic lateral sclerosis，ALS）是一种进展性神经系统变性疾病。由于上、下运动神经元丢失导致球部、四肢、胸部肌肉逐渐无力和萎缩，动眼肌及括约肌不受累。其起病隐袭，进展缓慢，最终因呼吸衰竭死亡。发病率约1.5/10万，患病率4/10万～6/10万。平均发病年龄55岁，自发病起平均存活3.5年，50%的患者平均存活期为2.5年，5年存活率20%，10年存活率10%。球部起病者存活时间约2.2年，很少超过5年。一般发病年龄越早，存活时间越长。目前尚无治愈方法。

ALS在不同国家有不同名称，在法国称"Charcot病"，是为纪念1869年首次描述这一疾病的马丁·夏科医生而命名；在英国称"运动神经元病"，强调该病归属的类别；专业杂志遵循国际神经病学联盟的命名称为"ALS"。我国一般将"ALS"和"运动神经元病"混用，近年来国内非医学媒体还称其为"渐冻人症"，源于台湾运动神经元病协会进行科普宣教所使用的俗称。

[李晓光，刘明生，崔丽英.肌萎缩侧索硬化的临床分型、分期及病情评估.协和医学杂志，2018，9（1）：69-74]

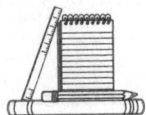

【病因病机】

痿证形成的原因颇为复杂。外感湿毒、湿热浸淫、饮食毒物、久病房劳、跌仆瘀阻均可引起五脏受损，气血亏耗，精津不足，肌肉筋脉失养，发为痿证。

（一）病因

1. 感受温毒　温热毒邪内侵，或病后余邪未尽，低热不解，或温病高热持续不退，皆令内热燔灼，伤津耗气，肺热叶焦，津伤失布，不能润泽五脏，五体失养而痿弱不用。

2. 湿热浸淫　久处湿地或涉水冒雨，感受外来湿邪，湿热浸淫经脉，营卫运行受阻，或郁遏生热，或痰热内停，蕴湿积热，导致湿热相蒸，浸淫筋脉，气血运行不畅，致筋脉失于滋养而成痿。

3. 饮食毒物　素体脾胃虚弱或饮食不节，劳倦思虑过度，或久病致虚，中气受损，脾胃受纳、运化、输布水谷精微的功能失常，气血津液生化之源不足，无以濡养五脏，以致筋骨肌肉失养；脾胃虚弱，不能运化水湿，聚湿成痰，痰湿内停，客于经脉；或饮食不节，过食肥甘，嗜酒辛辣，损伤脾胃，运化失职，湿热内生，均可致痿。此外，服用或接触毒性药物，损伤气血经脉，经气运行不利，脉道失畅，亦可致痿。

4. 久病房劳　先天不足、久病体虚、房劳太过，伤及肝肾，精损难复；劳役太过而伤肾，耗损阴精，肾水亏虚，筋脉失于灌溉濡养。

5. 跌仆瘀阻　跌打损伤，瘀血阻络，新血不生，经气运行不利，肢体失养，发为痿证；或产后恶露未尽，瘀血流注于腰膝，以致气血瘀阻不畅，脉道不利，四肢失其濡润滋养。

（二）病机

1. 基本病机　实则筋脉肌肉受邪，气血运行受阻；虚则气血阴精亏耗，筋脉肌肉失养。

2. 病位　病变部位在筋脉肌肉，与五脏相关，尤以肝肾为主。

3. 病理性质　有虚实之分，而以热证、虚证多见，也可见虚实夹杂。

4. 病机转化　外感温邪、湿热所致者，病初阴津耗伤不甚，邪热偏重，故属实证；但久延肺胃津伤，肝肾阴血耗损，则由实转虚，或虚实夹杂。内伤致病，脾胃虚弱，肝肾亏损，病久不已，气血阴精亏耗，则以虚证为主，但可夹湿、夹热、夹痰、夹瘀，表现本虚标实之候。故临床常呈现因实致虚、因虚致实和虚实错杂的复杂病机。

【诊断与鉴别诊断】

（一）诊断依据

1. 主症　肢体筋脉弛缓不收，下肢或上肢，一侧或双侧，软弱无力，甚则瘫痪，部分患者伴有肌肉萎缩。

2. 次症　由于肌肉痿软无力，可有睑废、视歧、声嘶低暗、抬头无力等症状，甚则影响呼吸、吞咽。

3. 病史　部分患者发病前有感冒、腹泻病史，有的患者有神经毒性药物接触史或家族遗传史。

4. 相关检查　血清酶学、脑脊液、肌电图、肌肉活检、乙酰胆碱受体抗体、CT 及 MRI 等检查有助于诊断。

（二）病证鉴别

1. 痿证与偏枯　偏枯亦称半身不遂，是中风症状，病见一侧上、下肢偏废不用，常伴有语言謇涩、口眼歪斜，久则患肢肌肉枯瘦，其瘫痪是由于中风而致，二者临床不难鉴别。

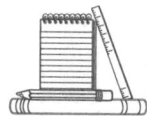

2. 痿证与痹证 痹证后期，由于肢体关节疼痛，不能运动，肢体长期废用，亦有类似痿证之瘦削枯萎，但痿证肢体关节一般不痛，痹证则均有疼痛。其病因病机、治法也不相同，应予鉴别。

【辨证论治】

（一）辨证要点

1. 辨脏腑病位 痿证初起，症见发热、咳嗽、咽痛，或在热病之后出现肢体软弱不用者，病位多在肺；凡见四肢痿软、食少便溏、面浮、下肢微肿、纳呆腹胀，病位多在脾胃；凡下肢痿软无力明显，甚则不能站立，腰脊酸软、头晕耳鸣、遗精阳痿、月经不调、咽干目眩，病位多在肝肾。

2. 辨标本虚实 痿证以虚为本，或本虚标实。因感受温热毒邪或湿热浸淫者，多急性发病，病程发展较快，属实证；热邪最易耗津伤正，疾病早期常见虚实错杂；内伤积损，久病不愈，主要为肝肾阴虚和脾胃虚弱，多属虚证，但又常兼夹郁热、湿热、痰浊、瘀血，而虚中有实；跌打损伤，瘀阻脉络或痿证日久，气虚血瘀，也属常见。

（二）治疗原则

痿证的治疗，虚证以扶正补虚为主。脾胃虚弱者，宜益气健脾；肝肾亏虚者，宜滋养肝肾。实证宜祛邪和络。肺热伤津者，宜清热润燥；湿热浸淫者，宜清热利湿；瘀阻脉络者，宜活血行瘀。虚实兼夹者，当扶正与祛邪并施。

（三）分证论治

1. 肺热津伤

证候：发病急，病起发热，或发热后突然出现肢体软弱无力，可较快出现肌肉瘦削，皮肤干燥，心烦口渴，咳呛少痰，咽干不利，小便黄赤或热痛，大便干燥，舌质红，苔黄，脉细数。

证候分析：本证以肺热津伤，筋脉失养为基本病机。肺燥伤津，五脏失润，筋脉失养，故病起发热或热后突然出现肢体软弱无力，皮肤干燥；热邪伤津，故心烦口渴，小便黄赤或热痛，大便干燥；肺津不能上润肺系，故咽干不利，咳呛少痰；舌红，苔黄，脉细数，均为阴伤津涸，肺阴不足之征。本证以病起发热或热后突然出现肢体软弱无力为辨证要点。

治法：清热润燥，养阴生津。

方药：清燥救肺汤加减。方中人参、麦冬、甘草益气生津；桑叶、杏仁、枇杷叶宣肺化痰；石膏清肺热；胡麻仁、阿胶润燥滋阴。

若身热未退，高热，口渴有汗者，重用生石膏，加金银花、连翘、知母清热解毒；咳嗽痰多者，加瓜蒌、桑白皮、川贝母宣肺清热化痰；咳呛少痰，咽喉干燥者，加玄参、天花粉、芦根滋阴清热；身热已退，食欲减退，口干咽干较甚者，此胃阴亦伤，用益胃汤加石斛、天冬、麦芽。

2. 湿热浸淫

证候：起病较缓，逐渐出现肢体困重，痿软无力，尤以下肢或两足痿弱为甚，兼见微肿，手足麻木，足胫蒸热，或有全身发热，胸脘痞闷，小便赤涩热痛，舌质红，舌苔黄腻，脉濡数或滑数。

证候分析：本证以湿热浸渍，壅遏经脉，营卫受阻为基本病机。湿热浸淫肌肤，流注经脉，气血阻滞，故见肢体痿软无力；湿性趋下，故下肢不用为多；湿热壅滞筋脉，则足胫蒸热，或有全身发热；湿热中阻，故见胸脘痞闷；湿热下注，则小便赤涩热痛；舌苔黄腻，脉濡数或滑

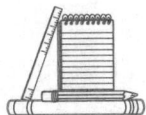

数，均为湿热之征。本证以肢体逐渐出现痿软无力，下肢多见，小便短赤灼热，舌苔黄腻为辨证要点。

治法：清热利湿，通利经脉。

方药：加味二妙丸加减。方中苍术燥湿；黄柏清热；牛膝、萆薢、防己导湿热下行，利湿通络；当归、龟甲滋阴养血。

若湿邪偏盛，胸脘痞闷，肢重且肿者，加厚朴、茯苓、枳壳、陈皮以理气化湿；热邪偏盛，身热肢重，小便赤涩热痛者，加忍冬藤、连翘、蒲公英清热解毒利湿；湿热伤阴，两足掀热，心烦口干，舌质红或舌苔中剥，脉细数者，去苍术，重用龟甲，加玄参、山萸肉、生地黄。

3. 脾胃虚弱

证候：起病缓慢，肢体软弱无力逐渐加重，神疲肢倦，肌肉萎缩，少气懒言，纳呆便溏，面色萎黄无华，面浮，舌淡，苔薄白，脉细弱。

证候分析：本证以脾虚不健，生化乏源，气血亏虚，筋脉失养为基本病机。脾胃虚弱，气血乏源，不能充养肌体、筋脉，故肢体痿软，肌肉萎缩逐渐加重；脾虚失运，则面浮食少；纳呆便溏，少气懒言，面色萎黄不华，脉细弱均为脾胃虚弱之征。本证以肌肉萎缩逐渐加重，纳呆便溏为辨证要点。

治法：补中益气，健脾升清。

方药：参苓白术散合补中益气汤加减。前方以健脾益气利湿为主，后方重在健脾益气养血。方中人参、白术、山药、白扁豆、莲子肉、甘草、大枣补脾益气；黄芪、当归益气养血；薏苡仁、茯苓、砂仁、陈皮健脾和胃，理气化湿；升麻、柴胡升举清阳。

若脾胃虚弱，食积不运者，加麦芽、山楂、神曲；气血虚甚者，加西洋参、黄精、阿胶。

4. 肝肾亏损

证候：起病缓慢，渐见肢体痿软无力，尤以下肢明显，腰膝酸软，不能久立，甚至步履全废，腿胫大肉渐脱，或伴有眩晕耳鸣，舌咽干燥，遗精或遗尿，妇女月经不调，舌红少苔，脉细数。

证候分析：本证以肝肾亏虚，阴精不足，筋脉失养为基本病机。肝肾亏虚，精血不能濡养筋脉，渐致成痿；精髓不足，故腰膝酸软无力，肌肉渐脱；精血亏虚，不能上荣耳目，故耳鸣目眩；肾虚固摄无权则遗精；肝肾亏损，冲任失调则月经不调；舌红脉细数均为阴血亏虚之象。本证以下肢痿软无力，腰膝酸软为辨证要点。

治法：补益肝肾，滋阴清热。

方药：虎潜丸加减。方用狗骨、牛膝强筋骨利关节；熟地黄、知母、龟甲、黄柏填精补髓，滋阴清热；锁阳温肾益精；当归、白芍养血柔肝；干姜、陈皮温中理气和胃，既防苦寒败胃，又使滋而不腻。

若阴损及阳，阴阳两虚，兼有神疲，怯寒怕冷，阳痿早泄，尿频而清，脉沉细无力者，去黄柏、知母，加淫羊藿、鹿角霜、紫河车、附子、肉桂；腰脊酸软，加杜仲、续断、补骨脂、狗脊补肾壮腰；热甚者，去锁阳、干姜，或用六味地黄丸加牛骨髓、鹿角胶、枸杞子滋阴补肾；遗精遗尿者，加金樱子、桑螵蛸、覆盆子缩尿止遗。

5. 脉络瘀阻

证候：久病体虚，四肢痿弱，肌肉瘦削，手足麻木不仁，四肢青筋显露，肌肤甲错，舌痿伸缩不利，舌质黯淡或有瘀点瘀斑，脉细涩。

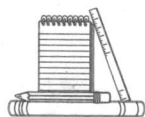

证候分析：本证以气虚血瘀，阻滞经络，筋脉失养为基本病机。跌仆损伤，劳力过猛，瘀血留内，络脉不通，气血被阻，肢体失养，故手足麻木不仁，痿软无力；瘀血内阻，故伤处疼痛，肌肤甲错，青筋显露；舌黯或有瘀斑，脉细涩均为瘀血内阻之象。本证以四肢痿弱，肌肤甲错，舌有瘀点瘀斑为辨证要点。

治法：益气养营，活血行瘀。

方药：圣愈汤合补阳还五汤加减。前方以益气养血为主，后方重在补气活血通络；方中人参、黄芪益气；当归、川芎、熟地黄、白芍养血和血；川牛膝、地龙、桃仁、红花、鸡血藤活血化瘀通络。

若手足麻木，舌苔厚腻者，加薏苡仁、木瓜化湿通络；下肢痿软无力者，加杜仲、补骨脂、桑寄生补肾壮骨；形体消瘦，手足痿弱者，为瘀血久留，用圣愈汤送服大黄䗪虫丸，补虚活血，以丸缓图。

（四）其他疗法

1. 中成药　肝肾不足，可选用虎潜丸；湿热下注，可选用三妙丸；风寒湿痹痿证可选用木瓜丸；虚劳痿证可选用河车大造丸；脾胃虚弱，可选用参苓白术散等。

2. 单方验方　①石斛、怀牛膝、桑白皮各30g，甘草6g，水煎服，每日2次，用于肺热伤津痿证。②大麦（去皮）60g，薏苡仁60g，土茯苓90g，同煎为粥，煮熟后去土茯苓，常服，治湿热浸淫痿证。

【转归预后】

本病在初起阶段，病情较轻浅，治疗效果较好，功能较易恢复。若迁延至后期，尤其肌肉明显萎缩，肝肾精血俱衰者，则常难以恢复。痿证各证候之间可互为转化与兼夹，如肺热津伤证，久则导致脾胃虚弱或肝肾亏虚。肝肾亏虚证，又多由久痿耗伤阴精所致。脾胃虚弱与湿热浸淫亦每多兼夹。血瘀可以杂见于各证之中。临床上需注意这些动态变化，不可固守不变。

【预防调护】

避居湿地，防御外邪侵袭。注意精神调养，清心寡欲，避免过劳，生活规律。饮食宜清淡而富有营养，忌油腻辛辣。有自理能力者，可散步、打太极拳、做五禽戏；若无法自行活动，嘱家属帮助患者疏理筋骨、翻身拍背，防止肢体挛缩和关节僵硬。

【结语】

痿证是因外感湿热毒邪或湿热浸淫，耗伤肺胃津液或气血津液不运，不能濡养肌肉、筋脉，或饮食、久病劳倦等因素，损及脏腑，导致脾胃虚弱、肝肾亏损以致肌肉筋脉失养而发病。临床以肢体痿弱无力、不能随意运动为主症。本病以虚为本，或虚实错杂。临床虽以肺热津伤、湿热浸淫、脾胃虚弱、肝肾亏损、络脉瘀阻等证型常见，但各种证型之间常相互关联。如感受温热及湿热致痿，迁延日久可导致肝肾亏损；肝肾亏损，亦可阴损及阳，出现阳虚证候；经络是气血运行的通道，痿证日久，影响气血正常运行，经络瘀滞，使筋脉更失其濡养，而关节不利，肌肉萎缩明显。临床治疗时要结合标本虚实传变，扶正主要是调养脏腑、补益气血阴阳，祛邪重在清利湿热与温热毒邪。在治疗过程中还要兼顾运行气血，以通利经络、濡养筋脉。痿证的预后与病因、病程有关，年老体衰发病者，预后较差。

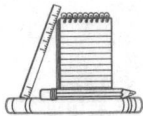

复习思考

1. 痿证的基本病机是什么？
2. 痿证的辨证要点是什么？如何分证论治？

临证验案

李某，女，36岁。1988年4月14日初诊。

患者于今晨发觉双下肢不能站立行走，急来本院就诊。半月来，患者自感纳呆，恶心欲吐，脘胀满闷不舒，进食后尤甚。渐感困乏倦怠，气短，四肢痿软无力，以致两下肢瘫软不能行走。检查：青年女性，神清，精神萎靡，面色苍白。双上肢肌力Ⅲ级，双下肢肌力Ⅰ级，膝腱反射微弱。血压14/8kPa。心肺正常，血清钾3.0mmol/L，心电图可见与T波相连的u波，客观指标符合低血钾症。诊为痿证。证属脾胃虚弱，痰湿中阻，化源不充，四肢肌肉失养所致。治以健脾益气、燥湿化痰。方以六君子汤加味。

处方：人参12g，白术9g，茯苓12g，炙甘草6g，陈皮9g，姜半夏9g，焦三仙各12g，大枣6g，生姜9g，水煎服。3剂。

二诊：4月18日。服药3剂后，胃纳大增，上肢无力已恢复如初。下肢肌力Ⅲ级，上方继服。

三诊：4月29日。继服3剂后，查血清钾3.8mmol/L。原方再服6剂，复查血清钾4.4mmol/L。心电图检查为正常心电图。患者行走如常人。

（张小萍，陈明人.中医内科医案精选.上海：上海中医药大学出版社，2001）

项目三 颤 证

颤证亦称"振掉""颤振""震颤"，是因情志过极、饮食失宜、劳逸失当或其他慢性病证致使脾肾受损，肝风内动，筋脉失养，以头部或肢体摇动颤抖，不能自制为主要临床表现的一种病证。轻者仅表现在机体局部，或头摇动或手足微颤；重者头部震摇、肢体颤动不止，甚则肢节拘急，失去自理能力。本病一般起病缓慢，中、老年患病较多，男性多于女性。

《内经》中无颤证病名，但有类似记载，《素问·至真要大论》"诸风掉眩，皆属于肝"的"掉"字，即含震颤之义，并基本阐明了本病以肢体摇动为其主要症状，属风象，与肝、肾有关。为后世对颤证的认识奠定了基础。《医学纲目》肯定了《内经》肝风内动的观点，阐明风寒、热邪、湿痰均可作为病因生风致颤，扩充了病因病机内容，还指出本病与瘛疭有别。王肯堂《证治准绳》除收录了《医学纲目》有关颤证的内容外，又做了进一步的阐发，说明本病是由肝气太过，乘土侮金，化火生风而致筋膜不能约束的风病，并指出本病的发病特点以中老年居多。孙一奎《赤水玄珠》提出气虚、血虚均可引起颤证，治法为"气虚颤振，用参术汤"，"血虚而振，用秘方定心丸"。清代张璐《张氏医通》明确指出颤证与瘛疭的区别，认为本病多因风、火、痰、虚所致，并载列相应的治疗方药10余首，对本病的理法方药认识日趋深刻。高鼓峰《医宗己任编》指出本病是以气虚为本，补益为其重要治疗法则。

根据本病的临床表现，西医学中锥体外系疾病所致的不随意运动如震颤麻痹、肝豆状核变性、小脑病变的姿位性震颤、特发性震颤、甲状腺功能亢进、舞蹈病、手足徐动症等，凡具有颤证临床特征的锥体外系疾病和某些代谢性疾病，可参照本病辨证论治。

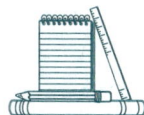

【病因病机】

颤证主要由于年老体虚、情志过极、饮食失宜、劳逸失当或其他慢性病证导致脾肾受损，肝风内动，筋脉失养而成。

（一）病因

1.年老体虚　中年之后，脾胃渐损，肝肾亏虚，精气暗耗，筋脉失养；或禀赋不足，肾精虚损，脏气失调；或罹患沉疴，久病体弱，脏腑功能紊乱，气血阴阳不足，筋脉失养，虚风内动。

2.情志过极　情志失调，郁怒忧思太过，脏腑气机失于调畅。郁怒伤肝，肝气郁结不畅，气滞而筋脉失养；或肝郁化火生风，风阳暴张，窜经入络，扰动筋脉；若思虑太过，则损伤心脉，气血化源不足，筋脉失养；或因脾虚不运，津液失于输布，而聚湿生痰，痰浊流窜扰动筋脉。

3.饮食不节　恣食膏粱厚味或嗜酒成癖，损伤脾胃，聚湿生痰，痰浊阻滞经络而动风；或滋生内热，痰热互结，壅阻经脉而动风；或因饥饱无常，过食生冷，损伤脾胃，气血生化乏源，致使筋脉失养而发为颤证。

4.劳逸失当　行役劳苦，动作不休，使肌肉筋膜损伤疲极，或房事劳欲太过，肝肾亏虚，阴血暗损，筋脉失于调畅而不得自主，发为颤证。

（二）病机

1.基本病机　肝风内动，筋脉失养。

2.病位　在筋脉，与肝、肾、脾等脏关系密切。

3.病理性质　总属本虚标实。本为气血阴阳亏虚，其中以阴津精血亏虚为主；标为风、火、痰、瘀为患。

4.病理因素　风、火、痰、瘀。

5.病机转化　标本之间密切联系，病久则虚实寒热转化不定，而成寒热错杂、虚实夹杂之证。

【诊断与鉴别诊断】

（一）诊断依据

1.主症　头部及肢体颤抖、摇动，不能自制。轻者头摇肢颤，重则头部振摇大动，肢体震颤不已，不能持物，食则令人代哺；继则肢体不灵，行动迟缓，表情淡漠，神情呆滞，口角流涎。

2.次症　常伴动作笨拙、活动减少、多汗流涎、语言缓慢不清、烦躁不寐、神识呆滞等症状。

3.病史　多发生于中老年人，男性多于女性。一般呈隐袭起病，逐渐加重，不能自行缓解。部分患者发病与情志有关，或继发于脑部病变。

4.相关检查　颅脑 CT 或 MRI、肝功能、眼底检查、血尿酮的测定、甲状腺功能检查等有助于诊断。

（二）病证鉴别

颤证与瘛疭　瘛疭即抽搐，多见于急性热病或某些慢性疾病急性发作，抽搐多呈持续性，有时伴短阵性间歇，手足屈伸牵引，弛纵交替，部分患者可有发热、两目上视、神昏等症状；

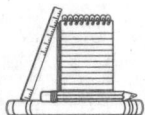

颤证是一种慢性疾病过程，以头颈、手足不自主颤动、振摇为主要症状，手足颤抖动作幅度小，频率较快，而无肢体抽搐牵引和发热、神昏等症状，再结合病史分析，二者不难鉴别。

【辨证论治】

（一）辨证要点

颤证重在辨标本虚实。肝肾阴虚，气血不足为病之本，属虚；风、火、痰、瘀等病理因素多为病之标，属实。

（二）治疗原则

本病的初期，本虚之象并不明显，常见风火相煽，痰热壅阻之标实证，治疗当以清热、化痰、息风为主；病程较长，年老体弱，其肝肾亏虚、气血不足等本虚之象逐渐突出，治疗当滋补肝肾，益气养血，调补阴阳为主，兼以息风通络。由于本病多发于中老年人，多在本虚的基础上导致标实，因此治疗更应重视补益肝肾，治病求本。

（三）分证论治

1. 风阳内动

证候：肢体颤动，动作粗大，程度较重，不能自制，头晕耳鸣，面赤烦躁，易激动，心情紧张时颤动加重，伴有肢体麻木，口苦而干，语言迟缓不清，流涎，尿赤，大便干，舌质红，苔黄，脉弦。

证候分析：本证以肝郁阳亢，化火生风，扰动筋脉为基本病机。肝郁日久，化火生风，扰动筋脉，故肢体颤动且程度较重，不能自制，肢体麻木，语言迟缓不清；肝阳上亢，阳升风动，上扰清空，故头晕耳鸣，面赤烦躁，易激动；火灼津液，故口苦而干，尿赤，大便干；舌质红，苔黄，脉弦，均为肝阳亢盛之象。本证以肢体颤动较重，不能自制，头晕耳鸣，面赤烦躁为辨证要点。

治法：镇肝息风，舒筋止颤。

方药：天麻钩藤饮合镇肝熄风汤加减。前方平肝息风，清热安神；后方镇肝息风，育阴潜阳，舒筋止颤。方中天麻、钩藤、石决明、代赭石、生龙骨、生牡蛎镇肝息风止颤；生地黄、白芍、玄参、龟甲、天冬育阴清热，潜阳息风；怀牛膝、杜仲、桑寄生滋补肝肾；川楝子疏肝理气；黄芩、栀子清热泻火；夜交藤、茯神宁心安神。

若肝火偏盛，焦虑心烦者，加龙胆草、夏枯草；痰多者，加竹沥、天竺黄以清热化痰；心烦失眠者，加酸枣仁、柏子仁、丹参养血补心安神；颤动不止者，加僵蚕、全蝎增强息风活络止颤之功。

2. 痰热风动

证候：头摇不止，肢麻震颤，重则手不能持物，头晕目眩，胸脘痞闷，口苦口黏，甚则口吐痰涎，舌体胖大，有齿痕，舌质红，舌苔黄腻，脉弦滑数。

证候分析：本证以痰热内蕴，热极生风，筋脉失约为基本病机。肢麻震颤，头晕目眩，口苦口黏，甚则吐痰涎，为痰热而兼肝风之象；气机阻滞，故胸脘痞闷；舌苔黄腻，脉弦滑数，皆为痰热内蕴之征。本证以头摇肢麻震颤，头晕脘痞，口苦痰多，舌苔黄腻为辨证要点。

治法：清热化痰，平肝息风。

方药：导痰汤合羚角钩藤汤加减。前方以化痰行气为主，后方重在清热平肝息风。方中半夏、胆南星、竹茹、川贝母、黄芩清热化痰；羚羊角、桑叶、钩藤、菊花平肝潜阳，息风止颤；生地黄、白芍、甘草育阴清热，缓急止颤；橘红、茯苓、枳实健脾理气化痰。

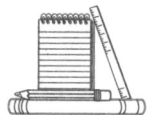

若痰湿内聚，胸闷恶心，咳吐痰涎，苔厚腻，脉滑者，加皂角、白芥子；心烦易怒者，加天竺黄、牡丹皮、郁金清肝疏心；胸闷脘痞者，加瓜蒌皮、厚朴、苍术燥湿消痞；肌肤麻木不仁者，加地龙、丝瓜络、竹沥通络祛痰；神志呆滞者，加石菖蒲、远志醒神开窍。

3. 气血亏虚

证候：头摇肢颤，面色淡白，表情淡漠，神疲乏力，动则气短，心悸健忘，眩晕，纳呆，舌体胖大，舌质淡红，舌苔薄白滑，脉沉濡无力或沉细弱。

证候分析：本证以气血两虚，筋脉失养，虚风内动为基本病机。气血两虚则经脉失养，震颤日久不愈；气虚失充则表情淡漠，神疲乏力，动则气短；血虚不荣则面色淡白，心悸健忘，眩晕；头摇肢颤则为血虚生风所致；舌胖大，苔薄白滑，脉沉濡无力或沉细弱，均为气血交亏之象。本证以震颤日久不愈，面色淡白，神疲倦怠乏力为辨证要点。

治法：益气养血，濡养筋脉。

方药：人参养荣汤加减。方中熟地黄、当归、白芍、人参、白术、黄芪、茯苓、炙甘草健脾益气养血；肉桂助阳，鼓舞气血生长；五味子、远志养心安神；陈皮理气和胃；天麻、钩藤、珍珠母平肝息风止颤。

若气虚运化无力，湿聚成痰者，加半夏、白芥子、胆南星化痰通络止颤；血虚心神失养，心悸、失眠、健忘者，加酸枣仁、柏子仁养血安神；气虚血滞，肢体颤抖，疼痛麻木者，加鸡血藤、丹参、桃仁、红花。

4. 髓海不足

证候：头摇肢颤，持物不稳，腰膝酸软，失眠心烦，头晕，耳鸣，善忘，老年患者常兼有神呆痴傻，舌质红，舌苔薄白，或红绛无苔，脉象细数。

证候分析：本证以髓海不足，筋脉失养，虚风内动，神机失用为基本病机。肝肾精血不足，筋脉失养，故头摇肢颤，持物不稳；肾虚肝旺，风阳上扰，则腰酸腿软，眩晕耳鸣；肾阴不足，心火浮越，神不安舍，则失眠心烦；神呆痴傻，乃肾虚脑髓失充所致；舌质红，苔薄白，或红绛无苔，脉细数，皆为阴虚之象。本证以震颤日久，头晕耳鸣，腰膝酸软，呆傻健忘为辨证要点。

治法：填精补髓，育阴息风。

方药：龟鹿二仙膏合大定风珠加减。前方重在补气填精益髓，后方滋补肝肾，育阴息风。方中鹿角、龟甲、鳖甲、鸡子黄、阿胶、熟地黄、生地黄、枸杞子填补精髓，养血滋阴；人参益气；生牡蛎、钩藤、白芍育阴潜阳，平肝息风；麦冬、火麻仁滋阴润燥。

若肢体颤抖、眩晕较著者，加天麻、全蝎、石决明；肢体麻木，拘急强直者，加木瓜、僵蚕、地龙，重用白芍、甘草舒筋缓急；神呆痴傻者，加胡桃肉、石菖蒲补肾宣窍；善忘者，加远志、茯神益智强识。

5. 阳气虚衰

证候：头摇肢颤，筋脉拘挛，面色㿠白，畏寒肢冷，四肢麻木，心悸懒言，动则气短，自汗，小便清长或自遗，大便溏，舌质淡，舌苔薄白，脉沉迟无力。

证候分析：本证以阳气虚衰，温煦失职，筋脉不用为基本病机。肝脉失于阳气温煦，则主筋不能，见头摇肢颤，筋脉拘挛；阳虚则无力推动气血，见面色㿠白，畏寒肢冷，四肢麻木；气虚则心悸懒言，动则气短，自汗，小便清长或自遗，大便溏；舌质淡，舌苔薄白，脉沉迟无力，更为阳气不足之象。本证以筋脉拘挛，畏寒肢冷，自汗，脉沉迟无力为辨证要点。

治法：补肾助阳，温煦筋脉。

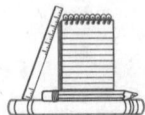

方药：地黄饮子加减。方中附子、肉桂、巴戟天益肾温阳；山萸肉、熟地黄补肾填精；党参、白术、茯苓、生姜补气健脾，祛痰除湿；白芍、甘草缓急止颤。

若大便稀溏者，加干姜、肉豆蔻温中健脾；心悸者，加远志、柏子仁养心安神；神疲乏力者，加黄芪、黄精益气健脾；小便自遗者，加益智仁、桑螵蛸暖肾缩尿。

（四）其他疗法

单方验方 ①定振丸（《临证备要》）：天麻、秦艽、细辛、全蝎各30g，熟地黄、生地黄、当归、川芎、白芍各60g，防风、荆芥各20g，白术、黄芪各45g，威灵仙15g。共研细末，酒煮米糊和丸，如梧桐子大，每服70～80丸，热汤或温酒送下。治老人血虚风动，身体震颤。②复方白芷注射液：白芷、藁本、四两麻，等量制成肌内注射液，每支2mL（含上述生药各1g），肌内注射，每日1～2次，每次2mL。治疗震颤麻痹。

【转归预后】

本病早期，尚无正气大亏的表现，积极治疗后，震颤尚可减轻。反之，病情迁延渐进加重，出现阴阳气血衰败，肝、脾、肾等多脏受损，以致不治。部分患者病初即可见真阴亏耗、肝脾肾受损的表现，多难根治，预后较差。

【预防调护】

保持情绪稳定，心情舒畅。环境宜安静舒适，通风良好。生活规律，饮食宜清淡而富有营养，忌暴饮暴食或嗜食肥甘厚味，戒除烟酒等不良嗜好。参加力所能及的体育活动，如太极拳、八段锦、内养功等。对卧床不起的患者，注意帮助患者翻身，经常进行肢体按摩。

【结语】

本病是以年老体虚、情志过极、饮食失宜、劳逸失当或其他慢性病证致使脾肾受损为常见原因，以肝风内动、筋脉失养为基本病机，以头部或肢体摇动、颤抖，不能自制为主要临床表现的一种病证，轻者仅表现在机体局部，或头摇动或手足微颤；重者头部震摇，肢体颤动不止，甚则肢节拘急，失去自理能力。治疗原则：缓则以治本为主，急则以治标为主。治本宜滋补肝肾、益气养血、调补阴阳；治标宜息风、祛痰、化瘀。临床各种证型均应适当配伍息风止颤之品。风阳内动者，宜潜阳；痰热动风者，宜清热化痰息风；气血亏虚者，宜补益气血；髓海不足者，宜填精益髓；阳气虚衰者，宜补肾温阳。对本虚标实、虚实夹杂者，宜标本兼治，灵活变通。本病为难治病证，部分患者呈逐年加重倾向，因此，除药物治疗外，还应重视调摄。

复习思考

1. 何谓痉病？临床表现有哪些？

2. 痉病如何与痫病、厥证、中风病相鉴别？

3. 痉病如何辨证论治？

临证验案

李某，男，85岁。

震颤，四肢失灵活，右重，形胖痰甚，颜面青黄微浮，饮食尚可，二便调和。壮年饮酒过多，湿甚生痰，隧道寒凝，痹而不通，筋失濡养，以致震颤、手足活动失灵。六脉皆沉，是为

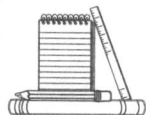

六阴之脉，俗谓寒湿之体。舌质淡而不红，苔白而滑腻，也属痰湿之征。治宜温运中州、化痰柔筋，用导痰汤化裁。季秋之后，合苓桂术甘汤、四斤丸加减为丸，冀痰消筋柔，隧道畅通，营卫调和，震颤之患，可能减轻。

处方：茯苓6g，半夏6g，化橘红4.5g，炙甘草3g，姜制南星4.5g，炒白芥子6g，明天麻6g，钩藤6g，远志3g，生姜3片。

丸处方：明天麻120g，淡苁蓉120g，香木瓜120g，川牛膝120g，前四味用米醋半斤浸一宿曝干。法半夏60g，云茯苓60g，化橘红30g，白芥子（炒香，研细）30g，姜南星30g，熟附子15g，虎胫骨（另为细末）15g，沉香（另为细末，勿用火烘）15g，桂枝（去皮）30g，生白术30g，甘草15g。共研为细末，和匀，炼蜜为丸，每丸重6g，早晚各服1丸，细嚼白汤下。

（中医研究院. 蒲辅周医疗经验. 北京：人民卫生出版社，1976）

项目四 腰 痛

腰痛又称"腰脊痛"，是以腰脊或脊旁部位疼痛为主要表现的病证。

《内经》对腰痛论述较详。《素问·脉要精微论》曰："腰者，肾之府，转摇不能，肾将惫矣。"首先提出了肾与腰部疾病的密切关系。《素问·刺腰痛论》根据经络循行，阐述了足三阴、足三阳以及奇经八脉为病所出现的腰痛病证，并介绍了相应的针灸治疗。东汉张仲景《金匮要略》载有"肾着"之病，其特点为"其人身体重，腰中冷，如坐水中……腰以下冷痛，腹重如带五千钱"，是属于寒湿内侵所致的腰痛，提出用甘姜苓术汤治疗。明代张景岳《景岳全书》认为腰痛以肾虚为主。《张氏医通》《杂病源流犀烛》总结历代医家对腰痛的论述，归纳为风腰痛、寒腰痛、肾虚腰痛、气滞腰痛、瘀血腰痛等，使腰痛的辨治更为系统。

西医学中的腰肌纤维炎、强直性脊柱炎、腰椎骨质增生、腰椎间盘病变、腰肌劳损等腰部病变均属于本病范畴，可参照本节辨证论治。

【病因病机】

腰痛常以外感、内伤、跌仆闪挫为发病原因，导致经脉痹阻，气血运行不畅，或腰府失其濡养、温煦而发。

（一）病因

1.外邪侵袭　风、寒、湿、热之邪乘虚侵入，阻滞经脉，气血运行不畅，发为腰痛。湿性黏滞，所以感受外邪多离不开湿邪为患。

2.跌仆闪挫　抬举重物，暴力扭转，坠堕跌打，或体位不正，用力不当，屏气闪挫，导致腰部经络气血运行不畅，气血阻滞不通，瘀血留着而发生疼痛。

3.体虚年衰　先天禀赋不足，加之劳役负重，或久病体虚，或年老体衰，或房事不节，以致肾之精气虚亏，腰府失养。

（二）病机

1.基本病机　经脉痹阻，腰府失养。

2.病位　在肾，与足太阳膀胱经、任脉、督脉、冲脉、带脉等诸经脉有关。

3.病理性质　虚实不同，以肾虚为主，或见本虚标实。

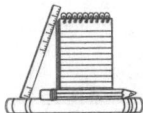

4. 病机转化　实证腰痛久延不愈，可伤肾由实转虚；虚证常因肾虚而易感邪，每多出现本虚标实之证。此外，寒湿郁久可化热，寒湿、湿热阻滞日久可导致气滞血瘀。

【诊断与鉴别诊断】

（一）诊断依据

1. 临床表现　急性腰痛，病程较短，轻微活动即可引起一侧或两侧腰部疼痛加重，脊柱两旁常有明显的按压痛；慢性腰痛，病程较长，缠绵难愈，腰部多隐痛或酸痛。常因体位不当、劳累过度、天气变化等因素而加重。

2. 病史　本病常有居处潮湿阴冷、涉水冒雨、跌仆挫闪或劳损等相关病史。

3. 相关检查　抗链球菌溶血素"O"、红细胞沉降率、类风湿因子、血常规、尿液分析、腰椎及骶髂关节 X 线、腰椎 CT 或 MRI、泌尿系统影像学检查，有助于诊断。

（二）病证鉴别

1. 腰痛与背痛、尻痛、胯痛　腰痛是指腰背及其两侧部位的疼痛，背痛为背脊以上部位疼痛，尻痛是尻骶部位的疼痛，胯痛是指尻尾以下及两侧胯部的疼痛，疼痛的部位不同，应予区别。

2. 腰痛与肾痹　腰痛是以腰部疼痛为主；肾痹是指腰背强直弯曲，不能屈伸，行动困难而言，多由骨痹日久发展而成。

【辨证论治】

（一）辨证要点

腰痛辨证应辨外感、内伤与跌仆闪挫之外伤。外感者，多起病较急，腰痛明显，常伴有感受风、湿、寒、热等外邪症状。寒湿者，腰部冷痛重着，转侧不利，静卧病痛不减；湿热者，腰部热痛重着，暑湿天加重，活动后或可减轻。内伤者，多起病隐袭，腰部酸痛，病程缠绵，常伴有脏腑虚损症状，多见于肾虚。肾精亏虚者，腰痛缠绵，酸软无力；肾阳不足者，腰膝冷痛，喜温喜按，遇劳更甚，卧则减轻；肾阴亏损者，腰部隐痛，五心烦热；跌仆闪挫者，起病急，疼痛部位固定，瘀血症状明显，常有外伤史可鉴。

（二）治疗原则

腰痛治疗当分标本虚实。感受外邪属实，治宜祛邪通络，根据寒湿、湿热的不同，分别予以温散或清利；外伤腰痛属实，治宜活血祛瘀、通络止痛为主；内伤致病多属虚，治宜补肾固本为主，兼顾肝脾；虚实兼见者，宜辨主次轻重，标本兼顾。

（三）分证论治

1. 寒湿腰痛

证候：腰部冷痛重着，转侧不利，逐渐加重，静卧疼痛不减，寒冷和阴雨天加重，舌质淡，苔白腻，脉沉而迟缓。

证候分析：本证以寒湿闭阻，滞碍气血，经脉不利为基本病机。寒湿之邪，侵袭腰部，阻塞经络，气血不畅，加之寒性收引，湿性重着，故腰部冷痛重着，转侧不利；湿为阴邪，其性黏滞，静卧湿滞不化，故其痛不减；寒冷和阴雨之时，寒湿更甚，内外相应，故疼痛加重；舌质淡，苔白腻，脉沉而迟缓，均为寒湿停聚之象。本证以腰部冷痛重着，静卧不减，寒冷和阴雨加重为辨证要点。

治法：散寒行湿，温经通络。

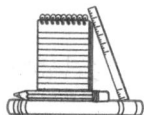

方药：甘姜苓术汤加减。方中干姜、甘草散寒暖中；茯苓、白术健脾胜湿；桂枝、苍术温经散寒燥湿；独活、牛膝祛风湿，利腰膝，且能引药入经。

若寒邪偏盛，腰部冷痛，拘急不舒，加附子、细辛温经祛寒止痛；湿邪偏盛，腰痛重着，舌苔厚腻者，加薏苡仁祛湿散邪；年高体弱或久病不愈，肝肾虚损，气血亏虚，而兼见腰膝酸软无力，脉沉弱等症，宜用独活寄生汤加附子。

2. 湿热腰痛

证候：腰部疼痛，重着而热，暑湿阴雨天气症状加重，活动后或可减轻，身体困重，小便短赤，舌质红，苔黄腻，脉濡数或弦数。

证候分析：本证以湿热壅遏，经气不畅，筋脉不舒为基本病机。湿热壅阻经脉，故腰痛重着而有灼热感；暑热天或雨天热增湿加，故腰痛转重；活动后筋脉得舒，则疼痛有所减轻；湿热内停，故身体困重；其下注膀胱，故小便短赤；舌质红，苔黄腻，脉濡数或弦数，均为湿热内盛之象。本证以腰痛重着伴灼热感，小便短赤，舌红苔黄腻为辨证要点。

治法：清热利湿，舒筋止痛。

方药：四妙丸加减。方中苍术、黄柏、薏苡仁清利下焦湿热；防己、萆薢、海桐皮、络石藤清热利湿，舒筋通络；牛膝益肾利腰，通利经脉，引药下行。

若小便短赤不利，舌质红，脉弦数者，加栀子、萆薢、泽泻、木通以助清利湿热；湿热蕴久，耗伤阴津，腰痛，伴咽干，手足心热者，治当清利湿热为主，佐以滋补肾阴，酌加生地黄、女贞子、墨旱莲。

3. 瘀血腰痛

证候：腰痛如刺，痛有定处，痛处拒按，日轻夜重，轻者俯仰不便，重者不能转侧，舌质黯紫，或有瘀斑，脉涩。部分患者有跌仆闪挫病史。

证候分析：本证以瘀血阻滞，气血不通，经脉闭阻为基本病机。瘀血阻滞经脉，以致气血不能通畅，故腰痛如刺，痛有定处而拒按；日间阳气盛，利于血脉运行，夜间阴气较甚，血运则易滞涩，故腰痛日轻夜重；瘀血凝阻，血行不畅，筋脉失和，故轻者俯仰不便，重者剧痛不能转侧；舌质黯紫，或有瘀斑，脉涩，均为瘀血停滞之象。本证以腰痛如刺，痛有定处，痛处拒按为辨证要点。

治法：活血化瘀，通络止痛。

方药：身痛逐瘀汤加减。方中当归、川芎、桃仁、红花活血祛瘀通络；没药、五灵脂、地龙破瘀通络；秦艽、羌活祛风除湿；香附行气活血；牛膝引药下行，活血祛瘀，补益肝肾利腰。

若兼风湿者，症见肢体困重，阴雨天加重，加独活、秦艽、狗脊；肾虚腰痛日久者，症见腰膝酸软无力，眩晕耳鸣，小便频数者，加桑寄生、杜仲、续断、熟地黄；有跌仆、扭伤、挫闪病史者，可加乳香、青皮行气活血止痛；瘀血明显，腰痛入夜尤甚者，加全蝎、蜈蚣、白花蛇等虫类药以通络止痛。

4. 肾虚腰痛

（1）肾阴虚

证候：腰部隐隐作痛，酸软无力，缠绵不愈，心烦少寐，口燥咽干，面色潮红，手足心热，舌红少苔，脉弦细数。

证候分析：本证以肾阴不足，腰脊失于濡养为基本病机。腰为肾之府，肾阴亏虚，经脉失养，故腰部酸软无力，隐隐作痛；肾阴亏虚常因久伤久耗，故腰痛缠绵难愈；阴虚则津液不足，虚火上炎，故心烦少寐，口燥咽干，面部潮红，手足心热；舌红少苔，脉弦细数，均为阴虚内

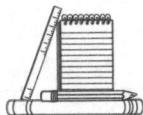

热之象。本证以腰部酸软，隐隐疼痛，心烦少寐，口燥咽干为辨证要点。

治法：滋补肾阴，濡养筋脉。

方药：左归丸加减。方中熟地黄、山萸肉、山药、枸杞子、龟甲胶滋阴补肾，填精益髓；鹿角胶、牛膝、菟丝子温肾壮腰，阳中求阴。

若肾阴不足，相火偏亢者，用知柏地黄丸或大补阴丸；虚劳腰痛，日久不愈，阴阳俱虚，阴虚内热者，用杜仲丸。

（2）肾阳虚

证候：腰部冷痛，缠绵不愈，局部发凉，喜温喜按，遇劳更甚，卧则减轻，常反复发作，少腹拘急，面㿠白，肢冷畏寒，舌质淡，脉沉细无力。

证候分析：本证以肾阳不足，腰脊失于温煦为基本病机。久伤久病，肾阳亏虚，则腰部冷痛，反复发作，缠绵不愈；劳则气耗阳伤，故遇劳更甚而卧则减轻；阳虚不能温煦，故腰部发凉，喜温喜按，面色㿠白，畏寒肢冷；阳虚则寒，筋脉拘挛，故见少腹拘急；舌质淡，脉沉细无力，皆阳虚有寒之象。本证以腰部冷痛，喜温喜按，少腹拘急，面色㿠白，手足不温为辨证要点。

治法：补肾壮阳，温煦经脉。

方药：右归丸加减。方中附子、肉桂、鹿角胶、杜仲、菟丝子温补肾阳，强壮腰脊；熟地黄、山茱萸、山药、枸杞子、当归补肾滋阴养血，阴中求阳。

若脾气亏虚，甚或脏器下垂者，加黄芪、党参、白术、升麻；无明显阴阳偏盛者，用青娥丸；房劳过度而致肾虚腰痛者，用血肉有情之品如河车大造丸。

（四）其他疗法

1. 中成药　若年高体弱或久病不愈，肝肾虚损，气血亏虚，而兼见腰膝酸软无力、脉沉弱等症，宜独活寄生汤；若瘀血明显，肾阴不足，相火偏亢，可酌用知柏地黄丸或大补阴丸；若虚劳腰痛，日久不愈，阴阳俱虚，阴虚内热者，可选用杜仲丸；若房劳过度而致肾虚腰痛者，可用血肉有情之品调理，如河车大造丸。

2. 单方验方　①橘核、杜仲各60g，炒研末，每服6g，盐汤下。治肾气虚寒腰痛。②肉桂30g，吴茱萸90g，生姜120g，葱头30g，花椒60g共炒热，以绢帕包裹，熨痛处，冷则再炒热。治寒湿肾虚腰痛。

【预防调护】

平时应注意保暖，避免坐卧湿地，暑季亦应避免夜宿室外，贪冷喜凉。要保持正确的坐、卧、行体位，劳逸适度，不可强力负重。腰痛除药物治疗外，宜注意腰部保暖，或加用腰托固护，避免腰部损伤。可以经常活动腰部，或进行腰部自我按摩、打太极拳等活动，有助于腰痛的康复。

【结语】

腰痛以外感、内伤、跌仆闪挫为发病原因，以肾虚为本，感受外邪、跌仆闪挫为标。肾虚或为肾阳不足，或为阴精亏虚，腰府失养，属虚；寒湿、湿热、瘀血阻滞经脉，气血运行不畅，属实。实证延久可致正虚，虚证又易感邪致病。治疗时实证重在祛邪通脉活络，虚证重在扶正、补肝肾、强腰脊、健脾气是常用治法。腰痛日久，虚实夹杂，治疗应辨清标本虚实，选用祛邪和培本的方法。一般初起以祛邪为主，病久则予补益肝肾、健脾培本，或祛邪与扶正并用，以

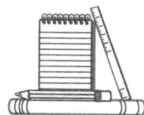

达到扶正祛邪的目的。治疗本病，除内治外，尚可配合针灸、按摩、理疗、拔火罐、膏贴、药物熏洗等方法综合治疗，疗效较好。

复习思考

1. 为什么说"肾虚是腰痛发病的关键所在"？

2. 腰痛如何辨别虚、实证候？

3. 腰痛如何辨证治疗？

临证验案

方某，女，49 岁。1963 年 6 月 21 日初诊。

患者腰骶部冷痛重着，"如带五千钱"，不能转侧，活动不利，天阴下雨则疼痛尤甚，纳谷不香，时而嗳气，大便秘结，少腹部坠胀不适，下肢困重。舌苔白腻，脉沉而小滑。肾虚寒湿停聚，痹阻络脉。治拟益肾温经为主。

处方：川桂枝 3g，淡干姜 3g，炒白术 9g，生甘草 3g，炒薏苡仁 12g，金狗脊 9g，盐水炒补骨脂 9g，功劳叶 9g，炒陈皮 5g，姜川连 1.5g。

二诊：7 月 15 日，服上方 3 剂，腰痛即止。近因受凉，腰痛复甚，左侧尤重，脘痞作恶。舌苔白腻，脉沉细。仍当祛寒化湿和络。

处方：炒苍术 6g，川桂枝 3g，香独活 9g，生薏苡仁 12g，青防风 3g，左秦艽 6g，酒炒桑枝 12g，炙丝瓜络 9g，姜半夏 9g，上川朴 3g，广陈皮 5g，炒枳壳 5g。

（张小萍，陈明人．中医内科医案精选．上海：上海中医药大学出版社，2001）

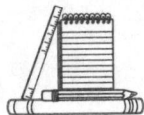

附　中医内科常用方剂

一　画

一贯煎（《柳州医话》）　沙参　麦冬　当归　生地黄　枸杞子　川楝子

二　画

二冬汤（《医学心悟》）　天冬　麦冬　天花粉　黄芩　知母　人参　荷叶　甘草

二至丸（《医方集解》）　女贞子　墨旱莲

二阴煎（《景岳全书》）　生地黄　麦冬　酸枣仁　生甘草　玄参　茯苓　黄连　木通　灯心草　竹叶

二陈平胃散（《太平惠民和剂局方》）　半夏　茯苓　陈皮　甘草　苍术　川朴

二陈汤（《太平惠民和剂局方》）　半夏　陈皮　茯苓　炙甘草

二妙丸（《丹溪心法》）　黄柏　苍术

丁香柿蒂散（《症因脉治》）　丁香　柿蒂　人参　生姜

丁香透膈散（《医学入门》）　丁香　木香　香附　陈皮　青皮　砂仁　肉豆蔻　沉香　藿香　厚朴　人参　白术　茯苓　麦芽　生姜　大枣

丁香散（《古今医统》）　丁香　柿蒂　炙甘草　高良姜

十灰散（《十药神书》）　大蓟　小蓟　侧柏叶　荷叶　茜草根　山栀　茅根　大黄　丹皮　棕榈皮

十全大补汤（《太平惠民和剂局方》）　熟地黄　白芍　当归　川芎　人参　白术　茯苓　炙甘草　黄芪　肉桂

十枣汤（《伤寒论》）　芫花　甘遂　大戟　大枣

七味白术散（《小儿药证直诀》）　人参　白茯苓　白术　甘草　藿香叶　木香　葛根

七味苍术散（《医学入门》）　苍术　黄柏　杜仲　当归　川芎　补骨脂　白术

七味都气丸（《医宗己任编》）　熟地黄　山茱萸　山药　茯苓　丹皮　泽泻　五味子

七福饮（《景岳全书》）　熟地黄　当归　人参　白术　炙甘草　远志　酸枣仁

人参胡桃汤（《济生方》）　人参　胡桃肉　生姜

人参养营汤（《太平惠民和剂局方》）　人参　熟地黄　当归　白芍　白术　茯苓　炙甘草　黄芪　橘皮　五味子　桂心　炒远志　生姜　大枣

八正散（《太平惠民和剂局方》）　木通　车前子　萹蓄　瞿麦　滑石　甘草梢　大黄　山栀　灯心草

八珍汤（《正体类要》）　人参　白术　茯苓　甘草　当归　白芍药　川芎　熟地黄　生姜　大枣

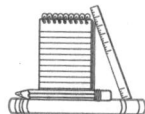

三　画

三才封髓丹（《卫生宝鉴》）　天冬　熟地黄　人参　黄柏　砂仁　甘草

三子养亲汤（《韩氏医通》）　苏子　白芥子　莱菔子

三仁汤（《温病条辨》）　杏仁　白蔻仁　生薏仁　飞滑石　白通草　竹叶　厚朴　半夏

三圣散（《儒门事亲》）　防风　瓜蒂　藜芦

三拗汤（《太平惠民和剂局方》）　麻黄　杏仁　生甘草　生姜

三物备急丸（《金匮要略》）　大黄　干姜　巴豆

大七气汤（《寿世保元》）　莪术　三棱　青皮　陈皮　香附　藿香　益智　桔梗　肉桂　甘草

大半夏汤（《金匮要略》）　半夏　人参　白蜜

大补元煎（《景岳全书》）　人参　炒山药　熟地黄　杜仲　枸杞子　当归　山萸肉　炙甘草

大补阴丸（《丹溪心法》）　知母　黄柏　熟地黄　龟甲　猪骨髓

大青龙汤（《伤寒论》）　麻黄　桂枝　杏仁　甘草　石膏　生姜　大枣

大定风珠（《温病条辨》）　白芍药　阿胶　生龟甲　生地黄　火麻仁　五味子　生牡蛎　麦冬　炙甘草　鸡子黄　生鳖甲

大建中汤（《金匮要略》）　川椒　干姜　人参　饴糖

大承气汤（《伤寒论》）　大黄　芒硝　枳实　厚朴

大活络丸（《兰台范》）　蕲蛇　乌梢蛇　威灵仙　两头尖　麻黄　贯众　炙甘草　羌活　僵蚕　藿香　乌药　黄连　没药　大黄　木香　沉香　姜制南星　赤芍　丁香　松香　乳香　官桂　细辛　青皮　白豆蔻　白术　安息香　黄芩　香附　玄参　防风　龟甲　全蝎　血竭　葛根　虎胫骨　地龙　水牛角　熟地黄　麝香　当归　牛黄　冰片　红参　制草乌　天麻　骨碎补

大秦艽汤（《素问病机气宜保命集》）　秦艽　当归　甘草　羌活　防风　白芷　熟地黄　白茯苓　石膏　川芎　白芍药　独活　黄芩　生地黄　白术　细辛

大柴胡汤（《金匮要略》）　柴胡　黄芩　半夏　枳实　白芍药　大黄　生姜　大枣

大黄附子汤（《金匮要略今释》）　大黄　附子　细辛

大黄黄连泻心汤（《伤寒论》）　大黄　黄连　黄芩

大黄硝石汤（《金匮要略》）　大黄　黄柏　硝石　栀子

大黄䗪虫丸（《金匮要略》）　大黄　䗪虫　干漆　干地黄　甘草　水蛭　芍药　杏仁　黄芩　桃仁　虻虫　蛴螬

小半夏加茯苓汤（《金匮要略》）　半夏　生姜　茯苓

小半夏汤（《金匮要略》）　半夏　生姜

小青龙加石膏汤（《伤寒论》）　麻黄　桂枝　芍药　甘草　干姜　细辛　半夏　五味子　生石膏

小青龙汤（《伤寒论》）　麻黄　桂枝　芍药　甘草　干姜　细辛　半夏　五味子

小建中汤（《伤寒论》）　桂枝　生姜　芍药　饴糖　炙甘草　大枣

小承气汤（《伤寒论》）　大黄　枳实　厚朴

小柴胡汤（《伤寒论》）　柴胡　黄芩　半夏　人参　甘草　生姜　大枣

小陷胸汤（《伤寒论》）　黄连　半夏　瓜蒌

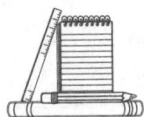

小续命汤（《备急千金要方》）　麻黄　桂枝　防风　防己　杏仁　人参　黄芩　甘草　大枣　芍药　川芎　附子

小蓟饮子（《济生方》）　生地黄　小蓟　滑石　通草　炒蒲黄　藕节　当归　山栀　甘草　淡竹叶

千金苇茎汤（《备急千金要方》）　苇茎　薏苡仁　冬瓜仁　桃仁

川芎茶调散（《太平惠民和剂局方》）　川芎　荆芥　薄荷　羌活　细辛　白芷　甘草　防风

己椒苈黄丸（《金匮要略》）　防己　椒目　葶苈子　大黄

四　画

王氏连朴饮（《霍乱论》）　黄连　厚朴　石菖蒲　清半夏　香豉　芦根　焦山栀

开噤散（《医学心悟》）　人参　黄连　石菖蒲　丹参　石莲子　茯苓　陈皮　冬瓜子　陈米　荷叶蒂

天王补心丹（《摄生秘剖》）　人参　玄参　丹参　茯苓　五味子　远志　桔梗　当归　天冬　麦冬　柏子仁　酸枣仁　生地黄　朱砂

天台乌药散（《医学发明》）　乌药　木香　茴香　青皮　良姜　槟榔　川楝子　巴豆

天麻钩藤饮（《杂病证治新义》）　天麻　钩藤　生石决明　川牛膝　桑寄生　杜仲　山栀　黄芩　益母草　朱茯神　夜交藤

无比山药丸（《太平惠民和剂局方》）　山药　肉苁蓉　熟地黄　山茱萸　茯神　菟丝子　五味子　赤石脂　巴戟天　泽泻　杜仲　牛膝

木防己汤（《金匮要略》）　木防己　石膏　桂枝　人参

木香顺气丸（《沈氏尊生书》）　木香　青皮　橘皮　甘草　枳壳　川朴　乌药　香附　苍术　砂仁　桂心　川芎

木香槟榔丸（《医方集解》）　木香　香附　青皮　陈皮　枳壳　黑丑　槟榔　黄连　黄柏　三棱　莪术　大黄　芒硝

五仁丸（《世医得效方》）　桃仁　杏仁　柏子仁　松子仁　郁李仁　橘皮

五生饮（《世医得效方》）　生南星　生半夏　生白附子　川乌　黑豆

五汁安中饮（验方）　韭菜　乳汁　生姜汁　梨汁　藕汁

五皮饮（《中藏经》）　桑白皮　陈皮　生姜皮　大腹皮　茯苓皮

五苓散（《伤寒论》）　桂枝　白术　茯苓　猪苓　泽泻

五味消毒饮（《医宗金鉴》）　金银花　野菊花　蒲公英　紫花地丁　紫背天葵

五磨饮子（《医方集解》）　乌药　沉香　槟榔　枳实　木香

不换金正气散（《太平惠民和剂局方》）　厚朴　藿香　甘草　半夏　苍术　陈皮　生姜　大枣

止嗽定喘口服液（《中华人民共和国药典》）　麻黄　苦杏仁　甘草　石膏

止嗽散（《医学心悟》）　紫菀　百部　荆芥　桔梗　甘草　陈皮　白前

少腹逐瘀汤（《医林改错》）　小茴香　干姜　延胡索　当归　川芎　官桂　赤芍　蒲黄　五灵脂　没药

中和汤（《丹溪心法》）　苍术　半夏　黄芩　香附

中满分消丸（《兰室秘藏》）　厚朴　枳实　黄连　黄芩　知母　半夏　陈皮　茯苓　猪苓　泽泻　砂仁　干姜　姜黄　人参　白术　炙甘草

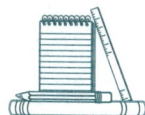

水陆二仙丹（《证治准绳》）　金樱子　芡实

牛黄清心丸（《痘疹世医心法》）　牛黄　朱砂　黄连　黄芩　山栀　郁金

化虫丸（《太平惠民和剂局方》）　鹤虱　槟榔　苦楝根皮　炒胡粉　枯矾　吴茱萸　使君子

化肝煎（《景岳全书》）　丹皮　栀子　白芍　青皮　陈皮　泽泻　土贝母

化积丸（《杂病源流犀烛》）　三棱　莪术　阿魏　海浮石　香附　雄黄　槟榔　苏木　瓦楞子　五灵脂

化痰通络汤（《临床中医内科学》）　茯苓　半夏　白术　天麻　胆南星　天竺黄　紫丹参　香附　酒大黄

月华丸（《医学心悟》）　沙参　麦冬　天冬　生地黄　熟地黄　阿胶　山药　茯苓　桑叶　白菊花　獭肝　百部　三七　川贝母

丹参饮（《时方歌括》）　丹参　檀香　砂仁

丹栀逍遥散（《医统》）　丹皮　栀子　当归　白芍　柴胡　茯苓　白术　甘草　薄荷　煨姜

乌头汤（《金匮要略》）　川乌　麻黄　芍药　黄芪　甘草　蜂蜜

乌头赤石脂丸（《金匮要略》）　乌头　炮附子　蜀椒　干姜　赤石脂

乌头桂枝汤（《金匮要略》）　川乌　桂枝　芍药　炙甘草　生姜　大枣　干姜　赤石脂

乌梅丸（《伤寒论》）　乌梅　细辛　干姜　当归　附子　川椒　桂枝　黄连　黄柏　人参

六一散（《伤寒标本心法类萃》）　滑石　甘草

六君子汤（《太平惠民和剂局方》）　人参　炙甘草　茯苓　白术　陈皮　制半夏

六郁汤（《医学正传》）　香附　川芎　苍术　陈皮　半夏　茯苓　砂仁　栀子　甘草

六味地黄丸（《小儿药证直诀》）　熟地黄　山药　山萸肉　茯苓　丹皮　泽泻

六磨汤（《证治准绳》）　沉香　木香　槟榔　乌药　枳实　大黄

孔圣枕中丹（《医方集解》）　龟甲　远志　龙骨　石菖蒲

双合汤（《杂病源流犀烛》）　桃仁　红花　地黄　芍药　当归　川芎　半夏　茯苓　陈皮　甘草　白芥子　鲜竹沥　生姜汁

五　画

玉女煎（《景岳全书》）　石膏　熟地黄　麦冬　知母　牛膝

玉枢丹（《外科正宗》）　山慈菇　续随子　大戟　麝香　雄黄　朱砂　五倍子

玉泉丸（《回春方》）　黄连　天花粉　干葛　知母　麦冬　人参　五味子　生地黄汁　莲肉　当归　甘草　乌梅肉　人乳汁　牛乳汁　甘蔗汁　梨汁　藕汁

玉泉丸（《杂病源流犀烛》）　黄芪　人参　天花粉　葛根　麦冬　乌梅肉　甘草　茯苓

玉屏风散（《世医得效方》）　黄芪　白术　防风

玉液汤（《医学衷中参西录》）　黄芪　葛根　山药　知母　天花粉　五味子　鸡内金

正气天香散（《保命歌诀》）　乌药　香附　陈皮　紫苏　干姜

正柴胡冲剂（《中医方剂大辞典》）　柴胡　防风　陈皮　芍药　甘草　生姜

甘麦大枣汤（《金匮要略》）　甘草　淮小麦　大枣

甘草干姜汤（《金匮要略》）　甘草　干姜

甘姜苓术汤（《金匮要略》）　甘草　干姜　茯苓　白术

甘遂半夏汤（《金匮要略》）　甘遂　半夏　芍药　甘草

甘露消毒丹（《温热经纬》）　滑石　茵陈　黄芩　石菖蒲　川贝母　木通　藿香　射干　连

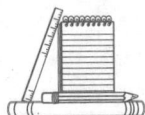

翘　薄荷　白蔻仁

左归丸（《景岳全书》）　熟地黄　山药　山茱萸　菟丝子　枸杞子　川牛膝　鹿角胶　龟甲胶

左归饮（《景岳全书》）　熟地黄　山药　山茱萸　枸杞子　茯苓　甘草

左金丸（《丹溪心法》）　黄连　吴茱萸

右归丸（《景岳全书》）　熟地黄　山药　山茱萸　枸杞子　杜仲　菟丝子　附子　肉桂　当归　鹿角胶

右归饮（《景岳全书》）　熟地黄　山药　山茱萸　枸杞子　甘草　肉桂　杜仲　制附子

石韦散（《证治汇补》）　石韦　冬葵子　瞿麦　滑石　车前子

龙胆泻肝汤（《医方集解》）　龙胆草　泽泻　木通　车前子　当归　柴胡　生地黄（现方中有黄芩、栀子）

平补镇心丹（《太平惠民和剂局方》）　龙齿　朱砂　人参　山药　肉桂　五味子　天冬　生地黄　熟地黄　远志　茯神　酸枣仁　茯苓　车前子

平胃散（《太平惠民和剂局方》）　苍术　厚朴　橘皮　甘草　生姜　大枣

平喘固本汤（《南京中医学院附院验方》）　党参　五味子　冬虫夏草　胡桃肉　沉香　灵磁石　紫河车　紫苏子　款冬花　法半夏　橘红

归芍地黄汤（《症因脉治》）　当归　白芍　熟地黄　山茱萸　山药　茯苓　丹皮　泽泻

归脾汤（《济生方》）　白术　茯神　黄芪　龙眼肉　酸枣仁　人参　木香　炙甘草　当归　远志　生姜　大枣

四七汤（《太平惠民和剂局方》引《简易方》）　苏叶　半夏　厚朴　茯苓　生姜　大枣

四君子汤（《太平惠民和剂局方》）　党参　白术　茯苓　甘草

四妙丸（《成方便读》）　苍术　黄柏　牛膝　薏苡仁

四苓散（《丹溪心法》）　猪苓　茯苓　泽泻　白术

四味回阳饮（《景岳全书》）　人参　制附子　炮姜　炙甘草

四物汤（《太平惠民和剂局方》）　当归　白芍药　川芎　熟地黄

四逆加人参汤（《伤寒论》）　附子　干姜　人参　炙甘草

四逆散（《伤寒论》）　炙甘草　枳实　柴胡　白芍药

四神丸（《证治准绳》）　补骨脂　肉豆蔻　吴茱萸　五味子　生姜　大枣

四海舒郁丸（《疡医大全》）　海蛤粉　海带　海藻　海螵蛸　昆布　陈皮　青木香

生脉地黄汤（《医宗金鉴》）　人参　麦冬　五味子　地黄　山萸肉　山药　茯苓　丹皮　泽泻

生脉散（《内外伤辨惑论》）　人参　麦冬　五味子

生姜甘草汤（《备急千金要方》）　生姜　甘草　人参　大枣

生姜泻心汤（《伤寒论》）　半夏　黄芩　黄连　干姜　生姜　人参　炙甘草　大枣

生铁落饮（《医学心语》）　天冬　麦冬　贝母　胆星　橘红　远志　石菖蒲　连翘　茯苓　茯神　玄参　钩藤　丹参　辰砂　生铁落

失笑散（《太平惠民和剂局方》）　蒲黄　五灵脂

代抵当汤（《证治准绳》）　大黄　归尾　生地黄　穿山甲　芒硝　桃仁　肉桂

白及枇杷丸（《证治要诀》）　白及　蛤粉　炒阿胶　生地黄　藕节　枇杷叶

白头翁汤（《伤寒论》）　白头翁　秦皮　黄连　黄柏

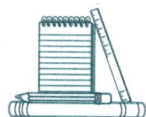

白虎加人参汤（《伤寒论》）　知母　石膏　甘草　粳米　人参

白虎加桂枝汤（《金匮要略》）　知母　石膏　甘草　粳米　桂枝

白虎汤（《伤寒论》）　知母　石膏　甘草　粳米

白金丸（《普济本事方》）　白矾　郁金

瓜蒌桂枝汤（《金匮要略》）　天花粉　桂枝　芍药　甘草　生姜　大枣

瓜蒌薤白半夏汤（《金匮要略》）　瓜蒌　薤白　半夏　白酒

半夏白术天麻汤（《医学心悟》）　半夏　白术　天麻　橘红　茯苓　甘草　生姜　大枣

半夏泻心汤（《伤寒论》）　半夏　黄芩　干姜　人参　甘草　黄连　大枣

半夏厚朴汤（《金匮要略》）　半夏　厚朴　茯苓　生姜　紫苏

半夏秫米汤（《内经》）　半夏　秫米

半硫丸（《太平惠民和剂局方》）　半夏　硫黄

加味二妙丸（《丹溪心法》）　黄柏　苍术　当归　牛膝　防己　萆薢　龟甲

加味不换金正气散（验方）　厚朴　苍术　陈皮　甘草　藿香　佩兰　草果　半夏　槟榔　菖蒲　荷叶

加味四斤丸（《三因极一病证方论》）　肉苁蓉　牛膝　菟丝子　木瓜　鹿茸　熟地黄　天麻　五味子

加味四君子汤（《三因极一病证方论》）　人参　茯苓　白术　炙甘草　黄芪　白扁豆

加味四物汤（《金匮翼》）　白芍　当归　生地黄　川芎　蔓荆子　菊花　黄芩　甘草

加味桔梗汤（《医学心悟》）　桔梗　甘草　贝母　橘红　银花　薏苡仁　葶苈子　白及

加味清胃散（《张氏医通》）　生地黄　丹皮　连翘　黄连　当归　升麻　犀角（用水牛角代）　生甘草

加减泻白散（《医学发明》）　桑白皮　地骨皮　粳米　生甘草　知母　黄芩　桔梗　青皮　陈皮

加减复脉汤（《温病条辨》）　炙甘草　大生地　生白芍　麦冬　阿胶　火麻仁

加减葳蕤汤（《通俗伤寒论》）　玉竹　葱白　桔梗　白薇　豆豉　薄荷　炙甘草　大枣

圣愈汤（《医宗金鉴》）　人参　黄芪　当归　白芍药　熟地黄　川芎

六　画

地黄饮子（《圣济总录》）　熟地黄　巴戟天　山萸肉　石斛　肉苁蓉　炮附子　五味子　肉桂　茯苓　麦冬　石菖蒲　远志

地榆散（《验方》）　地榆　茜草根　黄芩　黄连　山栀子　茯苓

耳聋左慈丸（《饲鹤亭集方》）　熟地黄　山萸肉　茯苓　山药　牡丹皮　泽泻　磁石　柴胡

芍药甘草汤（《伤寒论》）　芍药　甘草

芍药汤（《素问病机气宜保命集》）　黄芩　芍药　炙甘草　黄连　大黄　槟榔　当归　木香　肉桂

芎芷石膏汤（《医宗金鉴》）　川芎　白芷　石膏　菊花　藁本　羌活

再造散（《伤寒六书》）　黄芪　人参　桂枝　甘草　熟附子　细辛　羌活　防风　川芎　煨生姜　大枣　炒芍药

百合固金汤（《医方集解》）　生地黄　熟地黄　麦冬　贝母　百合　当归　芍药　甘草　玄参　桔梗

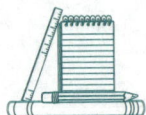

　　至宝丹（《太平惠民和剂局方》）　朱砂　麝香　安息香　金银箔　犀角（用水牛角代）　牛黄　琥珀　雄黄　玳瑁　龙脑

　　当归六黄汤（《兰室秘藏》）　当归　生地黄　熟地黄　黄连　黄芩　黄柏　黄芪

　　当归龙荟丸（《宣明论方》）　当归　龙胆草　栀子　黄连　黄芩　黄柏　大黄　青黛　芦荟　木香　麝香

　　当归四逆汤（《伤寒论》）　当归　桂枝　芍药　细辛　炙甘草　大枣　通草

　　当归补血汤（《内外伤辨惑论》）　黄芪　当归

　　回阳急救汤（《伤寒六书》）　附子　干姜　肉桂　人参　白术　茯苓　陈皮　甘草　五味子

　　朱砂安神丸（《医学发明》）　朱砂　黄连　炙甘草　生地黄　当归

　　竹叶石膏汤（《伤寒论》）　竹叶　石膏　麦冬　人参　半夏　炙甘草　粳米

　　竹茹汤（《普济本事方》）　竹茹　半夏　干姜　生姜　甘草　大枣

　　华盖散（《太平惠民和剂局方》）　麻黄　桑白皮　紫苏子　杏仁　赤茯苓　陈皮　甘草

　　血府逐瘀汤（《医林改错》）　当归　生地黄　桃仁　红花　枳壳　赤芍药　柴胡　甘草　桔梗　川芎　牛膝

　　舟车丸（《景岳全书》引刘河间方）　甘遂　大戟　芫花　大黄　黑丑　木香　青皮　陈皮　轻粉　槟榔

　　交泰丸（《韩氏医通》）　黄连　肉桂

　　安宫牛黄丸（《温病条辨》）　牛黄　郁金　犀角（用水牛角代）　黄连　朱砂　冰片　珍珠　山栀　雄黄　黄芩　麝香　金箔衣

　　安神定志丸（《医学心悟》）　人参　茯苓　茯神　远志　石菖蒲　龙齿

　　导赤散（《小儿药证直诀》）　生地黄　木通　竹叶　甘草

　　导痰汤（《校注妇人良方》）　半夏　陈皮　枳实　茯苓　甘草　制南星　生姜

　　阳和汤（《外科证治全生集》）　熟地黄　麻黄　鹿角胶　白芥子　肉桂　生甘草　炮姜炭

　　防己茯苓汤（《金匮要略》）　防己　桂枝　黄芪　茯苓　甘草

　　防己黄芪汤（《金匮要略》）　防己　黄芪　白术　甘草　生姜　大枣

　　防风汤（《宣明论方》）　防风　麻黄　桂枝　秦艽　葛根　当归　茯苓　杏仁　黄芩　生姜　甘草　大枣

　　防风通圣散（《宣明论方》）　防风　川芎　当归　芍药　大黄　芒硝　连翘　薄荷　麻黄　石膏　桔梗　黄芩　白术　栀子　荆芥穗　滑石　甘草　生姜

　　如金解毒散（《景岳全书》）　桔梗　甘草　黄芩　黄柏　山栀　黄连

七　画

　　麦门冬汤（《金匮要略》）　麦冬　人参　半夏　甘草　粳米　大枣

　　麦味地黄汤（《医级》）　熟地黄　山萸肉　山药　丹皮　泽泻　茯苓　麦冬　五味子

　　苇茎汤（《备急千金要方》）　苇茎　生薏苡仁　冬瓜子　桃仁

　　苏子降气汤（《太平惠民和剂局方》）　苏子　橘皮　半夏　当归　前胡　厚朴　肉桂　甘草　生姜

　　苏合香丸（《太平惠民和剂局方》）　白术　青木香　犀角（用水牛角代）　香附　朱砂　诃子　檀香　安息香　沉香　麝香　丁香　荜茇　苏合香油　熏陆香　冰片

　　杏苏二陈丸（验方）　杏仁　半夏　陈皮　茯苓　苏子　甘草

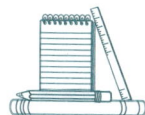

杏苏散（《温病条辨》）　紫苏叶　杏仁　生姜　前胡　苦桔梗　茯苓　半夏　橘皮　枳壳　甘草　大枣

杞菊地黄丸（《医级》）　枸杞子　菊花　熟地黄　山茱萸　山药　泽泻　丹皮　茯苓

更衣丸（《先醒斋医学广笔记》）　芦荟　朱砂

还少丹（《医方集解》）　熟地黄　枸杞子　山萸肉　肉苁蓉　巴戟天　小茴香　杜仲　怀牛膝　楮实子　茯苓　大枣　石菖蒲　远志　五味子

连朴饮（《霍乱论》）　黄连　厚朴　石菖蒲　制半夏　芦根　栀子　香豉

连理汤（《张氏医通》）　人参　白术　干姜　炙甘草　黄连　茯苓

吴茱萸汤（《伤寒论》）　吴茱萸　人参　生姜　大枣

牡蛎散（《太平惠民和剂局方》）　煅牡蛎　黄芪　麻黄根　浮小麦

何人饮（《景岳全书》）　何首乌　人参　当归　陈皮　生姜

身痛逐瘀汤（《医林改错》）　秦艽　川芎　桃仁　红花　甘草　羌活　没药　当归　五灵脂　香附　牛膝　地龙

龟鹿二仙膏（《医便》）　鹿角　龟甲　人参　枸杞子

冷哮丸（《张氏医通》）　麻黄　生川乌　细辛　蜀椒　白矾（生）　半夏曲　胆南星　杏仁　生甘草　紫菀　款冬花

羌活胜湿汤（《内外伤辨惑论》）　羌活　独活　川芎　蔓荆子　甘草　防风　藁本

沙参麦冬汤（《温病条辨》）　沙参　麦冬　玉竹　桑叶　甘草　天花粉　生扁豆

沙参清肺饮（验方）　北沙参　生黄芪　太子参　合欢皮　白及　生甘草　桔梗　薏苡仁　冬瓜子

沉香散（《金匮翼》）　沉香　石韦　滑石　当归　橘皮　白芍　冬葵子　甘草　王不留行

良附丸（《良方集腋》）　高良姜　香附

启阳娱心丹（《辨证录》）　人参　远志　茯神　石菖蒲　甘草　橘红　砂仁　柴胡　菟丝子　白术　生枣仁　当归　白芍　山药　神曲

启膈散（《医学心悟》）　丹参　沙参　贝母　茯苓　郁金　荷叶蒂　砂仁壳　杵头糠

补天大造丸（《医学心悟》）　人参　白术　当归　黄芪　枣仁　远志　芍药　山药　茯苓　枸杞子　大熟地　紫河车　龟甲　鹿角

补中益气汤（《脾胃论》）　人参　黄芪　白术　甘草　当归　陈皮　升麻　柴胡

补气运脾汤（《医学统旨》）　党参　白术　茯苓　甘草　黄芪　陈皮　砂仁　半夏曲　生姜　大枣

补血荣筋丸（《杏苑》）　肉苁蓉　牛膝　天麻　木瓜　鹿茸　熟地黄　菟丝子　五味子

补阳还五汤（《医林改错》）　当归尾　川芎　黄芪　桃仁　地龙　赤芍　红花

补肝汤（《医宗金鉴》）　当归　白芍　川芎　熟地黄　酸枣仁　木瓜　炙甘草

补肾祛寒治尪汤（《焦树德验方》）　补骨脂　续断　生地黄　熟地黄　骨碎补　淫羊藿　桂枝　制附片　赤芍　独活　威灵仙　知母　麻黄　松节　牛膝　防风　伸筋草　苍术　炙穿山甲片

补肺汤（《永类钤方》）　人参　黄芪　熟地黄　五味子　紫菀　桑白皮

补虚汤（《圣济总录》）　黄芪　茯苓　甘草　五味子　干姜　半夏　厚朴　陈皮

补髓丹（《百一选方》）　补骨脂　胡桃肉　鹿茸　杜仲　没药

附子理中汤（《太平惠民和剂局方》）　炮附子　人参　白术　炮干姜　炙甘草

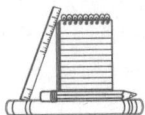

附子理苓汤（《内经拾遗》）附子　干姜　炙甘草　人参　白术　猪苓　茯苓　泽泻　官桂

附子粳米汤（《金匮要略》）炮附子　粳米　半夏　甘草　大枣

妙香散（《沈氏尊生书》）山药　茯苓　茯神　远志　黄芪　人参　桔梗　甘草　木香　辰砂　麝香

纯阳正气丸（中成药）官桂　公丁香　青木香　茅术　陈皮　姜半夏　茯苓　广藿香　花椒叶　冬术

八　画

青娥丸（《太平惠民和剂局方》）胡桃肉　补骨脂　杜仲　大蒜头

青蒿鳖甲汤（《温病条辨》）青蒿　鳖甲　生地黄　知母　丹皮

青黛散（《杂病源流犀烛》）黄连　黄柏　牙硝　青黛　朱砂　雄黄　牛黄　硼砂　冰片　薄荷

青麟丸（《邵氏经验良方》）大黄　鲜侧柏叶　绿豆芽　黄豆芽　槐枝　桑叶　桃叶　柳叶　车前子　鲜茴香　陈皮　荷叶　金银花　苏叶　冬术　艾叶　半夏　厚朴　黄芩　香附　砂仁　甘草　泽泻　猪苓　牛乳　梨汁　姜汁　童便　陈酒　苏叶

苓甘五味姜辛汤（《金匮要略》）茯苓　甘草　五味子　细辛　干姜

苓桂术甘汤（《金匮要略》）茯苓　桂枝　白术　甘草

转呆丹（《辨证录》）人参　半夏　附子　伏神　生酸枣仁　神曲　当归　白芍　天花粉　柴胡　柏子仁　菖蒲

虎潜丸（《丹溪心法》）龟甲　黄柏　知母　熟地黄　白芍　锁阳　陈皮　虎骨　牛膝

肾着汤（《金匮要略》）甘草　干姜　茯苓　白术

明目地黄丸（《中药成方配本》）熟地黄　山萸肉　怀山药　丹皮　茯苓　泽泻　当归　白芍　枸杞子　白菊花　白蒺藜　石决明

知柏地黄丸（《医宗金鉴》）知母　黄柏　熟地黄　山萸肉　山药　茯苓　丹皮　泽泻

金水六君煎（《景岳全书》）当归　茯苓　半夏　熟地黄　陈皮　炙甘草

金沸草散（《南阳活人书》）金沸草　前胡　荆芥　细辛　茯苓　半夏　甘草　生姜　大枣

金铃子散（《素问病机气宜保命集》）金铃子　延胡索

金匮肾气丸（《金匮要略》）桂枝　附子　熟地黄　山萸肉　山药　茯苓　丹皮　泽泻

金锁固精丸（《医方集解》）沙苑蒺藜　芡实　莲须　龙骨　牡蛎　莲肉

炙甘草汤（《伤寒论》）炙甘草　人参　桂枝　生姜　阿胶　生地黄　麦冬　火麻仁　大枣

河车大造丸（《扶寿精方》）紫河车　熟地黄　杜仲　牛膝　麦冬　天冬　龟甲　黄柏

泻心汤（《金匮要略》）大黄　黄连　黄芩

泻白散（《小儿药证直诀》）桑白皮　地骨皮　甘草　粳米

泽泻汤（《金匮要略》）泽泻　白术

定喘汤（《摄生众妙方》）白果　麻黄　桑白皮　款冬花　半夏　杏仁　苏子　黄芩　甘草

定痫丸（《医学心悟》）天麻　川贝　胆南星　姜半夏　陈皮　茯苓　茯神　丹参　麦冬　石菖蒲　远志　全蝎　僵蚕　琥珀　辰砂　用姜汁　竹沥　甘草　熬膏，和药为丸，如弹子大，辰砂为衣

实脾饮（《济生方》）附子　干姜　白术　甘草　厚朴　木香　草果仁　槟榔　木瓜　生姜　大枣　白茯苓

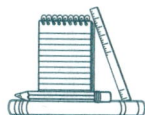

参术汤（《兰室秘藏》）　黄柏　当归　柴胡　升麻　人参　陈皮　青皮　神曲　炙甘草　苍术　黄芪

参麦注射液（成药）　红参　麦冬

参苏饮（《太平惠民和剂局方》）　人参　紫苏叶　葛根　前胡　法半夏　茯苓　枳壳　橘红　桔梗　木香　生姜　大枣　甘草

参附龙牡汤（成药）　人参　炮附子　龙骨　牡蛎

参附龙牡汤（验方）　人参　炮附子　龙骨　牡蛎

参附汤（《世医得效方》）　人参　熟附子

参附汤（《校注妇人良方》）　人参　熟附子　姜　枣

参附青注射液（成药）　人参　附子　青皮

参附注射液（成药）　红参　附片

参苓白术散（《太平惠民和剂局方》）　人参　白术　茯苓　甘草　山药　莲肉　白扁豆　砂仁　薏苡仁　桔梗　陈皮

参茸地黄丸（成方）　人参　鹿茸　熟地黄　山茱萸　山药　茯苓　丹皮　泽泻

参蛤散（《济生方》）　人参　蛤蚧

驻车丸（《备急千金要方》）　黄连　阿胶　当归　干姜

九　画

春泽汤（《医方集解》）　白术　桂枝　猪苓　泽泻　茯苓　人参

荆防达表汤（《时氏处方》）　荆芥　防风　苏叶　白芷　橘红　杏仁　赤苓　生姜　葱头　炒建曲

荆防败毒散（《摄生众妙方》）　荆芥　防风　羌活　独活　前胡　柴胡　桔梗　枳壳　茯苓　川芎　甘草

荆蓬煎丸（《卫生宝鉴》）　木香　青皮　茴香　枳壳　槟榔　三棱　莪术

茜根散（《景岳全书》）　茜草根　黄芩　阿胶　侧柏叶　生地黄　甘草

茵陈五苓散（《金匮要略》）　茵陈蒿　桂枝　茯苓　白术　泽泻　猪苓

茵陈术附汤（《医学心悟》）　茵陈蒿　白术　附子　干姜　炙甘草　肉桂

茵陈蒿汤（《伤寒论》）　茵陈蒿　栀子　大黄

茵栀黄注射液（《实用中成药手册》）　茵陈蒿　山栀　黄芩

枳术丸（《脾胃论》）　枳实　白术

枳实导滞丸（《内外伤辨惑论》）　大黄　枳实　黄芩　黄连　神曲　白术　茯苓　泽泻

枳实消痞丸（《兰室秘藏》）　厚朴　炙枳实　半夏　黄连　干姜　麦芽曲　白茯苓　白术　人参　炙甘草

枳实薤白桂枝汤（《金匮要略》）　枳实　厚朴　薤白　桂枝　瓜蒌实

柏叶汤（《金匮要略》）　侧柏叶　干姜　艾叶　马通汁

厚朴麻黄汤（《金匮要略》）　厚朴　麻黄　石膏　五味子　杏仁　半夏　干姜　细辛　小麦

牵正散（《杨氏家藏方》）　白附子　僵蚕　全蝎

星蒌承气汤（《临床中医内科学》）　胆南星　全瓜蒌　生大黄　芒硝

胃苓汤（《丹溪心法》）　茯苓　苍术　厚朴　陈皮　甘草　生姜　大枣　白术　桂枝　泽泻　猪苓

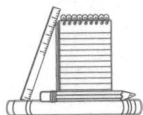

香苏散（《太平惠民和剂局方》）　香附　紫苏叶　陈皮　甘草

香连丸（《太平惠民和剂局方》）　木香　黄连

香附旋覆花汤（《温病条辨》）　生香附　旋覆花　苏子霜　薏苡仁　半夏　茯苓　橘皮

香砂六君子丸（《太平惠民和剂局方》）　木香　砂仁　半夏　陈皮　人参　白术　茯苓　甘草

香薷饮（《太平惠民和剂局方》）　香薷　厚朴　白扁豆

复元活血汤（《医学发明》）　柴胡　天花粉　桃仁　红花　当归　穿山甲　大黄　甘草

复方丹参片（《中华人民共和国药典》）　丹参　冰片　三七

复方丹参注射液（验方）　丹参　降香

顺气导痰汤（验方）　半夏　陈皮　茯苓　甘草　生姜　胆星　枳实　木香　香附

保元汤（《博爱心鉴》）　人参　黄芪　肉桂　甘草　生姜

保和丸（《丹溪心法》）　山楂　神曲　半夏　茯苓　陈皮　连翘　莱菔子

保真汤（《十药神书》）　人参　黄芪　白术　赤茯苓　茯苓　天冬　麦冬　生地黄　熟地黄　五味子　当归　赤芍药　白芍药　地骨皮　柴胡　厚朴　陈皮　黄柏　知母　甘草　生姜　大枣

独参汤（《景岳全书》）　人参

独活寄生汤（《备急千金要方》）　独活　桑寄生　秦艽　防风　细辛　当归　芍药　川芎　干地黄　杜仲　牛膝　人参　茯苓　甘草　桂心

养心汤（《证治准绳》）　黄芪　茯苓　茯神　当归　川芎　炙甘草　半夏曲　柏子仁　酸枣仁　远志　五味子　人参　肉桂

济川煎（《景岳全书》）　当归　牛膝　肉苁蓉　泽泻　升麻　枳壳

济生肾气丸（《济生方》）　熟地黄　山药　山茱萸　牡丹皮　茯苓　泽泻　炮附子　官桂　川牛膝　车前子

宣痹汤（《温病条辨》）　防己　杏仁　连翘　滑石　薏苡仁　半夏　蚕沙　赤小豆皮　栀子

冠心苏合香丸（验方）　苏合香油　檀香　青木香　冰片　乳香

神术散（《医学心悟》）　苍术　陈皮　厚朴　甘草　藿香　砂仁

神犀丹（《温热经纬》）　犀角（用水牛角代）　石菖蒲　黄芩　生地黄　金银花　金汁　连翘　板蓝根　豆豉　玄参　天花粉　紫草

十　画

秦艽鳖甲散（《卫生宝鉴》）　秦艽　鳖甲　柴胡　当归　地骨皮　青蒿　知母　乌梅

真人养脏汤（《太平惠民和剂局方》）　诃子　罂粟壳　肉豆蔻　白术　人参　木香　肉桂　炙甘草　当归　白芍

真方白丸子（《瑞竹堂方》）　半夏　白附子　天南星　天麻　川乌　全蝎　木香　枳壳

真武汤（《伤寒论》）　炮附子　白术　茯苓　芍药　生姜

桂附理中汤（验方）　肉桂　附子　人参　白术　干姜　炙甘草

桂枝甘草龙骨牡蛎汤（《伤寒论》）　桂枝　炙甘草　煅龙骨　煅牡蛎

桂枝甘草汤（《伤寒论》）　桂枝　甘草

桂枝加厚朴杏子汤（《伤寒论》）　桂枝　芍药　炙甘草　生姜　大枣　厚朴　杏仁

桂枝加黄芪汤（《金匮要略》）　桂枝　白芍药　炙甘草　生姜　大枣　黄芪

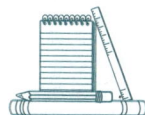

桂枝芍药知母汤（《金匮要略》）桂枝　芍药　知母　麻黄　炮附子　防风　白术　炙甘草　生姜

桂枝汤（《伤寒论》）桂枝　芍药　甘草　生姜　大枣

桂枝茯苓丸（《金匮要略》）桂枝　茯苓　芍药　丹皮　桃仁

桔梗汤（《济生方》）桑白皮　桔梗　贝母　当归　瓜蒌仁　黄芪　枳壳　甘草　防己　百合　薏苡仁　五味子　地骨皮　知母　杏仁　葶苈子

桔梗杏仁煎（《景岳全书》）桔梗　杏仁　甘草　金银花　贝母　枳壳　红藤　连翘　夏枯草　百合　麦冬　阿胶

桃仁红花煎（《素庵医案》）丹参　赤芍　桃仁　红花　香附　延胡索　青皮　当归　川芎　生地

桃叶泄春汤（验方）桃叶　辣蓼草　连根葱　荆芥　苏叶　苦参

桃红四物汤（《医宗金鉴》）桃仁　红花　当归　赤芍　熟地黄　川芎

桃花汤（《伤寒论》）赤石脂　干姜　粳米

桃核承气汤（《伤寒论》）桃仁　大黄　桂枝　甘草　芒硝

柴胡桂枝干姜汤（《伤寒论》）柴胡　桂枝　干姜　党参　天花粉　牡蛎　炙甘草

柴胡清骨散（《医宗金鉴》）秦艽　鳖甲　柴胡　地骨皮　青蒿　知母　胡黄连　薤白　甘草　童便　猪脊髓　猪胆汁

柴胡舒肝丸（《中华人民共和国药典》1995年版）柴胡　枳壳　厚朴　陈皮　青皮　木香　香附　乌药　槟榔　白芍　茯苓　豆蔻　姜半夏　黄芩　紫苏梗　桔梗　防风　薄荷　山楂　六神曲　当归　三棱　莪术　大黄　甘草

柴胡疏肝散（《景岳全书》）柴胡　陈皮　枳壳　芍药　炙甘草　香附　川芎

柴胡截疟饮（《医宗金鉴》）柴胡　黄芩　人参　甘草　半夏　常山　乌梅　槟榔　桃仁　生姜　大枣

柴枳半夏汤（《医学入门》）柴胡　半夏　黄芩　瓜蒌仁　枳壳　桔梗　杏仁　青皮　甘草

逍遥散（《太平惠民和剂局方》）柴胡　白术　白芍　当归　茯苓　生甘草　薄荷　煨姜

健步丸（《中华人民共和国药典》）知母　黄柏　熟地黄　当归　炒白芍　牛膝　制龟甲　陈皮　干姜　锁阳　羊肉　制豹骨

射干麻黄汤（《金匮要略》）射干　麻黄　细辛　紫菀　款冬花　半夏　五味子　生姜　大枣

脏连丸（《中药制剂手册》）黄连　黄芩　赤芍　当归　阿胶珠　荆芥穗　炒槐花　地榆　槐角　地黄　猪大肠

凉膈散（《太平惠民和剂局方》）连翘　大黄　甘草　芒硝　栀子　黄芩　薄荷　竹叶　蜂蜜

益元散（《医方集解》）滑石　甘草　朱砂

益气聪明汤（《东垣试效方》）黄芪　甘草　芍药　黄柏　人参　升麻　葛根　蔓荆子

益肾蠲痹丸（《朱良春经验方》）熟地黄　淫羊藿　肉苁蓉　鸡血藤　炮山甲蝎　鹿衔草　蜈蝣　老鹳草　蕲蛇　全蝎　蜈蚣　僵蚕　地龙　蜂房　全蝎　土鳖虫

益胃汤（《温病条辨》）沙参　麦冬　生地黄　玉竹　冰糖

消渴方（《丹溪心法》）黄连末　天花粉末　生地黄汁　藕汁　人乳汁　姜汁　蜂蜜

涤痰汤（《济生方》）制半夏　陈皮　茯苓　甘草　枳实　制南星　石菖蒲　竹茹　人参　生姜

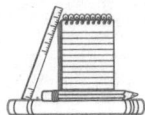

润肠丸（《沈氏尊生书》） 当归 生地 麻仁 桃仁 枳壳

调胃承气汤（《伤寒论》） 大黄 芒硝 甘草

调营饮（《证治准绳》） 莪术 川芎 当归 延胡索 赤芍药 瞿麦 大黄 槟榔 陈皮 大腹皮 葶苈子 赤茯苓 桑白皮 细辛 官桂 炙甘草 姜 枣 白芷

通关散（《丹溪心法附余》） 猪牙皂 细辛

通幽汤（《脾胃论》） 生地黄 熟地黄 当归 桃仁泥 红花 甘草 升麻

通脉四逆汤（《伤寒论》） 生附子 干姜 炙甘草 葱白

通窍活血汤（《医林改错》） 赤芍药 川芎 桃仁 红花 麝香 老葱 大枣 黄酒

通瘀煎（《景岳全书》） 归尾 山楂 香附 红花 乌药 青皮 木香 泽泻

桑白皮汤（《景岳全书》） 桑白皮 半夏 苏子 杏仁 贝母 黄芩 黄连 山栀 生姜

桑杏汤（《温病条辨》） 桑叶 豆豉 杏仁 象贝母 南沙参 梨皮 山栀

桑菊饮（《温病条辨》） 桑叶 菊花 薄荷 杏仁 桔梗 连翘 芦根 甘草

桑螵蛸散（《本草衍义》） 桑螵蛸 龙骨 人参 菖蒲 远志 茯神 当归 龟甲

十一画

理中汤（《伤寒论》） 人参 白术 干姜 甘草

理苓汤（《张氏医通》） 人参 干姜 白术 炙甘草 桂枝 茯苓 猪苓 泽泻

控涎丹（《三因极一病证方论》） 甘遂 大戟 白芥子

黄土汤（《金匮要略》） 灶心黄土 甘草 干地黄 白术 炮附子 阿胶 黄芩

黄芪六一汤（《太平惠民和剂局方》） 黄芪 甘草

黄芪汤（《金匮翼》） 黄芪 陈皮 火麻仁 白蜜

黄芪建中汤（《金匮要略》） 黄芪 白芍 桂枝 炙甘草 生姜 大枣 饴糖

黄芪桂枝五物汤（《金匮要略》） 黄芪 桂枝 白芍 生姜 大枣

黄连上清丸（《全国中成药处方集》） 黄连 黄芩 黄柏 栀子 大黄 连翘 薄荷 石膏 菊花 桔梗 白芷 荆芥 甘草 川芎 防风 蔓荆子 旋覆花

黄连阿胶汤（《伤寒论》） 黄连 黄芩 白芍 阿胶 鸡子黄

黄连香薷饮（《类证活人书》） 黄连 香薷 厚朴

黄连清心饮（《沈氏尊生书》） 黄连 生地黄 当归 甘草 酸枣仁 茯神 远志 人参 莲子肉

黄连温胆汤（《备急千金要方》） 黄连 半夏 陈皮 茯苓 甘草 竹茹 枳实 大枣 生姜

黄连解毒汤（《外台秘要》） 黄连 黄芩 黄柏 山栀

菖蒲郁金汤（《温病条辨》） 石菖蒲 郁金 炒栀子 鲜竹沥 连翘 丹皮 灯心草 木通 淡竹叶 紫金片

银翘散（《温病条辨》） 金银花 连翘 桔梗 薄荷 牛蒡子 竹叶 荆芥穗 豆豉 甘草 鲜芦根

猪苓汤（《伤寒论》） 猪苓 茯苓 泽泻 阿胶 滑石

麻子仁丸（《伤寒论》） 麻子仁 芍药 枳实 大黄 厚朴 杏仁

麻杏石甘汤（《伤寒论》） 麻黄 杏仁 石膏 甘草

麻黄汤（《伤寒论》） 麻黄 杏仁 桂枝 炙甘草

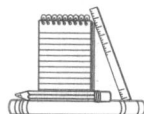

麻黄连翘赤小豆汤（《伤寒论》） 麻黄 杏仁 生梓白皮 连翘 赤小豆 甘草 生姜 大枣

麻黄附子细辛汤（《伤寒论》） 麻黄 附子 细辛

鹿角胶丸（《医学正传》） 鹿角胶 鹿角霜 熟地黄 川牛膝 白茯苓 菟丝子 人参 当归 白术 杜仲 虎胫骨 龟甲

旋覆代赭汤（《伤寒论》） 旋覆花 半夏 人参 代赭石 炙甘草 生姜 大枣

羚羊角汤（《医醇义》） 羚羊角 龟甲 生地黄 牡丹皮 白芍 柴胡 薄荷 蝉蜕 菊花 夏枯草 生石决明 大枣

羚角钩藤汤（《通俗伤寒论》） 羚羊角 桑叶 川贝 鲜生地 钩藤 菊花 白芍药 生甘草 鲜竹茹 茯神

清开灵注射液（成药） 牛胆酸 猪胆酸 水牛角 珍珠母粉 黄芩苷 栀子 金银花提取物 板蓝根

清中汤（《医宗金鉴》） 半夏 陈皮 茯苓 甘草 黄连 栀子 白豆蔻

清金化痰汤（《统旨方》） 黄芩 山栀 桔梗 甘草 贝母 知母 麦冬 桑白皮 瓜蒌仁 橘红 茯苓

清肺饮（《证治汇补》） 黄芩 桑白皮 山栀 麦冬 木通 泽泻 茯苓 车前子

清胃散（《兰室秘藏》） 生地黄 当归 丹皮 黄连 升麻

清骨散（《证治准绳》） 银柴胡 胡黄连 秦艽 鳖甲 地骨皮 青蒿 知母 甘草

清胆汤（验方） 栀子 黄连 大黄 柴胡 白芍 延胡索 川楝子 瓜蒌 郁金 蒲公英 金钱草 枳壳 木香

清脏汤（《万病回春》） 黄芩 黄连 黄柏 栀子 地黄 当归 芍药 川芎 地榆 槐角 侧柏叶 阿胶

清营汤（《温病条辨》） 犀角（用水牛角代） 生地黄 玄参 竹叶心 麦冬 丹参 黄连 银花 连翘

清暑益气汤（《温热经纬》） 西洋参 石斛 麦冬 黄连 竹叶 荷梗 知母 甘草 粳米 西瓜翠衣

清瘟败毒饮（《疫疹一得》） 生石膏 生地黄 玄参 犀角（用水牛角代） 黄连 黄芩 栀子 桔梗 赤芍 知母 连翘 甘草 丹皮 鲜竹叶

清瘴汤（验方） 青蒿 柴胡 茯苓 知母 陈皮 半夏 黄芩 黄连 枳实 常山 竹茹 滑石 甘草 朱砂

清燥救肺汤（《医门法律》） 桑叶 石膏 杏仁 甘草 麦冬 人参 阿胶 炒胡麻仁 炙枇杷叶

十二画

琥珀养心丹（《证治准绳》） 琥珀 龙齿 石菖蒲 远志 茯神 酸枣仁 人参 当归 生地黄 朱砂 黄连 柏子仁 牛黄

越婢加术汤（《金匮要略》） 麻黄 石膏 甘草 大枣 白术 生姜

越婢加半夏汤（《金匮要略》） 麻黄 石膏 生姜 大枣 甘草 半夏

越婢汤（《金匮要略》） 麻黄 石膏 甘草 大枣 生姜

越鞠丸（《丹溪心法》） 川芎 苍术 香附 神曲 栀子

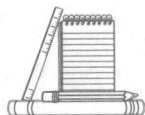

葛根汤（《伤寒论》）　葛根　麻黄　桂枝　芍药　生姜　甘草　大枣

葛根芩连汤（《伤寒论》）　葛根　黄芩　黄连　炙甘草

葱白七味饮（《外台秘要》）　葱白　葛根　麦冬　干地黄　豆豉　生姜　劳水（甘澜水）

葱豉汤（《肘后方》）　葱白　豆豉

葱豉桔梗汤（《通俗伤寒论》）　葱白　豆豉　薄荷　连翘　栀子　竹叶　桔梗　甘草

葶苈大枣泻肺汤（《金匮要略》）　葶苈子　大枣

椒目瓜蒌汤（《校注医醇剩义》）　椒目　瓜蒌　桑白皮　葶苈子　橘红　半夏　茯苓　紫苏子　蒺藜　生姜

紫金丹（《普济本事方》）　信砒　豆豉

紫雪丹（《外台秘要》）　寒水石　石膏　滑石　磁石　朱砂　玄参　羚羊角　犀角（用水牛角代）　丁香　麝香　升麻　沉香　青木香　甘草　朴硝　黄金　硝石

黑锡丹（《太平惠民和剂局方》）　黑锡　硫黄　川楝子　胡芦巴　木香　炮附子　肉豆蔻　阳起石　沉香　茴香　肉桂　补骨脂

程氏萆薢分清饮（《医学心悟》）　萆薢　车前子　茯苓　莲子心　菖蒲　黄柏　丹参　白术

痛泻要方（《景岳全书》）　白术　白芍　防风　炒陈皮

温胆汤（《三因极一病证方论》）　半夏　橘皮　茯苓　甘草　枳实　竹茹　生姜　大枣

温脾汤（《备急千金要方》）　附子　人参　大黄　甘草　干姜

滋水清肝饮（《医宗己任编》）　熟地黄　山茱萸　山药　茯苓　丹皮　泽泻　当归　白芍　柴胡　栀子　酸枣仁

滋肾通关丸（《兰室秘藏》）　知母　黄柏　肉桂

犀角地黄汤（《备急千金要方》）　犀角（用水牛角代）　生地黄　赤芍　丹皮

犀角散（《备急千金要方》）　犀角（用水牛角代）　黄连　升麻　山栀　茵陈

犀黄丸（《外科全生集》）　牛黄　麝香　没药　乳香　黄米饭

疏凿饮子（《济生方》）　商陆　茯苓皮　椒目　木通　泽泻　赤小豆　大腹皮　槟榔　羌活　秦艽　生姜皮

十三画

槐角丸（《丹溪心法》）　槐角　地榆　黄芩　当归　炒枳壳　防风

暖肝煎（《景岳全书》）　肉桂　小茴香　茯苓　乌药　枸杞子　当归　沉香　生姜

解语丹（《医学心悟》）　白附子　石菖蒲　远志　天麻　全蝎　羌活　南星　木香　甘草

新加香薷饮（《温病条辨》）　香薷　厚朴　鲜扁豆花　金银花　连翘

十四画

截疟七宝丹（《杨氏家藏方》）　常山　草果　厚朴　槟榔　青皮　陈皮　炙甘草

酸枣仁汤（《金匮要略》）　酸枣仁　知母　川芎　茯苓　甘草

磁朱丸（《备急千金要方》）　磁石　朱砂　神曲

膈下逐瘀汤（《医林改错》）　五灵脂　当归　川芎　桃仁　丹皮　赤芍　延胡索　乌药　甘草　香附　红花　枳壳

膏淋汤（《医学衷中参西录》）　山药　芡实　龙骨　牡蛎　生地黄　党参　白芍

缩泉丸（《集验方》）　乌药　山药　益智仁

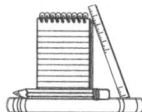

十五画

增液汤（《温病条辨》）　玄参　麦冬　生地黄

增液承气汤（《温病条辨》）　玄参　麦冬　生地黄　大黄　玄明粉

镇肝熄风汤（《医学衷中参西录》）　怀牛膝　生赭石　生龙骨　生牡蛎　生龟甲　生杭芍　玄参　天冬　川楝子　生麦芽　茵陈蒿　甘草

十六画

薏苡仁汤（《类证治裁》）　薏苡仁　苍术　羌活　独活　麻黄　桂枝　防风　制川乌　当归　川芎　甘草　生姜

橘皮竹茹汤（《金匮要略》）　橘皮　竹茹　大枣　生姜　甘草　人参

醒脑静注射液（成药）　麝香　冰片　栀子　郁金等

赞育丹（《景岳全书》）　熟地黄　当归　杜仲　巴戟天　肉苁蓉　淫羊藿　蛇床子　肉桂　白术　枸杞子　仙茅　韭菜子　山茱萸　制附子（或加人参、鹿茸）

十七画以上

黛蛤散（《中药成方配本》）　青黛　海蛤壳

藿朴夏苓汤（《湿温时疫治疗法》）　杜藿香　真川朴　姜半夏　光杏仁　白蔻仁　生薏苡仁　带皮苓　猪苓　建泽泻　丝通草

藿香正气散（《太平惠民和剂局方》）　藿香　厚朴　苏叶　陈皮　大腹皮　白芷　茯苓　白术　半夏曲　桔梗　甘草　生姜　大枣

鳖甲煎丸（《金匮要略》）　鳖甲　乌扇　黄芩　柴胡　鼠妇　干姜　大黄　芍药　桂枝　葶苈子　石韦　厚朴　丹皮　瞿麦　紫葳　半夏　人参　䗪虫　阿胶　蜂房　赤硝　蜣螂　桃仁

癫狂梦醒汤（《医林改错》）　桃仁　柴胡　香附　木香　赤芍　半夏　大腹皮　青皮　陈皮　桑白皮　苏子　甘草

蠲痹汤（《杨氏家藏方》）　酒当归　羌活　姜黄　炙黄芪　白芍　防风　生姜　甘草

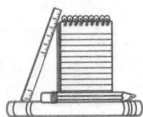

主要参考书目

［1］黄帝内经素问. 北京：人民卫生出版社，1963.

［2］任应秋. 伤寒论语译. 北京：科学卫生出版社，1958.

［3］张机. 金匮要略方论. 北京：人民卫生出版社，1956.

［4］巢元方. 诸病源候论. 北京：人民卫生出版社，1955.

［5］太平惠民和剂局方. 北京：人民卫生出版社，1985.

［6］钱乙. 小儿药证直诀. 太原：山西科学教育出版社，1986.

［7］评叔微. 类证普济本事方. 上海：上海三联书店，1990.

［8］严用和. 济生方. 北京：人民卫生出版社，1956.

［9］刘完素. 伤寒标本心法类萃. 北京：人民卫生出版社，1982.

［10］李杲. 脾胃论. 西安：三秦出版社，2000.

［11］王永炎. 中医内科学. 北京：人民卫生出版社，1999.

［12］王永炎. 今日中医内科上卷. 北京：人民卫生出版社，2001.

［13］蔡淦. 中医内科学. 上海：上海科技大学出版社，1997.

［14］张伯臾. 中医内科学. 上海：上海科技出版社，1985.

［15］张发荣. 中医内科学. 北京：中国中医药出版社，1995.

［16］白淑仪. 中医内科学. 南京：江苏科技出版社，1989.

［17］周仲瑛. 中医内科学. 长沙：湖南科学技术出版社，2002.

［18］周仲瑛. 中医内科学. 北京：中国中医药出版社，2003.

［19］周仲瑛. 中医内科学. 北京：中国中医药出版社，2007.

［20］周仲瑛. 中医内科学. 北京：人民卫生出版社，1988.

［21］周仲瑛. 中医内科学. 北京：人民卫生出版社，2010.

［22］王永炎. 中医内科学. 2 版. 北京：人民卫生出版社，2011.

［23］张发荣. 中医内科学. 2 版. 北京：中国中医药出版社，2002.

［24］肖振辉. 中医内科学. 北京：人民卫生出版社，2005.

［25］田德禄. 中医内科学. 北京：人民卫生出版社，2002.

［26］周仲瑛. 中医内科学. 北京：中国中医药出版社，2004.

［27］余甘霖. 中医内科学. 北京：中国中医药出版社，2006.

［28］王永炎. 今日中医内科中卷. 北京：人民卫生出版社，2001.

［29］王永炎. 今日中医内科下卷. 北京：人民卫生出版社，2001.

［30］王永炎. 今日中医内科上卷. 2 版. 北京：人民卫生出版社，2011.

［31］李乾构. 今日中医内科下卷. 北京：人民卫生出版社，2011.

［32］单兆伟. 中医内科临床思路与方法. 北京：人民卫生出版社，2006.

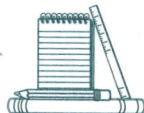

［33］王永炎．实用中医内科学．2 版．上海：上海科学技术出版社，2009.

［34］任继学．中医急症学．上海：上海科学技术出版社，1997.

［35］薛博瑜．易学助考口袋丛书：中医内科学．北京：中国中医药出版社，2004.

［36］周仲瑛．中医内科学．2 版．北京：中国中医药出版社，2007.

［37］周英信．中医内科学．贵阳：贵州科技出版社，2012.

［38］周英信．中医内科学助学助考．贵阳：贵州科技出版社，2012.

［39］田德禄．中医内科学．2 版．上海：上海科学技术出版社，2013.

［40］高颖．中医内科学．北京：人民卫生出版社，2015.

［41］韦绪性．中医内科学．北京：中国中医药出版社，2010.

［42］薛博瑜，吴伟．中医内科学．3 版．北京：人民卫生出版社，2016.

［43］张伯礼，吴勉华．中医内科学．4 版．北京：中国中医药出版社，2017.

［44］吴勉华，石岩．中医内科学．5 版．北京：中国中医药出版社，2021.

［45］陈建章．中医内科学．5 版．北京：人民卫生出版社，2023.

［46］国家中医药管理局中医师资格认证中心中医类别医师资格考试专家委员会．2024 中医执业助理医师资格考试（医学综合指导用书）．北京：中国中医药出版社，2023.

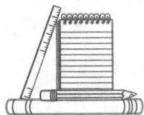

全国中医药行业职业教育"十四五"规划教材

教材目录

注：凡标☆者为"十四五"职业教育国家规划教材。

序号	书名	主编		主编所在单位	
1	医古文	刘庆林	江琼	湖南中医药高等专科学校	江西中医药高等专科学校
2	中医药历史文化基础	金虹		四川中医药高等专科学校	
3	医学心理学	范国正		娄底职业技术学院	
4	中医适宜技术	肖跃红		南阳医学高等专科学校	
5	中医基础理论	陈建章	王敏勇	江西中医药高等专科学校	邢台医学院
6	中医诊断学	王农银	徐宜兵	遵义医药高等专科学校	江西中医药高等专科学校
7	中药学	李春巧	林海燕	山东中医药高等专科学校	滨州医学院
8	方剂学	姬水英	张尹	渭南职业技术学院	保山中医药高等专科学校
9	中医经典选读	许海	姜侠	毕节医学高等专科学校	滨州医学院
10	卫生法规	张琳琳	吕慕	山东中医药高等专科学校	山东医学高等专科学校
11	人体解剖学	杨岚	赵永	成都中医药大学	毕节医学高等专科学校
12	生理学	李开明	李新爱	保山中医药高等专科学校	济南护理职业学院
13	病理学	鲜于丽	李小山	湖北中医药高等专科学校	重庆三峡医药高等专科学校
14	药理学	李全斌	卫昊	湖北中医药高等专科学校	陕西中医药大学
15	诊断学基础	杨峥	姜旭光	保山中医药高等专科学校	山东中医药高等专科学校
16	中医内科学	王飞	刘菁	成都中医药大学	山东中医药高等专科学校
17	西医内科学	张新鹏	施德泉	山东中医药高等专科学校	江西中医药高等专科学校
18	中医外科学☆	谭工	徐迎涛	重庆三峡医药高等专科学校	山东中医药高等专科学校
19	中医妇科学	周惠芳		南京中医药大学	
20	中医儿科学	孟陆亮	李昌	渭南职业技术学院	南阳医学高等专科学校
21	西医外科学	王龙梅	熊炜	山东中医药高等专科学校	湖南中医药高等专科学校
22	针灸学☆	甄德江	张海峡	邢台医学院	渭南职业技术学院
23	推拿学☆	涂国卿	张建忠	江西中医药高等专科学校	重庆三峡医药高等专科学校
24	预防医学☆	杨柳清	唐亚丽	重庆三峡医药高等专科学校	广东江门中医药职业学院
25	经络与腧穴	苏绪林		重庆三峡医药高等专科学校	
26	刺法与灸法	王允娜	景政	甘肃卫生职业学院	山东中医药高等专科学校
27	针灸治疗☆	王德敬	胡蓉	山东中医药高等专科学校	湖南中医药高等专科学校
28	推拿手法	张光宇	吴涛	重庆三峡医药高等专科学校	河南推拿职业学院
29	推拿治疗	唐宏亮	汤群珍	广西中医药大学	江西中医药高等专科学校

序号	书名	主编		主编所在单位	
30	小儿推拿	吕美珍	张晓哲	山东中医药高等专科学校	邢台医学院
31	中医学基础	李勇华	杨频	重庆三峡医药高等专科学校	甘肃卫生职业学院
32	方剂与中成药☆	王晓戎	张彪	安徽中医药高等专科学校	遵义医药高等专科学校
33	无机化学	叶国华		山东中医药高等专科学校	
34	中药化学技术	方应权	赵斌	重庆三峡医药高等专科学校	广东江门中医药职业学院
35	药用植物学☆	汪荣斌		安徽中医药高等专科学校	
36	中药炮制技术☆	张昌文	丁海军	湖北中医药高等专科学校	甘肃卫生职业学院
37	中药鉴定技术☆	沈力	李明	重庆三峡医药高等专科学校	济南护理职业学院
38	中药制剂技术	吴杰	刘玉玲	南阳医学高等专科学校	娄底职业技术学院
39	中药调剂技术	赵宝林	杨守娟	安徽中医药高等专科学校	山东中医药高等专科学校
40	药事管理与法规	查道成	黄娇	南阳医学高等专科学校	重庆三峡医药高等专科学校
41	临床医学概要	谭芳	向军	娄底职业技术学院	毕节医学高等专科学校
42	康复治疗基础	王磊		南京中医药大学	
43	康复评定技术	林成杰	岳亮	山东中医药高等专科学校	娄底职业技术学院
44	康复心理	彭咏梅		湖南中医药高等专科学校	
45	社区康复	陈丽娟		黑龙江中医药大学佳木斯学院	
46	中医养生康复技术	廖海清	艾瑛	成都中医药大学附属医院针灸学校	江西中医药高等专科学校
47	药物应用护理	马瑜红		南阳医学高等专科学校	
48	中医护理	米健国		广东江门中医药职业学院	
49	康复护理	李为华	王建	重庆三峡医药高等专科学校	山东中医药高等专科学校
50	传染病护理☆	汪芝碧	杨蓓蓓	重庆三峡医药高等专科学校	山东中医药高等专科学校
51	急危重症护理☆	邓辉		重庆三峡医药高等专科学校	
52	护理伦理学☆	孙萍	张宝石	重庆三峡医药高等专科学校	黔南民族医学高等专科学校
53	运动保健技术	潘华山		广东潮州卫生健康职业学院	
54	中医骨病	王卫国		山东中医药大学	
55	中医骨伤康复技术	王轩		山西卫生健康职业学院	
56	中医学基础	秦生发		广西中医学校	
57	中药学☆	杨静		成都中医药大学附属医院针灸学校	
58	推拿学☆	张美林		成都中医药大学附属医院针灸学校	